团 体 标 准

循证针灸临床实践指南·病症

中 国 针 灸 学 会 发布

图书在版编目(CIP)数据

循证针灸临床实践指南．病症／中国针灸学会编．—北京：中国中医药出版社，2021.4

ISBN 978－7－5132－6157－9

Ⅰ.①针… Ⅱ.①中… Ⅲ.①针灸疗法－指南 Ⅳ.①R245－62

中国版本图书馆CIP数据核字（2020）第041248号

中国针灸学会
循证针灸临床实践指南·病症
*
中 国 中 医 药 出 版 社 出 版
北京经济技术开发区科创十三街31号院二区8号楼
邮政编码 100176
网址 www.cptcm.com
传真 010－64405721
河北品睿印刷有限公司印刷
各地新华书店经销
*
开本 880×1230 1/16 印张 32.75 字数 941千字
2021年4月第1版 2021年4月第1次印刷
*
书号 ISBN 978－7－5132－6157－9 定价 120.00元
*
社长热线 010－64405720
购书热线 010－89535836
维权打假 010－64405753

微信服务号 zgzyycbs
微商城网址 https://kdt.im/LIdUGr
官方微博 http://e.weibo.com/cptcm
天猫旗舰店网址 https://zgzyycbs.tmall.com

如有印装质量问题请与本社出版部联系（010－64405510）
版权专有 侵权必究

目　次

ICS 11.020
C 05

团 体 标 准

T/CAAM 0005—2019

循证针灸临床实践指南
痞 满

Evidence - based guidelines of clinical practice with acupuncture and moxibustion
Piman

2019-11-13 发布 2019-12-31 实施

中 国 针 灸 学 会 发布

前　言

《循证针灸临床实践指南·病症》包括痞满、胁痛、腱鞘炎所致疼痛、下肢静脉曲张所致胀痛、术后尿潴留、目赤痛、踝关节扭伤后疼痛、牙痛等病症的针灸临床实践指南。

本文件为《循证针灸临床实践指南　痞满》。

本文件的附录 A 为规范性附录，附录 B、附录 C、附录 D、附录 E、附录 F、附录 G、附录 H 为资料性附录。

本文件按照 GB/T 1.1—2009 给出的规则起草。

本文件由中国针灸学会提出。

本文件由中国针灸学会标准化工作委员会归口。

本文件起草单位：中国中医科学院针灸研究所、北京中医药大学东直门医院。

本文件起草人：武晓冬、赵吉平、郭丽花、杨冠男、国瑶、董国锋。

本文件指导专家：刘保延、赵京生、贾春生、杨永清、刘雅莉、王京京。

本文件审议专家：喻晓春、麻颖、贾春生、景向红、杨金洪、房繄恭、储浩然、徐斌、陈泽林、孙建华。

请注意本文件的某些内容可能涉及专利。本文件的发布机构不承担识别这些专利的责任。

引 言

《循证针灸临床实践指南》是根据针灸临床优势，针对特定临床情况，参照古代文献、名医经验以及现代最佳临床研究证据，结合患者价值观和意愿，系统研制的帮助临床医生和患者做出恰当针灸处理的指导性意见。

《循证针灸临床实践指南》制定的总体思路：在针灸实践与临床研究的基础上，遵循循证医学的理念与方法，紧紧围绕针灸临床的特色优势，综合专家经验、目前最佳证据以及患者价值观，将国际公认的证据质量评价与推荐方案分级规范与古代、现当代针灸专家临床证据相结合，最终通过专家共识，形成推荐的意见。《循证针灸临床实践指南》旨在制定出能保障针灸临床疗效和安全性，并具有科学性与实用性的针灸临床实践指导性意见。

《循证针灸临床实践指南》推荐等级主要采用世界卫生组织（WHO）等推荐的 GRADE 系统，即推荐分级评价、制定与评估系统，证据质量分为 A、B、C、D 四级，推荐方案分为强推荐与弱推荐两级。

◇证据质量分级（GRADE 分级）

证据质量高：　A

证据质量中：　B

证据质量低：　C

证据质量极低：　D

◇推荐强度等级

强推荐：用 1 代表，是推荐方案估计变化可能性较小、个性化程度低；

弱推荐：用 2 代表，是推荐方案估计变化可能性较大、个性化程度高、患者价值观差异较大。

针灸优势病种的选择是《循证针灸临床实践指南》制定过程中的首要问题。针灸尽管被应用于 500 多种病症，但单用针灸可以治疗的疾病只是一小部分，常常在改善疾病某一症状上发挥优势，具有起效快、疗程短的特点。因此，中国针灸学会在广泛调研与征集专家意见的基础上，筛选出临床实践与研究积累丰富、操作简便、起效快的痞满、胁痛、腱鞘炎所致疼痛、下肢静脉曲张所致胀痛、术后尿潴留、目赤痛、踝关节扭伤后疼痛、牙痛 8 种优势病症，进行了《循证针灸临床实践指南》的立项、制定工作。每项指南均由行业内知名专家牵头，在包括标委会委员在内的业内专家的指导下，历经 3 年时间才完成研制工作。《循证针灸临床实践指南·病症》为该 8 种常见病症针灸临床实践指南的合订本，是用于指导和规范该 8 种病症在临床上可选用哪些针灸疗法的规范性文件。

区别于针灸技术操作规范、针灸疗法循证临床实践指南、针灸养生保健服务规范，本指南以临床“症状”的快速改善为目标，注重穴位选择与刺灸方法的结合以及效果的评估，将针灸技术操作规范、针灸疗法与临床病症相衔接，指导临床医师根据不同病症恰当选择具有治疗优势的针灸疗法，使针灸更好地为人民大众健康服务。

《循证针灸临床实践指南·病症》的编写，凝聚着全国针灸标准化科研人员和管理人员的辛勤汗水，是参与研制各方集体智慧的结晶，是辨证论治的个体化诊疗模式与循证医学有机结合的创造性探

索。《循证针灸临床实践指南·病症》在研制过程中，得到了四川大学华西临床医学院循证医学与临床流行病学中心吴泰相教授、兰州大学循证医学中心刘雅莉副教授在方法学上的大力支持和帮助，在此深表感谢。同时，还要感谢各位专家的通力合作。

循证针灸临床实践指南　痞满

1　摘要

1.1　治疗原则

针灸治疗痞满，总以对症治疗，调理脾胃升降、行气消痞除满为基本治则。

根据痞满病位在胃，主要与脾、肝相关的特点，针灸治疗以局部选穴为主，结合循经远端选穴和/或辨证（病）选穴，主要选取胃的募穴、下合穴、背俞穴及相关经脉的腧穴。常用穴位有中脘、足三里、内关、胃俞、脾俞、肝俞等。

治疗手段以毫针刺法为常规治疗方法，还可辅以或单独使用电针、艾灸、穴位埋线、穴位注射、耳穴压丸等法。

1.2　主要推荐意见

推荐意见	推荐级别
毫针刺法适用于治疗各型痞满，推荐以中脘、足三里、内关为主穴，根据辨证或辨病进行配穴。毫针刺法与电针、温针灸、芒针、耳穴压丸等法联合应用可加强疗效	强推荐
对于功能性消化不良患者的各型痞满，推荐“老十针”针法处方（取足三里、中脘、上脘、下脘、天枢、气海、内关等穴），予以毫针刺法	强推荐
对于糖尿病胃轻瘫患者的脾胃虚弱型痞满，可考虑使用电针足三里、中脘、梁门、天枢、上巨虚等穴	弱推荐
对于慢性胃炎、功能性消化不良、糖尿病胃轻瘫患者的脾胃虚弱、胃阴不足、肝胃不和、胃络瘀阻型痞满，尤其是对虚寒证者，推荐使用艾灸法，以中脘、足三里为主穴，根据辨证、辨病或随症加减配穴，选择温和灸或隔姜灸，此方也适宜患者自行家庭保健治疗	强推荐
对于采用常规针灸治疗效果不明显的糖尿病胃轻瘫患者的痞满，推荐使用足三里穴位注射甲钴胺治疗	强推荐
对于病程较长、病情迁延不愈的功能性消化不良患者的痞满，可考虑使用穴位埋线法，取中脘、足三里、胃俞、脾俞、肝俞，可根据辨证加减配穴	弱推荐
对于功能性消化不良患者的肝郁脾虚型痞满，可考虑使用穴位埋线法，取中脘透下脘、脾俞透胃俞、肝俞、足三里	弱推荐
对于功能性消化不良患者的肝郁气滞型痞满，建议使用耳穴压丸法，取胃、脾、肝、神门等，可联合体针的毫针刺法或电针法	弱推荐
对于糖尿病胃轻瘫患者的各型痞满，可考虑使用耳穴压丸法，取胃、脾、交感、内分泌、三焦、大肠、神门等，可联合体针的毫针刺法或电针法	弱推荐

2　简介

《循证针灸临床实践指南　痞满》（以下简称本指南）简介如下：

2.1　本指南制定的目标

为临床医生和患者提供治疗痞满的高质量针灸方案。

2.2　本指南制定的目的

规范痞满针灸治疗方案，提高临床疗效，为针灸治疗痞满提供参考证据，确保治疗的安全性和有效性。包括：

a）确定痞满针灸诊治原则。

b）提出痞满针灸推荐方案及相关证据。

c）明确痞满针灸治疗操作方法及注意事项。

指南使用时应考虑到各地区的特殊性。

2.3 本指南的适用人群

本指南的应用人群主要为针灸临床从业者、中医院校教师和学生、从事针灸专业的科研工作者。

2.4 本指南应用环境

本指南应用的目标环境包括国内各级医院针灸科门诊部或住院部、有针灸专业医师的社区医院、有针灸专业的大学或学院、各针灸相关的科研与评价机构等。

2.5 本指南适用的疾病范围

痞满常见于消化系统的功能性疾病中，也见于消化系统器质性疾病中，还见于药物引起的不良反应。本指南适用于以痞满为主要症状之一的三种消化系统疾病，即功能性消化不良、慢性胃炎和糖尿病胃轻瘫。以下疾病，如消化性溃疡、胃下垂，以及胰腺炎、胆囊炎、脂肪肝、肝硬化、肝癌和其他肝病引起的消化不良、慢性心衰合并消化不良以及术后胃肠功能不良，当出现以上腹胃脘部痞塞，满闷不舒为主要表现时，也可参考使用。

3 概述

3.1 定义

痞满指患者自觉胃脘部壅塞不通，胀满或满闷不舒，伴或不伴有胸膈满闷、食欲减退、进食后上腹胀、早饱、嗳气、泛酸、恶心、呃逆、呕吐、大便不调等症状，多呈慢性病程。视诊腹部正常，无胀满之形，触诊按压濡软感，无腹壁紧张，无结节或包块，无压痛及反跳痛。在《伤寒论》中对“痞满”也有较为详细的定义及论述，如“但满而不痛者，此为痞”“心下痞，按之濡”。痞满常见于西医学的功能性消化不良、慢性胃炎、糖尿病胃轻瘫等疾病。

3.2 发病率及人群分布情况

3.2.1 概况

痞满，作为中医特有病证术语，没有直接对应的西医疾病或症状名称，略等同于胃胀、饱胀或者上腹胀等症状描述，因此，对于针灸治疗痞满的现代文献检索策略，尚存在不确定之处。据文献统计，在临床上以痞满为主要症状之一的疾病中，慢性胃炎占 31.5%，功能性消化不良占 25.8%，糖尿病胃轻瘫占 19.1%，肝胆胰腺疾病占 14.6%，其他疾病（如消化性溃疡、术后胃肠功能紊乱、慢性心衰合并消化不良、胃脘痛、胃下垂等）占 9.0%。

痞满病症的人群分布无明显年龄、性别特异性。文献提示，患者的最小年龄为 5 岁，最大年龄为 92 岁，平均年龄为 39.87 岁。仅 1 篇[1]文献针对 5～18 岁儿童，采用消食贴膏治疗小儿功能性消化不良。其他文献中的患者均为 18 岁以上的成年人。患者中男女比例为 1∶1.03。

现仅将痞满的针灸治疗文献中出现频次最高的三种疾病，即慢性胃炎、功能性消化不良、糖尿病胃轻瘫的发病率和诊断标准说明如下。

3.2.2 慢性胃炎

在慢性消化系统疾病中，慢性胃炎的发病率明显高于其他疾病。全球超过一半的人口患有慢性胃炎，我国慢性胃炎平均发病率可达 60% 以上，严重影响了人们的生活质量。

3.2.3 功能性消化不良

功能性消化不良是临床上最常见的一种功能性胃肠疾病，近年来发病率逐年上升，各地区、国家发病率略有不同，平均发病率在 10%～60%，总体发病水平较高。我国功能性消化不良占胃肠病专科门诊患者的 50% 左右，发病率广东为 18.20%，天津为 23.29%，台湾为 11.80%，香港为18.40%。

3.2.4 糖尿病胃轻瘫

胃轻瘫是糖尿病患者中后期常见的一种并发症。据资料显示，约50%以上的糖尿病患者伴有胃轻瘫，60岁以上的老年糖尿病患者发病率可达70%左右，对患者的生活质量影响很大。

4 临床特点

4.1 发病原因

痞满是以上腹部胀满，闷塞不适为主要临床表现的一种脾胃病症。西医学的胃肠道疾病或可累及消化道的系统性疾病，均可出现痞满症状。痞满既可见于功能性疾病中，也可见于器质性疾病中，其中功能性疾病主要对应西医学的功能性消化不良，器质性疾病如慢性胃炎、胃溃疡、糖尿病胃轻瘫、肿瘤以及腹部术后等。

中医学认为，痞满的致病因素较多，饮食不节、情志不舒、患病日久等均可导致脾胃不和、脾胃升降失司而发生痞满。

4.2 症状及体征

4.2.1 症状

慢性起病，以自觉胃脘部壅塞不通，胀满或满闷不舒为主要症状，无胃脘部疼痛，伴或不伴有胸膈满闷、食欲减退、进食后上腹胀、早饱、嗳气、泛酸、恶心、呃逆、呕吐、大便不调等症状。

4.2.2 体征

上腹部外在无胀满之形，触诊按之濡软，压之不痛。

4.3 检查

4.3.1 实验室检查

一般包括血、尿、便常规，肝肾功能等检查。继发痞满则根据原发疾病对症检查血糖、血脂、胰岛素及肿瘤标志物等。

4.3.2 影像学检查

可行腹部平片、超声、消化道钡剂造影及胃镜检查，必要时胃部活检行病理检查。

4.3.3 特殊检查

胃电信号可以反映胃平滑肌电活动，检测胃电图对研究胃动力学特性有重要意义，可作为临床辅助诊断检查。胃动素为消化道激素之一，其作用是促进和影响胃肠运动及胃肠道对水、电解质的运输，促进胃强力收缩和小肠分节运动，故检测血浆胃动素水平能反映胃肠动力。

5 诊断标准

5.1 原发疾病分类及西医诊断标准

5.1.1 原发疾病分类

包括功能性消化不良、慢性胃炎、糖尿病胃轻瘫、胃溃疡、脂肪肝、肝硬化、肝癌、胰腺炎、胆囊炎等。

注：本指南中仅给出痞满文献中出现频次最高的三种原发病（功能性消化不良、慢性胃炎和糖尿病肾轻瘫）的诊断标准。

5.1.2 西医诊断标准

5.1.2.1 功能性消化不良

痞满对应功能性消化不良诊断必须包括：

a）以下1条或多条：餐后饱胀不适；早饱感；上腹痛；上腹烧灼感；

并且

b）没有可以解释上述症状的功能性疾病；

c）诊断前症状出现至少6个月，近3个月满足以上标准。

餐后不适综合征必须包括以下 1 条或 2 条：

a）进食正常食量后出现的餐后饱胀不适感，每周至少发生数次；

b）早饱感，抑制了正常进食，每周至少发生数次；

c）诊断前症状出现至少 6 个月，近 3 个月满足以上标准。

支持诊断的标准

a）上腹部胀气或餐后恶心或过度打嗝；

b）可能同时存在上腹疼痛综合征。

5.1.2.2 慢性胃炎

参照 2012 年中华医学会消化病学分会《中国慢性胃炎共识意见》[3] 制定的慢性胃炎诊断标准。

a）病史：可能的病因或诱因。

b）症状：非特异性的消化不良，如上腹不适，饱胀，钝痛，烧灼痛，这些症状一半无节律性，进食可加重或减轻。此外，可有食欲不振，嗳气，反酸，恶心等症状。症状时轻时重，可反复发作或长期存在。

c）体征：多不明显，有时可有上腹轻压痛。

d）内镜检查：内镜下慢性胃炎分为浅表性胃炎（又称非萎缩性胃炎）和萎缩性胃炎，如同时存在平坦糜烂、隆起糜烂或胆汁反流，则诊断为浅表性胃炎或萎缩性胃炎伴糜烂或伴胆汁反流。

e）病变的分布和范围：胃窦、胃体和全胃。

f）诊断依据：红斑（点、片状、条状），黏膜粗糙不平，出血点/斑为浅表性胃炎；黏膜呈颗粒状，黏膜血管显露，色泽灰暗，皱襞细小。

5.1.2.3 糖尿病胃轻瘫

参照贝政平主编的《内科疾病诊断标准》[4] 中糖尿病胃轻瘫诊断标准：

a）具有病程较长的糖尿病史；

b）明显腹胀、恶心伴或不伴有胃石形成；

c）胃镜检查无胃黏膜损伤或幽门梗阻，肝功能正常；

d）可合并有周围神经病变或糖尿病视网膜病变；

e）X 线检查证实餐后 4 小时仍有不透 X 线标志物存留则更有助于胃轻瘫的诊断。

5.2 中医诊断标准及分型

5.2.1 中医诊断标准

a）以脘腹满闷不舒为主症，并有触之无形、按之濡软、压之无痛的特点；

b）发病缓慢，时轻时重，反复发作，病程漫长；

c）多由饮食、药物、情志等因素诱发。

凡具备以上 a）b）两项，参考 c）项及其他症状、舌苔、脉象即可诊断。

5.2.2 中医辨证分型标准

5.2.2.1 脾胃虚弱

症状：脘腹满闷，时轻时重，喜温喜按，纳呆便溏，神疲乏力，少气懒言，语声低微，舌质淡，苔薄白，脉细弱。

5.2.2.2 胃阴不足

症状：脘腹痞闷，嘈杂不舒，饥不欲食，恶心嗳气，口燥咽干，大便秘结，舌红少苔，脉细数。

5.2.2.3 饮食内停

症状：脘腹满闷而胀，进食尤甚，嗳腐吞酸，厌食呕吐，或大便不调，矢气频作，味臭如败卵，舌苔厚腻，脉滑。

5.2.2.4 痰湿中阻

症状：脘腹痞塞不舒，胸膈满闷，身重困倦，头昏纳呆，嗳气呕恶，口淡不渴，舌苔白厚腻，脉沉滑。

5.2.2.5 湿热阻胃

症状：脘腹胀闷不舒，灼热嘈杂，恶心呕吐，口干不欲饮，口苦，纳少，大便干结或黏滞不畅，舌红，苔黄腻，脉滑数。

5.2.2.6 肝胃不和

症状：脘腹痞闷不舒，胸胁胀满，心烦易怒，善太息，呕恶嗳气，或吐苦水，大便不爽，舌质淡红，苔薄白，脉弦。

注：中医诊断标准及分型参照全国中医药行业高等教育“十二五”规划教材第九版《中医内科学》[5]。

6 针灸治疗概况

6.1 现代文献

现代文献研究报道，针灸治疗痞满，可通过刺激相关穴位，调节胃、脾、肝等脏腑功能，改善三者机能运转，促进胃肠蠕动、胃排空，并且能够调节胃肠动力相关激素，改善胃动力。根据文献显示，针灸治疗痞满主要以对症治疗为主，结合西医诊断原发疾病及伴随症施治，其中尚有20%的文献以辨西医原发疾病为主，未确定具体的痞满证型。

痞满的病位在胃，与脾、肝相关。其病性本虚为主，以脾胃虚弱，升降失司为基本病机，虚实夹杂。虚证以脾胃虚弱为多见，还见有胃阴不足型；实证以肝胃不和为多见，还见有湿热阻胃、胃络瘀阻等证型。痞满的治疗，总以对症治疗，调理脾胃升降、行气消痞除满为基本治则。

针灸治疗痞满以对症选穴为主，结合循经远端选穴和/或辨证（病）选穴。根据本病病位在胃的特点，取穴主要有局部选穴、远部选穴及辨证选穴等，以胃的募穴、下合穴及背俞穴为主，结合辨证、辨病配穴或随症配穴。

主穴选用：足三里、中脘、内关。

辨证配穴：脾胃虚弱加脾俞、胃俞；脾胃虚寒加气海、关元；肝胃不和加太冲、期门、肝俞；胃阴不足加三阴交；胃络瘀阻加膈俞、肝俞、期门；湿热阻胃加阴陵泉、内庭。

辨病配穴：功能性消化不良加脾俞、胃俞；慢性胃炎加胃俞、天枢；糖尿病胃轻瘫加脾俞、胃俞、三阴交；急性胃炎加梁丘；消化性溃疡加公孙。

随症配穴：反酸加太冲；胃部烧灼加太溪；胁痛加期门、肝俞；呕吐频繁加神阙；泄泻加天枢、气海；怕冷、尿多加肾俞；头痛如裹加风池、百会。

针灸治疗痞满以毫针刺法为主，单用电针、艾灸、火针、穴位埋线、穴位注射、穴位贴敷、耳穴压丸、中药离子导入等治疗痞满亦可获效。毫针刺法常与上述诸法中的1种或2种技术联合使用，疗效优于单一技术。毫针刺法遵循泻实补虚的原则，多以平补平泻为主。虚证者多配合灸法以取得佳效。部分研究显示，中等刺激强度优于强刺激及轻刺激[6,7]。

针灸对消化系统功能性疾病引起的痞满和器质性疾病引起的痞满均有效，其中对前者的治疗效果优于后者。从对痞满症状的改善程度而言，针灸的治疗效果，既优于西药胃肠促动力药，也优于（西药）抗炎药、抗菌药，其中前者的疗效优势大于后两者。

6.2 古代文献

古代医家治疗痞满，以针刺和艾灸为主，且灸法相较于刺法更为常用，常以艾灸为主、针刺辅助治疗。艾灸取穴与针刺取穴基本相同，多以任脉、膀胱经穴为主，主要取俞、募穴，远端循经取穴以脾经、胃经的五输穴为主，如胃俞、三焦俞、足三里、中脘、三阴交。古代文献中大量记载有取中脘、关元等单穴，采用大剂量艾灸治疗痞满属脾胃受损、脾肾俱虚证者。

6.3 名医家经验

现代针灸名家辨治痞满，在诊断上，或采用中医辨证分型，或直接使用“慢性胃炎”“神经性消化不良”“胃下垂”等西医诊断；在治疗手段上，以毫针刺法为主，或针灸并用，或用细火针、耳针等法。选穴以足三里、中脘为主穴，配脾俞、胃俞、肝俞等背俞穴，注重手法，强调取穴顺序、补泻手法，以及针刺方向。如饮食内停多使用泻法，肝气犯胃用平补平泻法。

7 针灸治疗和推荐方案

7.1 针灸治疗原则和方法

7.1.1 治疗原则

针灸治疗痞满以改善胃脘部胀满、闷塞不适为主要目的，以调理脾胃升降、行气消痞除满为治疗总则。

7.1.2 选穴处方特点

根据本病病位在胃，主要与脾、肝相关的特点，针灸治疗以局部选穴为主，结合循经远端选穴和/或辨证（病）选穴，主要选取胃腑的募穴、下合穴、背俞穴及相关经脉的腧穴。常用穴位有中脘、足三里、内关、胃俞、脾俞等。

7.1.3 刺灸方法

毫针刺法是痞满的常规治疗方法，还可选用电针、艾灸、穴位注射、穴位埋线、芒针，以及耳穴压丸等。上述诸法可单独使用，亦可两种或两种以上技术联合使用，其疗效优于单一技术。

痞满为本虚标实之证，针灸治疗多采用平补平泻法，或可根据不同证型，实证用泻法，虚证用补法。针刺强度以中等强度刺激为宜，应避免刺激过强。

7.1.4 干预时机

针灸治疗痞满应早期治疗，可缩短病程，改善患者的预后。不论新发痞满还是久治迁延不愈的痞满，针灸治疗均有明显的缓解效果。

7.2 主要结局指标

7.2.1 针灸治疗的主要结局

7.2.1.1 概述

针灸治疗痞满以改善患者自觉胃脘部壅塞不通，胀满或满闷不舒为主，主要结局指标可采用症状评分及生存质量表进行测评，同时不同原发疾病可参考胃镜、组织病理学以及相关胃动力检查以评价。

7.2.1.2 功能性消化不良

疗效测评采用2006年罗马Ⅲ功能性消化不良症状积分评定[8]。总体疗效评价标准参照中国中西医结合学会消化系统疾病专业委员会《功能性消化不良的中西医结合诊疗共识意见》[9]（2010年版），以临床症状改善为主要评价标准。

临床治愈：症状、体征基本消失，疗效指数≥90%；

显效：症状、体征明显减少，疗效指数为70%~90%（含70%）；

好转：症状、体征减轻，疗效指数为30%~70%（含30%）；

无效：症状、体征均无好转，疗效指数<30%。

功能性消化不良症状分级：0级0分，Ⅰ级3分，Ⅱ级5分，Ⅲ级7分。

疗效指数计算：疗效指数=(治疗前证候总分-治疗后证候总分)/治疗前证候总分×100%。

7.2.1.3 慢性胃炎

参照《中药新药临床研究指导原则》[10]（试行）、《慢性胃炎中西医结合诊断、辨证和疗效标准》[11]（试行）。

临床控制：治疗结束后，症状消失；

显效：治疗结束后，症状分级减少2级；

有效：疗程结束后，症状分级减少1级；

无效：达不到有效标准。

注：胃镜检查标准如下

临床控制：复查黏膜慢性炎症明显好转，活体组织病理检查证实腺体萎缩、肠化生和异型增生恢复正常或消失；

显效：黏膜慢性炎症减轻，活体组织病理检查证实慢性炎症减轻1度，腺体萎缩、肠化生和异型增生恢复正常或减轻2度；

有效：活体组织病理检查证实慢性炎症减轻1度；腺体萎缩、肠化生和异型增生减轻；

无效：达不到有效标准或反而恶化者。

7.2.1.4 糖尿病胃轻瘫

观察指标参照全国西沙必利多中心临床实验协调组制定的疗效指数作为疗效评价指标。

治愈：临床症状、体征消失，X线钡餐检查胃排空时间≤6小时；

显效：临床主要症状、体征基本消失，积分减少2/3以上；

有效：临床主要症状、体征减轻，积分减少1/3以上；

无效：达不到上述有效标准或恶化者。

7.2.2 卫生经济学评估

现代文献证据共纳入相关文献61篇，均未提及针灸治疗痞满的卫生经济学评估。

7.2.3 不良反应及安全性评价

针灸治疗痞满的安全性优于西药治疗。所检索到的文献中针灸技术的不良反应明显少于西药。针灸技术的不良反应表现为皮肤潮红、瘀斑、血肿、晕针，一般可自行或迅速缓解。

7.3 注意事项

a）痞满多为慢性起病，病程较长，给予针灸治疗时宜选择适宜的刺激强度，不宜刺激过强；

b）原发病为糖尿病时，应在西药常规治疗原发病基础上进行针灸治疗，如采用穴位埋线等有创治疗，应特别注意预防感染，监测血糖。

7.4 患者的自我护理

a）痞满主要由饮食不节、情志不舒以及久病脾胃虚弱导致脾胃不和、升降失司，因此，首先患者日常应注意忌烟酒、浓茶，少食肥甘厚味，避免暴饮暴食、恣食生冷油腻等，做到饮食有节，规律、定点、定量进食；

b）注意调节情绪，保持心情舒畅，避免情绪过激、情志抑郁；

c）应积极治疗原发疾病。有效控制原发病对于痞满病情的控制至关重要。

7.5 推荐方案

7.5.1 毫针刺法

方案一

取穴：中脘、足三里、内关。

辨证选穴：脾胃虚弱加胃俞、脾俞；脾胃虚寒加关元、公孙、阴陵泉；肝胃不和加太冲、期门；湿热阻胃加阴陵泉、内庭；胃阴不足加三阴交。

辨病选穴：功能性消化不良加脾俞、胃俞；慢性胃炎加胃俞、天枢；糖尿病胃轻瘫加脾俞、胃俞、三阴交。

操作方法：患者取仰卧位，穴位常规消毒，选用1.5寸毫针。针刺背俞穴时，针尖一般朝向脊柱方向刺入；针刺期门应斜刺或平刺，刺入0.1寸，沿皮向外刺0.5~0.8寸。不可深刺和直刺，以免损伤壁胸膜和内脏。余穴直刺0.5~1寸，捻转至患者得气。实证用泻法，虚证用补法，留针30分钟，每10分钟行针一次。

可配合电针：在毫针针刺基础上，可选取足三里、内关接电针治疗仪，采用疏密波或连续波，刺激强度以病人耐受为度，留针 30 分钟。

可配合温针灸：辨证为脾胃虚寒者，可在毫针针刺基础上，选取中脘、足三里、胃俞等穴施予温针灸。艾卷长度约 2cm。艾卷下缘距离皮肤 2.5～3cm。每穴每次可施灸 1～3 壮。

可配合芒针操作：选用直径 0.4mm、长 150mm 的芒针，于中脘常规消毒后，用夹持进针法，刺手持针，使针尖垂直于皮肤抵触穴位，押手与刺手配合，利用指力和腕力，压捻结合，迅速刺过皮肤，再边捻转边进针。当患者自觉有酸胀感向两胁肋或下腹部走窜时即为得气，得气后不予留针，徐徐捻转出针。余穴均采用毫针刺法，施予平补平泻手法。

疗程：毫针刺法 1 日 1 次，每次留针 20～30 分钟，10 次为 1 个疗程，治疗 5 次后可休息 2 天；温针灸隔日治疗 1 次，3 次为 1 个疗程，共治疗 2 个疗程，疗程间间隔 5 天；芒针治疗 1 日 1 次，总治疗时间以 1 个月为宜。

注意事项：过饱或空腹时不宜针刺；虚证患者，针感不宜过强。若灸后有轻微烫伤起疱，应用消毒棉签蘸万花油涂擦局部。芒针操作时，要求患者空腹状态下接受治疗，全程保持均匀浅呼吸；进针过程中医者与患者尤应注意守神，如针下阻力较大或患者感觉痛苦时，不可强行进针；无论得气与否，医者若觉针下有动脉搏动感，应停止进针，以免损伤动脉，针刺入较深后切不可做大幅度提插动作。

『**推荐**』

推荐建议：毫针刺法适用于治疗各型痞满，常与电针、温针灸、芒针、耳穴压丸等法联合应用以加强疗效。［GRADE 1C］

解释：本方案共纳入相关 RCT 文献 11 篇[12-22]，非 RCT 文献 16 篇[23-38]，经综合分析，形成证据体发现，毫针刺法适用于各证型痞满患者，以中脘、足三里、内关为主穴，根据辨证和辨病进行配穴，能够有效改善痞满上腹胀、早饱、餐后饱胀感。古代针灸歌赋记载，“胸腹痛满内关分”“心胸痞满阴陵泉”。现代研究认为，加取三阴交穴，能够有效改善糖尿病胃轻瘫引起的痞满症状。毫针刺法与电针、温针灸、芒针、耳穴压丸等法两种或两种以上联合应用可加强疗效。如温针灸能明显改善慢性浅表性胃炎脾胃虚弱（寒）型的虚性及寒性代表证候，其对于糖尿病胃轻瘫患者痞满症状的改善效果优于毫针刺法、电针和穴位注射；中脘芒针速刺，对改善功能性消化不良患者的餐后饱胀不适、早饱症状优于毫针针刺，但对于施术者的技术水平要求较高，操作有一定的危险性，在确保操作安全的前提下，推荐临床应用。有研究提出中等强度的刺激比弱刺激对于改善功能性消化不良患者上腹胀、体倦乏力、纳差症状，效果更为显著。本方案纳入文献数量虽多，但偏倚风险较高，经 GRADE 评价后，证据质量为低（C）。

据《承淡安针灸经验集》记载锡城李佩秋君之夫人胃脘胀痛数年、饮食不下 7 日余，承淡安用针刺脾俞、中脘、足三里 3 穴并灸之十余次痊愈。

在资源消耗方面，对于痞满症状的改善，针灸疗效优于西医胃肠动力药、抗炎药、抗菌药，且直接费用较低。在患者价值观和意愿方面，对西药存在较明显不良反应的患者更倾向于接受本方案的治疗。

结合以上情况及专家意见，对本条推荐方案给予强推荐。

方案二

取穴：中脘、上脘、下脘、天枢、气海、足三里、内关。

辨证选穴：肝郁气滞加太冲、阳陵泉；肝胃不和加太冲、公孙；脾胃虚寒加章门、关元；湿热阻胃加阴陵泉、内庭；寒热错杂加阴陵泉、内庭。

操作方法：肝气郁滞采用太冲、阳陵泉泻法，余穴采用补法；肝胃不和、湿热阻胃采用泻法；脾胃虚寒采用补法，中脘、关元加温灸盒灸；寒热错杂采用内庭泻法，余穴采用补法。留针 30 分钟。

疗程：1 日 1 次，连续治疗 5 次休息 2 天，10 次为 1 个疗程，共治疗 2 个疗程。

『**推荐**』

推荐建议：本方案主要适用于功能性消化不良患者的各型痞满。[GRADE 1C]

解释：现代文献证据共纳入 RCT 文献 3 篇[39-41]，经综合分析，形成证据体发现，“老十针”为名老中医王乐亭先生毕生经验总结，被广泛应用于临床治疗脾胃疾病，不论其虚实寒热，根据“虚则补之，实则泻之”的原则，使用手法补泻，均可选用。研究表明，“老十针”对于改善功能性消化不良患者痞满症状，疗效明显优于无关穴对照组。但纳入文献偏倚风险较高，经 GRADE 评价后，最终证据体质量等级为低（C）。鉴于“老十针”所取穴位在古代文献中多有记载，“老十针”针法已在针灸临床广泛使用，结合专家意见，对本条推荐方案给予强推荐。

7.5.2 电针

取穴：足三里、中脘、梁门、天枢、上巨虚。

操作方法：采用单手快速进针法进针，浅层候气得气后，根据穴位所在部位及患者胖瘦不同，中脘、天枢直刺 1～1.5 寸，梁门直刺 0.5～1.0 寸，足三里直刺 1.0～2.0 寸，胃俞以 45°角向后正中线的方向斜刺 0.5～0.8 寸，接通电针治疗仪，采用脉冲电，疏密波，频率 2Hz/100Hz，强度以患者能耐受为度，通电 20 分钟后出针。

疗程：1 日 1 次，可左右交替进行，5 次为 1 个疗程，疗程间间隔 2 天，连续治疗 2 个疗程。

注意事项：严格遵守“GB/T 21709.10—2008　第 6 部分”规定的电针操作注意事项。对过于疲劳、过饥、过饱、情绪激动者宜休息后再针刺。

『**推荐**』

推荐建议：对于糖尿病胃轻瘫患者的脾胃虚弱型痞满，可考虑采用本方案。[GRADE 2D]

解释：现代文献证据共纳入 RCT 文献 3 篇[42-44]，经综合分析，形成证据体发现，电针能增强针感效应，明显扩散、传导针感，使刺激加强，从而加速胃排空，改善胃电节律紊乱，协助降低血糖，在改善糖尿病胃轻瘫患者痞满症状方面，优于西药治疗。据《针灸甲乙经》记载：“腹中积气结痛，梁门主之。”《备急千金要方》记载：“梁门主胸下积气。”西医学认为，梁门位置接近于胃电起搏点，电刺激此穴对患者的胃电有不同程度的良性调节作用[45]。但由于纳入文献偏倚风险较高，经 GRADE 评价后，最终证据体质量等级为极低（D）。结合专家意见，对本条推荐方案给予弱推荐。

7.5.3 灸法

取穴：中脘、足三里。

辨证选穴：脾胃虚弱加灸脾俞、胃俞；脾胃虚寒加灸神阙、气海、关元；肝胃不和加灸太冲；胃阴不足加灸三阴交、太溪。

辨病选穴：糖尿病胃轻瘫加灸内关、三阴交、太溪；慢性胃炎加灸天枢。

随症加减：纳呆、乏力甚加灸脾俞、胃俞；腹胀甚加灸天枢；恶心、呕吐甚加灸内关。

操作方法：每次选用主穴 1～2 个，配穴 1～2 个。运用艾条悬灸法时，自上而下依次艾灸，每个穴位每次施灸 5～10 分钟，以穴位局部皮肤呈现红晕为度。运用隔姜灸时，宜将新鲜生姜切成厚约 0.3cm 的薄片，用针扎孔数个，置穴位上施灸。若病人有灼痛感可将姜片提起，使之离开皮肤片刻，旋即放下，再行灸治。此法可反复进行，以局部皮肤潮红湿润为度，每穴连续施灸 5 壮。

疗程：温和灸 1 日 1 次，5 次为 1 个疗程，疗程间间隔 2 天，共治疗 4 周。隔姜灸 1 日 1 次，15

天为1个疗程，疗程间间隔1~2天。糖尿病胃轻瘫患者的痞满需连续治疗2~3个疗程，慢性胃炎引起的痞满需连续治疗3个月。

注意事项：严格遵守“GB/T 21709.1—2008　第5部分”规定的艾灸操作注意事项。隔姜灸宜选用新鲜老姜，宜现切现用；艾炷不宜过小，否则影响疗效；随时观察局部皮肤情况，不要施灸过量，以免局部起疱。

『推荐』

推荐建议：对于慢性胃炎、功能性消化不良、糖尿病胃轻瘫患者的脾胃虚弱、胃阴不足、肝胃不和、胃络瘀阻型痞满，尤其是虚寒证者，推荐使用温和灸法或隔姜灸法。本方案也适宜患者自行家庭保健应用。[GRADE 1D]

解释：现代文献证据共纳入相关文献8篇[46-53]，其中RCT文献7篇。经综合分析，形成证据体发现，对于脾胃虚弱（寒）、肝胃不和、胃络瘀阻型的痞满，温和灸均可减轻或消除其痞满症状。但纳入文献偏倚风险较高，经GRADE评价后，最终证据体质量等级为极低（D）。考虑古代文献中有大量关于古人以艾灸为主治疗痞满的记载，所取穴位与针刺取穴基本相同，如《扁鹊心书·痞闷》记载：“一人慵懒，饮食即卧，致宿食结于中焦，不能饮食，四肢倦怠；令灸中脘五十壮，服气分丸、丁香丸即愈。”现代针灸名家也常选用中脘、足三里、关元等单穴大剂量艾灸治疗痞满脾胃不和、脾肾俱虚证。在资源消耗方面，该方法相对于西药，直接费用较低，且操作简单易行，患者可在医生指导下自行在家中操作。在患者价值观和意愿方面，患者接受灸法治疗的意愿较好。结合以上情况及专家意见，对本条推荐方案给予强推荐。

7.5.4　穴位注射

取穴：足三里。

注射药物：甲钴胺注射液。

操作方法：穴位局部碘伏常规消毒，在无菌条件下选用2.5mL注射器和5号注射针头抽取甲钴胺注射液500μg，手持注射器针头对准穴位垂直快速刺入，然后慢慢推进，再慢慢行提插手法，不捻转，待针下有“得气”感（患者有酸麻胀等感觉）后，回抽注射器，若回抽无血，即可注射药液。注射完毕后，用无菌棉签按压针孔边缘，退出针头，按压针孔，以防出血。具体操作应符合“GB/T 21709.6—2008　第4、5部分”的规定。

疗程：左右交替取穴注射，1日1次，30日为1个疗程。

注意事项：要求避开神经干。针扎入时，如有剧痛、血液逆流的情况，应立即拔出针头，停止注射。年老体弱及初次接受治疗者，应取卧位，药量可酌情减少，以防晕针。

『推荐』

推荐建议：适用于常规针灸效果不明显的糖尿病胃轻瘫患者的痞满治疗。[GRADE 1B]

解释：现代文献证据共纳入6篇，均非RCT文献[54-59]，经综合分析，形成证据体发现，甲钴胺足三里穴位注射，少量的药液对穴位有长时间的渗透刺激和缓释治疗作用，药效确切，且安全无不良反应。但纳入文献偏倚风险较高，经GRADE评价后，最终证据体质量等级为中等（B）。足三里穴位注射已广泛用于临床，操作方便，易于掌握，患者易于接受。甲钴胺能修复被损害神经的组织，不良反应较少。结合以上情况及专家意见，对本条推荐方案给予强推荐。

7.5.5　穴位埋线

方案一

取穴：中脘、足三里、胃俞、脾俞、肝俞。

辨证取穴：参考本指南毫针刺法的辨证取穴。

操作方法：取卧位，每次选用2～3穴。使用一次性无菌埋线针，选择适宜长度的可吸收性外科缝线，医生佩戴无菌手套，用血管钳夹住线的一端，将线体从埋线针的前端完全插入埋线针内，线头不可暴露在针尖外。在所选穴位旁开一定距离处选择进针点，用5%碘伏在进针点由中心向外环形消毒。以30°～45°方向刺入1～2 cm，达到该穴所需深度，施以适当的提插捻转手法，当出现针感后，向下推送针芯，将可吸收性外科缝线埋植在穴位的肌层或皮下组织内，然后缓缓退出针管，线头不可暴露在皮肤外。退针时切忌太快，以免线体被带出。用消毒干棉球压迫针孔片刻，再用创可贴敷贴创口，并嘱患者防止创口感染。穴位可左右交替使用。

疗程：每10日埋线1次，30日为1个疗程，共治疗3次。

注意事项：应符合“GB/T 21709.10—2008”中5.2～5.9的规定。

『**推荐**』

推荐建议：对于病程较长、病情迁延不愈的功能性消化不良患者的痞满，可考虑采用本方案。[GRADE 2D]

解释：现代文献证据共纳入RCT文献2篇[60-61]。经综合分析，形成证据体发现，埋线主要适用于病情迁延不愈，使用常规针灸疗效不明显的功能性消化不良引起的痞满，本法具有持续穴位刺激的治疗效果，可有效延长刺激时间，改善其痞满症状。但纳入文献偏倚风险较高，经GRADE评价后，最终证据体质量等级为极低（D）。在ZJ/T E015—2015《循证针灸临床实践指南：慢性萎缩性胃炎》中，对病程较长、体质尚好的肝胃不和、脾胃湿热和胃络瘀阻型慢性萎缩性胃炎患者，建议可使用本方案（弱推荐）。与常规药物和其他针灸技术相比，穴位埋线成本较低，但对于施术者的技术水平要求较高，利弊权衡不明显，患者接受治疗的意愿一般。结合以上情况及专家意见，对本条推荐方案给予弱推荐。

方案二

取穴：中脘透下脘、脾俞透胃俞、肝俞、足三里。

操作方法：取长1～2cm可吸收性外科缝线，进针手法同方案一。中脘直刺进针0.5～1.0寸，得气后将针退出皮下，再向下脘方向斜刺；脾俞直刺0.5～0.8寸，得气后将针退出皮下，然后向胃俞方向斜刺；肝俞向脊柱方向斜刺进针，深度以0.5～0.8寸为宜；足三里直刺进针，深度以1～1.5寸为宜，以上穴位待患者有酸胀感后，左手推针芯，边推针芯，边退针管，当针芯推至尽端后，快速拔出针管，所埋线即垂直植于穴位内，线头不得外露，用消毒干棉球按压针孔片刻，用创可贴敷贴创口。

疗程：每10日埋线1次，30日为1个疗程，共治疗3次。

注意事项：应符合“GB/T 21709.10—2008”中5.2～5.9的规定。

『**推荐**』

推荐建议：对于功能性消化不良患者的肝郁脾虚型痞满，可考虑采用本方案。[GRADE 2D]

解释：现代文献证据共纳入RCT文献3篇[62-64]，经综合分析，形成证据体发现，俞募配穴埋线治疗脾胃不和伴有肝郁气滞型功能性消化不良的痞满，疗效显著；穴位埋线结合西药治疗对于功能性消化不良患者的临床症状及胃动力的改善高于针刺结合西药治疗。但纳入文献偏倚风险较高，经GRADE评价后，最终证据体质量等级为极低（D）。该法成本较低，具有较好的经济学效益，但对施术者的技术水平要求较高，由于针感较强，患者接受该法的意愿一般。结合以上情况及专家意见，对本条推荐方案给予弱推荐。

7.5.6 耳穴压丸

方案一

取穴：胃、脾、肝。

配穴：神门。

操作方法：先在病变相应耳穴处探查敏感点，再用75%乙醇棉球消毒耳穴皮肤，然后使用王不留行籽、磁珠等丸状物用胶布贴压在一侧耳穴的敏感点上。嘱患者每日按压贴有压丸的耳穴3~4次，以饭后按压为宜，每次每穴1~2分钟。按压时以耳郭有发热、轻度胀痛感为宜。

疗程：2~4日更换1次，两耳交替进行，4周为1个疗程。

注意事项：湿热天气，压丸留置时间不宜过长，以防感染。保证每日按压次数，只压不揉，以免移动胶布，按压力量不能过猛过重。

『推荐』

> 推荐建议：功能性消化不良患者的肝郁气滞型痞满，建议采用本方案，可联合体针的毫针刺法或电针法以加强疗效。[GRADE 2C]

解释：现代文献证据共纳入RCT文献2篇[65-66]，经综合分析，形成证据体发现，耳穴压丸治疗功能性消化不良疗效确切，在上腹痛、腹胀、嗳气3个症状的改善方面优于吗丁啉。该法与吗丁啉同用，但起效时间早于单用吗丁啉。如联合体针的毫针刺法、电针法可加强疗效。但纳入文献偏倚风险较高，经GRADE评价后，最终证据体质量等级为低（C）。耳穴压丸操作简便，费用低廉，且患者易于接受，无不良反应。结合以上情况及专家意见，对本条推荐方案给予弱推荐。

方案二

取穴：胃、脾、交感、内分泌。

配穴：三焦、大肠、神门。

操作方法：耳穴压丸法操作流程同前。嘱患者每次饭前按压贴有压丸的耳穴，每天按压3~4次，每次每穴按压20~30下。

疗程：每3日更换1次，两耳交替贴压。5次为1个疗程，共治疗4个疗程，疗程间间隔3~5日。

注意事项：严格消毒，防止感染。耳部防潮，密切关注耳郭皮肤情况，及时更换贴丸。保证每日按压次数，按压力量轻重适宜。

『推荐』

> 推荐建议：糖尿病胃轻瘫患者的各型痞满，可考虑采用本方案配合毫针刺法或电针法。[GRADE 2D]

解释：现代文献证据共纳入非RCT文献2篇[67-68]，经综合分析，形成证据体发现，在常规糖尿病治疗基础上，用耳穴压丸治疗的效果优于吗丁啉，耳穴压丸法配合毫针刺法对于改善糖尿病胃轻瘫的痞满症状具有明显的临床治疗效果。但纳入文献偏倚风险较高，经GRADE评价后，最终证据体质量等级为极低（D）。该法操作简便，费用低廉，易于接受，无不良反应。结合以上情况及专家意见，对本条推荐方案给予弱推荐。

8 本指南利益冲突声明

本指南在制定过程中，所有参与研讨会及研制工作的专家、项目组成员均为国内针灸从业者、医学院校的教授和相关科研机构的科研工作者，均不存在经济和非经济利益冲突。

本指南的研制和出版受到中国中医科学院针灸研究所基本科研业务费自主选题项目经费资助

（课题编号：ZZ16004），其利益关系与指南制定工作不存在任何冲突，不影响指南制定的客观性。

9　本指南获取途径及将推荐方案应用于实践的方式

本指南电子版相关内容与信息可在全国针灸标准化技术委员会与中国针灸学会标准化工作委员会网站上查阅，纸质版由中国中医药出版社出版。本指南发布实施后，将依托中国针灸学会平台、全国针灸标准化技术委员会与中国针灸学会标准化工作委员会官网进行推广应用。

10　本指南实施中的有利因素和不利因素

10.1　有利因素

针灸治疗痞满，通过刺激体表特定部位，起到调节内脏功能的作用，而不直接作用于已发生病变的胃黏膜表面，这就避免了中药、西药对胃体可能产生的刺激作用，对于胃肠功能易受激惹的患者，尤其是对于术后禁食、肝肾功能损伤等特殊患病群体是一种有利的选择。

10.2　不利因素

目前针灸指南传播和推广方式还较为局限，且缺乏完善的推广反馈机制，导致指南使用过程中的意见和疑问不能及时有效地得到反馈，不利于指南的推广实施，有待今后进一步建立健全相关推广和监测措施。

11　本指南的局限和不足

本指南的局限和不足之处在于以下 3 个方面：

a）痞满作为中医特有病证术语，没有直接对应的西医疾病或症状名称，略等同于胃胀、饱胀或者上腹胀等症状描述，而这一症状在西医学中慢性胃炎（包括浅表性胃炎和萎缩性胃炎）、功能性消化不良、胃下垂、胃神经官能症等胃病及糖尿病伴发的胃轻瘫等疾病中并非其主要结局指标。因此，对于针灸治疗痞满的现代文献的检索策略，尚存在不确定之处。而在文献质量评价过程中，面对不同疾病引起的痞满类似症状，当采用的针灸技术不同、疗效评价指标不一致时，难以做出恰当的文献质量评价。

b）在当前针灸治疗痞满文献偏倚风险较高、证据质量普遍较低，而文献质量评价结果并不能反映出针灸治疗痞满真实临床效果的情况下，如何合理地使用 GRADE 对针灸证据的质量做出恰当的评价，进而提出适宜的推荐方案，是本指南制定中的一个难点。今后还需不断完善本指南制定方法，进一步提高指南制定质量。

c）由于缺乏临床证据，本指南存在同一证型下多种针灸技术之间的使用先后顺序及利弊权衡不明确等问题，建议今后针灸临床多开展一些针对同一疾病或同一证型的痞满症状，使用不同针灸技术之间的优势比较研究，以便将来指南修订时能对不同技术的选择给出更明确、适宜的意见，或使推荐方案的临床适用性更强。

12　本指南更新计划

指南一般 3～5 年更新一次。本指南计划 3～5 年更新，通过检索新的系统评价与随机对照临床研究证据，应用循证医学和 GRADE 方法学，结合专家意见，对针灸治疗痞满的证据体进行补充，完成指南更新。特殊情况下，根据针灸临床等针灸实践的需要，也可以提前更新。

附 录 A
（规范性）
本指南专家组成员和编写组成员

A.1 专家组成员

表 A.1 专家组成员

姓名	性别	学历/职称	工作单位	课题中的分工
刘保延	男	硕士/主任医师	中国中医科学院	指导指南推荐方案框架的确定及针灸专科指导
赵京生	男	硕士/教授	中国中医科学院针灸研究所	针灸理论、文献学指导
贾春生	男	硕士/教授	河北中医学院	指导推荐方案的确定
杨永清	男	博士/教授	上海中医药大学	指导推荐方案的确定
刘雅莉	女	博士/副研究员	首都医科大学附属北京儿童医院	循证方法学指导
王京京	女	博士/主任医师	中国中医科学院针灸医院	针灸临床专科指导

A.2 编写组成员

表 A.2 编写组成员

	姓名	性别	学历/职称	单位	课题中的分工
组长	武晓冬	女	博士/主任医师	中国中医科学院针灸研究所	课题负责人，总体设计，组织实施指南的制定
	赵吉平	女	硕士/主任医师	北京中医药大学东直门医院	指导指南推荐方案框架的确定
	郭丽花	女	硕士研究生	中国中医科学院	近代文献检索，系统评价
	杨冠男	女	博士/主治医师	原中国中医科学院针灸研究所	文献检索，系统评价，指南撰写
	国瑶	女	硕士研究生	中国中医科学院	现代文献检索，数据提取
	董国锋	男	博士/副研究员	中国中医科学院针灸研究所	指南文本编辑

附 录 B
(资料性)
临床问题

基于适用人群、干预措施、对照、结局和卫生经济学等方面的考虑，由指南编写委员会提出本指南要解决的临床问题，通过问卷调查和讨论会的形式，进一步进行了临床问题的筛选，经专家讨论后最终确定本次指南研究的临床问题如下：

B.1 痞满最常用、有效的针灸治疗手段有哪些

B.2 多种针灸方法综合治疗是否优于单一的针灸治疗

B.3 针灸与当前的主要治疗方法（西药、中药）相比，治疗优势有哪些

B.4 不同疾病症见痞满患者（如功能性消化不良、慢性胃炎、糖尿病胃轻瘫）的最佳针灸治疗方法

B.5 不同中医辨证分型（如脾胃虚弱型、肝郁气滞型、瘀血阻络型等）痞满患者的最佳针灸治疗方法

B.6 针灸治疗痞满患者的最佳操作方法

B.7 针灸治疗痞满的最佳刺激量及频次

B.8 针灸治疗痞满留针时间多久合适

B.9 针灸治疗痞满连续治疗多少次为一个疗程

B.10 针灸治疗痞满的卫生经济学评价是否优于其他疗法

附　录　C

（资料性）

文献检索范围、检索策略、纳入和排除标准及文献筛选结果

C.1　中文现代文献检索策略

C.1.1　检索语言

中文。

C.1.2　检索数据库

中国知网、万方数据库、维普期刊资源整合服务平台、中国生物医学文献数据库。

C.1.3　检索时间

中国知网 1979 年 5 月—2017 年 9 月，中国生物医学文献数据库 1978 年 1 月—2017 年 9 月，维普期刊资源整合服务平台 1989 年 1 月—2016 年 9 月，万方数据库 1998 年 1 月—2016 年 9 月。

C.1.4　中文检索词

按照 PICO 原则分别进行检索：

P：

功能性疾病：胃轻瘫、胃节律紊乱、胃排空障碍、胃排空延迟症、胃肌轻瘫、胃麻痹、胃潴留、胃无力、胃动力障碍、胃功能障碍、胃功能紊乱、胃神经功能紊乱、消化不良。

胃炎类疾病：慢性胃炎、慢性萎缩性胃炎、慢性浅表性胃炎、胆汁反流性胃炎、碱性反流性胃炎、急性肠胃炎。

I：针、灸、罐、刺法、耳穴、耳压、压耳、耳豆、穴位埋线、穴位贴敷、腹针、头针、叩刺、刺血、放血、刺络、激光穴位照射、磁疗、点穴、敷脐、刮痧。

C：不限。

O：痞满、胃痞、中满、心下痞、胃胀、上腹胀、胃满、上腹满。

S：不限。

C.2　英文文献检索策略

C.2.1　数据库

Pubmed、cochrane library、embase.

C.2.2　英文检索词

按照 PICO 原则分别进行检索：

P：

功能性疾病：gastroparesis、gastric emptying、dyspepsia、functional dyspepsia、Stomach nerve dysfunction、gastrointestinal dysfunction、achlorhydria.

胃炎：gastritis、chronic gastritis、atrophic gastritis、chronic superficial gastritis、bile reflux gastritis、alkaline reflux gastritis、gastroenteritis 、gastritis hypertrophic、gastritis atrophic.

胃部其他疾病：stomach ulcer、gastric ulcer、ulcer stomach、peptic ulcer、gastric cancer、gastric dilatation、stomach neoplasms、dysplasia、precancerous lesions of gastric cancer、atrophic gastritis、intestinal metaplasia、intraepithelial neoplasia、pepticulcer、gastroesophageal reflux、erosive esophagitis、esophagitis peptic、nonerosive negative reflux disesase、reflux esophagitis、gastroptosis、ventroptosis、gastrectasia.

I：acupuncture、acupuncture therapy、needle、electroacupuncture、electric acupuncture、moxibustion、cupping、needling、acupuncturing、needled、pinprick、auriculotherapy、ear acupuncture、auricular application、auricular point、auricular、auricular point sticking、auricular pressing、auricular application、acupoint catgut embedding、acupoint sticking therapy、acupoint therapy、plum - blossom needle therapy、abdominal acupuncture、scalp acupuncture、seven star needle、percussopunctator sticking、bloodletting therapy、three - edged needle therapy、venesection、bloodletting puncture、laser、laser point irradiation、magnetic therapy、magnetotherapy、pointing therapy、acupressure、application on navel、scraping.

C：不限。

O：distention or fullness or stuffiness or flatulence.

S：不限。

C.3　古代文献检索策略

以《中华医典》为检索工具，查找古代文献中与痞满、胃痞、中满、心下痞、胃胀、上腹胀、胃满、上腹满相关的针灸文献记录，并查找原文进行核对。

手工查阅邓良月、黄龙祥主编《中国针灸证治通鉴》中有关条目。

C.4　中文近现代名家专著检索策略

以电子检索为主，手工查阅为辅，逐本阅读了以下15位近现代针灸医家著作中记载的针灸治疗痞满、胃痞、中满、心下痞、胃胀、上腹胀、胃满、上腹满的相关经验。

黄竹斋的《针灸经穴图考》

承淡安的《中国针灸治疗学》《针灸治疗实验集》《中国针灸学》《铜人经穴图考》《针灸精华》

夏少泉的《针灸薪传集》

朱琏的《新针灸学》

黄石屏的《针灸诠述》

陆瘦燕的《陆瘦燕针灸论著医案选》

孙秉彝的《针灸传真》

鲁之俊的《新编针灸学》

胡慧的《中医临床家·杨甲三》

程莘农的《中国针灸学》

贺普仁的《针灸治痛》《针具针法》《针灸歌赋临床应用》《毫针疗法图解》《针灸三通法的临床应用》

韩济生的《神经科学纲要》《针刺镇痛原理》

石学敏的《石学敏针灸临证集验》《石学敏针灸全集》《当代针灸治疗学》《中国针灸奇术》

田从豁的《针灸医学验集》《中国灸法集粹》《针灸百病经验》《古代针灸医案释按》《针灸经验辑要》

王乐亭的《金针王乐亭经验集》

C.5　文献纳入和排除标准

C.5.1　纳入标准

P：

a）消化系统疾病中包含痞满症状的疾病

功能性疾病：功能性消化不良、胃功能障碍、胃神经功能紊乱、胃轻瘫。

器质性疾病：

胃的疾病：炎症，如慢性胃炎（慢性浅表性胃炎、慢性萎缩性胃炎）、胆汁反流性胃炎、急性肠胃炎；其他，如胃溃疡、胃食管反流病、胃癌及癌前病变、胃黏膜病变、胃扩张、胃下垂。

肝、胆、胰腺的疾病：肝炎、肝硬化、肝癌、胆囊炎、急性胰腺炎。

未特指部位的疾病：消化性溃疡。

b）术后导致痞满症状：胃切除后。

c）麻醉导致痞满症状。

I：针灸包含的所有干预措施（检索词）

针灸、针刺、针法、温针、温针灸、刺血法、放血法、刺络、放血、刺血、三棱针法、七星针、火针法、芒针、针刀、激光针刺、激光穴位照射、穴位疗法、穴位按压、穴位敷贴、穴位贴敷、穴位埋线、点穴、敷脐、拔罐、火罐、水罐、气罐、走罐、闪罐、针罐、药罐、电罐、刮痧、针药并用。

C：不限定。

O：以痞满、胃痞、中满、心下痞、胃胀、上腹胀、胃满、上腹满中其一为主要结局指标。

S：临床试验研究。

C.5.2　排除标准

a）非消化系统慢性疾病病久导致痞满症状的疾病：轻度抑郁、哮喘病久、慢性阻塞性肺疾病、轻度卵巢过度刺激征。

b）术后出现痞满中由于术中无创通气的物理作用导致胃胀气的排除。

c）病毒性肝炎、细菌性肝炎和艾滋病等有传染性疾病。

d）不以针灸（纳入标准中所提到的所有治疗方法）为主要干预措施的临床研究。

e）结局指标没有对痞满、胃痞、中满、心下痞、胃胀、上腹胀、胃满、上腹满或胃缓等症状进行评价。

f）治疗组与对照组的比较不能体现针灸疗效的研究。

g）数据明显有错误，或无诊断标准、无疗效评价标准的研究。

h）会议论文或以摘要形式发表并无法获取全文的文献。

i）重复发表的文献（如同一研究数据重复发表或者会议论文/毕业论文中未公开发表的灰色文献与正式发表文献中出现内容重复的情况等），按发表时间，保留时间最近的一篇。

j）系统评价数据库在以上排除标准的基础上，排除针灸技术间的比较的研究。

C.6　检索结果

C.6.1　现代文献检索结果

通过数据库共检索到相关文献 5013 篇，经阅读标题、摘要，以及全文，筛检、排除后，筛选出可用文献 127 篇，其中中文 120 篇，英文 7 篇。最终作为本指南推荐方案证据支持的文献共 57 篇，包括中文 55 篇，英文 2 篇，其中 RCT 文献 33 篇，非 RCT 文献 24 篇。

手工检索到 1 部中国针灸学会标准 ZJ/T E015—2015　循证针灸临床实践指南：慢性萎缩性胃炎。

C.6.2　古代文献检索结果

检索到有相关记录的古代针灸医籍 24 部，共获得相关文献条目 65 条（具体见表 C.1）。

表 C.1　古代文献检索结果汇总表

著作	针灸治疗痞满的文献记载
《灵枢·邪气脏腑病形》	胃病者，腹䐜胀，胃脘当心而痛，上肢两胁，膈咽不通，食饮不下，取之三里也
《灵枢·四时气》	饮食不下，膈塞不通，邪在胃脘，在上脘则刺抑而下之，在下脘则散而去之
《灵枢·五乱》	气在于肠胃者，取之足太阴、阳明，不下者取之三里
《明堂经》	三里，胀之要穴

续 表

著作	针灸治疗痞满的文献记载
《针灸甲乙经》	胃中寒胀，食多，身体羸瘦，腹中满而鸣，腹䐜，风厥，胸胁支满，呕吐，脊急痛，筋挛，食不下，胃俞主之 心腹胀满、噫、烦热、善呕、膈中不利，巨阙主之 寒中伤饱，饮食不化，五脏䐜胀，心腹胸胁支满，脉虚，则生百病，上脘主之 腹胀不通，寒中伤饱，食饮不化，中脘主之 食饮不化，入腹还出，下脘主之 腹胀肠鸣，气上冲胸，不能久立，腹中痛濯濯，冬日重感于寒则泄，当脐而痛，肠胃间游气切痛，食不化，不嗜食，身肿（一本作重），侠脐急，天枢主之 腹中肠鸣盈盈然，食不化，胁痛不得卧，烦热中，不嗜食，胸胁支满，喘息而冲膈，呕，心痛及伤饱，身黄疾，骨羸瘦，章门主之 腹中气胀，嗑嗑不嗜食，胁下满，阴陵泉主之 肠中寒，胀满善噫，恶闻食臭，胃气不足，肠鸣腹痛，泄，食不化，心下胀，三里主之 腹中积气结痛，梁门主之
《备急千金要方》 卷十一、卷十五	积聚坚满，灸脾募百壮，穴在章门季肋端 章门治少腹坚大如盘，胸中胀，食不消，妇人瘦瘠者方……并灸肋端 脾病，其色黄，饮食不消，腹苦胀满，体重节痛，大便不利，其脉微缓而长，此为可治，宜服平胃丸……又当灸章门五十壮
《千金翼方》 卷二十七、二十八	治胃补胃，灸胃俞百壮，主胃中寒，不能食，食多身羸瘦，肠鸣腹满，胃胀 胀满气聚，寒冷，灸胃管，在心鸠尾下三寸，百壮，三报之 胀满瘕聚滞下疼，灸气海百壮，在脐下一寸，忌针
《外台秘要》卷三十九	中管主胃胀
《太平圣惠方》卷九十九	腹满坚块，不能食，反胃，胸胁腹积气，脚弱。针腹背，每须取三里穴
《扁鹊心书·痞闷》卷中	凡饮食冷物太过，脾胃被伤，则心下作痞，此为易治……此证庸医多误下药，致一时变生腹水肿，急灸命关二百壮，以保性命。治验：一小儿食生杏，致伤脾，胀闷欲死，灸左命关二十壮即愈。又服全真丹五十丸。一人每饭后饮酒，伤其肺气，致胸膈作胀，气促欲死。服钟乳粉、五膈散而愈。若重者，灸中府穴亦好。一人慵懒，饮食即卧，致宿食结于中焦，不能饮食，四肢倦怠；令灸中脘五十壮，服分气丸、丁香丸即愈 注：命关二穴在胁下宛中，举臂取之，对中脘向乳三角取之。此穴属脾，又名食窦穴（见卷上之扁鹊灸法）
《扁鹊心书·中风人气虚中满》卷中	此由脾肾虚惫，不能运化，故心腹胀满，又气不足，故行动则胸高而喘……宜金液丹、全真丹，一月方愈。重者，灸命关、关元二百壮
《杨氏家传针经图》	章门治脾虚不食，腹内一切虚气胀满，泻心中痞满，胸膈痛，以三棱针少冲出血
《窦太师秘传》	治诸虚百劳病，劳嗽体倦，上虚下实，腹胀满，胃气不足，食气，水气蛊毒诸症
《针经指南·标幽赋》	心下痞满而井主
《针经摘英集》	治脾胃虚弱，心腹胀满，不思饮食，肠鸣腹痛，食不化，刺足阳明经三里二穴，次针足太阴经三阴交二穴。凡刺腹痛诸俞穴，须针三里二穴，下气良 治腹暴胀按之不下，刺任脉中脘，气海二穴，次针足阳明经三里二穴 治伤寒胃中热不已，泻任脉中脘一穴，足阳明经三里二穴，次上廉二穴
《扁鹊神应针灸玉龙经·盘石金直刺秘传》	一切沉寒痼冷，气滞，心酸，面黄肌瘦，四肢无力：灸中脘、关元，次灸足三里泻之 感冒寒气，饮食不化，呕吐酸水，身黄腹胀：灸中脘、关元，次灸足三里泻之，各二七壮 胃气不和，心胸满闷，噫气不时：泻中脘、内关、足三里，灸二七壮治气块，脾俞、梁门、天枢

续　表

著作	针灸治疗痞满的文献记载
《扁鹊神应针灸玉龙经·针灸歌》	食积脐旁取章门，气癖食关中脘穴
《扁鹊神应针灸玉龙经·灸法杂抄切要》	饮食不消，心腹胀，面色萎黄，世谓之脾肾病，宜灸中脘
《针灸大全·长桑君天星秘诀歌》卷之一	若是胃中停宿食，后寻三里起璇玑
《针灸大全·席弘赋》卷之一	阴陵泉治心胸满，针到承山饮食思
《铜人腧穴针灸图经》	气海者，是男子生气之海也，治脏虚惫，真气不足，一切气疾久不瘥，悉皆灸之
《医方类聚》卷十二	治胃虚方：灸胃俞、足三里，脾病亦多灸脾俞、胃俞
《针灸聚英·玉龙赋》卷四上	调饱满之气逆，三里可胜
《针灸聚英·肘后歌》卷四上	中满如何去得根，阴包如刺效如神；飞虎一穴通痞气，祛风引气使安宁
《针灸聚英·百症赋》卷四上	胸胁支满何疗，章门不容细寻
《针灸聚英·四总穴歌》卷四下	肚腹三里留
《医学纲目》卷二十二	腹痛，并治气块：内关、支沟、照海
《医学入门·杂病穴法》卷一　针灸	心腹痞满阴陵泉，针到承山饮食美；胀满中脘三里揣；内伤食积针（手足）三里，璇玑相应块亦消
《医学入门·杂病穴法》卷一　针灸	内伤食积针三里，璇玑相应块亦消。不针璇玑者，针手足三里，俱能消食积痞块
《针灸大成·玉龙歌》卷三	腹中气块最为难，须把金针刺内关
《针灸大成·胜玉歌》卷三	经年或变劳怯者，痞满脐旁章门决，胃冷下脘却为良
《针灸大成·长桑君天星秘诀歌》卷三	胸膈痞满先阴交，针到承山饮食喜
《循经考穴编》	少冲主心跳，喜怒无常，心下痞闷……余证并与心输同
《针灸逢源·证治要穴歌》卷三	支沟章门去闭结，内关气海商丘当
《针灸集成》第三十八方	肚腹胀满疼痛：中脘、三阴交、关元、内庭、天枢、隐白、气海、三里。问曰：其证何得？针已上穴法不效，何也？曰：皆因停食不化，腹肚胀满疼痛，大便虚结，其证非一，宜推详其所因以治之。复刺后穴：中脘、气海
《勉学堂针灸集成》卷二	腹胀、不嗜食、食不化：中脘针，肝俞七壮，胃俞年壮，脾俞三壮
《针灸穴法》	下脘治腹胃不调，水谷不化腹疼，癖气坚硬，积气成块
《针灸捷径》	腹内痛及胀满：天枢

C.6.3 近现代医家专著检索结果

检索近现代医家专著，有相关记录的近现代文献医家6人，医著15部（具体见表C.2）。

表C.2 近现代医家专著检索结果汇总表

书名（作者）	诊断	辨证/证象	症状	治则治法/功用	取穴	操作
《中国针灸学》（承淡安）	慢性胃炎		食欲不振，胃部胀满，有时疼痛、吞酸、嘈杂恶心，心窝部压痛	促进一般胃组织细胞之生理紧张性与活动性，增强新陈代谢，促进胃腺分泌，加强消化机能	肝俞、胃俞、上脘、建里、不容、梁门、内关、足三里、脾俞、三焦俞、中脘、承满、太乙、上巨虚、公孙	每日或间日交换做中等强度刺激，加用温针法，或念盈药条灸治，收效更速或取肝俞、脾俞、足三里、中脘，每日灸小炷各五壮，持久不辍，亦有良效
	胃扩张		胃部发生胀痛，食欲不振，或易于饥饿，空腹时发生胃痛、嘈杂、嗳气等	以反射性加强胃肌之运动机能与组织细胞之活动性，以加强胃壁之收缩为目的	肝俞、脾俞、三焦俞、巨阙、中脘、不容、梁门、足三里、胆俞、胃俞、上脘、承满、建里、上巨虚	
	神经性消化不良		食后觉有胃部压重不快之感，不时有头痛、倦怠、眩晕、不眠、心悸、吞酸、嗳气等	以旺盛胃之机能，促进胃液之分泌，调整交感神经之紧张为目的	天柱、膈俞、脾俞、三焦俞、上脘、建里、气海、足三里、大杼、肝俞、胃俞、意舍、巨阙、中脘、上巨虚	每日或间日交换做中等强度刺激，需二三个月以上针疗
《承淡安针灸师承录》（承淡安）	胸胁痛、腹痛、腹胀		中脘胀满		足三里、中脘	足三里针入8分，留捻2分钟；中脘针入1寸，留捻2分钟，再灸5壮
			心胸痞闷		阴陵泉、承山	各针入4分，留捻2分钟
			胸中苦闷		建里、内关、肩井	建里针入6~7分，留捻2分钟；内关针入4~5分，留捻2分钟；肩井针入4分，留捻2分钟
			胸满噎塞		中府、意舍	中府针入3分，留捻2分钟；意舍针入3~4分，留捻2分钟
			胸胁支满		章门、腕骨、支沟、申脉	章门针入4分，留捻2分钟；腕骨针入3分，留捻1分钟；支沟针入5分，留捻2分钟；申脉针入3分，留捻1分钟

续 表

书名（作者）	诊断	辨证/证象	症状	治则治法/功用	取穴	操作
《承淡安针灸师承录》（承淡安）	寒吐		呕吐稀涎，面青，肢冷，胃脘不舒，口鼻气冷，不渴，舌润，苔白，脉缓细		中脘、胃俞、内关、气海、间使、三阴交、膻中	中脘、胃俞各灸5~7壮，内关灸3~5壮，气海灸5壮，间使、三阴交、膻中各灸3壮
	气膈		嗳气频频，中脘满痛，痛引脊背，胸闷气逆，食不得下，大便不利		中脘、膻中、气海、列缺、内关、胃俞、三焦俞	中脘针入5~8分，留捻2分钟；膻中针入2分，留捻1分钟，再灸3壮；气海针入3分，留捻2分钟，再灸3壮；列缺针入2分，留捻1分钟；内关针入3分，留捻2分钟；胃俞针入3分，留捻2分钟，再灸3~5分钟；三焦俞针捻3~4分钟，留捻1分钟，再灸5壮
	虚胀		腹部胀满，大便溏薄，小便清白，脉细，少气，面淡，唇白		关元、中脘、下脘、神阙、脾俞、胃俞、大肠俞	各灸3~5壮
《承淡安伤寒论新注（附针灸治疗法）》（承淡安）	一百六十四条："伤寒"五六日，呕而发热者，"柴胡汤证"具，而以他药下之，"柴胡证"仍在者，复与"柴胡汤"，此虽已下之，不为逆，必蒸蒸而振，却发热汗出而解；若心下满而硬痛者，此为"结胸"也；"大陷胸汤"主之；但满而不痛者，此为"痞"，"柴胡"不中与之也，宜"半夏泻心汤"				中脘、内关、公孙、大渊、足三里	
	一百六十八条："太阳病"，发热恶寒，医发汗，无阳则阴独，因复下之，遂心下"痞"，表里俱虚，阴阳气并竭，复加烧针，因胸烦，面色青黄，肤瞤者，为难治，今色黄，手足温者，易愈				汗下成虚痞者：膈俞、膻中、中脘、气海	各灸五壮至七壮，炷如麦粒大
					已成阴黄者：至阳、脾俞、公孙	各灸七壮
					阳黄：至阳、脾俞、腕骨、足三里、公孙	针而不灸

续　表

书名（作者）	诊断	辨证/证象	症状	治则治法/功用	取穴	操作
《承淡安伤寒论新注（附针灸治疗法）》（承淡安）	一百六十九条：心下“痞”，按之濡，其脉关上浮者，“大黄黄连泻心汤”主之				中脘、内关、足三里	
	一百七十条：心下“痞”，而复恶寒、汗出者，“附子泻心汤”主之				中脘、内关、足三里、大椎	
	一百七十二条：“伤寒”，汗出，解之后，胃中不和，心下痞硬，干噫食臭，胁下有水气，腹中雷鸣，下利者，“生姜泻心汤”主之				中脘、建里、天枢、足三里	
	一百七十三条：“伤寒”“中风”，医反下之，其人下利，日数十行，馨谷不化，腹中雷鸣，心下痞硬而满，干呕，心烦不得安，医见心下“痞”，谓病不尽，复下之，其痞益甚，此非“热结”，但以胃中虚，客气上结，故使硬也，“甘草泻心汤”主之				中脘、建里、天枢、足三里、气海	
	一百七十四条：“伤寒”，服汤药，下利不止，心下痞硬，服“泻心汤”已，复以他药下之，利不止，医以“理中”与之，利益甚；“理中”者，理中焦，此利在下焦，“赤石脂禹余粮汤”主之，复利不止者，当利其小便				天枢、气海、长强	
	一百七十六条：“伤寒”，发汗，若吐，若下，解后心下痞硬，噫气不除者，“旋覆代赭石汤”主之				膻中、中脘、足三里	
	一百七十八条：“太阳病”，外证未除，而数下之，遂协热而利，利下不止，心下痞硬，表里不解者，“桂枝人参汤”主之				合谷、外关、中脘、天枢、气海、足三里	
	一百七十九条：“伤寒”，大下后，复发汗，心下“痞”，恶寒者，表未解也，不可攻“痞”，当先解表，表解乃可攻“痞”，解表宜“桂枝汤”，攻“痞”宜“大黄黄连泻心汤”				外关、合谷、内关、足三里	

续　表

书名（作者）	诊断	辨证/证象	症状	治则治法/功用	取穴	操作
《新针灸学》（朱链）	急性胃炎/慢性胃炎		见了食物嫌恶，口渴，心烦，胃胀痛，反复呕吐等（慢性胃炎症状较轻）		胆俞、肝俞、脾俞、胃俞、三焦俞、胃仓、关元俞、上脘、中脘、巨阙、不容、内关、足三里	
	胃扩张		胃部压重感，食欲不振或异常亢进，空腹时胃痛、吞酸、嘈杂、恶心；胃部在外形上显得膨隆增大		肝俞、胆俞、脾俞、胃俞、三焦俞、通谷、章门、京门、幽门、巨阙、承满、不容、足三里	
	胃酸过少症		饭后胃部膨满、压重、恶心、嗳气、呕吐等		肝俞、胆俞、脾俞、胃俞、三焦俞、巨阙、上脘、中脘、足三里、支满	
	神经性消化不良症（胃神经衰弱症）		饭后胃部膨满、压重，常有恶心的趋势，嗳气		天柱、风池、肝俞、胆俞、脾俞、胃俞、上脘、下脘、中脘、章门、京门、手三里、合谷、足三里、行间	
《中国针灸学》（程莘农）	呕吐	饮食停积证	呕吐酸腐，脘腹胀满，嗳气厌食，大便或溏或结，舌苔腐厚，脉滑实	总治法：降逆和胃 1. 饮食停积：消食导滞 2. 肝气犯胃：疏肝理气	以足阳明、太阴经为主 主穴：中脘、足三里、内关、公孙 配穴：饮食停滞：下脘；肝气犯胃：太冲；呕吐不止：金津、玉液	1. 饮食停滞：针刺用泻法 2. 肝气犯胃：针刺用平补平泻法
		肝气犯胃证	呕吐吞酸，嗳气频繁，胸胁胀痛，烦闷不舒，舌苔薄腻，脉弦			
	呃逆	食积证	呃声洪亮，脘腹胀满，厌食，舌苔厚腻，脉滑实	和胃、降气、平呃	以胃经及相关腧穴为主 主穴：膈俞、中脘、内关、足三里 配穴：食积：巨阙、里内庭；气滞：膻中、太冲 胃寒：上脘 拔罐疗法：膈俞、膈关、肝俞、中脘、乳根	1. 食积气滞：针刺用泻法 2. 寒邪：针灸并用
		气滞证	呃呃连声，胸胁胀痛，烦闷不舒，苔薄，脉弦有力			
		胃寒证	呃声沉缓有力，得热则减，得寒愈甚，胃脘不舒，口中和，舌苔白润，脉迟缓			

续 表

书名（作者）	诊断	辨证/证象	症状	治则治法/功用	取穴	操作
《针具针法》（贺普仁）	胃下垂		食后或过食之后，即觉腹胀和不适，站立或运动后疼痛及不适感加剧，碱性药物不能缓解其疼痛，多数伴有恶心、呕吐，舌淡白，苔薄白，脉细弱	补中益气，健脾和胃	脾俞、胃俞、中脘、内关、足三里	以细火针，刺入腧穴 2 ~ 3 分深，不留针
《火针疗法图解——贺式针灸三通法之一》（贺普仁）	胃缓		脘腹胀满不适，胃脘疼痛，进食后、站立、运动后疼痛不适加剧，伴嗳气不舒，恶心、呕吐，形体消瘦，舌质淡，苔薄白，脉细弱	补中益气，健脾和胃	脾俞、胃俞、中脘、内关、足三里	以细火针，刺入腧穴 2 ~ 3 分深，不留针
《毫针疗法图解——贺式针灸三通法之二》（贺普仁）	呕吐	外邪犯胃	呕吐发作突然，伴胸脘满闷，发热恶寒，头身疼痛，苔白腻，脉濡缓	和胃降逆止呕	主穴：内关、足三里、魄户、中府 配穴：呕吐严重者加金津、玉液 实证：曲泽 虚证：胃脘部位加灸	内关直刺 0.5 寸；足三里直刺 1 寸；魄户斜刺 0.5 寸；中府向外斜刺或平刺 0.5 寸，不可向内深刺，以免伤及肺脏；金津、玉液放血；曲泽直刺 1 寸，或放血。实证用补法，虚证用泻法
		痰饮内阻	呕吐多为清水痰涎，脘闷不食，苔白腻，脉滑			
		肝气犯胃	呕吐吞酸，胸胁闷痛，嗳气频繁，舌边红，苔黄腻，脉弦			
	呃逆		胃中寒冷者，呃声沉缓有力，膈间及胃脘不舒，得热则减，舌苔白润，脉象沉缓	和胃降逆止呃	主穴：左章门、右合谷 配穴：内关、足三里、气海、期门、膻中 虚证：膻中、气海加灸	实证用泻法，虚证用补法。先针主穴，若仍不止，酌情加配穴。章门直刺 1 寸，合谷直刺 0.5 寸；内关直刺 0.5 寸，足三里直刺 1 寸，气海直刺 1 寸，期门平刺或斜刺 0.5 寸，膻中平刺 0.5 寸

续　表

书名（作者）	诊断	辨证/证象	症状	治则治法/功用	取穴	操作
《针灸三通法临床应用》（贺普仁）	胃下垂		饮食之后即感胃脘不适、胀满、嗳气，多伴有恶心等症	补中益气，健脾和胃，升提中气	脾俞、胃俞、中脘、内关、足三里	均以中等粗细火针行速刺法，不留针，隔日治疗1次
	呃逆		呃逆频频，气逆上冲不能自制。可伴有胃脘不适，性情急躁，口干舌燥或呃声无力，久而不愈，胸闷发憋，心情压抑等	通调经脉，和胃降逆	内关、章门、足三里、气海、期门、合谷等	以毫针微通刺法，酌情选用补法或泻法，每次留针10～30分钟，1日治疗1～2次
《针灸歌赋临床应用》（贺普仁）	痞满 痞满是指心下痞满、胸膈满闷、触之无形、不痛的证候	饮食积滞	胸脘满闷，痞塞不舒，嗳腐吞酸	消导和胃	阴陵泉、承山	
		痰湿内阻	胸脘痞塞，满闷不舒，头目眩晕，胸闷不饥	祛湿化痰，顺气宽胸	建里、内关	
		肝郁气滞	胸胁满闷，心烦易怒，两胁作胀	疏肝解郁，理气消滞	章门、不容	
		脾胃虚弱	胸脘不舒，痞塞胀满，不欲饮食，气短乏力	补气健脾，升清降浊	中府、意舍	
《贺普仁针灸三通法》（贺普仁）	胃脘痛（慢性胃炎）	肝胃气滞证	胃脘胀满或胀痛，胁肋胀痛，症状因情绪因素诱发或加重，嗳气频作，胸闷不舒，舌苔薄白，脉弦	散寒导滞，疏肝健脾		以毫针刺，实证用泻法，虚证用补法。1日治疗1次，留针20～40分钟
		肝胃郁热证	胃脘饥嘈不适或灼痛，心烦易怒，嘈杂反酸，口干口苦，大便干燥，舌质红苔黄，脉弦或弦数			
		脾胃湿热证	脘腹痞满，食少纳呆，口干口苦，身重困倦，小便短黄，恶心欲呕，舌质红，苔黄腻脉滑或数			

续 表

书名（作者）	诊断	辨证/证象	症状	治则治法/功用	取穴	操作
《贺普仁针灸三通法》（贺普仁）	胃脘痛（慢性胃炎）	脾胃气虚证	胃脘胀满或胃痛隐隐，餐后明显，纳呆，疲倦乏力，少气懒言，四肢不温，大便溏薄，舌质或有齿印，苔薄白，脉沉弱			
		胃络瘀阻证	胃脘痞满或痛有定处，胃痛拒按，黑便，面色暗滞，舌质暗红或有瘀点、瘀斑，脉弦涩			
	胃下垂	脾虚饮停证	脘腹胀满不舒，胃内振水声或水在肠间辘辘有声，呕吐清水痰涎，或伴头晕目眩，心悸气短，舌质淡胖有齿痕，苔白滑，脉弦细或弦滑	补中益气，健脾和胃，升提中气	脾俞、胃俞、中脘、内关、足三里	
		胃阴不足证	胃脘痞满，隐隐作坠疼痛，饥不欲食，口燥咽干，烦渴喜饮，纳呆消瘦，大便干结，舌质红或有裂纹，少津少苔，脉细数			
		肝胃不和证	胃脘痞胀，甚则胀及胸胁，嗳气频频，食后尤甚，舌苔薄白，脉弦细			
《田从豁临床经验》（田从豁）	呃逆	寒性呃逆	呃声沉缓，膈间及胃脘不舒，得热则减，得寒愈甚，饮食减少，口不渴，舌苔白润，脉象迟缓		主穴：天突、中脘、巨阙、内关 配穴：胃俞、脾俞、神阙	可用艾条灸或艾炷灸，以脾俞、胃俞、神阙为主，每次灸 10～15 分钟
《石学敏针灸临证集验》（石学敏）	胃下垂		食欲不振，食后胃脘胀满，呕吐，嗳气，腹坠，腰疼，消酸，乏力等	升举中气，健脾和胃	第一组：足三里、中脘、左梁门、左天枢、气海或关元 第二组：华佗夹脊刺（第 9～12 胸椎）	先取足三里，后依次取中脘、左梁门、左天枢、气海或关元。左梁门及左天枢斜刺向气海或关元，得气后用呼吸的补法，另患者自觉胃有收缩感为宜。两组穴位每日交替针刺

续 表

书名（作者）	诊断		辨证/证象		症状	治则治法/功用	取穴		操作
《中国针灸奇术》（石学敏）	痞满	痞满，是指气机阻滞出现痞满，胸膈满闷，触之无形，按之不痛的证候	实证	饮食停滞	胸脘满闷，痞塞不舒，嗳腐吞酸，或恶心呕吐，或能食而大便不通，腹满拒按，舌苔厚浊，脉弦滑	消食导滞	毫针刺法	下脘、里内庭、中脘、足三里、内关、支沟、照海	下脘、中脘、足三里直刺 1 ~ 1.5 寸，里内庭、内关、支沟、照海直刺 0.5 寸。以捻转提插泻法为主，即大指退后，食指进前为泻；指力偏重于提为泻。每穴有胀麻得气感为佳
				痰湿内阻	胸脘痞满，满闷不舒，头目眩晕，胸闷不饥，恶心欲吐，身重倦怠，或咳痰不爽，小便黄涩，舌苔浊腻，脉滑	祛痰涤痰，顺气宽中		中脘、丰隆、阴陵泉、膻中、百会、内关、合谷	中脘、丰隆、阴陵泉，直刺 1 ~ 2 寸；膻中、百会平刺 0.5 寸；内关、合谷直刺 0.5 ~ 1 寸，针刺以捻转提插泻法为主，即大指退后，食指进前为泻；指力偏重于提为泻。每穴有胀麻得气感为佳
				肝郁气滞	胸脘不舒，痞塞满闷，心烦易怒，两胁作胀，或时作叹息，舌苔薄白，脉弦	疏肝理气		肝俞、太冲、内关、足三里、阳陵泉	肝俞斜刺 0.5 ~ 0.8 寸，太冲、内关直刺 0.5 ~ 0.8 寸，足三里、阳陵泉直刺 1 ~ 2 寸，针刺以捻转提插泻法为主
			虚证	脾胃虚弱	胸脘不舒，痞塞胀满，时满时减，不知饥，不欲食，喜热喜按，得温则舒，四肢不温，气短乏力，体倦懒言，大便稀溏，舌淡苔白，脉沉细或虚大无力	补益脾胃，和中理气		脾俞、胃俞、章门、中脘、足三里、气海、三阴交、内关、公孙	脾俞、胃俞斜刺 0.5 ~ 0.8 寸，章门直刺 0.8 ~ 1 寸，中脘、足三里、气海、三阴交直刺 1 ~ 2 寸，内关、公孙直刺 0.5 ~ 1 寸。针刺手法，以捻转提插补法为主
							耳针疗法	胃、脾、肝、膈、胸、交感、神门、大肠、皮质下	先找压痛点或阳性反应点，找出病人反应最强的 4 ~ 5 处穴位，毫针浅刺，留针 30 分钟，若为慢性病症，可留针 1 ~ 2 小时，取单侧耳，1 日或隔日 1 次，双耳交替针刺，中等刺激，10 次为 1 疗程，或以埋豆压迫刺激穴位法，取单侧耳，每 3 ~ 4 日 1 次，双耳交替取穴，压迫刺激反应点或痛点，10 次为 1 疗程

续 表

书名（作者）	诊断	辨证/证象	症状	治则治法/功用	取穴		操作
《中国针灸奇术》（石学敏）					梅花针疗法		患部叩刺：用皮肤针叩刺胃脘胀闷部位及胀闷不舒水平区域的背俞穴、夹脊穴，中度叩刺，以皮肤发红，患者有舒适感为度。每日或隔日1次，10次为1疗程 循经叩刺：沿脾经、胃经、肝经的循行路线，中度叩刺，以皮肤发红，患者有舒适感为度，每日或隔日1次，10次为1个疗程
《针灸治疗学》（石学敏）	胃下垂	中气下陷	腹部胀满，进食或长时间站立时加重，平卧则减轻，形体消瘦，神疲倦怠，纳呆，舌淡苔薄白，脉弱无力	升举中气，健脾和胃	毫针疗法	中脘、气海、关元、足三里、脾俞、胃俞	中脘向下脘方向透刺，施捻转提插泻法，使胃肠蠕动增加。气海、关元直刺2寸，施捻转提插补法，令酸胀感向全腹放散，加灸3壮。足三里直刺2寸，施捻转提插补法，令酸胀感向四周扩散。脾俞、胃俞向脊柱方向斜刺1寸，施捻转补法，令酸胀感向前腹放散
		脾胃虚寒	上腹闷胀不适，于进食或长时间站立时加重，平卧减轻，胃痛喜温，得寒加重，肢冷便溏。舌淡苔白，脉弱无力	温中散寒		中脘、足三里、内关、脾俞、胃俞	内关直刺透外关，施捻转补法，余穴同前。除内关外，全部针后加灸，灸5~10分钟
					耳针	胃、交感、皮质下、肝、神门	每次选3~4个穴位，左右耳交替用
					电针	中脘、气海、关元、足三里	针刺得气后接电针仪，刺激量以能忍受为度，每次通电15分钟
					穴位注射	脾俞、胃俞、中脘、下脘	每次取2~3个穴位，每次注射维生素 B_1 或蒸馏水0.5~1mL，隔日1次。10次为1疗程

附 录 D
（资料性）
疗效评价指标的分级

在针灸治疗痞满的临床研究文献中，疗效评价指标分为以下两类：

D.1 症状积分量表（参见表 D.1）

2002 年《中药新药临床研究指导原则（试行）》中“痞满”的症状分级量化表中的胃脘或脘腹胀满、胃脘疼痛、嗳气反酸、饮食减少、疲倦乏力、口苦口干、恶心呕吐、胃中嘈杂、胸闷、喜太息、大便不畅、身重困倦、大便不畅、小便短黄、大便稀溏症状，按照轻、中、重程度分别赋予一定的数值，计算治疗前后症状积分改善情况。该症状评分量表是从中医病证诊断的基础上，将不同的症状赋予相应的分值，具有相应的权威性，但是由于条目是以中医术语为主，因此很难在国际上得到承认和应用。

D.2 胃动力检查

X 线胃排空试验：试验前禁食水 10h，于次日清晨 8 时给予标准餐，进食 10min 左右服用 10 根钡条胶囊，分别于治疗前和治疗 4 周及 8 周行腹部透视，观察患者胃固体的排空时间。

胃液体排空：治疗前及疗程结束后，受检查者禁食 12h 以上，晨空腹，取卧位，用惠普 5500B 超探头置于脐上偏左，确定胃窦、胃体之界面的最大前后径，标记此部位。快速饮温水 500mL，并于 15min、30min、60min 后各测定 1 次，共测定 3 次，计算各自的胃内残存率。

表 D.1 痞满症状分级表

症状	轻	中	重
胃脘或脘腹胀满	轻微胀满，时作时止，不影响工作及休息	胀满明显但可忍受，时有发作，影响工作及休息	胀满难忍，持续不止，常需服理气消导药缓解
胃脘疼痛	轻微胃痛，时作时止，不影响工作及休息	胃痛可忍，发作频繁，影响工作及休息	胃痛难忍，持续不止，常需服止痛药缓解
嗳气反酸	偶有嗳气吞酸	时有嗳气吞酸	频繁嗳气反酸
饮食减少	食量减少 1/4	食量减少 1/3	食量减少 1/2
疲乏无力	肢体稍倦，可坚持轻体力工作	四肢乏力，勉强坚持日常活动	全身无力，终日不愿活动
口苦口干	偶觉口苦口干	晨起口苦口干	整日觉口苦口干
恶心呕吐	偶有恶心	时有恶心，偶有呕吐	频频恶心，有时呕吐
胃中嘈杂	偶觉口干苦	晨起口干苦	整日觉口干苦
胸闷	轻微胸闷	胸闷明显，时见太息	胸闷如窒
喜太息	太息频作	精神刺激则太息发作	偶有太息
大便不畅	大便稍有不畅	大便不畅	大便明显不畅
身重困倦	肢体稍感困重	四肢困重，不愿活动	肢体困倦沉重难动
小便短黄	小便稍黄	小便黄而少	小便深黄，尿量明显减少
大便稀溏	大便不成形	每日 2～3 次，便溏	每日 4 次以上，便稀溏

附　录　E

（资料性）

文献质量评估结论

E.1　证据概要表

E.1.1　针刺 vs 西药 for 痞满

Question： 针灸 for 痞满

Settings：

Bibliography： . 针刺 vs 西药 for 痞满. Cochrane Database of Systematic Reviews [Year], Issue [Issue].

Quality assessment							No of patients		Effect		Quality	Importance
No of studies	Design	Risk of bias	Inconsistency	Indirectness	Imprecision	Other considerations	针灸	Control	Relative (95.0% CI)	Absolute		
有效率												
7	randomised trials	serious[1]	no serious inconsistency	no serious indirectness	serious[2]	none	183/195 (93.8%)	149/193 (77.2%)	OR 4.52 (2.31 to 8.86)	167 more per 1000 (from 115 more to 196 more)	⊕⊕○○ LOW	
								80%		148 more per 1000 (from 102 more to 173 more)		
功能性消化不良－上腹胀满（Better indicated by lower values）												
4	randomised trials	serious[1,3]	serious[4]	no serious indirectness	no serious imprecision	none	126	126	–	SMD 1.29 lower (1.58 to 0.99 lower)	⊕⊕○○ LOW	

[1] 隐藏分组、盲法缺失
[2] 可信区间较宽
[3] 随机方法不严谨
[4] 同质性差

E. 1. 2　芒针 vs 其他疗法 for 痞满

Question：芒针 vs 其他疗法 for 糖尿病胃轻瘫痞满 for 痞满

Settings：

Bibliography：. 芒针 vs 其他疗法 for 痞满. Cochrane Database of Systematic Reviews [Year], Issue [Issue].

Quality assessment							No of patients		Effect		Quality	Importance
No of studies	Design	Risk of bias	Inconsistency	Indirectness	Imprecision	Other considerations	芒针 vs 其他法 for 糖尿病胃轻瘫痞满	Control	Relative (95.0% CI)	Absolute		
有效率												
2	randomised trials	serious[1]	no serious inconsistency	serious[2]	no serious imprecision	none	69/75 (92.0%)	58/75 (77.3%)	OR 3.47 (1.27 to 9.54)	149 more per 1000 (from 39 more to 197 more)	⊕⊕○○ LOW	CRITICAL
								76.1%		156 more per 1000 (from 41 more to 207 more)		
消化不良症状积分－餐后饱胀不适（Better indicated by lower values）												
1	randomised trials	very serious[1,3]	no serious inconsistency	serious[2]	serious[2]	none	45	45	–	SMD 0.67 lower (1.1 to 0.25 lower)	⊕○○○ VERY LOW	CRITICAL
消化不良症状积分－早饱（Better indicated by lower values）												
1	randomised trials	serious[1,3]	no serious inconsistency	serious[2]	serious[2]	none	45	45	–	SMD 0.44 lower (0.86 to 0.02 lower)	⊕○○○ VERY LOW	CRITICAL
痞满症状积分（Better indicated by lower values）												
1	randomised trials	very serious[1,3]	no serious inconsistency	serious[2]	serious[2]	none	30	30	–	SMD 0.88 lower (1.41 to 0.35 lower)	⊕○○○ VERY LOW	CRITICAL

[1] 隐藏分组不完善
[2] 样本量少
[3] 盲法缺失

E. 1. 3 电针 vs 其他疗法 for 脾胃虚寒痞满

Question：电针 vs 其他疗法 for 脾胃虚寒痞满

Settings：

Bibliography：. 电针、火针、温针灸 for 脾胃虚寒痞满. Cochrane Database of Systematic Reviews [Year], Issue [Issue].

Quality assessment							No of patients		Effect		Quality	Importance
No of studies	Design	Risk of bias	Inconsistency	Indirectness	Imprecision	Other considerations	电针 vs 其他疗法	Control	Relative (95. 0% CI)	Absolute		
有效率												
2	randomised trials	serious[1]	serious[2]	serious[3]	serious[4]	none	51/60 (85. 0%)	38/60 (63. 3%)	OR 3. 29 (1. 36 to 7. 97)	217 more per 1000 (from 68 more to 299 more)	⊕○○○ VERY LOW	
								63. 3%		217 more per 1000 (from 68 more to 299 more)		
痞满症状分级评分（Better indicated by lower values）												
2	randomised trials	serious[1]	serious[2]	serious[3]	serious[4]	none	60	60	-	SMD 1. 15 lower (1. 55 to 0. 75 lower)	⊕○○○ VERY LOW	
胃部饱胀程度评分（Better indicated by lower values）												
2	randomised trials	serious[1]	serious[2]	serious[3]	serious[4]	none	60	60	-	SMD 1. 1 lower (1. 5 to 0. 71 lower)	⊕○○○ VERY LOW	
饱胀持续时间（Better indicated by lower values）												
2	randomised trials	serious[1]	serious[2]	serious[3]	serious[4]	none	60	60	-	SMD 1. 21 lower (1. 6 to 0. 81 lower)	⊕○○○ VERY LOW	

[1] 隐藏分组、盲法不完善
[2] 随机分组不严谨
[3] 同质性差
[4] 可信区间宽

E. 1. 3. 1 温和灸 vs 其他疗法 for 痞满

Question：温和灸 vs 其他疗法 for 痞满

Settings：

Bibliography：. 温和灸 vs 其他疗法 for 痞满. Cochrane Database of Systematic Reviews [Year], Issue [Issue].

Quality assessment							No of patients		Effect		Quality	Importance
No of studies	Design	Risk of bias	Inconsistency	Indirectness	Imprecision	Other considerations	温和灸 vs 其他疗法	Control	Relative (95.0% CI)	Absolute		
有效率												
2	randomised trials	serious[1]	serious[2]	no serious indirectness	serious[3]	none	55/60 (91.7%)	49/60 (81.7%)	OR 2.44 (0.8 to 7.43)	99 more per 1000 (from 36 fewer to 154 more)	⊕○○○ VERY LOW	CRITICAL
								81.7%		99 more per 1000 (from 36 fewer to 154 more)		

[1] 随机分组缺失、隐藏分组缺失
[2] 异质性较大
[3] 可信区间宽

E. 1. 3. 2 隔姜灸 vs 其他疗法 for 痞满

Question：隔姜灸 vs 其他疗法 for 痞满

Settings：

Bibliography：. 隔姜灸 vs 其他疗法 for 痞满. Cochrane Database of Systematic Reviews [Year], Issue [Issue].

Quality assessment							No of patients		Effect		Quality	Importance
No of studies	Design	Risk of bias	Inconsistency	Indirectness	Imprecision	Other considerations	隔姜灸 vs 其他疗法	Control	Relative (95.0% CI)	Absolute		
有效率												
4	randomised trials	serious[1]	serious[2]	serious[3]	no serious imprecision	none	145/172 (84.3%)	131/172 (76.2%)	OR 1.71 (0.98 to 2.96)	84 more per 1000 (from 4 fewer to 143 more)	⊕○○○ VERY LOW	CRITICAL
								77.6%		80 more per 1000 (from 4 fewer to 135 more)		
脘腹胀满 (Better indicated by lower values)												
3	randomised trials	very serious[1,4]	serious[2]	serious[5]	serious[5]	none	86	86	-	SMD 0.45 lower (0.77 to 0.13 lower)	⊕○○○ VERY LOW	CRITICAL

[1] 随机分组、隐藏分组报告不完善
[2] 异质性大
[3] 研究间 PICO 不完全相同
[4] 未报告盲法实施情况
[5] 样本量较小

E. 1. 4　足三里穴位注射甲钴胺 vs 甲钴胺肌肉注射治疗糖尿病胃轻瘫痞满 for 糖尿病胃轻瘫痞满

Question：足三里穴位注射甲钴胺 vs 甲钴胺肌肉注射治疗糖尿病胃轻瘫痞满 for 糖尿病胃轻瘫痞满

Settings：

Bibliography：. 足三里穴位注射甲钴胺 for 糖尿病胃轻瘫痞满. Cochrane Database of Systematic Reviews [Year], Issue [Issue].

Quality assessment							No of patients		Effect		Quality	Importance
No of studies	Design	Risk of bias	Inconsistency	Indirectness	Imprecision	Other considerations	足三里穴位注射甲钴胺 vs 甲钴胺肌肉注射治疗糖尿病胃轻瘫痞满	Control	Relative (95.0% CI)	Absolute		
足三里穴位注射甲钴胺												
5	randomised trials	serious[1]	no serious inconsistency	no serious indirectness	no serious imprecision	none	144/164 (87.8%)	110/164 (67.1%) 64.0%	OR 3.59 (2.02 to 6.37)	209 more per 1000 (from 134 more to 258 more) 225 more per 1000 (from 142 more to 279 more)	⊕⊕⊕○ MODERATE	CRITICAL

[1] 随机方法不严谨

E. 1. 5　穴位埋线 vs 药物 for 脾胃虚寒痞满

Question：穴位埋线 vs 药物 for 脾胃虚寒痞满

Settings：

Bibliography：：. 穴位注射穴位埋线 for 脾胃虚寒痞满. Cochrane Database of Systematic Reviews [Year], Issue [Issue].

Quality assessment							No of patients		Effect		Quality	Importance
No of studies	Design	Risk of bias	Inconsistency	Indirectness	Imprecision	Other considerations	穴位埋线 vs 药物	Control	Relative (95.0% CI)	Absolute		
有效率												
3	randomised trials	serious[1]	serious[2]	serious[3]	no serious imprecision	none	114/128 (89.1%)	102/127 (80.3%) 75.0%	OR 2.04 (0.99 to 4.19)	90 more per 1000 (from 2 fewer to 142 more) 110 more per 1000 (from 2 fewer to 176 more)	⊕○○○ VERY LOW	CRITICAL
功能性消化不良 - 上腹胀满（Better indicated by lower values）												
3	randomised trials	very serious[1,4]	serious[5]	serious[3]	no serious imprecision	none	128	127	-	SMD 0.41 higher (0.15 to 0.67 higher)	⊕○○○ VERY LOW	CRITICAL
功能性消化不良 - 早饱（Better indicated by lower values）												
2	randomised trials	very serious[1,4]	serious[2,5]	serious[3]	no serious imprecision	none	106	105	-	SMD 0.44 higher (0.17 to 0.72 higher)	⊕○○○ VERY LOW	CRITICAL
功能性消化不良 - 嗳气（Better indicated by lower values）												
3	randomised trials	very serious[1,4]	serious[2]	serious[3]	no serious imprecision	none	128	127	-	SMD 0.35 higher (0.07 to 0.62 higher)	⊕○○○ VERY LOW	CRITICAL

[1] 隐藏分组缺失
[2] 异质性较高
[3] PICO 不完全相同
[4] 盲法缺失
[5] 可信区间较宽

E. 1. 6 耳穴 vs 药物 for 功能性消化不良痞满

Question： 耳穴 vs 药物 for 功能性消化不良痞满

Settings：

Bibliography： . 耳穴 vs 药物 for 功能性消化不良痞满. Cochrane Database of Systematic Reviews [Year], Issue [Issue].

Quality assessment							No of patients		Effect		Quality	Importance
No of studies	Design	Risk of bias	Inconsistency	Indirectness	Imprecision	Other considerations	耳穴 vs 药物	Control	Relative (95. 0% CI)	Absolute		
有效率 -4 周后												
2	observational studies	very serious[1]	no serious inconsistency	no serious indirectness	no serious imprecision	none	47/55 (85. 5%)	44/55 (80. 0%)	RR 1. 06 (0. 9 to 1. 26)	48 more per 1000 (from 80 fewer to 208 more)	⊕○○○ VERY LOW	CRITICAL
								78. 9%		47 more per 1000 (from 79 fewer to 205 more)		
有效率 -2 周后												
1	randomised trials	very serious[1]	no serious inconsistency	no serious indirectness	no serious imprecision	none	14/20 (70. 0%)	6/14 (42. 9%)	RR 1. 63 (0. 84 to 3. 19)	270 more per 1000 (from 69 fewer to 939 more)	⊕⊕○○ LOW	CRITICAL
								42. 9%		270 more per 1000 (from 69 fewer to 940 more)		

[1] 随机方法不严谨，隐藏分组未报告

E.2 结果汇总表

E.2.1 针灸 for 痞满

针灸 for 痞满

Patient or population：patients with 痞满
Settings：
Intervention：针灸

Outcomes	Illustrative comparative risks* (95.0% CI) Assumed risk Control	 Corresponding risk 西药	Relative effect (95.0% CI)	No of Participants (studies)	Quality of the evidence (GRADE)	Comments
有效率	Study population		OR 4.52 (2.31 to 8.86)	388 (7 studies)	⊕⊕⊖⊖ low[1,2]	
	772 per 1000	939 per 1000 (887 to 968)				
	Moderate					
	800 per 1000	948 per 1000 (902 to 973)				
功能性消化不良 - 上腹胀满		The mean 功能性消化不良 - 上腹胀满 in the intervention groups was -1.29 standard deviations lower (-1.58 to -0.99 lower)		252 (4 studies)	⊕⊕⊖⊖ low[1,3,4]	SMD -1.29 (-1.58 to -0.99)

* The basis for the assumed risk（e.g. the median control group risk across studies）is provided in footnotes. The corresponding risk（and its 95.0% confidence interval）is based on the assumed risk in the comparison group and the relative effect of the intervention（and its 95.0% CI）.

CI：Confidence interval；OR：Odds ratio.

GRADE Working Group grades of evidence
High quality：Further research is very unlikely to change our confidence in the estimate of effect.
Moderate quality：Further research is likely to have an important impact on our confidence in the estimate of effect and may change the estimate.
Low quality：Further research is very likely to have an important impact on our confidence in the estimate of effect and is likely to change the estimate.
Very low quality：We are very uncertain about the estimate.

1 隐藏分组、盲法缺失
2 可信区间较宽
3 随机方法不严谨
4 同质性差

E. 2. 2 芒针 vs 其他疗法 for 糖尿病胃轻瘫痞满 for 痞满

芒针 vs 其他疗法 for 糖尿病胃轻瘫痞满 for 痞满

Patient or population：patients with 痞满
Settings：
Intervention：芒针 vs 其他疗法 for 糖尿病胃轻瘫痞满

Outcomes	Illustrative comparative risks* (95. 0% CI) Assumed risk Control	 Corresponding risk 芒针 vs 其他疗法 for 糖尿病胃轻瘫痞满	Relative effect (95. 0% CI)	No of Participants (studies)	Quality of the evidence (GRADE)	Comments
有效率	Study population		OR 3. 47 (1. 27 to 9. 54)	150 (2 studies)	⊕⊕⊖⊖ low[1,2]	
	773 per 1000	922 per 1000 (812 to 970)				
	Moderate					
	761 per 1000	917 per 1000 (802 to 968)				
消化不良症状积分 - 餐后饱胀不适		The mean 消化不良症状积分 - 餐后饱胀不适 in the intervention groups was −0. 67 standard deviations lower (−1. 1 to −0. 25 lower)		90 (1 study)	⊕⊕⊖⊖ very low[1,2,3]	SMD −0. 67 (−1. 1 to −0. 25)
消化不良症状积分 - 早饱		The mean 消化不良症状积分 - 早饱 in the intervention groups was −0. 44 standard deviations lower (−0. 86 to −0. 02 lower)		90 (1 study)	⊕⊕⊖⊖ very low[1,2,3]	SMD −0. 44 (−0. 86 to −0. 02)
痞满症状积分		The mean 痞满症状积分 in the intervention groups was −0. 88 standard deviations lower (−1. 41 to −0. 35 lower)		60 (1 study)	⊕⊕⊖⊖ very low[1,2,3]	SMD −0. 88 (−1. 41 to −0. 35)

* The basis for the assumed risk (e. g. the median control group risk across studies) is provided in footnotes. The corresponding risk (and its 95. 0% confidence interval) is based on the assumed risk in the comparison group and the relative effect of the intervention (and its 95. 0% CI).

CI：Confidence interval；OR：Odds ratio；

GRADE Working Group grades of evidence
High quality：Further research is very unlikely to change our confidence in the estimate of effect.
Moderate quality：Further research is likely to have an important impact on our confidence in the estimate of effect and may change the estimate.
Low quality：Further research is very likely to have an important impact on our confidence in the estimate of effect and is likely to change the estimate.
Very low quality：We are very uncertain about the estimate.

1 隐藏分组不完善
2 样本量少
3 盲法缺失

E. 2. 3 电针 vs 其他疗法 for 脾胃虚寒痞满

电针 vs 其他疗法 for 脾胃虚寒痞满

Patient or population：patients with 脾胃虚寒痞满
Settings：
Intervention：电针 vs 其他疗法

Outcomes	Illustrative comparative risks* (95.0% CI) Assumed risk Control	Corresponding risk 电针 vs 其他疗法	Relative effect (95.0% CI)	No of Participants (studies)	Quality of the evidence (GRADE)	Comments
有效率	Study population		OR 3.29 (1.36 to 7.97)	120 (2 studies)	⊕⊕⊖⊖ very low[1,2,3,4]	
	633 per 1000	850 per 1000 (701 to 932)				
	Moderate					
	633 per 1000	850 per 1000 (701 to 932)				
痞满症状分级评分		The mean 痞满症状分级评分 in the intervention groups was −1.15 standard deviations lower (−1.55 to −0.75 lower)		120 (2 studies)	⊕⊕⊖⊖ very low[1,2,3,4]	SMD −1.15 (−1.55 to −0.75)
胃部饱胀程度评分		The mean 胃部饱胀程度评分 in the intervention groups was −1.1 standard deviations lower (−1.5 to −0.71 lower)		120 (2 studies)	⊕⊕⊖⊖ very low[1,2,3,4]	SMD −1.1 (−1.5 to −0.71)
饱胀持续时间		The mean 饱胀持续时间 in the intervention groups was −1.21 standard deviations lower (−1.6 to −0.81 lower)		120 (2 studies)	⊕⊕⊖⊖ very low[1,2,3,4]	SMD −1.21 (−1.6 to −0.81)

* The basis for the assumed risk (e. g. the median control group risk across studies) is provided in footnotes. The corresponding risk (and its 95.0% confidence interval) is based on the assumed risk in the comparison group and the relative effect of the intervention (and its 95.0% CI).

CI：Confidence interval；OR：Odds ratio

GRADE Working Group grades of evidence
High quality：Further research is very unlikely to change our confidence in the estimate of effect.
Moderate quality：Further research is likely to have an important impact on our confidence in the estimate of effect and may change the estimate.
Low quality：Further research is very likely to have an important impact on our confidence in the estimate of effect and is likely to change the estimate.
Very low quality：We are very uncertain about the estimate.

1 隐藏分组、盲法不完善
2 随机分组不严谨
3 同质性差
4 可信区间宽

E. 2. 3. 1　温和灸 vs 其他疗法 for 痞满

温和灸 vs 其他疗法 for 痞满

Patient or population：patients with 痞满
Settings：
Intervention：温和灸 vs 其他疗法

Outcomes	Illustrative comparative risks* (95. 0% CI)		Relative effect (95. 0% CI)	No of Participants (studies)	Quality of the evidence (GRADE)	Comments
	Assumed risk Control	Corresponding risk 温和灸 vs 其他疗法				
有效率	Study population		OR 2. 44 (0. 8 to 7. 43)	120 (2 studies)	⊕⊕⊖⊖ very low[1,2,3]	
	817 per 1000	916 per 1000 (781 to 971)				
	Moderate					
	817 per 1000	916 per 1000 (781 to 971)				

* The basis for the assumed risk (e. g. the median control group risk across studies) is provided in footnotes. The corresponding risk (and its 95. 0% confidence interval) is based on the assumed risk in the comparison group and the relative effect of the intervention (and its 95. 0% CI).

CI：Confidence interval；OR：Odds ratio

GRADE Working Group grades of evidence
High quality：Further research is very unlikely to change our confidence in the estimate of effect.
Moderate quality：Further research is likely to have an important impact on our confidence in the estimate of effect and may change the estimate.
Low quality：Further research is very likely to have an important impact on our confidence in the estimate of effect and is likely to change the estimate.
Very low quality：We are very uncertain about the estimate.

1 随机分组缺失、隐藏分组缺失
2 异质性较大
3 可信区间宽

E. 2. 3. 2 隔姜灸 vs 其他疗法 for 痞满

隔姜灸 vs 其他疗法 for 痞满

Patient or population：patients with 痞满
Settings：
Intervention：隔姜灸 vs 其他疗法

Outcomes	Illustrative comparative risks* (95. 0% CI) Assumed risk Control	 Corresponding risk 隔姜灸 vs 其他疗法	Relative effect (95. 0% CI)	No of Participants (studies)	Quality of the evidence (GRADE)	Comments
有效率	Study population		OR 1. 71 (0. 98 to 2. 96)	344 (4 studies)	⊕⊕⊖⊖ very low[1,2,3]	
	762 per 1000	845 per 1000 (758 to 904)				
	Moderate					
	776 per 1000	856 per 1000 (772 to 911)				
脘腹胀满		The mean 脘腹胀满 in the intervention groups was −0. 45 standard deviations lower (−0. 77 to −0. 13 lower)		172 (3 studies)	⊕⊕⊖⊖ very low[1,2,4,5]	SMD −0. 45 (−0. 77 to −0. 13)

* The basis for the assumed risk (e. g. the median control group risk across studies) is provided in footnotes. The corresponding risk (and its 95. 0% confidence interval) is based on the assumed risk in the comparison group and the relative effect of the intervention (and its 95. 0% CI).

CI：Confidence interval；OR：Odds ratio

GRADE Working Group grades of evidence
High quality：Further research is very unlikely to change our confidence in the estimate of effect.
Moderate quality：Further research is likely to have an important impact on our confidence in the estimate of effect and may change the estimate.
Low quality：Further research is very likely to have an important impact on our confidence in the estimate of effect and is likely to change the estimate.
Very low quality：We are very uncertain about the estimate.

1 随机分组、隐藏分组报告不完善
2 异质性大
3 研究间 PICO 不完全相同
4 未报告盲法实施情况
5 样本量较小

E. 2. 4 足三里穴位注射甲钴胺 vs 甲钴胺肌肉注射治疗糖尿病胃轻瘫痞满 for 糖尿病胃轻瘫痞满

足三里穴位注射甲钴胺 vs 甲钴胺肌肉注射治疗糖尿病胃轻瘫痞满 for 糖尿病胃轻瘫痞满

Patient or population：patients with 糖尿病胃轻瘫痞满
Settings：
Intervention：足三里穴位注射甲钴胺 vs 甲钴胺肌肉注射治疗糖尿病胃轻瘫痞满

Outcomes	Illustrative comparative risks* (95.0% CI)		Relative effect (95.0% CI)	No of Participants (studies)	Quality of the evidence (GRADE)	Comments
	Assumed risk	Corresponding risk				
	Control	足三里穴位注射甲钴胺 vs 甲钴胺肌肉注射治疗糖尿病胃轻瘫痞满				
足三里穴位注射甲钴胺	Study population		OR 3.59 (2.02 to 6.37)	328 (5 studies)	⊕⊕⊕⊖ moderate[1]	
	671 per 1000	880 per 1000 (804 to 928)				
	Moderate					
	640 per 1000	865 per 1000 (782 to 919)				

* The basis for the assumed risk (e. g. the median control group risk across studies) is provided in footnotes. The corresponding risk (and its 95.0% confidence interval) is based on the assumed risk in the comparison group and the relative effect of the intervention (and its 95.0% CI).

CI：Confidence interval；OR：Odds ratio

GRADE Working Group grades of evidence
High quality：Further research is very unlikely to change our confidence in the estimate of effect.
Moderate quality：Further research is likely to have an important impact on our confidence in the estimate of effect and may change the estimate.
Low quality：Further research is very likely to have an important impact on our confidence in the estimate of effect and is likely to change the estimate.
Very low quality：We are very uncertain about the estimate.

[1] 随机方法不严谨

E. 2. 5 穴位埋线 vs 药物 for 脾胃虚寒痞满

穴位埋线 vs 药物 for 脾胃虚寒痞满

Patient or population：patients with 脾胃虚寒痞满
Settings：
Intervention：穴位埋线 vs 药物

Outcomes	Illustrative comparative risks* (95. 0% CI) Assumed risk Control	 Corresponding risk 穴位埋线 vs 药物	Relative effect (95. 0% CI)	No of Participants (studies)	Quality of the evidence (GRADE)	Comments
有效率	Study population		OR 2. 04 (0. 99 to 4. 19)	255 (3 studies)	⊕⊕⊖⊖ very low[1,2,3]	
	803 per 1000	893 per 1000 (802 to 945)				
	Moderate					
	750 per 1000	860 per 1000 (748 to 926)				
功能性消化不良 - 上腹胀满		The mean 功能性消化不良 - 上腹胀满 in the intervention groups was 0. 41 standard deviations higher (0. 15 to 0. 67 higher)		255 (3 studies)	⊕⊕⊖⊖ very low[1,3,4,5]	SMD 0. 41 (0. 15 to 0. 67)
功能性消化不良 - 早饱		The mean 功能性消化不良 - 早饱 in the intervention groups was 0. 44 standard deviations higher (0. 17 to 0. 72 higher)		211 (2 studies)	⊕⊕⊖⊖ very low[1,2,3,4,5]	SMD 0. 44 (0. 17 to 0. 72)
功能性消化不良 - 嗳气		The mean 功能性消化不良 - 嗳气 in the intervention groups was 0. 35 standard deviations higher (0. 07 to 0. 62 higher)		255 (3 studies)	⊕⊕⊖⊖ very low[1,2,3,4]	SMD 0. 35 (0. 07 to 0. 62)

* The basis for the assumed risk (e. g. the median control group risk across studies) is provided in footnotes. The corresponding risk (and its 95. 0% confidence interval) is based on the assumed risk in the comparison group and the relative effect of the intervention (and its 95. 0% CI).

CI：Confidence interval；OR：Odds ratio

GRADE Working Group grades of evidence
High quality：Further research is very unlikely to change our confidence in the estimate of effect.
Moderate quality：Further research is likely to have an important impact on our confidence in the estimate of effect and may change the estimate.
Low quality：Further research is very likely to have an important impact on our confidence in the estimate of effect and is likely to change the estimate.
Very low quality：We are very uncertain about the estimate.

1 隐藏分组缺失
2 异质性较高
3 PICO 不完全相同
4 盲法缺失
5 可信区间较宽

附 录 F

（资料性）

本指南推荐方案的形成过程

F.1 本指南推荐方案形成的方法

F.1.1 证据质量及推荐强度的确定

本指南采用国际 GRADE 体系进行证据质量和推荐强度的确定，首先证据质量指在多大程度上能够确信疗效评估的正确性，推荐强度指在多大程度上能够确信遵守推荐意见利大于弊。基于以上定义，本指南证据质量分为四个等级即高、中、低、极低，推荐强度分为强和弱两个级别（参见表 F.1 和表 F.2）。

表 F.1 本指南证据质量的分级解释

级别	解释
高	我们非常确信真实疗效接近估计疗效
中	我们对估计疗效信心一般：真实疗效有可能接近估计疗效，但也有可能差别很大
低	我们对疗效估计的信心有限：真实疗效可能与估计疗效有很大差别
极低	我们对疗效的估计几乎没什么信心：真实疗效与估计疗效可能有很大差别

表 F.2 本指南推荐强度的分级解释

推荐强度	解释
强	明确显示干预措施利大于弊或弊大于利
弱	利弊不确定或无论质量高低的证据均显示利弊相当

F.1.2 推荐强度和证据质量的表示

支持使用某项干预措施的强推荐 1；

支持使用某项干预措施的弱推荐 2；

证据质量高： A

证据质量中： B

证据质量低： C

证据质量极低： D

F.1.3 专家共识方案的推荐

F.1.3.1 参与专家共识推荐意见的专家构成与组成

推荐专家组由 50 名以上正高职称人员组成，其中临床一线专家占 90% 以上。绝大多数为针灸专业。专家组由中国针灸学会标准化工作委员会负责遴选。

F.1.3.2 专家共识的方式

专家共识将采取会议或多轮专家问卷调查的形式。要求专家对每个推荐意见确定是否推荐、对推荐意见进行排序并提出建议。同时将专家共识的过程、结果，尤其是意见不一致之处均记录在案（参见表 F.3）。

a）会议共识：要求 20 名以上专家参会才可召开，采取无记名投票方式取得推荐意见。

b）多轮专家问卷调查（德尔菲法）：将初步形成的推荐意见，以专家问卷的形式发送给专家，每轮专家至少30名以上。一般需要经过至少三轮专家问卷调查，才能形成推荐意见初稿。

表F.3　专家共识的等级与标准

专家共识的等级	证据水平
A级共识	符合三者之一： 1. 1项针灸防治方案的高质量证据 2. 1项针灸防治方案的中等质量证据并有古代文献证据和专家经验证据 3. 1项针灸防治方案的中等质量证据，参与推荐的专家70%以上同意推荐
B级共识	符合三者之一： 1. 1项针灸防治方案的中等质量证据 2. 2项以上针灸防治方案的低质量证据，有古代文献证据和专家经验证据 3. 2项以上针灸防治方案的低质量证据，参与推荐的专家70%以上同意推荐
C级共识	符合三者之一： 1. 2项以上针灸防治方案的低质量证据 2. 2项以上针灸防治方案的极低质量证据，有古代文献证据和专家经验证据 3. 2项针灸防治方案极低质量证据，参与推荐的专家50%～70%同意推荐
注：以上专家共识是考虑中医临床研究的特点，如果由于缺乏较高质量的证据或者利弊权衡不明确等原因，无法形成明确的强弱推荐意见，结合古代文献或者专家临床经验形成的推荐意见	

F.2　本指南推荐方案的形成过程

F.2.1　组内专家意见征询和征求意见稿形成

根据证据质量评估结果，经组内专家会议讨论，对本指南推荐方案架构的形成给出如下原则性建议：

a）以证据为指引确定治疗方案；推荐成熟的、高级别的干预措施；治疗方案应细致、完整、可重复。

b）因文献证据可能落后于临床实践证据，当用GRADE评价文献为较低或极低质量证据时并不代表相应技术或选穴处方的推荐强度低，此时需结合古代文献或者专家临床经验，以专家共识的方式和专家问卷调查等方法评定推荐等级，形成推荐意见。

c）依据文献，可将推荐方案分为几个方案，如单穴为主的、背俞穴为主的、其他穴方的，以补充中脘、内关、足三里三穴方；推荐方案应首选单一穴位或单一技术进行推荐，或者将复方作为一个GROUP进行分类合并，如八脉交会穴、三脘穴，进一步按照辨病兼辨证进行加减配穴。

d）具体到单一穴位、单一症状或单一疾病的推荐方案需进一步细化，针对不同病因、不同疾病引发的痞满，治疗应体现出特异性，使其更加符合临床实际，如灸法，采用脾俞、胃俞、膈俞，隔姜灸，需明确什么情况下用什么法、什么方，再如毫针治疗功能性消化不良引起的痞满，伴嘈杂，宜配伍什么穴等。

根据以上专家意见，经组内专家反复修改论证，形成推荐方案的征求意见稿。

F.2.2　组外专家意见征询和送审稿形成

经过在全国范围内专家意见征询，对本指南推荐方案架构提出如下意见：

a）针灸治疗痞满的干预措施较多，宜将不同的干预措施进行同类合并成一类，如将电针归入毫针中，同时加入耳穴压丸方案；或仅选取某一种干预措施进行详细推荐。

b）临床上治疗痞满常多种技术联合应用，如慢性胃炎，针对胃部病灶，选中脘穴，火针联合毫针，根据虚实辨证，如虚证时可应用温针灸等。

c）推荐方案中应以临床常用治疗手段及选穴为主，如老十针、四门穴、火针等。

根据以上专家意见修订征求意见稿，经组内专家反复论证，并经本指南的3位专审专家（赵京生、贾春生、杨永清，由课题组聘任，并经中国针灸学会标准化工作委员会认定）审阅修订，进一步完善形成送审稿。

F.2.3 指南报批稿形成

课题组在“2019年第三批针灸团体标准项目技术审查会”后，根据技术审查专家提出的修改建议及总课题组的统稿要求完善指南文本，形成指南报批稿。

附　录　G

（资料性）

专家意见征集过程、结果汇总及处理

表 G.1　专家意见征集汇总处理表

阶段	序号	章条编号	意见内容	提出单位	处理意见	处理结果
提案立项阶段	—	—	—	—	—	—
工作组草案阶段	1	范围	不将轻度抑郁、哮喘病久、慢性阻塞性肺疾病、轻度卵巢过度刺激征、艾滋病、术中无创通气以及由药物引起的痞满纳入本指南范围	兰州大学循证医学中心/GRADE中国中心	接受	纳入文献排除标准中
	2		以中焦气机失调这一病机为纳入标准，可排除肺系疾病	中国中医科学院针灸医院		
	3		以功能性消化不良、慢性胃炎、糖尿病胃轻瘫这三种疾病为主要代表进行针灸治疗方案推荐，其他痞满相关疾病出现类似症状可参考上述三种疾病的推荐方案治疗	北京中医药大学东直门医院		见本指南适用的疾病范围
	4		排除胃癌等预后不良的疾病	中国中医科学院中医药信息研究所	未接受	文献显示针灸对改善胃癌术后胃瘫症状、提高患者生存质量确有效果，对于此类疾病引起的痞满症状可参考本指南使用
	5	文献检索	检索策略里应标出每个库的检索文献起止年限，共检索多少条；要明确疗效评价指标	中国中医科学院	接受	文献检索策略、检索结果，及疗效评价指标的分级
	6		Pubmed 的检索式写得过于烦琐，可应用 advance 模式简化检索式，使其更清晰易懂	北京中医医院		

续 表

阶段	序号	章条编号	意见内容	提出单位	处理意见	处理结果
工作组草案阶段	6	定义	痞满作为一种特殊症状——痞闷不舒，是兼有疼痛的一组症状：包括上腹、中腹疼痛，可以由很多疾病引起，应包括功能性疾病和器质性疾病；症状以痞胀为主——按之不一定柔软，无明显疼痛，或伴有轻微疼痛；对病程可以不做规定	北京市宣武中医医院	接受	修改痞满定义为：痞满指患者自觉胃脘部壅塞不通，胀满或满闷不舒，伴或不伴有纳呆少食、呃逆反酸、排便异常等症状，多呈慢性病程。视诊腹部正常，无胀大，触诊按压濡软感，无腹壁紧张，无结节或包块，无压痛及反跳痛。在《伤寒论》中对“痞满”有较为详细的定义及论述，如“但满而不痛者，此为痞”“心下痞，按之濡”。常见于现代医学的功能性消化不良、慢性胃炎、糖尿病胃轻瘫等疾病 修改痞满发病原因为：痞满是以上腹部胀满，闷塞不适为主要临床表现的一种脾胃病症。现代医学的胃肠道疾病或可累及消化道的系统性疾病，均可出现痞满症状。痞满既可见于功能性疾病中，也可见于器质性疾病中，其中功能性疾病主要对应现代医学的功能性消化不良；器质性疾病如慢性胃炎、胃溃疡、糖尿病胃轻瘫、肿瘤以及腹部术后等
	7		充分考虑古人为什么用“痞”，而不用胀。痞满，即痞塞，不通。以不通为主要症状，部位在上腹、中腹，而不在全腹	中国中医科学院针灸研究所		
	8	针灸治疗概况	“慢性胃炎加脾俞、胃俞”有待商榷； “命关单穴大剂量艾灸”需要加以说明	北京市宣武中医医院	接受	利用中医传承辅助平台软件(V2.5)对各种疾病引起的痞满的用穴规律进行总结的研究结果显示:功能性消化不良的核心穴位为足三里、中脘、内关、脾俞、胃俞;糖尿病胃轻瘫的核心穴位为足三里、中脘、内关、脾俞、胃俞、三阴交;慢性胃炎的核心穴位为足三里、中脘、内关、胃俞、天枢; 去掉命关穴治疗记录
	9	针灸治疗原则和方法	建议从治疗选穴规律来反推，从后往前推，归纳穴位；以胃功能为主，脾胃气机升降失调为总体病机；针对痞满症状和病因分虚实寒热；针对痞满主症，确定主穴；针对病因相关、密切相关的附加症（呃逆、烧心）选配穴	北京中医药大学东直门医院	接受	修改本指南选穴处方特点为：针灸治疗以局部选穴为主，结合循经远端选穴和/或辨证（病）选穴，主要选取胃腑的募穴、下合穴、背俞穴及相关经脉的腧穴； 修改本指南刺灸方法为：痞满为本虚标实之证，针灸治疗多采用平补平泻法，或可根据不同的中医证型，实证用泻法，虚证用补法
	10		痞满的辨证主要以虚为主；从法到方再到治疗要前后一致，文中治法与证型不完全吻合，辨证取穴与临床实际不符			
	11		治疗应将辨病治疗（为主）与辨证（症）取穴结合，即辨病与辨证结合；选穴配伍规律需要重新提炼：对已筛选出使用频次较高的穴位，按照穴位类别进一步归类总结，以挖掘、提炼其选穴、配伍规律			
	12		“局部选穴多以任脉、膀胱经为主”，膀胱经非局部取穴； “痞满的辨证主要以虚实辨证为主”，手法不能“以平补平泻为主”	北京市宣武中医医院		

续 表

阶段	序号	章条编号	意见内容	提出单位	处理意见	处理结果
工作组草案阶段	13	针灸治疗和推荐方案	按年代分析文献，以证据为指引，来确定治疗方案；推荐成熟的、高级别的干预措施；治疗方案应细致、完整、可重复	中国中医科学院中医临床基础医学研究所	接受	见各条推荐方案及其下面的解释
	14		对不同原因引起的痞满，治疗应有特异性	中国中医科学院针灸研究所		
	15		以对症治疗为主，应有主穴；症状不同，配穴也应不一样	中国中医科学院针灸医院		
	16		针灸治疗痞满的干预措施较多，可以将不同的干预措施进行同类合并成一类，或仅选取某一种干预措施进行详细推荐	北京中医医院		
	17		文献进行 GRADE 评价为证据质量较低或极低时并不代表相应技术或选穴处方的推荐强度低，因为文献证据可能落后于临床实践证据，可通过会议共识法或调研法提高推荐等级			
	18					
	19		穴位选择可先推荐单穴治疗方案；或者将复方作为一个 GROUP 进行分类合并，如八脉交会穴、三脘穴		接受	据此修改形成征求意见稿推荐方案架构
	20		依据文献，可将推荐方案分为几个方案，如单穴为主的、背俞穴为主的、其他的，来补充中脘内关足三里三穴方；推荐方案应首选单一穴位或单一技术进行推荐，进一步按照辨病兼辨证进行加减配穴；目前形成的初步方案较为笼统概括，应分解开来，将其细化，具体到单一穴位、单一症状或单一疾病进行推荐，使其更符合临床实际，如灸法方案一中，采用脾俞、胃俞、膈俞，隔姜灸，需明确什么情况下用什么法、什么方；再如，毫针治疗功能性消化不良的嘈杂，需配伍什么穴	北京中医药大学东直门医院		

续 表

阶段	序号	章条编号	意见内容	提出单位	处理意见	处理结果
征求意见阶段	1	简介	指南适用人群与目标环境不匹配	中国中医科学院针灸研究所	接受	去掉应用人群中的“非针灸专业的医务人员、患者”，增加“医学院校的教师和学生”；在应用目标环境中增加“有针灸专业的大学”
	2	诊断标准 1.2.1 功能性消化不良	B2. 嗳气症　B2a. 吞气症（编号看不懂，与下文内容逻辑不明确）	上海中医药大学	接受	调整相关内容和编号
	3	针灸治疗概况	根据文献，辨证、随症、辨病哪个更重要	北京中医药大学附属东直门医院	接受	根据文献显示，针灸治疗痞满主要以辨证为主，结合西医诊断原发疾病及伴随症状施治，尚有 20% 的文献以辨西医原发病为主，未确定具体痞满的证型
	4		最后确定本指南中痞满是作为病还是症		接受	针灸治疗痞满以对症治疗，调理脾胃升降、行气消痞除满为基本治则，以对症选穴为主
	5		“对于痞满症状的改善，针灸疗效优于西药胃肠促动力药、抗炎药、抗菌药”可以这么说针灸优于西药吗		接受	从痞满症状的改善而言，针灸疗效优于西药胃肠促动力药、抗炎药、抗菌药
	6	针灸治疗和推荐方案	“抑或根据不同的中医证型选用不同的补泻方法治疗”，是什么意思		接受	痞满的刺法手法以平补平泻为主，亦遵循泻实补虚的原则。然而文献报道中一般仅提及补泻或平补平泻，并没有关于操作方法与疗效关系的研究报道，故改为“痞满为本虚标实之证，针灸治疗多采用平补平泻法，或可根据不同的中医证型，实证用泻法，虚证用补法”
	7		临床上治疗痞满常多种技术联合应用，如慢性胃炎，针对胃部病灶，选中脘穴，火针联合毫针，根据虚实辨证，虚证时可应用温针灸等	北京市宣武中医医院	接受	修改推荐方案一为：毫针刺法适用于各证型痞满患者，常与电针、温针灸、芒针、耳穴压丸等法联合应用以加强疗效
	8		推荐方案中应以临床常用治疗手段及选穴为主，如老十针、四门穴、火针、腹诊（应具体到针具的粗细、刺入的深浅）		接受	对于功能性消化不良患者的各痞满证型，推荐“老十针”针法处方（主穴为足三里、中脘、上脘、下脘、天枢、气海、内关），予以毫针刺法
	9		全文对于方法学部分，体现较少。可参考已发表相关指南，根据该系列指南风格确定	首都医科大学附属北京儿童医院	接受	在每条推荐方案下的“解释”部分做了相关补充，并增加了体现指南方法学和制定过程的相关附录

续 表

阶段	序号	章条编号	意见内容	提出单位	处理意见	处理结果
征求意见阶段	10	针灸治疗和推荐方案	建议补充相关规范性引用文件	天津中医药大学	接受	根据统稿要求统一增加了相关附录
	11	7.5.1 毫针刺法	背俞穴、期门的刺法要特别写一下（方向、深度）	中国中医科学院针灸研究所	接受	修改推荐方案一的操作方法中的相关内容为：针刺背俞穴时，针尖一般朝向脊柱方向刺入；针刺期门，应斜刺或平刺，刺入1分，沿皮向外刺0.5～0.8寸。不可深刺和直刺，以免损伤壁胸膜和内脏
	12		配合温针灸操作方法宜简明		接受	保留有参数要求的操作内容，将其修改为：辨证为脾胃虚寒者，可在毫针针刺基础上，选取中脘、足三里、胃俞等穴施予温针灸。艾卷长度约2cm，将其一端经针尾插套在针柄上，不可偏歪。艾卷下缘距离皮肤2.5～3cm。每穴每次可施灸1～3壮
	13		注意事项宜简明		接受	修改方案一的注意事项为：过饱或空腹时不宜针刺；虚证患者，针感不宜过强。若灸后有轻微烫伤起疱，应用消毒棉签蘸万花油涂擦局部。芒针操作时，要求患者空腹状态下接受治疗，全程保持均匀浅呼吸；进针过程中医者与患者尤应注意守神，如针下阻力较大或患者感觉痛苦时，不可强行进针；无论得气与否，医者若觉针下有动脉搏动感，应停止进针，以免损伤动脉，针刺入较深后切不可做大幅度提插动作
	14	7.5.2 电针法	电针可归入毫针中，可加入耳穴压丸方案	北京中医药大学附属东直门医院	接受	修改推荐方案一的表述为：毫针刺法适用于各证型痞满患者，常与电针、温针灸、芒针、耳穴压丸等法联合应用以加强疗效
			注意事项宜简明	中国中医科学院针灸研究所		修改电针法的注意事项为：严格遵守“GB/T 21709.10—2008”规定的电针操作注意事项。对于过于疲劳、过饥、过饱、情绪激动者宜休息后再针刺
	15	7.5.3 灸法 方案一:温和灸	操作方法宜简明		接受	修改灸法方案的操作方法为：每次选用主穴1～2个，配穴1～2个。自上而下依次艾灸，每个穴位每次施灸5～10分钟，以穴位局部皮肤呈现红晕为度
	16		所述注意事项意义不大		接受	将其注意事项修改为：严格遵守“GB/T 21709.1—2008”规定的艾灸操作注意事项

续 表

阶段	序号	章条编号	意见内容	提出单位	处理意见	处理结果
征求意见阶段	17	7.5.3 灸法 方案二:隔姜灸	可与方案一合并		接受	与灸法的方案一合并为：温和灸和隔姜灸
	18	7.5.4 穴位注射	注意事项宜简明		接受	将其操作方法修改为：要求避开神经干。年老体弱及初次接受治疗者，应取卧位，药量可酌情减少，以防晕针
	19	7.5.5 穴位埋线	方案二的“解释”内容写法与以前各法不同，空泛		接受	修改该条下的“解释”内容为：经综合分析，形成证据体发现，埋线主要适用于脾胃虚弱，病情迁延不愈、症状顽固，病程较长且对单纯针刺治疗不敏感的功能性消化不良的痞满患者，可以有效延长刺激时间，降低治疗成本
	20					
送审阶段	1	4 临床特点	脾胃病证还是脾胃病症、上腹部无胀满之型的“型”是否为“形”要明确	技术审查会评审专家	接受	将“脾胃病证”改为“脾胃病症”；将上腹部无胀满之型的“型”改为“形”
	2	7.5.3 雷火灸	建议将雷火灸改成艾条灸。因为现在的雷火灸都有现成的东西		接受	去除本推荐方案。因雷火灸不是排在针灸治疗痞满前5位的技术方法，且传统的雷火灸是以实按灸为特点的灸法，而此处的雷火灸实为药艾条悬灸，药物成分不明
	3	7.5.4 穴位注射	穴位注射用了甲钴胺。甲钴胺是片状剂型还是注射液剂型应予说明		接受	将7.5.4穴位注射下的注射药物“甲钴胺”修改为“甲钴胺注射液”
	4	7.5.5 穴位埋线	文本中用羊肠线，目前临床都用可吸收线，建议改用“可吸收手术缝合线”		接受	将7.5.5穴位埋线下的操作方法中的“羊肠线”修改为“可吸收性外科缝线”
	5		穴位埋线是否需要推荐要斟酌		不接受	肝郁脾虚是功能性消化不良的最常见证型，属虚实夹杂证，而非纯虚证，本方案文献证据质量较好，且近年来穴位埋线技术，通过工具改良（采用专门的埋线针和可吸收性外科缝线），安全性提高，几乎无副作用。经征询行业内多名经常使用穴位埋线技术的知名专家，一致建议推荐本方案
	6		穴位埋线在临床上，肝郁脾虚这种证型用得少，临床上虚证不建议埋线，所以指南里面是否值得推荐			
	7	文本体例	按统稿意见修改完善		接受	已做统一编辑性修改
报批阶段	1	附录	按《循证针灸临床实践指南　病症》统稿意见修改完善	中针标委秘书处和出版社	接受	对本指南附录做了统一修改

附　录　H

（资料性）

本指南编制过程中召开的历次会议

H.1　针灸团体标准项目《循证针灸临床实践指南·病症》课题启动及培训会

时间：2016年4月21日。

地点：中国中医科学院针灸研究所319会议室。

参加人员：中国针灸学会刘保延会长、中国中医科学院针灸研究所景向红副所长、四川大学华西临床医学院/中国临床试验注册中心创始人吴泰相教授、兰州大学循证医学中心/GRADE中国中心刘雅莉副教授、项目负责人武晓冬主任医师及各分课题组成员。

会议内容：

中国针灸学会标准化工作委员会对于针灸团体标准的总体要求；

介绍《循证针灸临床实践指南·病症》的编制特点和关键技术；

介绍《循证针灸临床实践指南·病症》编写的文献评估和证据合并方法；

介绍前两批循证针灸临床实践指南的研制经验与体会。

H.2　针灸团体标准研制方法培训班

时间：2016年4月21日~5月18日。

地点：中国中医科学院针灸研究所319会议室。

参加人员：吴泰相教授、刘雅莉副教授、武晓冬主任医师及各分课题组成员。

会议内容：

系统学习用于证据评价的GRADE评价体系，并应用其指导指南的证据评估；

期间召开多次小组会议就指南编制的各个环节系统学习并讨论。

H.3　《循证针灸临床实践指南　痞满》起草组工作会议纪要

时间：2016年5月6日下午。

地点：中国中医科学院针灸研究所。

参会人员：武晓冬主任医师、刘雅莉教授、研究生国瑶。

会议内容：

确定《循证针灸临床实践指南　痞满》临床问题；

明确指南文献检索范围、检索策略、纳入和排除标准。

H.4　针灸团体标准研制方法培训会结业暨针灸指南文本框架研讨会

时间：2016年5月18日。

地点：中国中医科学院针灸研究所319会议室。

参加人员：刘保延会长、中国中医科学院针灸研究所喻晓春所长、景向红副所长、中国中医科学院针灸医院赵宏副院长、四川大学华西临床医学院/中国临床试验注册中心创始人吴泰相教授、兰州大学循证医学中心/GRADE中国中心刘雅莉副教授、项目负责人武晓冬主任医师及各分课题组成员。

会议内容：

《循证针灸临床实践指南·病症》制定方法探讨；

《循证针灸临床实践指南·病症》推荐方案框架；

团体标准针灸实践指南内容的规范与细化；

《循证针灸临床实践指南》编写经验与体会交流。

H.5　痞满指南文献质量评估专家论证会

时间：2016年8月1日13：30。

地点：中国中医科学院针灸研究所321会议室。

参会人员：刘志顺主任、王京京主任、李彩芬主任、武晓冬主任医师及研究生国瑶。

会议内容：

痞满指南文献检索流程、纳入和排除标准及检索结果报告；

就针灸治疗痞满的文献质量评价及文献与针灸临床实际的相关性听取专家意见。

H.6　15项针灸指南项目课题汇报会

时间：2016年12月23日上午8：00。

地点：北京会议中心9号楼大厅。

参会人员：刘保延会长、武晓冬主任医师及15个指南课题组负责人和主要执笔人。

会议内容：

15项循证针灸临床实践指南中期工作汇报工作进度；

专家指出各指南课题组目前存在的问题及共性问题；

专家及各课题组研讨提出进一步工作建议。

H.7　《循证针灸临床实践指南　痞满》架构专家讨论会

时间：2017年1月9日13：30～16：15。

地点：中国中医科学院针灸研究所321会议室。

参会人员：北京中医药大学针灸教研室主任赵吉平、北京宣武中医院针灸科主任杨光、中国中医科学院中医临床基础医学研究所临床评价中心主任何丽云、中国中医科学院针灸医院常务副院长杨金洪、武晓冬主任医师及研究生王钏、王世华。

会议内容：《循证针灸临床实践指南：痞满》框架确定。

H.8　《循证针灸临床实践指南　痞满》文献质量评估方法专家研讨会

时间：2017年5月17日14：00～17：00。

地点：中国中医科学院针灸研究所321会议室。

参会人员：中国中医科学院学术处处长谢琪、中国中医科学院中国医史文献研究所王凤兰研究员、中国中医科学院望京医院针灸科主任陈枫、中国中医科学院中医药信息研究所李鸿涛研究员、朱玲副研究员、王斌副研究员、武晓冬主任医师及其研究生国瑶。

会议内容：《循证针灸临床实践指南：痞满》文献评价方法论证。

H.9　《循证针灸临床实践指南　痞满》初稿专家论证会

时间：2017年11月13日13：30～15：30。

地点：中国中医科学院针灸研究所321会议室。

参会人员：赵吉平主任医师、杨光主任医师、北京市中医医院脾胃病科李博副主任医师、武晓冬主任医师及其中心研究人员杨冠男。

会议内容：《循证针灸临床实践指南：痞满》初稿专家论证。

H.10　中国针灸学会标准化工作委员会 & 全国针灸标准化技术委员会2017年会（循证针灸临床实践指南汇报会）

时间：2017年12月2日。

地点：北京龙城丽宫国际酒店。

参会人员：国家中医药管理局政策法规与监督司干部陈沛沛，中国针灸学会会长兼全国针灸标准化技术委员会主任委员刘保延，中国针灸学会副会长兼秘书长、中针标委主任委员喻晓春，两针标委秘书处承担单位中国中医科学院针灸研究所所长景向红，中国标准化研究院理论与战略研究所所长王益谊，中国针灸学会副秘书长兼两针标委副主任委员刘炜宏，中华中医药学会标准化办公室主任郭宇博，中针标委副主任委员、两针标委秘书长武晓冬，中针标委副主任委员贾春生，两针标委委员，7项针灸国家标准项目组、15项针灸临床实践指南项目组和4项针灸养生保健服务规范项目组成员及两针标委秘书处工作人员等共计120余人出席了会议。

会议内容：

15项循证针灸临床实践指南研究进展及推荐方案汇报；

再次针对各课题组指南制定过程中存在的问题进行讨论。

H.11 2019年第三批针灸团体标准项目技术审查会

时间：2019年6月27日。

地点：中国中医科学院针灸研究所319会议室。

参会人员：中针标委主任委员喻晓春、副主任委员贾春生、麻颖，15位中针标委委员与专家，以及10项针灸团体标准项目组代表。

会议内容：10项针灸团体标准项目技术审查。

参 考 文 献

[1] 叶立新，邢英华，吴永红，等．消食贴膏为主治疗小儿功能性消化不良 45 例临床观察 [J]．航空航天医学杂志，2011，22 (7)：887 - 888.

[2] 孙菁，袁耀宗．对功能性消化不良罗马Ⅲ标准的浅识 [J]．中华消化杂志，2006 (11)：764 - 765.

[3] 中华医学会消化病学分会．中国慢性胃炎共识意见 [J]．胃肠病学，2013，18 (1)：24 - 36.

[4] 贝政平．内科疾病诊断标准 [M]．北京：科学出版社，2001：1267.

[5] 吴勉华，王新月．中医内科学 [M]．北京：中国中医药出版社，2012：190.

[6] 曾红文，聂斌，戈焰，等．不同针刺强度对糖尿病胃轻瘫疗效及胃电影响 [J]．中国针灸，2006 (09)：644 - 646.

[7] 申昌国，戈焰，刘蔚，等．强弱针刺强度对肝郁脾虚型功能性消化不良的临床效果 [J]．按摩与康复医学，2013，4 (11)：80 - 82.

[8] Douglas A，Drossman. The functional gastrointestinal disorders and the rome Ⅲ process [J]．Gastroenterology，2006，130 (5)：1377 - 1390.

[9] 陈治水．功能性消化不良的中西医结合诊疗共识意见 (2010) [J]．中国中西医结合杂志，2011，31 (11)：1545 - 1549.

[10] 郑筱萸．中药新药临床研究指导原则 [M]．北京：中国医药科技出版社，2002：139.

[11] 周建中，陈泽民，危北海．慢性胃炎中西医结合诊断、辨证和疗效标准（试行方案）[J]．中西医结合杂志，1990 (5)：318 - 319.

[12] 曾红文，聂斌，戈焰，等．不同针刺强度对糖尿病胃轻瘫疗效及胃电影响 [J]．中国针灸，2006 (9)：644 - 646.

[13] 申昌国，戈焰，刘蔚，等．强弱针刺强度对肝郁脾虚型功能性消化不良的临床效果 [J]．按摩与康复医学，2013，4 (11)：80 - 82.

[14] 曾红文，柴铁驹．苍龟探穴针法治疗糖尿病胃轻瘫疗效观察 [J]．中国针灸，2008 (8)：576 - 578.

[15] 陈秋萍．疏肝和胃法针刺治疗功能性消化不良的临床研究 [D]．湖北中医药大学，2013.

[16] 张萍，刘占芬，王春梅，等．调理脾胃针法治疗糖尿病胃轻瘫疗效观察 [J]．中国针灸，2007 (4)：258 - 260.

[17] 任蓉．俞募配穴针灸治疗慢性浅表性胃炎临床观察 [D]．广州中医药大学，2007.

[18] 庄礼兴，陈楚云，郭跃峰．针刺与西药治疗糖尿病胃轻瘫的对照研究 [J]．中国针灸，2005 (4)：249 - 251.

[19] 李彦龙．针刺治疗糖尿病胃轻瘫临床研究 [D]．黑龙江中医药大学，2006.

[20] 陈军，何平，赵长勇，等．针灸治疗术后胃瘫综合征疗效及对胃泌素和胃动素的影响 [J]．上海针灸杂志，2016，35 (9)：1083 - 1086.

[21] 李仲轩 (Li JhongSyuan)．温针灸治疗脾胃虚弱（寒）型慢性浅表性胃炎疗效观察 [D]．广州中医药大学，2015.

[22] 薛翠丽. 芒针中脘配三合穴治疗糖尿病胃轻瘫30例[J]. 福建中医药, 2014, 45(3): 36-37.
[23] 张绪峰, 蒋丽元, 王慧. 不同刺法针刺中脘穴治疗功能性消化不良疗效观察[J]. 上海针灸杂志, 2016, 35(2): 141-143.
[24] 郭李柯, 张超贤, 郭晓凤. 电针联合枳术宽中胶囊治疗功能性消化不良的远期疗效和安全性研究[J]. 中国针灸, 2011, 31(12): 1071-1077.
[25] 胡智海, 王毅, 黄佳颖, 等. 糖尿病胃轻瘫针灸治疗方案的优化研究[J]. 上海针灸杂志, 2014, 33(12): 1094-1096.
[26] 杨德娇, 丘文军. 胃肠三针治疗胃肠动力障碍的临床观察[J]. 中医临床研究, 2016, 8(2): 28-30.
[27] 陈振虎, 徐发彬. 针刺"胃三针"治疗手术后胃瘫综合征20例[J]. 河南中医, 2012, 32(6): 749-750.
[28] 陈建永, 潘锋, 徐建军, 等. 针刺对功能性消化不良胃动力的影响[J]. 中国中西医结合杂志, 2005(10): 880-882.
[29] 王秀阁, 王国强, 赵芸芸. 针刺配合耳穴贴压治疗糖尿病胃轻瘫随机对照研究[J]. 吉林中医药, 2014, 34(3): 302-304, 307.
[30] 赵彤彤. 针刺治疗慢性萎缩性胃炎的临床研究[D]. 湖北中医学院, 2008.
[31] 李春桂, 苗桂珍, 朱学敏, 等. 针药并用治疗脾胃虚弱证糖尿病胃轻瘫37例临床观察[J]. 河北中医, 2013, 35(1): 26-27, 66.
[32] 马朝阳, 黄琪, 万文俊, 等. 辨证针刺对功能性消化不良患者生活质量的影响[J]. 中国针灸, 2014, 34(2): 125-129.
[33] 杨洋, 艾芬, 马朝阳, 等. 辨证针刺治疗功能性消化不良的临床观察[J]. 中国中西医结合杂志, 2015, 35(4): 411-414.
[34] Wang L. Clinical observation on acupuncture treatment in 35 cases of diabetic gastroparesis[J]. Journal of traditional Chinese medicine, 2004, 24(3): 163-165.
[35] Li G, Huang C, Zhang X, et al. The short-term effects of acupuncture on patients with diabetic gastroparesis: a randomised crossover study[J]. Acupuncture in Medicine, 2015, 33(3): 204-209.
[36] 廖威, 葛书翰. 芒针治疗功能性消化不良40例[J]. 实用中医内科杂志, 2009, 23(10): 9-10.
[37] 薛银萍, 高彤. 芒针为主治疗糖尿病胃轻瘫疗效观察[J]. 四川中医, 2006(4): 99-100.
[38] 王子臣, 冯霞, 啜振华, 等. 芒针深刺中脘穴治疗非溃疡性消化不良61例体会[J]. 河北中医药学报, 2002(1): 33-38.
[39] 孙敬青, 张琳. "老十针"合调神穴治疗功能性消化不良临床观察[J]. 湖北中医药大学学报, 2012, 14(4): 54-55.
[40] 陈鹏, 郭静, 王桂玲, 等. 王乐亭老十针针法治疗功能性消化不良120例临床观察[J]. 世界中医药, 2016, 11(2): 311-314.
[41] 孙敬青, 张琳. "老十针"为主治疗功能性消化不良临床观察[J]. 针灸临床杂志, 2010, 26(7): 9-11.
[42] 赵兰风, 李茜, 李昊杰, 等. 电针结合西药治疗糖尿病胃轻瘫的临床研究[J]. 针灸临床杂志,

2014，30（11）：38－40.
［43］陈红．电针治疗糖尿病胃轻瘫胃动力障碍的临床研究［D］．广州中医药大学，2008.
［44］陈楚云，庄礼兴．电针对糖尿病性胃轻瘫患者消化道症状的影响［J］．针灸临床杂志，2006（3）：9－11.
［45］王作军，李涛，赵玉玲．胃电起搏治疗儿童功能性消化不良［J］．郧阳医学院学报，2007（04）：219－220.
［46］刘钺，胡卡明，郭耀光，等．温和灸治疗功能性消化不良脾气虚证疗效评价［J］．四川中医，2011，29（11）：115－117.
［47］彭艳红．温和灸治疗脾胃虚寒型慢性胃炎临床研究［J］．中医学报，2015，30（11）：1680－1682.
［48］林春秀．温和灸治疗慢性浅表性胃炎的临床研究［D］．湖北中医学院，2009.
［49］骆小娟．无烟灸治疗功能性消化不良脾气虚证的临床研究［D］．成都中医药大学，2008.
［50］程力．隔姜灸治疗腹膜透析胃肠功能紊乱的临床观察［D］．湖北中医药大学，2012.
［51］董有莉，朱胜，杜雪光．隔姜施灸辅助治疗糖尿病胃轻瘫的效果观察［J］．护理研究（下旬版），2006（21）：1897－1898.
［52］江彬，王磊，侯小琦，等．特定穴隔姜灸治疗慢性胃炎临床随机对照研究［J］．上海中医药杂志，2013，47（3）：38－40.
［53］李毅伟．中西医结合治疗糖尿病胃轻瘫11例疗效观察［J］．云南中医中药杂志，2015，36（5）：47－48.
［54］徐萌，周月红，廖尚上，等．甲钴胺足三里穴位注射联合伊托必利治疗糖尿病胃轻瘫的临床疗效观察［J］．糖尿病新世界，2016，19（4）：33－35.
［55］郑春英．足三里穴位注射治疗糖尿病性胃轻瘫及护理30例［J］．中国中医药现代远程教育，2014，12（13）：120－121.
［56］段玉红，刘爱霞，杜娟．甲钴胺足三里穴位注射治疗糖尿病胃轻瘫疗效研究［J］．陕西中医，2013，34（10）：1387－1388.
［57］徐元华，王少锋，李鸣．弥可保穴位注射治疗糖尿病胃轻瘫的疗效观察［J］．湖北中医杂志，2009，31（11）：44.
［58］张其兰．甲钴胺足三里穴位注射治疗糖尿病性胃轻瘫40例［J］．中国现代医生，2009，47（28）：48，50.
［59］高鹤，马卫琴．弥可保足三里穴位注射治疗糖尿病胃轻瘫［J］．浙江中西医结合杂志，2006（8）：517－518.
［60］朱莹，袁伟建，张洪勤，等．穴位埋线治疗功能性消化不良临床观察［J］．中国中医药信息杂志，2010，17（3）：63－64.
［61］邓元江，刘卫英，陈乐华．穴位埋线治疗功能性消化不良的疗效观察［J］．中国中医药信息杂志，2003（6）：83－84.
［62］方芳．穴位埋线治疗肝郁脾虚型功能性消化不良临床观察［J］．辽宁中医杂志，2008（10）：1568－1570.
［63］张燕，马朝阳．穴位埋线对功能性消化不良症状及胃电图的影响［J］．湖北中医杂志，2014，

36（5）：13－14.

［64］夏厚纲．穴位埋线治疗功能性消化不良浅识［J］．实用中医内科杂志，2011，25（4）：114－115.

［65］林源，陈旭军．耳穴贴压治疗功能性消化不良的临床观察［J］．上海针灸杂志，2007（11）：16－17.

［66］崔延超，杨运宽．耳穴压丸加西药治疗功能性消化不良 40 例［J］．针灸临床杂志，2007（4）：46

［67］徐蕾．耳穴贴压及点穴治疗糖尿病胃轻瘫疗效观察［J］．医药论坛杂志，2012，33（11）：56－57，59.

［68］张慧，赵锦梅．耳穴贴压法治疗糖尿病性胃轻瘫 40 例［J］．陕西中医，2009，30（11）：1526.

ICS 11.020
C 05

团　体　标　准

T/CAAM 0006—2019

循证针灸临床实践指南
胁　痛

Evidence - based guidelines of clinical practice with acupuncture and moxibustion
Hypochondriac pain

2019-11-13 发布　　2019-12-31 实施

中国针灸学会 发布

前　　言

《循证针灸临床实践指南·病症》包括痞满、胁痛、腱鞘炎所致疼痛、下肢静脉曲张所致胀痛、术后尿潴留、目赤痛、踝关节扭伤后疼痛、牙痛等病症的针灸临床实践指南。

本文件为《循证针灸临床实践指南　胁痛》。

本文件的附录A为规范性附录，附录B、附录C、附录D、附录E、附录F、附录G、附录H为资料性附录。

本文件按照GB/T 1.1—2009给出的规则起草。

本文件由中国针灸学会提出。

本文件由中国针灸学会标准化工作委员会归口。

本文件起草单位：中国中医科学院针灸研究所。

本文件起草人：杨金洪、胡静、杨莉、张宁、魏立新、周宇、武晓冬、栗新、李苧。

本文件专家组成员：程海英、陈枫、王克健、薛爽、范为宇、詹思延。

本文件审议专家：喻晓春、麻颖、贾春生、景向红、房繄恭、董国锋、储浩然、徐斌、陈泽林、孙建华。

请注意本文件的某些内容可能涉及专利。本文件的发布机构不承担识别这些专利的责任。

引　言

《循证针灸临床实践指南》是根据针灸临床优势，针对特定临床情况，参照古代文献、名医经验以及现代最佳临床研究证据，结合患者价值观和意愿，系统研制的帮助临床医生和患者做出恰当针灸处理的指导性意见。

《循证针灸临床实践指南》制定的总体思路：在针灸实践与临床研究的基础上，遵循循证医学的理念与方法，紧紧围绕针灸临床的特色优势，综合专家经验、目前最佳证据以及患者价值观，将国际公认的证据质量评价与推荐方案分级规范与古代、现当代针灸专家临床证据相结合，最终通过专家共识，形成推荐的意见。《循证针灸临床实践指南》旨在制定出能保障针灸临床疗效和安全性，并具有科学性与实用性的针灸临床实践指导性意见。

《循证针灸临床实践指南》推荐等级主要采用世界卫生组织（WHO）等推荐的 GRADE 系统，即推荐分级评价、制定与评估系统，证据质量分为 A、B、C、D 四级，推荐方案分为强推荐与弱推荐两级。

◇证据质量分级（GRADE 分级）

证据质量高：　A

证据质量中：　B

证据质量低：　C

证据质量极低：　D

◇推荐强度等级

强推荐：用 1 代表，是推荐方案估计变化可能性较小、个性化程度低；

弱推荐：用 2 代表，是推荐方案估计变化可能性较大、个性化程度高、患者价值观差异较大。

针灸优势病种的选择是《循证针灸临床实践指南》制定过程中的首要问题。针灸尽管被应用于 500 多种病症，但单用针灸可以治疗的疾病只是一小部分，常常在改善疾病某一症状上发挥优势，具有起效快、疗程短的特点。因此，中国针灸学会在广泛调研与征集专家意见的基础上，筛选出临床实践与研究积累丰富、操作简便、起效快的痞满、胁痛、腱鞘炎所致疼痛、下肢静脉曲张所致胀痛、术后尿潴留、目赤痛、踝关节扭伤后疼痛、牙痛 8 种优势病症，进行了《循证针灸临床实践指南》的立项、制定工作。每项指南均由行业内知名专家牵头，在包括标委会委员在内的业内专家的指导下，历经 3 年时间才完成研制工作。《循证针灸临床实践指南·病症》为该 8 种常见病症针灸临床实践指南的合订本，是用于指导和规范该 8 种病症在临床上可选用哪些针灸疗法的规范性文件。

区别于针灸技术操作规范、针灸疗法循证临床实践指南、针灸养生保健服务规范，本指南以临床“症状”的快速改善为目标，注重穴位选择与刺灸方法的结合以及效果的评估，将针灸技术操作规范、针灸疗法与临床病症相衔接，指导临床医师根据不同病症恰当选择具有治疗优势的针灸疗法，使针灸更好地为人民大众健康服务。

《循证针灸临床实践指南·病症》的编写，凝聚着全国针灸标准化科研人员和管理人员的辛勤汗水，是参与研制各方集体智慧的结晶，是辨证论治的个体化诊疗模式与循证医学有机结合的创造性探

索。《循证针灸临床实践指南·病症》在研制过程中，得到了四川大学华西临床医学院循证医学与临床流行病学中心吴泰相教授、兰州大学循证医学中心刘雅莉副教授在方法学上的大力支持和帮助，在此深表感谢。同时，还要感谢各位专家的通力合作。

循证针灸临床实践指南　胁痛

1　摘要

1.1　治疗原则

辨病指导方法，即根据疾病种类及病情缓急选择治疗方法。

辨证指导选穴，即内脏痛以经脉辨证与脏腑辨证相结合的方式选穴；神经病理性疼痛与骨骼肌疼痛以经脉辨证为选穴主要依据。

急性疼痛以远端腧穴为主，慢性疼痛以局部腧穴为主。

内脏痛的治疗以原发疾病的西医治疗为基础，针灸推荐方案仅作为胁痛的治疗手段。

1.2　主要推荐意见

推荐意见	推荐级别
1.2.1　神经病理性疼痛	
1.2.1.1　肋间神经痛	
a）肋间神经痛患者，推荐使用夹脊穴电针法作为常规治疗方案	强推荐
b）辨证属实证的肋间神经痛患者，推荐使用针刺配合刺络放血法	强推荐
c）局部疼痛剧烈时及惧怕针刺的肋间神经痛患者，建议使用单穴毫针刺法；本方案也可作为其他方案的辅助治疗	弱推荐
1.2.1.2　非特异性肋软骨炎	
非特异性肋软骨炎引起的胁痛，建议使用针刺配合艾灸疗法	弱推荐
1.2.2　骨骼肌疼痛	
1.2.2.1　胸胁挫伤	
a）急性胸胁挫伤引起的胁痛，建议使用远端穴毫针刺法	弱推荐
b）陈旧性胸胁挫伤引起的胁痛，推荐使用刺络放血配合穴位贴敷法	强推荐
1.2.3　内脏痛	
1.2.3.1　胆囊疾病引起的胁痛	
a）胆囊疾病引起的慢性胁痛（慢性胆囊炎、胆囊切除术后等），推荐使用针刺配合耳穴贴压法	强推荐
b）胆囊疾病引起的急性胁痛（胆绞痛），建议使用穴位注射法	弱推荐
1.2.3.2　肝脏疾病引起的胁痛	
肝脏疾病引起的慢性胁痛（慢性迁延性肝炎、肝硬化等），建议使用隔药灸结合穴位贴敷法	弱推荐

2　简介

2.1　本指南制定的目标

本指南根据现代临床证据、古代文献证据及临床专家经验，制定出临床实用性较强的胁痛针灸临床实践指南。

2.2　本指南制定的目的

本指南旨在促进国内胁痛针灸治疗方案的规范化，为临床医生提供针灸治疗胁痛的可靠性证据，以确保治疗的安全性及有效性。针对神经病理性、骨骼肌性、内脏性三个方面原因引起的胁痛，经过权衡利弊，给出最佳的针灸治疗方案。

2.3 本指南的适用人群

本指南的适用人群为神经病理性、骨骼肌性和内脏性原因引起的胁痛患者。

本指南的使用者为国内针灸科、疼痛科、神经内科、精神科医生及护理人员，针灸专业教师及学生，针灸相关科研工作者。

2.4 本指南的适用环境

本指南的适用环境为各级别医院针灸科门诊部或住院部、有针灸专业医师的社区、设有针灸专业的大专院校、针灸相关的科研及评价机构。

2.5 本指南适用的疾病范围

本标准适用于多种原因引起的胁痛症状，包括神经病理性疼痛（肋间神经痛、非特异性肋软骨炎、带状疱疹及后遗神经痛，其中带状疱疹及后遗神经痛的针灸治疗可参考《针灸循证临床实践指南：带状疱疹》，故本标准中未予论及）、骨骼肌疼痛（胸胁挫伤）、内脏痛（慢性胆囊炎、胆囊切除术后、胆绞痛等急慢性胆囊疾病引起的胁痛；慢性迁延性肝炎、肝硬化等肝脏疾病引起的胁痛）。

3 概述

3.1 定义

3.1.1 西医

胁痛是指同侧锁骨中线、肩胛线、腋窝顶点及十二肋游离端形成的区域内出现的疼痛症状，可单侧出现，也可双侧同时出现。常见于肋间神经痛（ICD－10：G58.001）、非特异性肋软骨炎（ICD－10：M94.895）引起的局部神经病理性疼痛；慢性胆囊炎（ICD－10：K81.101）、胆囊切除术后（ICD－10：Z98.801）、胆绞痛（ICD－10：K80.503）、慢性肝炎（ICD－10：K73.901）、肝硬化（ICD－10：K74.151）牵涉所致的疼痛；局限性骨骼肌疼痛。

3.1.2 中医

胁痛，中医也称为“胁肋痛”“胁下痛”“季胁痛”等，是指一侧或两侧胁肋疼痛为主的病症[1]。

从脏腑辨证角度看，本症病位在肝胆，病性有虚实之分。实证以气滞、血瘀、湿热为主，其中又以气滞最为多见；虚证以阴虚、血虚为主；实证日久，邪气未退，又伤阴血，可出现虚实夹杂之证。

从经脉辨证角度看，本症病在少阳，取穴当以少阳经及相关经脉为主。

3.2 发病率与人群分布情况

由于胁痛为临床症状，可出现于多系统疾病中，因此难以概述其流行病学状况，仅能从其出现的疾病中对其进行描述。

如非特异性肋软骨炎，以20～30岁及40～50岁患者多见，左右侧发病率相似，其中70%～80%为单侧且单发病变，且无明显性别倾向[2]。

在内脏牵涉引起的胁痛中，慢性胆囊炎中胁痛是最常见症状，发生率为84%；而胆囊切除术后出现的胁痛是胆囊切除后出现的直接相关症状，发病率较高，占胆囊手术的30%～40%。

其他疾病引起的胁痛流行病学资料不详。

4 临床特点

4.1 发病原因、病史

4.1.1 神经病理性疼痛

4.1.1.1 肋间神经痛

a）多有退变性胸椎疾病、胸椎结核、胸椎损伤、胸椎硬脊膜炎、肿瘤、强直性脊柱炎等胸椎疾病病史；

b）部分有病毒感染病史；

c）极少数有细菌感染及中毒史。

4.1.1.2 非特异性肋软骨炎

a）大部分无明显病史；

b）少数有受寒、上肢用力不当史。

4.1.2 内脏痛

有明确的肝胆相关疾病，如慢性胆囊炎、胆囊切除术后、胆绞痛、慢性迁延性肝炎、肝硬化等。

4.1.3 骨骼肌疼痛（胸胁挫伤）

a）不当的膈肌、肋间肌突然发力动作；

b）上肢过度劳累史。

4.2 症状及体征

4.2.1 神经病理性疼痛

4.2.1.1 肋间神经痛

一个或几个肋间从背部沿肋间向胸腹前壁放射，呈半环状分布。多为单侧受累，也可以双侧同时受累。咳嗽、深呼吸或打喷嚏往往使疼痛加重。查体可有胸椎棘突、棘突间或椎旁压痛及叩击痛，少数患者沿肋间有压痛，受累神经支配区可有感觉异常。疼痛性质多为刺痛或灼痛，有沿肋间神经放射的特点。

4.2.1.2 非特异性肋软骨炎

单根或多根肋软骨肿大、凸起、疼痛，多见于一侧第2～4肋软骨，少数病例为双侧。增大的部位疼痛，有时较为剧烈，咳嗽、上肢活动时可加重，局部有压痛，但局部皮肤及皮下组织正常。

4.2.2 内脏痛

4.2.2.1 慢性胆囊炎

右侧胁肋部隐痛，有时向右肩胛骨下或右腰部放射；伴有上腹不适，饱食后症状加重，对高脂肪饮食不耐受。查体右上腹有轻度触痛，可扪及肿大胆囊，第8～10胸椎右侧有压痛。

4.2.2.2 胆囊切除术后

餐后右胁肋部锐痛，同时伴有腹胀满感、腹鸣、恶心、呕吐、便秘、烧心、嗳气及对高脂肪饮食不能耐受。

4.2.2.3 胆绞痛

突然发病，出现右胁肋部或上腹部疼痛，轻重不一，重者疼痛难忍，呻吟不止，面色苍白伴大汗。多为间歇性绞痛，也可为持续性痛，疼痛可向右肩或右上背部放射，常伴恶心、呕吐。

4.2.2.4 慢性迁延性肝炎

右侧胁肋部轻微胀痛或闷痛，伴有乏力、食欲不振，偶发黄疸。触诊肝脏轻度肿大，质地可中等硬，轻微压痛。少数病人可有脾肿大。此阶段丙氨酸氨基转移酶（ALT）升高或反复升高，其他肝功能试验及蛋白代谢大致正常。

4.2.2.5 肝硬化

右侧胁肋部胀痛明显，倦怠乏力，同时伴有多种症状：恶心、呕吐、腹胀、腹水或消化道出血等消化道症状；贫血、消瘦、维生素缺乏等营养不良表现；出血倾向；黄疸、胡萝卜素血症、蜘蛛痣、肝掌、毛细血管扩张等由于内分泌系统障碍、电解质代谢紊乱引起的症状。

4.2.3 骨骼肌疼痛（胸胁挫伤）

胁肋部闷胀作痛，痛无定处，疼痛面积较大，尤其在深呼吸、咳嗽以及转侧活动时，因牵动胸部而疼痛或窜痛，并有呼吸急促、烦闷不安、胸背部牵引作痛，胸部可有针扎感或顶压感。一般无红肿、压痛等体征。

5 诊断标准

5.1 原发疾病分类及西医诊断标准

5.1.1 疾病诊断标准

5.1.1.1 神经病理性疼痛

5.1.1.1.1 肋间神经痛

a）肋间神经分布区出现发作性针刺或刀割样疼痛，呈束带状性质，剧痛时可放射到背部，咳嗽、深呼吸或用力过猛时疼痛加剧；

b）相应节段胸椎边缘及肋骨边缘压痛明显；

c）排除肋骨、心、肺等局部组织、器官的器质性病变。

5.1.1.1.2 非特异性肋软骨炎

a）肋骨与软骨相交处局限性梭形肿胀，可见局部软骨隆起，并有自发痛和明显压痛；

b）症状不典型者应与胸壁结核、老年性软骨钙化等相鉴别；

c）血常规、血沉、X 线、心电图等检查排除化脓性感染、心脏、胸腔和肋骨等其他器质性病变[5]。

5.1.1.2 内脏痛

a）明确诊断为慢性胆囊炎、胆囊切除术后、胆绞痛、慢性迁延性肝炎、肝硬化；

b）出现右侧胁肋部疼痛不适感。

5.1.1.3 骨骼肌疼痛（胸胁挫伤）

a）一侧或两侧胁肋部闷痛或胀痛，痛无定处，深呼吸、咳嗽以及转侧时疼痛加重，并向胸、背部放射，严重时胸部有顶压感；

b）有明显的突然发力或活动不当史；

c）排除肋骨骨折、气胸等其他局部脏器、组织的器质性病变。

5.1.2 临床分期标准

胸胁挫伤的临床分期标准：

a）急性胸胁挫伤：0.5 小时至 7 天；

b）亚急性胸胁挫伤：8 天至 1 个月；

c）陈旧性胸胁挫伤：1 个月以上。

5.2 中医诊断标准及分型

5.2.1 胁痛中医诊断标准

a）一侧或两侧胁肋疼痛为主要临床表现。疼痛性质可表现为刺痛、胀痛、隐痛、闷痛、灼痛或窜痛；

b）常因情绪改变、进食油腻、劳累受凉等原因而诱发，并反复发作；

c）理化检查：可结合血常规、肝功能、甲胎蛋白（AFP）、胆囊造影、B 超、CT 等检查。

5.2.2 胁痛中医辨证分型标准

5.2.2.1 肝郁气滞

主症：两侧胁肋或少腹胀痛，走窜不定，甚则连及胸肩部，情绪抑郁，善太息，嗳气后觉舒，或有乳房胀痛，且情绪激动则痛剧。

次症：纳呆，脘腹胀痛，舌苔薄白，脉弦。

5.2.2.2 瘀血阻络

主症：胁肋刺痛，痛处固定而拒按，入夜更甚。

次症：面色晦暗，舌质紫暗或有瘀斑，脉弦涩。

5.2.2.3 湿热蕴结

主症：胁肋胀痛，触痛明显而拒按，或牵及肩背。

次症：身热不扬，纳呆恶心，厌食油腻，口苦口干，腹胀尿少，或有黄疸，舌红，舌苔黄腻，脉滑数。

5.2.2.4 肝肾阴亏

主症：胁肋隐痛，绵绵不已，遇劳加重。

次症：口干咽燥，五心烦热，两目干涩，头晕目眩，舌红少苔，脉弦细数。

注：以上胁痛中医诊断标准及分型标准根据2015年中华中医药学会、中国标准化协会中医药标准化分会制定的《中医临床诊疗指南释义（肝胆病分册）》中“胁痛诊断要点”确定。

6 针灸治疗概况

6.1 现代文献

6.1.1 针灸治疗胁痛的优势与疗效特点

a）镇痛效果明显

无论是针对急性病证引起的胁痛还是慢性疾病中出现的胁痛，针灸均有很好的镇痛效果。其中，急性病证引起的胁痛通过针刺治疗，单次治疗后的痊愈率可达到85%～87%[16,17]，三次治疗后痊愈率达97%～100%[23,24]。对慢性疾病中比较疑难的肝硬化引起的胁痛，其有效率也可达到85%，优于西医基础治疗[6]。

b）适用范围广泛

——针灸适用于各种原因引起的不同时期的胁痛症状。

——从涉及病种来看，针灸不仅适用于常见的神经病理性疼痛（如肋间神经痛、非特异性肋软骨炎）、骨骼肌疼痛（如胸胁挫伤），也同样适用于内脏疾病引起的牵涉痛，这对于容易受到药物不良反应影响的内脏疾病，尤其是肝胆疾病来说，有着重要的意义。

——从发病时期来看，针刺不仅对慢性胁痛有可靠的治疗作用，对于急性胁痛也同样适用，尤其是内脏疾病引起的急性胁痛，最常见于胆绞痛。针灸的即刻镇痛效果虽然不能代替西医治疗，但对减少患者送医过程中的痛苦及对原发疾病的后期恢复均有重要意义。

c）不良反应稀发

——现有针灸治疗胁痛的文献中均未有不良反应报告。

——针灸治疗胁痛过程中极低的不良反应发生率对于内脏疾病牵涉导致的胁痛具有更加重要的治疗意义：在内脏病西医治疗基础上或在其迁延期，使用不良反应发生率极低的针灸缓解疼痛症状，可以忽略其对内脏的不良影响，更容易被临床接受。

6.1.2 针灸治疗胁痛的分类特点

a）先辨病，根据疾病种类选择治疗方法

肋间神经痛，由于其病因多是胸椎及相关结构的异常，因此选择夹脊穴电针法作为常规治疗方案；非特异性肋软骨炎根据其中医病机，选择针刺配合艾灸的方法攻补兼施，作为其推荐方案；骨骼肌疼痛和非器质性病变引起的胁痛，均由局部经气阻滞所致，因此针刺为首选方法；而内脏疾病引起的疼痛情况比较复杂，要根据具体病种决定使用的治疗方法。

b）再分期，疾病所处时期不同决定使用的腧穴

针灸治疗胁痛在腧穴选择上遵循以下规律：急性胁痛选择远端腧穴为主；慢性胁痛选择局部腧穴为主。如急性胸胁挫伤，选择内关、支沟、阳陵泉，均为远端穴；胆绞痛则选择双侧胆囊穴，也为远端穴。其他慢性胁痛的腧穴选择则均是在脏腑辨证和经脉辨证基础上的局部腧穴的应用。

c）后辨证，根据脏腑辨证或经脉辨证决定腧穴处方

——辨证选穴通常用于慢性胁痛的针灸治疗。

——脏腑功能失调引起的胁痛更多地应用脏腑辨证。如胆囊疾病引起的慢性胁痛，分为湿热蕴结、肝气郁结两个证型；非器质性病变引起的胁痛，分为肝郁气滞、瘀血阻络、湿热蕴结、肝肾阴亏四个证型，并分别给出了穴位处方。

——神经病理性疼痛、骨骼肌疼痛更多地应用经脉辨证及阿是穴。如实证的肋间神经痛患者，选穴以少阳经、厥阴经穴为主；陈旧性胸胁挫伤患者则选取阿是穴。

6.2 古代文献

古代文献中关于针灸治疗胁痛的记载内容十分丰富，虽然整体内容以单穴、穴组主治的形式为主，但在病机、辨证、选穴、方法四个方面均有论及，对针灸治疗胁痛推荐方案的形成有重要的参考作用。

a）在病机方面，论及“胁痛，肝火盛，木气实，有死血、痰注、肝急”（《针灸聚英·卷二·治例·杂病·胁痛》），以及“胁痛在左，肝经受邪；在右，肝邪入肺”（《灸法秘传·应灸七十症·胁痛》），提出了胁痛的病机为肝气不舒，合并瘀血、痰湿所致。同时提出了胁痛不仅是肝胆为病，也会影响其他脏腑共同发病的观点。

b）在辨证方面，有“伤肝气，血不归原，胁痛不止，取行间、期门”及“肝积气块胁痛，及脏腑虚冷，两胁刺痛，取支沟、章门、阳陵泉、临泣”（《病机沙篆·卷下·十九·胁痛》）的记载，说明治疗方案是由虚实辨证的不同而决定的。

c）在选穴方面，除了根据辨证选取不同的腧穴，古代文献中也记载了大量根据伴随症状不同而使用不同腧穴的内容，如“治胸胁满痛不得息，穴丘墟”“治短气，胁痛心烦，穴尺泽、少泽”（《普济方·针灸·卷十三·针灸门·胁肋痛》）等。

d）在疗法方面，除了常用的针法、灸法外，还记载了刺络放血疗法，如“丹溪曰，属肝木气实，有死血，有痰流注。针章门、京门、阿是。灸中府。出血肝俞”（《针灸学纲要·胁痛》）。

6.3 近现代著名医家经验

近现代名家经验与现代文献相近，以辨病为治疗基础，以病种及病情缓急为依据选择不同治疗方法。

a）选穴上，主要选穴方式相似，即内脏痛与非器质性病变引起的胁痛，综合应用经脉辨证与脏腑辨证的方式选穴；神经病理性疼痛与骨骼肌疼痛则以经脉辨证为主要的选穴依据。另外，与现代文献、古代文献一脉相承的是，在各种类型的胁痛中，都重用阿是穴。

b）疗法上，除了推荐方案中使用的方法之外，还应用了皮肤针、激光针等现代技术。

7 针灸治疗和推荐方案

7.1 针灸治疗原则及特点

7.1.1 针灸治疗原则

a）辨病指导方法，即根据疾病种类及病情缓急选择治疗方法。

b）辨证指导选穴，即内脏痛以经脉辨证与脏腑辨证结合的方式选穴；神经病理性疼痛与骨骼肌疼痛则以经脉辨证为选穴的主要依据。

c）急性疼痛以远端腧穴为主，慢性疼痛以局部腧穴为主。

d）内脏痛的治疗以原发疾病的西医治疗为基础，针灸推荐方案仅作为胁痛的治疗手段。

7.1.2 针灸治疗特点

7.1.2.1 选穴处方特点

a）在辨病的基础上，脏腑辨证与经脉辨证相结合

辨病不仅决定了治疗方法的选择，同时也决定了某些疾病的选穴处方，其中最典型的为肋间神经痛的治疗。由于肋间神经为胸神经前支，刺激相应节段的脊神经节对于肋间神经痛有直接的治疗作用，因此，选择夹脊穴来治疗肋间神经痛。除此之外，则遵循内脏痛和非器质性病变引起的胁痛以脏

腑辨证为主，神经病理性疼痛和骨骼肌疼痛以经脉辨证为主的选穴处方原则。

b）根据病情缓急选择腧穴的原则

急性胁痛选择远端腧穴为主，如急性胸胁挫伤，选择内关、支沟、阳陵泉，均为远端穴；胆绞痛选择双侧胆囊穴，也为远端穴。慢性胁痛选择局部腧穴为主，是在辨证基础上对局部腧穴的使用，如非特异性肋软骨炎选择阿是、膻中、心俞、内关，就是综合了脏腑辨证和经脉辨证的局部腧穴的应用。

c）重用阿是穴

阿是穴在胁痛针灸治疗中的应用是贯穿于古代文献、现代名家经验、现代文献中的，可谓一脉相承。但是其应用范围相对局限，以神经病理性疼痛和骨骼肌疼痛为主。如肋间神经痛、非特异性肋软骨炎以及陈旧性胸胁挫伤中都有阿是穴的应用。

d）用穴精练

胁痛的针灸治疗中，用穴较少，一般治疗方案中通常为主穴 1 ~ 4 组，配穴 2 ~ 3 组；除此之外还有大量单穴的应用。这也是针灸治疗疼痛症状或疼痛性疾病的一个用穴特点。

7.1.2.2 刺灸法特点

a）针刺为主，根据病情，多种治疗方法配合使用

绝大多数的治疗方案中均使用了毫针刺法，除此之外，也有大量其他治疗方法的使用：肋间神经痛配合使用电针，实证的肋间神经痛配合应用刺络放血；对迁延日久、虚实夹杂的非特异性肋软骨炎配合使用艾灸；胆囊疾病引起的急性胁痛单独使用穴位注射等。

b）急性胁痛使用单一疗法，慢性胁痛使用复合疗法

急性胸胁挫伤引起的胁痛使用远端腧穴毫针刺法，胆囊疾病引起的急性胁痛使用远端腧穴的穴位注射法。慢性胁痛则绝大多数使用复合疗法。

7.1.2.3 手法特点

a）慢性胁痛患者手法宜轻柔

慢性疼痛患者通常会伴有焦虑或抑郁等情绪问题，敏感性较高，因此治疗过程中手法应当轻柔，尤其配合电针使用时，电针刺激强度不宜过强，以患者感觉舒适为佳。

b）急性胁痛患者应以重刺激手法为主

急性疼痛患者，病变部位经气阻滞情况明显，只有远端腧穴的重刺激手法才能起到引导经气运行的作用，因此急性胁痛患者通常使用运动针法、穴位注射、透刺法等重刺激手法。

7.1.2.4 针刺介入时机和疗程

a）针刺介入时机对急性胁痛的疗效影响较大，原则为介入时间越早，疗效越好。其对慢性胁痛的疗效影响不明显。

b）急性胁痛的治疗以急性疼痛症状的缓解为治疗终点，因此无治疗频率及疗程限制，需要注意的是，急性胁痛经过治疗后无明显效果的，应当求助其他综合治疗手段。

c）慢性胁痛中针刺的治疗频率通常为 1 日 1 次，如果配合其他疗法，通常为 2 ~ 3 日 1 次。通常 10 次为 1 个疗程。

7.2 主要结局指标

7.2.1 临床疗效评价

目前西医评价疼痛症状的公认结局指标是各种疼痛评分及疼痛分级，其中最常使用的是 VAS、MPQ（McGill 疼痛问卷）和 LANSS（利兹神经病理性症状和体征评分），但后两者现有文献中未提及。除此之外，根据 WHO 的疼痛分级标准而来的疼痛积分以及根据《中药新药临床研究指导原则》症状分级量化表而来的胁痛症状积分应用也相对广泛，且能够提供相对精确的疗效数值，因此将 VAS、疼痛积分和胁痛症状积分三者作为关键结局指标。

在针灸治疗胁痛的相关研究中，疗效多以有效率或痊愈率来评价，虽然有关标准多不统一，但近期研究多能够根据 WHO 疼痛分级标准或《中药新药治疗胁痛临床试验指导原则》中的疗效评价标准来界定痊愈、有效、无效，故而以此为标准的无效率可作为主要的结局指标。另外，疼痛消失天数、起效时间、持续止痛时间、止痛药用量虽然应用相对较少，但因其能从一定角度反映针灸疗效，因此也可作为主要结局指标。

7.2.2 卫生经济学评价

对目前针灸治疗胁痛的相关文献进行检索，尚未发现关于卫生经济学方面的研究和报道。

7.3 注意事项

a）慢性胁痛患者通常会伴有焦虑或抑郁等情绪问题，敏感性较高，因此治疗过程中手法应当轻柔，尤其配合电针使用时，刺激强度不宜过强，以患者感觉舒适为佳。急性胁痛患者在其耐受范围内则以重刺激手法为主。

b）内脏疾病引起的胁痛，针灸仅治疗其疼痛症状，因此，必须建立在西医基础治疗之上，不推荐单独应用，以防造成原发疾病的加重。

c）本标准中穴位贴敷法中均未给出固定的贴敷方剂，是考虑到本疾病临床辨证复杂，固定的方剂难以适应复杂病情，因此建议医生根据患者具体辨证自拟方剂即可。

d）使用刺络放血、穴位注射疗法时，针孔局部当天应避水，不宜热敷。

e）各疾病在治疗过程中的注意事项详见具体推荐方案。

7.4 针灸治疗禁忌证

a）严重的精神疾病伴发的胁痛；心脏、肺脏疾病引起的胸胁痛；严重的高血压、冠心病、急性发热、穴位局部肿瘤、皮肤感染、溃疡、瘢痕、皮疹、高度水肿以及有出血倾向等禁用。

b）急性胁痛发作，有肝胆疾病等内脏病史，但疼痛当时病情不明者，不宜使用针灸镇痛。

c）对疼痛高度敏感，惧怕针灸或有晕针史的患者，不宜使用针灸。

d）对金属过敏的患者，存在凝血障碍的患者，不宜使用针灸。

7.5 针灸治疗无效时的处理方法

a）肋间神经痛、胸胁挫伤治疗无效时，可配合物理疗法或封闭疗法；

b）非特异性肋软骨炎治疗无效时，可口服止痛药物或强的松，或配合封闭疗法；

c）内脏疾病引起的胁痛治疗无效时，建议尽快到消化内科就诊，对原发疾病进行进一步诊断和治疗；

d）非器质性病变引起的胁痛治疗无效时，建议做进一步的诊断，防止误诊或漏诊。

7.6 患者的自我护理

a）内脏痛及非器质性病变引起的胁痛，当受到焦虑或抑郁等不良情绪刺激的影响时，病情会有不同程度的加重，因此，患者在治疗期间应当注意调整自身情绪。

b）肋间神经痛患者应注意休息，不宜过度劳累；注意双侧上肢用力平均，防止一侧肌肉过度紧张。

c）肋软骨炎患者注意病灶局部保暖，可适当热敷，但热敷温度不宜过高，以局部舒适为度；尽量减少吸烟。

d）容易出现胸胁挫伤的患者，平时尽量避免突然的暴发性动作，剧烈运动前需做好充分的预备动作。

e）胆囊疾病引起胁痛的患者，宜多食新鲜水果、蔬菜、低脂肪、低胆固醇食物；禁食动物性油脂；少食辛辣刺激性食物。

f）肝脏疾病引起胁痛的患者，宜低糖、低脂肪、高蛋白饮食，同时注意禁止饮酒。

7.7 推荐方案

7.7.1 神经病理性疼痛

7.7.1.1 肋间神经痛

7.7.1.1.1 夹脊穴电针法

华佗夹脊穴周围为脊神经所在，深层分布着脊神经节，而肋间神经为胸神经前支，针刺夹脊穴可以刺激末梢神经中的粗纤维，引起脊髓背角的胶状质闸门关闭，从而阻止伤害性刺激信号输入，减少致痛物质的释放，同时还可提高痛阈而产生止痛作用[7]。所以，虽然本方案并非从中医理论角度论治，但因其针对的是西医病因，能产生直接的临床效果，因此常作为针灸治疗肋间神经痛的常规方案。

取穴：

病变相应节段双侧夹脊穴、阿是穴。

操作方法：

针法：患者取俯卧位或侧卧位，皮肤常规消毒后，于病变相应节段双侧夹脊穴行常规进针，直刺1~1.5寸，得气后行捻转泻法。阿是穴局部沿肋间使用排刺法平刺，进针1~1.2寸，针尖指向背部。

电针：患侧相应节段夹脊穴、同一肋间阿是穴分别连接电针。波形为疏密波，强度以患者耐受为度。

疗程：

留针30分钟。1日1次，6天为1个疗程。疗程之间间隔1天。

注意事项：

在疼痛初期，可以在患侧相应节段夹脊穴配合使用穴位注射，药物使用10%葡萄糖注射液10mL加维生素B_{12} 1mL的混合液，每穴注射1~1.5mL。

『推荐』

推荐建议：肋间神经痛患者，推荐使用夹脊穴电针法作为常规治疗方案。[GRADE 1C]

解释：针对本方案，有相关支撑文献3篇[8-10]。经综合分析，形成证据体发现，本方案从疾病的西医病位进行针对性治疗，能够直接减轻不良刺激对累及神经产生的影响，因此对于治疗肋间神经痛有确定的疗效，临床使用较广泛。本方案非依据经典中医理论产生，缺乏古代证据支撑，且证据数量少，偏倚风险高；但此方案有较多现代医家经验支撑，因此，经GRADE评价、专家共识后，因其文献设计质量、一致性、精确性不高，但专家经验支撑力强，最终证据体质量等级为低。

7.7.1.1.2 针刺配合刺络放血法

本方案为针刺与刺络放血的复合疗法，其中，刺络放血能泄热祛瘀，而针刺则能够疏通局部及相关经脉气机，因此，本方法主要用于治疗辨证属实证的肋间神经痛，刺激量大，但起效迅速[11-14]。

取穴：

主穴：阿是、内关、阳陵泉、阴陵泉、期门、支沟、太冲。

配穴：肝俞、胆俞、膈俞（均为双侧取穴）。

操作方法：

针法：患者取仰卧位，皮肤常规消毒后，针刺内关，深度为0.8~1.2寸，待有针感后，可加大刺激量，使针感向上肢放射，同时令患者深呼吸；阳陵泉、阴陵泉使用透刺法，从阳陵泉进针，横刺向阴陵泉，针刺深度为1~1.5寸，待有针感后，用捻转法加大刺激量；阿是穴沿肋间神经走行方向平刺，深度为1~1.2寸；其余腧穴均行常规针法，并采用泻法。

刺络：起针后，在疼痛最明显处，用碘酒常规消毒，取梅花针由轻而重叩刺，直到局部皮肤明显发红，并有微微出血，使用闪火法将火罐吸附于以上出血部位，留罐5分钟，待皮肤瘀紫时取下。

疗程：

留针30分钟，留罐5分钟。针刺每日1次，刺络隔日1次，6天为1个疗程。疗程之间间隔4天。

注意事项：

糖尿病患者、有凝血障碍的患者避免使用刺络放血法。

如有皮损，皮损局部不宜放血。

刺络放血后，局部避水24小时。

刺络放血治疗后，如果放血局部皮下血肿吸收较慢，则刺络频率可以适当降低。

本方法不适用于年老、体弱、病情迁延日久等辨证属于虚证的患者。

『**推荐**』

推荐建议：辨证属实证的肋间神经痛患者，推荐使用针刺配合刺络放血法。[GRADE 1C]

解释：针对本方案，有相关支撑文献4篇[13-16]。经综合分析，形成证据体发现，针刺配合刺络放血法对辨证属实证的肋间神经痛患者有明显的缓解疼痛作用。本方案支撑证据数量少，偏倚风险高，但存在大量的古代证据及现代医家经验支撑，经GRADE评价、专家共识后，因文献设计质量、一致性、精确性不高，但古代证据及专家经验支撑力强，最终证据体质量等级为低。

7.7.1.1.3 单穴毫针刺法

本方案为单穴针刺法，所选腧穴为远端穴，具有选穴少、对疼痛局部刺激小的特点，尤其适合惧怕针刺的患者以及局部疼痛剧烈时的治疗。但是由于其刺激范围局限、刺激量有限，且没有针对病因的治疗，因此仅作为辅助治疗方案[17,18]。

取穴：

丘墟。

操作方法：

患者取坐位或仰卧位，取患侧丘墟，皮肤常规消毒后，常规进针，直刺0.8～1寸，并持续大幅度捻转至痛止；或得气后行提插捻转泻法，强度以下肢抽动为佳，行针2分钟，间隔5分钟，再行针1次。

疗程：

留针30分钟。1日1次，10天为1个疗程。疗程之间间隔3天。

注意事项：

本方法要求强刺激手法，但刺激强度仍应在患者承受范围之内，对于针刺方法中提到的“下肢抽动”不需强求达到。

本方法仅作为即刻止痛手段，或其他方法的辅助方案，因此，在疼痛缓解期，还需针对病因进行进一步治疗。

『**推荐**』

推荐建议：局部疼痛剧烈时及惧怕针刺的肋间神经痛患者，建议使用单穴毫针刺法；本方案也可作为其他方案的辅助治疗。[GRADE 2C]

解释：针对本方案，有相关支撑文献2篇[19,20]。经综合分析，形成证据体发现，本方案选穴少，对局部无刺激，因此对于局部疼痛剧烈，不能承受进一步疼痛刺激的情况及惧怕针刺的患者

尤其适合。本方案证据数量少，偏倚风险高，并且因为选穴少，适用范围较窄，也无现代医家经验支撑；但其有较多的古代文献支撑，且专家共识度较高，因此经 GRADE 评价、专家共识后，因其文献设计质量、一致性、精确性不高，但古代文献及专家经验支撑力强，最终证据体质量等级为低。

注：对肋间神经痛的治疗根据不同的疾病情况进行推荐，以局部取穴疗效更好，但在特殊情况下，使用远端腧穴也可以达到治疗目的。

7.7.1.2 非特异性肋软骨炎

7.7.1.2.1 针刺配合艾灸法

从中医角度认识非特异性肋软骨炎，属于典型的虚实夹杂性疾病，因此在本治疗方案中，艾灸用于培本补虚，针刺功在通经祛邪，两者配合使用，能够针对疾病形成的基本病机进行治疗，因此其疗效不仅可靠，而且持久不易复发[21,22]。

取穴：

阿是、膻中、心俞（双侧）、内关（双侧）。

操作方法：

针法：患者取仰卧位或侧卧位，心俞常规进针，不留针；然后以 1 寸针取痛点中心为进针点，垂直于皮肤轻捻刺入，针刺深度为 0.4～0.7 寸，行小幅雀啄术，得气后不留针；以同样方法在中心点左右旁开 2cm 处各取一穴，或上下 2cm 处各取一穴，两穴同时行针，使患处有酸胀感为度；膻中进针后向患侧平刺，针刺深度为 0.6～1 寸，使针感向患侧传导；内关直刺，针刺深度为 0.8～1 寸，采用小幅捻转手法，以针感向前臂或前胸传导为好。

灸法：留针同时，于痛点中心处采用艾绒中炷直接灸，取艾绒置于手心搓紧成上尖下圆、底平的圆椎状，大小为中炷，直接置于患处皮肤；点燃后，当患者感皮肤灼热时即用镊子将艾炷夹去，另换新炷施灸，共做 3 壮，以局部皮肤红晕为度。

疗程：

留针时间 20 分钟。隔日 1 次，10 次为 1 个疗程，疗程之间间隔 7 天。

注意事项：

本疗法中的直接灸有造成灸疮的可能，因此，皮肤愈合功能较差的患者，从兼顾安全性和有效性的角度考虑，可以使用温和灸代替直接灸。

中医辨证属于阴虚有热的患者，禁止使用此方案。

『**推荐**』

推荐建议：非特异性肋软骨炎引起的胁痛，建议使用针刺配合艾灸疗法。[GRADE 2C]

解释：针对本方案，有相关支撑文献 2 篇[21,22]。经综合分析，形成证据体发现，本方案综合使用针刺和艾灸疗法，不仅能够有效治疗本症，且能防止其复发。本方案证据数量少，偏倚风险高，但因其有明显的古今延承迹象，即有相关的古代文献及专家经验支撑，且专家共识度较高，因此经 GRADE 评价、专家共识后，因其文献设计质量、一致性、精确性不高，但古代文献及专家经验支撑力强，最终证据体质量等级为低。

7.7.2 骨骼肌疼痛

7.7.2.1 胸胁挫伤

7.7.2.1.1 远端腧穴毫针刺法

本方案以少阳经及其表里经的远端腧穴为主，既能较快地疏通病变部位的经气，又可以尽量少地对疼痛局部造成进一步刺激，因此，主要应用于胸胁挫伤的急性期（0.5 小时至 7 天）[23,24]。

取穴：

主穴：内关。

配穴：支沟、阳陵泉（均为患侧）。

操作方法：

皮肤常规消毒后，常规进针，均直刺，内关、支沟针刺深度0.6～1寸，阳陵泉针刺深度1～1.2寸；得气后行泻法，并嘱患者深呼吸，同时做身体的俯仰动作，活动疼痛局部，医生在患者痛处进行拍打按摩，并嘱患者做深呼吸和咳嗽动作，随着上述操作，局部疼痛应当慢慢减轻；如果效果较慢，在健侧肢体同样取上述腧穴，进行同样操作。

疗程：

留针30分钟，1日1次。以急性疼痛缓解为度。

注意事项：

本方案用于胸胁挫伤的急性期。

为了更好地缓解急性期疼痛，可同时配合耳穴压豆，取穴为神门、交感、胸、脑点[25]。

『**推荐**』

推荐建议：急性胸胁挫伤引起的胁痛，建议使用远端腧穴毫针刺法。[GRADE 2C]

解释：针对本方案，有相关支撑文献2篇[23,26]。经综合分析，形成证据体发现，本方案对胸胁挫伤急性期（俗称“岔气”）有较好的疗效，且对疼痛局部没有刺激，又有能够减少患者痛苦的优点。但由于本证非临床常见、多发，非临床研究重点，因此证据数量少，偏倚风险高；但其有大量的古代文献及专家经验支撑，且专家共识度极高，因此经GRADE评价、专家共识后，因其文献设计质量、一致性、精确性不高，但古代文献及专家经验支撑力强，最终证据体质量等级为低。

7.7.2.1.2　刺络放血配合穴位贴敷法

本方案为刺络放血和穴位贴敷的复合治疗方案，用于治疗陈旧性胸胁挫伤患者（1个月以上）。此阶段患者临床较少见，但治疗困难，单一手段难以起效，因此，使用刺络放血疏通局部经脉瘀阻，用穴位贴敷恢复局部经脉气血。两种方法共同作用，才能达到理想疗效[27]。

取穴：

阿是穴。

穴位贴敷处方：

辨证处方。

操作方法：

刺络放血：在压痛最明显处用指腹按揉片刻，使局部络脉怒张。局部皮肤常规消毒，左手绷紧皮肤，右手持皮肤针叩刺，直至皮肤微有出血为止，使用闪火法将火罐拔至出血处。

穴位贴敷：根据疼痛范围，选取大小合适的纱布块（厚4～6层），蘸取药汁至湿透（以不滴水为度），外敷患处。

疗程：

留罐5分钟，穴位贴敷30分钟。隔日1次，7次为1个疗程。疗程之间间隔3天。

注意事项：

有凝血障碍的患者避免使用刺络放血法。

刺络放血治疗后，局部避水24小时。

刺络放血治疗后，如果放血局部皮下血肿吸收较慢，则刺络频率可以适当降低。

穴位贴敷过程中如果有皮肤刺痒感，立刻将纱布去掉，以防出现皮肤损伤。

『推荐』

> 推荐建议：陈旧性胸胁挫伤引起的胁痛，推荐使用刺络放血配合穴位贴敷法。[GRADE 1D]

解释：针对本方案，仅有相关支撑文献 1 篇[28]。对文献分析后发现，本方案对陈旧性胸胁挫伤从“驱邪”和“扶正”两方面着手，能够产生较好的临床疗效。陈旧性胸胁挫伤临床发病较少，临床研究数量有限，因此证据数量少，偏倚风险高；而相关的古代文献及专家经验也都是针对胸胁挫伤急性期的，因此也缺乏这方面的证据支撑，虽然专家共识度较高，但仍不能提高其证据级别。因此经 GRADE 评价、专家共识后，因其文献设计质量、精确性不高，缺乏古代文献及专家经验支撑，最终证据体质量等级为极低。

另外，专家共识过程中，60% 的专家认为该方案的推荐级别应为 1（强推荐），因此将其推荐级别调整为 1。

7.7.3 内脏痛

7.7.3.1 胆囊疾病引起的胁痛

7.7.3.1.1 针刺配合耳穴贴压法

本方案采取了针刺与耳穴相结合的方式对胆囊疾病引起的慢性胁痛进行治疗，前者从脏腑辨证角度，从根本上消除胆囊疾病发生的内在病因；后者则能够快速有效地缓解临床症状，两者配合起效，促进胆道收缩，达到利胆消炎解痉的作用。同时，二者配合应用可以明显减少用药，减少副作用，有效地促进病情的恢复，缩短病程[29]。

取穴：

体针：主穴：丘墟、阳陵泉、日月、胆囊。

配穴：湿热蕴结：曲池、阴陵泉；

肝气郁结：太冲、期门；

腹胀呕吐：中脘、内关、足三里；

发热：大椎、曲池、合谷；

胃脘疼痛不适：中脘、足三里、内关；

伴有结石：足临泣、胆俞。

耳穴：胰胆、十二指肠、耳背肝、耳迷根、内分泌、皮质下、交感、神门。

操作方法：

针法：患者取仰卧位或侧卧位，皮肤常规消毒，快速进针，胆囊穴深刺，进针深度 1.2～1.5 寸，其余腧穴均采用常规深度；针刺得气后，主穴用平补平泻法，配穴按补虚泻实的原则进行相应补泻操作。

耳穴：耳部皮肤常规消毒，将耳穴贴贴于上述腧穴。每次贴 1 侧，隔 3 天复贴对侧，1 天按压 3 次，每穴垂直按压 5 次。按压强度以患者耐受为度，并以患者自觉耳部发热为佳。

疗程：

留针 30 分钟，每 10 分钟行针 1 次，共行针 2 次。隔日 1 次。每月为 1 个疗程，疗程之间间隔 7 天。

注意事项：

本方案以治疗局部疼痛为主，对原发疾病治疗作用效果有限，如出现原发疾病加重等情况，需尽早寻求外科治疗。

治疗期间患者应当遵守饮食指导，如戒烟戒酒，少食油腻食品，适当增加纤维素及水的摄入等。

『推荐』

推荐建议：胆囊疾病引起的慢性胁痛（慢性胆囊炎、胆囊切除术后等），推荐使用针刺配合耳穴贴压法。[GRADE 1C]

解释：针对本方案，有相关支撑文献4篇[30-33]。经综合分析，形成证据体发现，本方案对胆囊疾病引起的慢性胁痛，能够有效缓解症状。虽然本方案支撑证据少，但有较多古代文献及专家经验支撑，在专家共识过程中，共识度很高，因此经GRADE评价、专家共识后，因其文献设计质量、一致性、精确性不高，但古代文献及专家经验支撑力较高，最终证据体质量等级为低。

7.7.3.1.2 穴位注射法

维生素K_3能直接松弛胆囊、胆管平滑肌，使结石回纳，缓解内脏绞痛，可用于治疗胆囊疾病，尤其是胆绞痛及其引起的急性胁痛。本方案将它与腧穴刺激结合应用，一方面通过针具和药物对穴位的刺激，调节脏腑功能，疏通经络气血，平衡机体阴阳；另一方面使药物沿着经络系统直达病所，充分发挥药效。经、穴与药效协同作用，充分发挥二者的共同治疗作用[34]。

取穴：

胆囊（双侧）。

操作方法：

患者平卧，取双下肢胆囊穴，皮肤常规消毒后，用5mL注射器，7号针头，抽取维生素$K_3$8mg。直刺胆囊穴，进针得气后，回抽无血，缓慢将药液注入，每侧4mg。出针后，用消毒干棉球按压穴位5~10分钟，同时嘱患者平卧位，做腹式深呼吸。

疗程：

每次平卧30分钟。以急性疼痛缓解为准，无疗程限制。

注意事项：

本方案对于结石嵌顿的初期效果好，如果嵌顿时间较长，伴有局部的水肿、炎症、粘连等，应结合其他方法或外科手段。

治疗过程要求患者平卧位行腹式深呼吸，此体位有利于嵌顿的结石回纳入胆囊。

指导患者饮食，注意少食肥甘厚腻、辛辣动肝之品。

『推荐』

推荐建议：胆囊疾病引起的急性胁痛（胆绞痛），建议使用穴位注射法。[GRADE 2D]

解释：针对本方案，有相关支撑文献4篇[35-38]。经综合分析，形成证据体发现，本方案对胆囊疾病引起的急性胁痛，能够通过有效缓解平滑肌痉挛来减轻临床症状。但由于本症属危重症，临床以西医手段为首选治疗方案，针灸相关研究少，因此支撑证据少，也缺乏古代文献及专家经验支撑，且考虑到安全性问题，专家共识度较低。因此经GRADE评价、专家共识后，因其文献设计质量、一致性、精确性不高，且缺乏古代文献及专家经验支撑，最终证据体质量等级为极低。

7.7.3.2 肝脏疾病引起的胁痛

7.7.3.2.1 隔药灸结合穴位贴敷法

本方案以艾灸为基本疗法，在此基础上增加了药物的作用，其中艾灸的作用主要为振奋阳气，既培补了肝病日久所消耗的阳气，又能扶正祛邪，防止疾病进一步发展；而药物则主要起到活血化瘀，行气祛浊的作用，两者配合，扶正不敛邪，祛邪不伤正，临床疗效较好[6]。

取穴：

组一：神阙；

组二：期门、日月、章门（均为右侧）；

组三：肝俞、胆俞、脾俞（均为双侧）。

穴位贴敷处方：

辨证处方。

操作方法：

隔药灸：患者取仰卧位，将药物加工为细粉，加水调成药丸，大小与肚脐相当。将药丸置于脐部，艾条一端点燃，使艾条燃烧端垂直于脐正上方，且距脐2～3cm处施灸，以温热能耐受为度，避免烫伤。

穴位贴敷：药粉以温水调和，平摊于2cm×2cm的绵纸上，制成腧穴贴。每次选取组二、组三腧穴各一组，皮肤常规消毒后，将腧穴贴敷于穴位上，以胶布固定。

疗程：

艾灸每次30分钟，1天1次；贴敷每次24小时，3天贴敷1次；2周为1个疗程，疗程之间间隔7天。

注意事项：

本方案用于内脏疾病牵涉引起的胁痛，因此，必须在肝脏疾病基础治疗的基础上使用。

穴位贴敷过程中如果有皮肤刺痒感，立刻将纱布去掉，以防出现皮肤发疱现象。

『推荐』

推荐建议：肝脏疾病引起的慢性胁痛（慢性迁延性肝炎、肝硬化等），建议使用隔药灸结合穴位贴敷法。[GRADE 2D]

解释：针对本方案，有相关支撑文献10篇[39-48]，经综合分析，形成证据体发现，本方案通过经络和药物的共同作用，对临床常见且难以解决的肝脏疾病引起的慢性胁痛有较好的治疗作用。本方案证据数量虽多，但GRADE评价级别极低，且专家共识度较低，无法提高其证据级别，因此经GRADE评价、专家共识后，因其文献设计质量、一致性、精确性不高，且缺乏古代文献及专家经验支撑，最终证据体质量等级为极低。

8 本指南的利益冲突声明

本指南的资助单位为中国中医科学院针灸研究所，不存在利益冲突。

本指南在制定过程中，所有参与研讨会及编写工作的专家、工作组成员与相关单位或机构均不存在利益冲突。

9 本指南获取途径及将推荐方案应用于实践的方式

本指南可在全国针灸标准化技术委员会网站、中国中医科学院针灸研究所网站、中国针灸学会网站下载使用。

10 本指南实施中的有利因素和不利因素

10.1 有利因素

a）本病症临床发病率高，为针灸临床常见病症，因此标准的临床需求和应用度高；

b）随着循证思想在临床中的普及，越来越多的一线针灸医生更愿意参考循证临床实践指南来解决临床问题；

c）针灸在镇痛方面效果快速而显著，能够尽快缓解患者痛苦，临床接受度高。

10.2 不利因素

a）本病症具有疼痛性的临床症状，疼痛症状容易掩盖原发疾病，造成危重疾病不能及时治疗，因此需要特别重视疾病诊断。

b）不同级别的医务人员对标准内容尤其是推荐方案内容的理解存在差异，推广和确切实施都需要较长时间。

11　本指南的局限和不足

a）本指南目前缺乏卫生经济学相关内容。

b）本指南在社会工作者和家庭成员参与方面的研究也是空白。

c）本指南未考虑患者的价值观及偏好。

12　本指南的更新

本指南计划每5年更新一次，更新时间在第6年的5～6月。更新期间如果出现相关研究的重大发现或颠覆性结果出现，随时进行更新。本指南的更新将以出版物和线上更新两种方式进行。

附 录 A
(规范性)
本指南专家组成员和编写组成员

A.1 专家组成员

姓 名	性 别	职 称	研究领域	课题中分工	工作单位
程海英	女	主任医师	针灸临床	针灸专业意见	首都医科大学附属北京中医医院
陈 枫	男	主任医师	针灸临床	针灸专业意见	中国中医科学院望京医院
王克健	男	主任医师	针灸临床	针灸专业意见	中国中医科学院西苑医院
薛 爽	女	主任医师	神经内科临床	神内专业意见	中日友好医院
范为宇	女	研究员	情报信息	文献检索、文献质量评价指导	中国中医科学院信息研究所
詹思延	女	教授	循证医学	文献质量评价指导	北大公共卫生学院流行病学与卫生统计学系

A.2 编写组成员

姓 名	性 别	职 称	课题中分工	工作单位
杨金洪	女	主任医师	课题统筹、形成推荐	中国中医科学院针灸研究所
胡 静	女	主治医师	文献评价、形成推荐	中国中医科学院针灸研究所
杨 莉	女	主治医师	文献检索、文献评价	中国中医科学院针灸研究所
张 宁	女	副主任医师	文献评价	中国中医科学院针灸研究所
魏立新	女	主任医师	文献评价	中国中医科学院针灸研究所
周 宇	女	副主任医师	文献评价	中国中医科学院针灸研究所
武晓冬	女	研究员	方法学指导	中国中医科学院针灸研究所
栗 新	女	主管技师	电话咨询、资料整理	中国中医科学院针灸研究所
李 苧	女	助理研究员	英文文献检索、评价	中国中医科学院针灸研究所

附 录 B
（资料性）
临 床 问 题

基于适用人群、干预措施、对照、结局等方面的考虑，指南编写委员会根据PICO原则产生的临床问题，按照四个因素进行分析，确定需要解决的临床关键问题如下：

临床问题	结果
研究对象	各种疾病引起的胁痛（包括神经病理性疼痛、骨骼肌疼痛、内脏痛，排除乳腺疾病）
干预措施	针灸疗法
对照措施	不同针灸疗法、药物
结局指标	VAS值、WHO疼痛分级标准的疼痛积分、《中药新药临床研究指导原则》症状分级量化表的胁痛症状积分

B.1　定义

B.2　适用范围

B.3　临床表现

B.4　中医诊断

B.5　西医诊断

B.6　西医分型

B.7　辨证分型

B.8　危险因素/诱发因素

B.9　针灸介入时机

B.10　针灸治疗原则

B.11　针灸选穴

B.12　针灸方法及具体操作

B.13　疗程及治疗频率

B.14　疗效及预后

B.15　注意事项

B.16　不良反应

B.17　禁忌证

B.18　疗效评价方法

B.19　卫生经济学评价

B.20　推荐方案的支持证据及其级别

B.21　配合使用的其他中医方法

B.22　配合使用的西医方法

附 录 C

(资料性)

文献检索范围、检索策略、纳排标准及文献筛选结果

C.1 中文现代文献检索策略

C.1.1 关键词

a）胁痛 OR 胁肋痛 OR 胁肋疼痛 OR 胁部疼痛 OR 肋部疼痛；

b）病因学 OR 影响因素 OR 发病原因 OR 诱因；

c）针灸 OR 针刺 OR 毫针 OR 灸 OR 电针 OR 耳针 OR 耳穴贴压 OR 水针 OR 皮肤针 OR 皮内针 OR 梅花针 OR 头针 OR 手足针 OR 腕踝针 OR 面针 OR 眼针 OR 温针 OR 刺血疗法 OR 放血疗法 OR 三棱针疗法 OR 蜂针 OR 火针疗法 OR 激光针刺 OR 激光穴位照射 OR 舌针 OR 穴位疗法 OR 穴位按压 OR 点穴 OR 敷脐 OR 拔罐 OR 走罐 OR 闪罐 OR 针药；

d）选穴 OR 取穴 OR 配穴 OR 处方，针灸 OR 针灸处方。

C.1.2 检索资源

a）中文生物医学期刊文献数据库	http：//sinomed. cintcm. ac. cn/index. jsp
b）中国中医药信息网	http：//www. cintcm. com
c）中国知识资源总库（CNKI）	http：//www. cnki. net/
中国医院数字图书馆	http：//cnki. cintcm. ac. cn/kns50/chkd_ index. aspx
中国期刊全文数据库（世纪期刊）	http：//cnkigk. cintcm. ac. cn/kns50/
d）万方数据知识服务平台	http：//wanfang. cintcm. ac. cn：8088/
e）维普科技期刊全文数据库	http：//omcq4. gicp. net：90/index. asp
f）国家科技文献中心	http：//www. nstl. gov. cn/index. html
g）读秀学术搜索	http：//edu. duxiu. com/
h）谷歌学术搜索	http：//scholar. google. com. hk/schhp？ hl = zh – CN

C.1.3 检索式

a）全文（“胁痛 OR 胁肋痛 OR 胁肋疼痛 OR 胁部疼痛 OR 肋部疼痛”）AND 关键词（“病因 OR 影响因素 OR 发病原因 OR 诱因”）；

b）全文（“胁痛 OR 胁肋痛 OR 胁肋疼痛 OR 胁部疼痛 OR 肋部疼痛”）AND 关键词（“针灸 OR 针刺 OR 毫针 OR 灸 OR 电针 OR 耳针 OR 耳穴 OR 水针 OR 穴位注射 OR 皮肤针 OR 皮内针 OR 梅花针 OR 头针 OR 手足针 OR 腕踝针 OR 面针 OR 眼针 OR 温针 OR 刺血 OR 放血 OR 三棱针 OR 蜂针 OR 火针 OR 激光针刺 OR 激光穴位照射 OR 舌针 OR 穴位疗法 OR 敷脐 OR 拔罐 OR 走罐 OR 闪罐 OR 针药并用 OR 针药”）；

c）全文（“胁痛 OR 胁肋痛 OR 胁肋疼痛 OR 胁部疼痛 OR 肋部疼痛”）AND 关键词（“选穴 OR 取穴 OR 配穴 OR 处方，针灸 OR 针灸处方”）。

C.2 中文古代文献检索策略

C.2.1 关键词

胁痛 OR 胁肋痛 OR 胁肋疼 OR 胁肋胀痛 OR 季胁胀痛。

C.2.2 检索范围

书名	版本	书名	版本
《足臂十一脉灸经》《阴阳十一脉灸经》	马王堆帛书	《杨氏家传针经图像》	
《佚名灸方》	敦煌卷子	《针灸集要》	
《黄帝明堂经》	辑校本	《神应经》	明刊本
《灵枢经》			日本重刊本
《备急千金要方》（第二十九和三十卷为针灸卷）	日本抄本《真本千金方》，现仅存第一卷	《医经小学·针灸卷》	明正统四年（公元 1439 年）陈氏刊本
	未经宋人校改的宋刊本《新雕孙真人千金方》存二十卷。原为清代陆心源所藏，现藏日本静嘉堂文库		明景泰六年（公元 1455 年）王仲宏刊本
	林亿等校定宋刊本，三十卷		明成化九年（公元 1473 年）熊宗立刊本
《千金翼方·针灸》（第二十六至二十八卷为针灸卷）	元大德十一年（公元 1307 年）梅溪书院刊本		明万历胡宗焕《格致丛书》本
	日本文政十二年（公元 1829 年）由江户医学馆影刊		明节本
《外台秘要方·明堂》	南宋刻本	《奇效良方·针法门》	明成化九年（公元 1473 年）太医院刻本
	明崇祯十三年（公元 1640 年）程衍道重刊本		明正德六年（公元 1511 年）重刻本
《四库全书》	抄本	《医学入门》	万历三年刻
《医心方·针灸》	半井本		崇祯修补本
	安政版		朝鲜刻本
	仁和寺本	《针灸大全》	明万历十三年建阳余氏新安堂刊本
	多纪家旧藏本		明万历建阳詹氏进贤堂刻本
	日本医学丛书活字本		明万历（三十年）建阳郑氏宗文堂合刊本
	北宋刊本		明建阳刘氏乔山堂刻本
《针灸甲乙经》	明万历吴勉学校刊《医学六经》本		明万历三十三年金陵书林唐翀宇刊本
《医统正脉》	影印本	《针灸问对》	嘉靖壬辰年（公元 1532 年）刻本
	明蓝格抄本		《四库全书》本

续 表

书名	版本
《铜人腧穴针灸图经》	原刊三卷本
	宋天圣石刻
	明代石刻及刊本
	金大定五卷补注本
	清宣统影元刻本
《圣济总录·针灸门》	金刊本
	元大德重印本
	清刊本
	日本文化十三年木活字本
《素问遗篇·刺法论》	金刊本《素问》
《太平圣惠方·针灸篇》	南宋绍兴十七年（公元 1147 年）刻本
	一卷本《黄帝明堂灸经》
	三卷本《新刊黄帝明堂灸经》
	七卷本《铜人针灸经》
《济生拔粹·洁古云岐针法·窦太师针法》	元刊本
	上海涵芬楼影印本
《针经摘英集》	
《西方子明堂灸经》	元熊氏卫生堂重刊本
	明平阳府重刊元本
	四库本
	点校本
《备急灸法》	
《痈疽神秘灸经》	《医学集览》彭用光本
《太乙神针》	道光三年京都宏文斋刻本
《灸法秘传》	清代光绪九年乐善堂刘氏刊本
《琼瑶神书》	清道光二十八年（公元 1848 年）信元堂刻本
	清同治十年（公元 1871 年）刻本

书名	版本
《三才图会·身体图会》	王思义校正本
	曾孙尔宾重校本
	潭滨黄晟东曙氏重校本
《东医宝鉴·针灸篇》	英祖甲戌（公元 1754 年）刊本
	纯祖甲戌完营重刊本
《针灸经验方》	仁祖二十二年甲申活字版、木刻版两种
	日本享保刊本
	日本安永印本
	清代勉学堂刊
《普济方·针灸门》	明永乐刊本
	明抄本
	《四库全书》抄本
	人民卫生出版社铅印本
《针经指南》	元刊本
	天一阁藏本
	明宣德七年广勤书堂新刊本
	明成化八年本
	明成化九年本
《子午流注针经》	天一阁藏《针灸四书》本
《灸膏肓腧穴法》	明嘉靖丁酉陶师文刻本
	正德本
	日本刻本
《针灸节要聚英》	排印本
《针灸问答》	明抄本
《针灸大成》	明万历赵文炳刻本
	明万历刻清顺治李月桂重修本

续 表

书名	版本
《针灸资生经》	初刊本
	宋嘉定徐氏刻本
	宋绍定赵氏刻本
	元大德国氏刻本
	元天历广勤书堂印本
	明正统广勤书堂新刊本
	日本宽文九年（公元 1669 年）刊本
《十四经发挥》	《四库全书》本
	明抄本
	《薛氏医案》本
	日本宽永二年（公元 1625 年）刊本
《奇经八脉考》	明万历三十一年与《本草纲目》合刻本
	《四库全书》本
《针灸集书》	明刊本
	日本抄本
《循经考穴编》	清康熙写本
	1955 年群联出版社影印本
	1959 年上海科技出版社排印本
《经脉分图》	《寿栎庐丛书》本
《扁鹊神应针灸玉龙经》	文渊阁本、《四库全书》本
	上海古籍出版社缩印本

书名	版本
《针灸大成》	明万历刻清顺治、康熙递修本
	清康熙李月桂重刻本
	清乾隆章廷刻本
	人民卫生出版社缩印本
	岳麓书社影印本
《针方六集》	明万历四十六年（公元 1618 年）初刻本
	安徽科技出版社出版的《新安医籍丛刊》张晋等人点校的《针方六集》
《类经图翼》	明天德堂刻本
	明金阊万贤楼刻本
	明金阊童涌泉刻本
	《四库全书》写本
《医宗金鉴·刺灸心法要诀》《针灸逢源》	清乾隆七年武英殿刻本嘉庆初刻本
	道光二年补刻本
	同治十年重修本
《针灸易学》	道光本
	嘉庆三年自刻本
	《针灸易学》点校本
《考正周身穴法歌》	同治十三年（公元 1874 年）北京善成堂刻本
《针灸穴法》	清抄本
《刺疗捷法》	扫叶山房刻本
《六译馆丛书》	针灸篇

C.2.3 检索方法

a）在上述检索范围给出的 57 部著作范围内，使用《中华医典》进行初检，以关键词进行分别检索，并将检索到的文献分别整理。

b）在《中国中医科学院图书馆馆藏古籍书目》中对相关古籍进行检索，查询其检书号。

c）找到上述版本，对初检结果进行核对。

C.3 英文文献检索策略

C.3.1 关键词（KEY WORDS）

a）“Hypochondriac pain”；

b）Etiology OR Causes OR Causality OR “Epidemiologic Factors”；

c）Acupuncture OR Needle OR Moxibustion OR Electro-acupuncture OR “Auricular Therapy” OR

Hydro-acupuncture OR "Plum-blossom Needle therapy" OR "Intra-dermal Needle Therapy" OR "Needle Warming Therapy" OR "Bloodletting Therapy" OR "Three-edged Needle Therapy" OR Bee-needles OR "Fire-needle Therapy" OR Laser OR "Acupoint Therapy" OR Acupressure OR "Acupoint Sticking Therapy" OR "Auricular Point Sticking" OR Cupping;

d) "Point Selection" OR "Acupoint Selection" OR "Point Combination" OR "Acupoint Combination" OR "Acupuncture-moxibustion Prescription" OR "Acupuncture Prescription" OR "Prescription, Acupuncture-moxibustion".

C.3.2 检索资源（SEARCH RESOURCE）

a）PubMed	http：//pubmed. gov
b）EMBASE	https：//www. embase. com
c）西文生物医学期刊文献服务系统（FMJS）	http：//192. 168. 200. 35：8080/fmjs/index. jsp
d）国家科技文献中心	http：//www. nstl. gov. cn/index. html
e）循证医学全文数据库（EBMR）	http：//ovidsp. ovid. com/autologin. html
f）EBSCO 中西医结合全文数据库-ALT HEALTH WATCH	http：//search. ebscohost. com
g）OCLC《美国联机图书馆系统》	http：//firstsearch. oclc. org
h）Socolar 开放存取资源一站式检索平台	http：//www. socolar. com
i）National Guideline Clearinghouse 美国国家临床指南发布中心	http：//www. guideline. gov

C.3.3 检索式（SEARCH LOGIC）

a) All fields ("Hypochondriac pain") AND Title/abstract (Etiology OR Causes OR causality OR "Epidemiologic Factors");

b) All fields ("Hypochondriac pain") AND Title/abstract (Acupuncture OR Needling OR Moxibustion OR Electro-acupuncture OR "Auricular Therapy" OR Hydro-acupuncture OR "Plum-blossom Needle therapy" OR "Intra-dermal Needle Therapy" OR "Needle Warming Therapy" OR "Bloodletting Therapy" OR "Three-edged Needle Therapy" OR Bee-needles OR "Fire-needle Therapy" OR Laser OR "Acupoint Therapy" OR Acupressure OR "Acupoint Sticking Therapy" OR "Auricular Point Sticking" OR Cupping);

c) All fields ("Hypochondriac pain") AND Title/abstract (Point Selection" OR "Acupoint Selection" OR "Point Combination" OR "Acupoint Combination" OR "Acupuncture- moxibustion Prescription" OR "Acupuncture Prescription" OR "Prescription, Acupuncture- moxibustion).

C.4 中文现代名家专著检索策略

C.4.1 关键词

胁痛 OR 胁肋痛 OR 胁肋疼 OR 胁肋胀痛 OR 季胁胀痛。

C.4.2 检索范围

程淡安，杨甲三，石学敏，王乐亭，郑魁山，陆燕瘦，贺普仁。

C.4.3 检索方法

a）查询检索范围图书的电子书，以关键词进行分别检索，将检索到的文献进行初步整理；

b）在《中国中医科学院图书馆馆藏书目》中对相关内容进行复核，防止出现内容的差异。

C.5 文献的纳入、排除标准

C.5.1 文献纳入标准

a）1979～2016 年文献；

b）临床研究文献；

c）"胁痛"为主病或疾病的主要症状；

d）有明确的疾病诊断标准；

e）有明确针对“胁痛”进行的疗效评价。

C.5.2 文献排除标准

a）合并使用了针灸之外的治疗手段并且合并治疗影响对针灸疗效的评价；

b）取穴方法并非出于中医理论；

c）重复发表。

C.6 检索及纳入结果

C.6.1 中文现代文献

共3205篇，删除非临床文献及明显与研究无关文献，剩余834篇。

阅读全文后，删除仅出现在辩证中、讨论中，及带状疱疹等情况，剩余文献461篇，最终纳入文献117篇。

C.6.2 外文现代文献

共207篇，删除明显不属于研究范围的文献；

试验研究、西医外科、西医疑难病例报道等192篇；

与中医相关，但仅作为伴随症状、出现在讨论中等14篇，剩余文献1篇。

C.6.3 现代著作

作者	书名	页码	篇名	出版社
承淡安	《中国针灸学》	94－95	胁痛	人民卫生出版社
承淡安	《中国针灸治疗学》	321－325	肋间神经痛	中国针灸学研究社
		389－392	肋软骨炎	
项平 夏有兵	《承淡安针灸经验集》	164	肋膜炎	上海科学技术出版社
		219－220	肝硬化	
		221	胆石症	
		223	胆石症 灸治	
		273，284－285	肋间神经痛	
承淡安	《承淡安针灸选集》	35	少阳病 胸胁满	上海科学技术出版社
		69	悬饮	
		83	肝积	
		124－126	胸腹门 胸胁痛	
胡慧	《中医临床家·杨甲三》	100－104	胸胁痛	中国中医药出版社
焦顺发	《中国针灸学求真》	186	肋间神经痛	山西科学教育出版社
		210－213	肝胆胃之病症	
卞金玲	《石学敏针灸学》	223－225	传染性肝炎	天津科学技术出版社
		234	胃炎 肝气犯胃证	
		242－243	胆囊炎、胆石症	
		272	肋间神经痛	
		351－352	胁痛（肋间神经痛）	
		352－353	胆囊炎、胆石症	

续 表

作者	书名	页码	篇名	出版社
石学敏	《中国针灸奇术》	297 - 301	胁痛	天津科技翻译出版公司
北京 中医医院	《金针王乐亭》	283	带状疱疹	北京出版社
		291	胁痛	
王雪苔	《中国针灸大全·下篇》	111 - 114	胆结石绞痛	河南科学技术出版社
		128 - 133	病毒性肝炎	
		245 - 249	急、慢性胆囊炎	
		387 - 390	肋间神经痛	
承淡安	《增订中国针灸治疗学》	304 - 305	伤寒门 少阳	中国针灸学研究社
		353	痰饮门 悬饮	
		444 - 447	胸腹门	
郑魁山	《针灸集锦》	362	胁痛	甘肃科学技术出版社
		383 - 385	胆囊炎	
郑魁山	《郑氏针灸全集》	355	疏肝理气方	人民卫生出版社
		381 - 382	胁痛者	
		412 - 413	胆囊炎	
俞中元	《中国百年百名 中医临床家丛书　承淡安》	25	少阳病	中国中医药出版社
		61	痰饮门 - 悬饮	
		75	癥瘕	
		76	五积门 - 肝积	
		77	肺积	
		124 - 125	胸腹门	
		188 - 189	胸膜炎	

C.6.4　古代文献

书名	卷/章	条目数量	合计
《普济方》	针灸·卷十三·针灸门·胁肋痛	28	82
《针灸聚英》	卷二·治例·杂病·胁痛	1	
《针灸资生经》	针灸资生经第五·胸胁痛	26	
《类经图翼》	卷十一·针灸要览·诸证灸法要穴·心腹胸胁痛胀	1	
《针灸学纲要》	胁痛	1	
《灸法秘传》	应灸七十症·胁痛	1	
《医学纲目》	卷之十四·肝胆部·胁痛	10	
	卷之三十一·伤寒部·少阳病·胁痛续法	1	
《内科通论》	杂病治例·胁痛	1	
	病机沙篆·卷下·十九·胁痛	4	

续 表

书名	卷/章	条目数量	合计
《内经》	二十卷·针刺类·三十·缪刺巨刺	1	82
《类经》	二十二卷·针刺类·四十七·刺胸背腹病	1	
《黄帝素问直解》	卷之五·缪刺论	2	
《素问悬解》	卷八·刺法·缪刺论	2	
《素问病机气宜保命集》	卷下·药略第三十二（针法附）	1	
《脉经》	卷二·平三关病候并治宜第三	1	

附 录 D

(资料性)

疗效评价指标的分级

7－9（CRITICAL）：

VAS 值

疼痛积分：WHO 疼痛分级标准。

胁痛症状积分：《中药新药临床研究指导原则》症状分级量化表。

4－6（IMPORTANT）：

疼痛评分：无。

有效率：WHO 疼痛分级标准。

有效率：《中药新药治疗胁痛临床试验指导原则》中的症状积分。

疼痛消失天数。

起效时间。

持续止痛时间。

止痛药用量。

1－3（NOT IMPORTANT）：

有效率：实用颈腰肢体痛诊疗手册。

有效率：《全国高级针灸进修班教材》制定的斜刺治疗骨骼肌损伤的疗效标准。

有效率：软组织损伤治疗学。

有效率：自拟标准。

有效率：无。

附　录　E
（资料性）
文献质量评估结论

E.1　证据概要表

E.1.1　肋间神经痛

Question：Should acupuncture be used for intercostal neuralgia?

Quality assessment							No of patients		Effect		Quality	Importance
No of studies	Design	Risk of bias	Inconsistency	Indirectness	Imprecision	Other considerations	Acupuncture	Control	Relative (95.0% CI)	Absolute		
ineffect rate – acupuncture – 58 – 64 (follow – up mean 6 months; assessed with: ineffect rate)												
7	observational studies[1,2]	very serious[2]	no serious inconsistency	no serious indirectness	very serious[3]	none[1]	8/334 (2.4%)	–	–	–	⊕○○○ VERY LOW	NOT IMPORTANT

[1] the number of studies are large enough.
[2] all the studies are case series.
[3] results of these studies are nearly the same.

Question：Should point injection be used for intercostal neuralgia?

Quality assessment							No of patients		Effect		Quality	Importance
No of studies	Design	Risk of bias	Inconsistency	Indirectness	Imprecision	Other considerations	Point injection	Control	Relative (95.0% CI)	Absolute		
ineffect rate – point injection – 67 (assessed with: ineffect rate)												
1	observational studies[1]	very serious[1]	no serious inconsistency	no serious indirectness	very serious[1]	reporting bias[2]	0/23 (0.0%)	–	–	–	⊕○○○ VERY LOW	NOT IMPORTANT

[1] case series.
[2] a single study.

Question: Should dermal needle combined with cupping be used for intercostal neuralgia?

Quality assessment							No of patients		Effect		Quality	Importance
No of studies	Design	Risk of bias	Inconsistency	Indirectness	Imprecision	Other considerations	Dermal needle combined with cupping	Control	Relative (95.0% CI)	Absolute		
ineffect rate – dermal needle and cupping – 65, 66 (follow – up mean 6 months; assessed with: ineffect rate)												
2	observational studies[1,2]	very serious[2]	no serious inconsistency	no serious indirectness	very serious[2]	reporting bias[1]	2/130 (1.5%)	–	–	–	⊕○○○ VERY LOW	NOT IMPORTANT

[1] the number of studies is small.
[2] case series study.

Question: Should acupuncture combined with bleeding and cupping be used for intercostal neuralgia?

Quality assessment							No of patients		Effect		Quality	Importance
No of studies	Design	Risk of bias	Inconsistency	Indirectness	Imprecision	Other considerations	Acupuncture combined with bleeding and cupping	Control	Relative (95.0% CI)	Absolute		
ineffect rate – acupuncture, bleeding and cupping – 68 – 71 (follow – up mean 7.5 months; assessed with: ineffect rate)												
4	observational studies[1]	very serious[1]	no serious inconsistency	no serious indirectness	serious[1]	reporting bias[2]	14/191 (7.3%)	–	–	–	⊕○○○ VERY LOW	NOT IMPORTANT

[1] case series.
[2] the number of studies is small.

Question: Should electro – needle and point injection be used for intercostal neuralgia?

Quality assessment							No of patients		Effect		Quality	Importance
No of studies	Design	Risk of bias	Inconsistency	Indirectness	Imprecision	Other considerations	Electro – needle and point injection	Control	Relative (95.0% CI)	Absolute		
ineffect rate – electro – needle and point injection – 72, 73 (assessed with: ineffect rate)												
2	observational studies[1]	very serious[1]	no serious inconsistency	no serious indirectness	very serious[1,2]	reporting bias	2/70 (2.9%)	–	–	–	⊕○○○ VERY LOW	NOT IMPORTANT

[1] case series.
[2] the number of studies is small.

E.1.2 非特异性肋软骨炎

Question: Should acupuncture be used for hypochondriac pain caused by costal chondritis?

Quality assessment							No of patients		Effect		Quality	Importance
No of studies	Design	Risk of bias	Inconsistency	Indirectness	Imprecision	Other considerations	Acupuncture	Control	Relative (95.0% CI)	Absolute		
Ineffect rate from VAS – acupuncture – 3 (assessed with: Ineffect rate from VAS)												
1	observational studies[1,2,3]	very serious[2]	no serious inconsistency	no serious indirectness	serious	reporting bias[4]	2/30 (6.7%)	–	–	–	⊕○○○ VERY LOW	IMPORTANT
ineffect rate – floating acupuncture – 6, 7 (assessed with: ineffect rate)												
2	observational studies[1,3]	very serious[3]	no serious inconsistency	no serious indirectness	very serious	reporting bias[4]	3/63 (4.8%)	–	–	–	⊕○○○ VERY LOW	NOT IMPORTANT
ineffect rate – acupuncture – 8 (assessed with: ineffect rate)												
1	observational studies[1,3]	very serious[1]	no serious inconsistency	no serious indirectness	very serious	reporting bias[4]	6/56 (10.7%)	–	–	–	⊕○○○ VERY LOW	NOT IMPORTANT

[1] a single case series study, the design is not so rigorous.
[2] this is a RCT, and the author can not be connected.
[3] they are both case series studies, the design is not so rigorous.
[4] a single study.

Question: Should auricular points be used for hypochondriac pain caused by costal chondritis?

Quality assessment							No of patients		Effect		Quality	Importance
No of studies	Design	Risk of bias	Inconsistency	Indirectness	Imprecision	Other considerations	Auricular points	Control	Relative (95.0% CI)	Absolute		
ineffect rate – auricular points – 9 (follow – up mean 3 months; assessed with: ineffect rate)												
1	observational studies[1,2,3]	very serious[1]	no serious inconsistency	no serious indirectness	very serious	reporting bias[4]	2/15 (13.3%)	–	–	–	⊕○○○ VERY LOW	NOT IMPORTANT

[1] a single case series study, the design is not so rigorous.
[2] they are both case series studies, the design is not so rigorous.
[3] case series.
[4] a single study.

Question: Should scraping be used for hypochondriac pain caused by costal chondritis?

Quality assessment							No of patients		Effect		Quality	Importance
No of studies	Design	Risk of bias	Inconsistency	Indirectness	Imprecision	Other considerations	Scraping	Control	Relative (95.0% CI)	Absolute		
ineffect rate – scraping – 91 (follow – up mean 1 months; assessed with: ineffect rate)												
1	observational studies[1]	serious[1]	no serious inconsistency	no serious indirectness	very serious	reporting bias[2]	0/60 (0.0%)	–	–	–	⊕○○○ VERY LOW	NOT IMPORTANT

[1] case series.
[2] a single study.

Question: Should acupuncture combined with moxibustion be used for hypochondriac pain caused by costal chondritis?

Quality assessment							No of patients		Effect		Quality	Importance
No of studies	Design	Risk of bias	Inconsistency	Indirectness	Imprecision	Other considerations	Acupuncture combined with moxibustion	Control	Relative (95.0% CI)	Absolute		
ineffect rate – acupunctre and moxibustion – 4 (assessed with: ineffect rate)												
1	observational studies[1]	serious[1]	no serious inconsistency	no serious indirectness	very serious	reporting bias[2]	8/34 (23.5%)	–	–	–	⊕○○○ VERY LOW	NOT IMPORTANT
ineffect rate from VAS – acupuncture and moxibustion – 5 (follow – up mean 6 months)												
1	observational studies[1]	serious[1]	no serious inconsistency	no serious indirectness	very serious[3]	reporting bias[2]	3/30 (10.0%)	–	–	–	⊕○○○ VERY LOW	IMPORTANT

[1] a single case series study, and the design of study is not so rigorous.
[2] a single study.
[3] case series study.

E. 1. 3 胸胁挫伤

Question： Should acupuncture be used for chest pain?

Quality assessment							No of patients		Effect		Quality	Importance
No of studies	Design	Risk of bias	Inconsistency	Indirectness	Imprecision	Other considerations	Acupuncture	Control	Relative (95. 0% CI)	Absolute		
Ineffect rate from industry standard – acupuncture – 12，20，21（assessed with：Ineffect rate from industry standard）												
3	observational studies[1,2]	very serious[1]	no serious inconsistency	no serious indirectness	very serious[3]	reporting bias	0/172 (0. 0%)	–	–	–	⊕○○○ VERY LOW	NOT IMPORTANT
ineffect rate – acupuncture – 13 – 19，22（assessed with：ineffect rate）												
8	observational studies[2]	very serious[2]	no serious inconsistency	no serious indirectness	serious	none	4/440 (0. 91%)	–	–	–	⊕○○○ VERY LOW	NOT IMPORTANT

[1] the number of study is small.
[2] they are both case series studies，the design is not so rigorous.
[3] results of these studies are totally same.

Question： Should bleeding and cupping be used for chest pain?

Quality assessment							No of patients		Effect		Quality	Importance
No of studies	Design	Risk of bias	Inconsistency	Indirectness	Imprecision	Other considerations	Bleeding and cupping	Control	Relative (95. 0% CI)	Absolute		
ineffect rate – bleeding and cupping – 23（follow – up mean 1 years；assessed with：ineffect rate）												
1	observational studies[1]	very serious[1]	no serious inconsistency	no serious indirectness	very serious	reporting bias[2]	3/50 (6. 0%)	–	–	–	⊕○○○ VERY LOW	NOT IMPORTANT

[1] a single case series study，the design is not so rigorous.
[2] a single study.

Question: Should acupuncture combined with cupping be used for chest pain?

Quality assessment							No of patients		Effect		Quality	Importance
No of studies	Design	Risk of bias	Inconsistency	Indirectness	Imprecision	Other considerations	Acupuncture combined with cupping	Control	Relative (95.0% CI)	Absolute		
ineffect rate - acupuncture and cupping - 25, 27, 28 (assessed with: ineffect rate)												
3	observational studies[1,2]	serious[2]	no serious inconsistency	no serious indirectness	very serious	reporting bias	1/131 (0.76%)	-	-	-	⊕○○○ VERY LOW	NOT IMPORTANT

[1] the number of studies is small.
[2] case series study.

Question: Should acupuncture and ear points be used for chest pain?

Quality assessment							No of patients		Effect		Quality	Importance
No of studies	Design	Risk of bias	Inconsistency	Indirectness	Imprecision	Other considerations	Acupuncture and ear points	Control	Relative (95.0% CI)	Absolute		
ineffect rate - acupuncture and cuppinig - 28 (follow - up mean 6 months; assessed with: ineffect rate)												
1	observational studies[1]	very serious[1]	no serious inconsistency	no serious indirectness	serious	reporting bias[2]	0/30 (0.0%)	-	-	-	⊕○○○ VERY LOW	NOT IMPORTANT

[1] case series.
[2] a single study.

Question: Should acupuncture, bleeding and cupping be used for chest pain?

Quality assessment							No of patients		Effect		Quality	Importance
No of studies	Design	Risk of bias	Inconsistency	Indirectness	Imprecision	Other considerations	Acupuncture, bleeding and cupping	Control	Relative (95.0% CI)	Absolute		
ineffect rate - acupuncture, bleeding and cupping - 11 (assessed with: ineffect rate)												
1	observational studies[1]	very serious[1]	no serious inconsistency	no serious indirectness	very serious	reporting bias[2]	0/26 (0.0%)	-	-	-	⊕○○○ VERY LOW	NOT IMPORTANT

[1] case series.
[2] a single study.

Question: Should bleeding, cupping and point application be used for chest pain?

Quality assessment							No of patients		Effect		Quality	Importance
No of studies	Design	Risk of bias	Inconsistency	Indirectness	Imprecision	Other considerations	Bleeding, cupping and point application	Control	Relative (95.0% CI)	Absolute		
ineffect rate – bleeding, cupping and point application – 24 (assessed with: ineffect rate)												
1	observational studies[1]	very serious[1]	no serious inconsistency	no serious indirectness	serious	reporting bias[2]	3/53 (5.7%)	–	–	–	⊕○○○ VERY LOW	NOT IMPORTANT

[1] case series.
[2] a single study.

E.1.4 胆囊疾病引起的胁痛

Question: Should acupuncture be used for chronic choleycystitis?

Quality assessment							No of patients		Effect		Quality	Importance
No of studies	Design	Risk of bias	Inconsistency	Indirectness	Imprecision	Other considerations	Acupuncture	Control	Relative (95.0% CI)	Absolute		
VAS – acupuncture – 103 (measured with: VAS; range of scores: 0.71 – 1.53; Better indicated by lower values)												
1	observational studies[1,2]	serious[2]	no serious inconsistency	no serious indirectness	serious[2]	reporting bias[1]	60	–	–	–	⊕○○○ VERY LOW	CRITICAL
ineffect rate – acupuncture – 106 (assessed with: ineffect rate)												
1	observational studies[2]	very serious[2]	no serious inconsistency	no serious indirectness	very serious[2]	reporting bias[1]	0/38 (0.0%)	–	–	–	⊕○○○ VERY LOW	NOT IMPORTANT

[1] a single study.
[2] case series.

Question: Should ear points be used for chronic choleycystitis?

Quality assessment							No of patients		Effect		Quality	Importance
No of studies	Design	Risk of bias	Inconsistency	Indirectness	Imprecision	Other considerations	Ear points	Control	Relative (95.0% CI)	Absolute		
ineffect rate – ear points – 108 (assessed with: ineffect rate)												
1	observational studies[1]	very serious[1]	no serious inconsistency	no serious indirectness	very serious[1]	reporting bias[2]	0/66 (0.0%)	–	–	–	⊕○○○ VERY LOW	NOT IMPORTANT

[1] case series.
[2] the number of studies is small.

Question: Should point injection be used for chronic choleycystitis?

Quality assessment							No of patients		Effect		Quality	Importance
No of studies	Design	Risk of bias	Inconsistency	Indirectness	Imprecision	Other considerations	Point injection	Control	Relative (95.0% CI)	Absolute		
ineffect rate – point injection – 105 (assessed with: point injection)												
1	observational studies[1]	very serious[1]	no serious inconsistency	no serious indirectness	very serious[1]	reporting bias[2,3]	7/30 (23.3%)	–	–	–	⊕○○○ VERY LOW	NOT IMPORTANT

[1] case series.
[2] the number of studies is small.
[3] two authors of these articles are the same.

Question: Should catgut embedding be used for chronic choleycystitis?

Quality assessment							No of patients		Effect		Quality	Importance
No of studies	Design	Risk of bias	Inconsistency	Indirectness	Imprecision	Other considerations	Catgut embedding	Control	Relative (95.0% CI)	Absolute		
ineffect rate – catgut embedding – 109 (assessed with: ineffect rate)												
1	observational studies[1]	very serious[1]	no serious inconsistency	no serious indirectness	very serious[1]	reporting bias[2]	0/32 (0.0%)	–	–	–	⊕○○○ VERY LOW	NOT IMPORTANT

[1] case series.
[2] a single study.

Question: Should acupuncture and ear point be used for chronic choleycystitis?

Quality assessment							No of patients		Effect		Quality	Importance
No of studies	Design	Risk of bias	Inconsistency	Indirectness	Imprecision	Other considerations	Acupuncture and ear point	Control	Relative (95.0% CI)	Absolute		
ineffect rate – acupuncture and ear points – 104, 107 (follow – up mean 1.5 months; assessed with: ineffect rate)												
2	observational studies[1]	very serious[1]	no serious inconsistency	no serious indirectness	very serious[1]	reporting bias[2]	6/130 (4.6%)	–	–	–	⊕○○○ VERY LOW	NOT IMPORTANT

[1] case series.
[2] the number of studies is small.

Question: Should point application be used for post – cholecystectomy syndrome?

Quality assessment							No of patients		Effect		Quality	Importance
No of studies	Design	Risk of bias	Inconsistency	Indirectness	Imprecision	Other considerations	Point application	Control	Relative (95.0% CI)	Absolute		
ineffect rate – point application – 111 (assessed with: ineffect rate)												
1	observational studies[1]	very serious[1]	no serious inconsistency	no serious indirectness	very serious[1]	reporting bias[2]	3/33 (9.1%)	–	–	–	⊕○○○ VERY LOW	NOT IMPORTANT

[1] case series.
[2] a single study.

Question: Should acupuncture be used for biliary colic?

Quality assessment							No of patients		Effect		Quality	Importance
No of studies	Design	Risk of bias	Inconsistency	Indirectness	Imprecision	Other considerations	Acupuncture	Control	Relative (95.0% CI)	Absolute		
VAS – eye acupuncture – 93 (measured with: VAS; range of scores: 0.44 – 4.38; Better indicated by lower values)												
1	observational studies[1,2]	serious[2]	no serious inconsistency	no serious indirectness	serious[2]	reporting bias[1]	120	–	–	–	⊕○○○ VERY LOW	CRITICAL
ineffect rate – acupuncture – 94 (assessed with: ineffect rate)												
1	observational studies[2]	very serious[2]	no serious inconsistency	no serious indirectness	very serious[2]	reporting bias[1]	2/30 (6.7%)	–	–	–	⊕○○○ VERY LOW	NOT IMPORTANT

[1] a single study.
[2] case series.

Question: Should ear points be used for biliary colic?

Quality assessment							No of patients		Effect		Quality	Importance
No of studies	Design	Risk of bias	Inconsistency	Indirectness	Imprecision	Other considerations	Ear points	Control	Relative (95.0% CI)	Absolute		
ineffect rate – ear points – 95, 96 (assessed with: ineffect rate)												
2	observational studies[1]	very serious[1]	no serious inconsistency	no serious indirectness	very serious[1]	reporting bias[2]	4/625 (0.64%)	–	–	–	⊕○○○ VERY LOW	NOT IMPORTANT

[1] case series.
[2] the number of studies is small.

Question: Should point injection be used for biliary colic?

Quality assessment							No of patients		Effect		Quality	Importance
No of studies	Design	Risk of bias	Inconsistency	Indirectness	Imprecision	Other considerations	Point injection	Control	Relative (95.0% CI)	Absolute		
ineffect rate – point injection – 97 – 100 (assessed with: point injection)												
5	observational studies[1]	very serious[1]	no serious inconsistency	no serious indirectness	very serious[1]	reporting bias[2,3]	3/131 (2.3%)	–	–	–	⊕○○○ VERY LOW	NOT IMPORTANT

[1] case series.
[2] the number of studies is small.
[3] two authors of these articles are the same.

Question: Should cupping be used for biliary colic?

Quality assessment							No of patients		Effect		Quality	Importance
No of studies	Design	Risk of bias	Inconsistency	Indirectness	Imprecision	Other considerations	Cupping	Control	Relative (95.0% CI)	Absolute		
ineffect rate – cupping – 102 (assessed with: ineffect rate)												
1	observational studies[1]	very serious[1]	no serious inconsistency	no serious indirectness	very serious[1]	reporting bias[2]	5/37 (13.5%)	–	–	–	⊕○○○ VERY LOW	NOT IMPORTANT

[1] case series.
[2] a single study.

Question: Should cupping and bleeding be used for biliary colic?

Quality assessment							No of patients		Effect		Quality	Importance
No of studies	Design	Risk of bias	Inconsistency	Indirectness	Imprecision	Other considerations	Cupping and bleeding	Control	Relative (95.0% CI)	Absolute		
ineffect rate – cupping and bleeding – 101 (assessed with: ineffect rate)												
1	observational studies[1]	very serious[1]	no serious inconsistency	no serious indirectness	very serious[1]	reporting bias[2]	3/45 (6.7%)	–	–	–	⊕○○○ VERY LOW	NOT IMPORTANT

[1] case series.
[2] a single study.

E.1.5 慢性肝病引起的胁痛

Question: Point application vs medicine for hypochondriac pain caused by HBV

Quality assessment							No of patients		Effect		Quality	Importance
No of studies	Design	Risk of bias	Inconsistency	Indirectness	Imprecision	Other considerations	Point application	Medicine	Relative (95.0% CI)	Absolute		
ineffect rate from score – point application – 1 (assessed with: ineffect rate from score)												
1	randomised trials	serious[1,2]	no serious inconsistency	no serious indirectness	serious	reporting bias[3,4]	6/86 (7.0%)	12/34 (35.3%)	OR 0.14 (0.05 to 0.41)	282 fewer per 1000 (from 170 fewer to 326 fewer)	⊕○○○ VERY LOW	IMPORTANT
								35.3%		282 fewer per 1000 (from 170 fewer to 326 fewer)		

[1] there is no allocation concealment.
[2] there is no blind method.
[3] a single study.
[4] there is selective report.

Question: Ultrashort wave and medicine vs medicine for hypochondriac pain caused by chronic liver diseases

Quality assessment							No of patients		Effect		Quality	Importance
No of studies	Design	Risk of bias	Inconsistency	Indirectness	Imprecision	Other considerations	Ultrashort wave and medicine	Medicine	Relative (95.0% CI)	Absolute		
symptom scores – ultrashort wave – 2 (measured with: symptom scores; Better indicated by lower values)												
1	randomised trials	no serious risk of bias	no serious inconsistency	no serious indirectness	no serious imprecision	reporting bias	56	56	–	MD 0.15 lower (0.41 lower to 0.11 higher)	⊕⊕⊕○ MODERATE	CRITICAL

Question: Should point application be used for hypochondriac pain caused by chronic hepatitis?

Quality assessment							No of patients		Effect		Quality	Importance
No of studies	Design	Risk of bias	Inconsistency	Indirectness	Imprecision	Other considerations	Point application	Control	Relative (95.0% CI)	Absolute		
ineffect rate from VAS – point application – 85, 86 (assessed with: ineffect rate from VAS)												
2	observational studies[1,2]	very serious[2]	no serious inconsistency	no serious indirectness	very serious[2]	reporting bias[1]	8/120 (6.7%)	–	–	–	⊕○○○ VERY LOW	IMPORTANT
symptom scores – point application – 88 – 90 (measured with: symtpom scores; range of scores: 0.31 – 1.45; Better indicated by lower values)												
3	observational studies[2]	serious[2]	no serious inconsistency	no serious indirectness	serious[2]	reporting bias[1]	143	–	–	–	⊕○○○ VERY LOW	CRITICAL
relieving time – point application – 84 (measured with: relieving time; range of scores: 7.88 – 44.84; Better indicated by lower values)												
1	observational studies[2]	serious[2]	no serious inconsistency	no serious indirectness	serious[2]	reporting bias[1]	60	–	–	–	⊕○○○ VERY LOW	IMPORTANT
ineffect rate – point application – 87, 92 (assessed with: ineffect rate)												
1	observational studies[2]	very serious[2]	no serious inconsistency	no serious indirectness	serious[2]	reporting bias[1]	12/103 (11.7%)	–	–	–	⊕○○○ VERY LOW	NOT IMPORTANT

[1] the number of studies is small.
[2] case series.

Question: Should catgut embedding be used for hypochondriac pain caused by chronic hepatitis?

Quality assessment							No of patients		Effect		Quality	Importance
No of studies	Design	Risk of bias	Inconsistency	Indirectness	Imprecision	Other considerations	Catgut embedding	Control	Relative (95.0% CI)	Absolute		
relieving rate – catgut embedding – 82, 83 (assessed with: relieving rate)												
2	observational studies[1]	serious[1]	no serious inconsistency	no serious indirectness	serious[1]	reporting bias[2,3]	0/30 (0%)	–	–	–	⊕○○○ VERY LOW	IMPORTANT

[1] case series.
[2] the number of studies is small.
[3] the authors of these articles are from the same hospital.

Question: Should point stimulation be used for hypochondriac pain caused by chronic hepatitis?

Quality assessment							No of patients		Effect		Quality	Importance
No of studies	Design	Risk of bias	Inconsistency	Indirectness	Imprecision	Other considerations	Point stimulation	Control	Relative (95.0% CI)	Absolute		
score of pain – point massage – 81 (measured with: point massage; range of scores: 1.04 – 1.48; Better indicated by lower values)												
1	observational studies[1]	serious[1]	no serious inconsistency	no serious indirectness	serious[1]	reporting bias[2]	60	–	–	–	⊕○○○ VERY LOW	CRITICAL
ineffect rate – haci five element needle – 80 (assessed with: ineffect rate)												
1	observational studies[1]	serious[1]	no serious inconsistency	no serious indirectness	serious[1]	reporting bias[2]	3/132 (2.3%)	–	–	–	⊕○○○ VERY LOW	IMPORTANT

[1] case series.
[2] a single study.

Question: Should moxibustion be used for liver cirrhosis?

Quality assessment							No of patients		Effect		Quality	Importance
No of studies	Design	Risk of bias	Inconsistency	Indirectness	Imprecision	Other considerations	Moxibustion	Control	Relative (95.0% CI)	Absolute		
unrelieving rate of pain – moxibustion – 113, 114 (assessed with: unrelieving rate of pain)												
2	observational studies[1,2]	serious[2]	no serious inconsistency	no serious indirectness	serious[2]	reporting bias[1]	6/80 (7.5%)	–	–	–	⊕○○○ VERY LOW	IMPORTANT

[1] the number of studies is small.
[2] case series.

Question: Should point application be used for liver cirrhosis?

Quality assessment							No of patients		Effect		Quality	Importance
No of studies	Design	Risk of bias	Inconsistency	Indirectness	Imprecision	Other considerations	Point application	Control	Relative (95.0% CI)	Absolute		
ineffect rate – point application – 116 (assessed with: ineffect rate)												
1	observational studies[1]	very serious[1]	no serious inconsistency	no serious indirectness	serious[1]	reporting bias[2]	1/30 (3.3%)	–	–	–	⊕○○○ VERY LOW	IMPORTANT

[1] case series.
[2] a single study.

Question: Should point application and ear point be used for liver cirrhosis?

Quality assessment							No of patients		Effect		Quality	Importance
No of studies	Design	Risk of bias	Inconsistency	Indirectness	Imprecision	Other considerations	Point application and ear point	Control	Relative (95.0% CI)	Absolute		
symptom score – point application and ear point – 115 (follow – up mean 1.5 months; measured with: ineffect rate; range of scores: 0.36 – 0.76; Better indicated by lower values)												
1	observational studies[1]	serious[1]	no serious inconsistency	no serious indirectness	serious[1]	reporting bias[2]	30	–	–	–	⊕○○○ VERY LOW	IMPORTANT

[1] case series.
[2] a single study.

Question: Should acupuncture be used for fatty liver?

Quality assessment							No of patients		Effect		Quality	Importance
No of studies	Design	Risk of bias	Inconsistency	Indirectness	Imprecision	Other considerations	Acupuncture	Control	Relative (95.0% CI)	Absolute		
ineffect rate from symptom score – acupuncture – 117 (follow – up mean 2 weeks; assessed with: ineffect rate from symptom score)												
1	observational studies[1]	very serious[1]	no serious inconsistency	no serious indirectness	serious[1]	reporting bias[2]	4/35 (11.4%)	–	–	–	⊕○○○ VERY LOW	IMPORTANT

[1] case series.
[2] a single study.

E.2 结果汇总表

E.2.1 纳入中文文献结果

文献类型	随机对照试验	病例序列研究	个案报道	灰色文献
篇数	27	72	18	0
合计	117			

E.2.2 RCT 文献回访概况

	真 RCT	假 RCT	拒绝回答	因故未答	无人应答	查无此人	其他原因
篇数	2	2	2	2	7	5	7
合计	27						

E.2.3 RCT 文献偏倚风险评估结果

研究名称	随机方法	分配隐藏	盲法	结局数据的完整性	选择性报告研究结果	其他偏倚
刘文献 2016	不清楚	不清楚	不清楚	不清楚	不清楚	不清楚
李永丰 2015	不清楚	不清楚	不清楚	不清楚	不清楚	不清楚
郑亚江 2015	不清楚	不清楚	不清楚	不清楚	不清楚	不清楚
李国斌 2015	高风险	高风险	不清楚	不清楚	不清楚	不清楚
王艳梅 2015	高风险	高风险	不清楚	不清楚	不清楚	不清楚
杨帆 2015	低风险（随机数字表）	低风险	不清楚	低风险	不清楚	不清楚
郭宗云 2014	不清楚	不清楚	不清楚	不清楚	不清楚	不清楚
李修阳 2013	不清楚	不清楚	不清楚	不清楚	不清楚	不清楚
宋来成 2013	不清楚	不清楚	不清楚	不清楚	不清楚	不清楚
陈庆 2013	不清楚	不清楚	不清楚	不清楚	不清楚	不清楚
李小红 2013	不清楚	不清楚	不清楚	不清楚	不清楚	不清楚
陈秀荣 2013	不清楚	不清楚	不清楚	不清楚	不清楚	不清楚
王彬 2013	不清楚	不清楚	不清楚	不清楚	不清楚	不清楚
张淑敏 2013	不清楚	不清楚	不清楚	不清楚	不清楚	不清楚
祝凌 2013	不清楚	不清楚	不清楚	不清楚	不清楚	不清楚
陆原 2011	不清楚	不清楚	不清楚	不清楚	不清楚	不清楚
姜申元 2008	不清楚	不清楚	不清楚	不清楚	不清楚	不清楚
吴文锋 2007	不清楚	不清楚	不清楚	不清楚	不清楚	不清楚
钟建岳 2006	不清楚	不清楚	不清楚	不清楚	不清楚	不清楚
徐玉萍 2006	不清楚	不清楚	不清楚	不清楚	不清楚	不清楚
赵延红 2005	不清楚	不清楚	不清楚	不清楚	不清楚	不清楚
管汴生 2005	不清楚	不清楚	不清楚	不清楚	不清楚	不清楚

续 表

研究名称	随机方法	分配隐藏	盲法	结局数据的完整性	选择性报告研究结果	其他偏倚
陈静 2004	不清楚	不清楚	不清楚	不清楚	不清楚	不清楚
赵学印 2003	高风险（就诊顺序）	不清楚	不清楚	低风险	不清楚	不清楚
秦文栋 2002	不清楚	不清楚	不清楚	不清楚	不清楚	不清楚
职良喜 2002	不清楚	不清楚	不清楚	不清楚	不清楚	不清楚

附　录　F

（资料性）

本指南推荐方案的形成过程

F.1　推荐方案初稿形成方法

F.1.1　临床证据的推荐

本指南采用国际GRADE体系进行证据质量和推荐强度的确定，首先证据质量指在多大程度上能够确信疗效评估的正确性，推荐强度指在多大程度上能够确信遵守推荐意见利大于弊。基于以上定义，本指南证据质量分为四个等级即高、中、低、极低，推荐强度分为强和弱两个级别。

表F.1　本指南证据质量的分级解释

级别	解释
高	我们非常确信真实疗效接近估计疗效
中	我们对估计疗效信心一般：真实疗效有可能接近估计疗效，但也有可能差别很大
低	我们对疗效估计的信心有限：真实疗效可能与估计疗效有很大差别
极低	我们对疗效的估计几乎没什么信心：真实疗效与估计疗效可能有很大差别

表F.2　本指南推荐强度的分级解释

推荐强度	解释
强	明确显示干预措施利大于弊或弊大于利
弱	利弊不确定或无论质量高低的证据均显示利弊相当

推荐强度和证据质量的表示：

支持使用某项干预措施的强推荐1；

支持使用某项干预措施的弱推荐2；

反对使用某项干预措施的弱推荐2；

反对使用某项干预措施的强推荐1。

证据质量高：　　A

证据质量中：　　B

证据质量低：　　C

证据质量极低：　D

F.1.2　专家共识方案的推荐

考虑中医临床研究的特点，如果由于缺乏较高质量的证据或者利弊权衡不明确等原因，无法形成明确的强弱推荐意见，可以结合古代文献或者专家临床经验以专家共识的形式形成推荐意见。具体方法如下：

a）参与专家共识推荐意见的专家构成与组成

推荐专家组由50名以上正高职称人员组成，其中临床一线专家占90%以上。绝大多数为针灸专业。专家组由中国针灸学会标准化工作委员会负责遴选。

b）专家共识的方式

专家共识将采取会议或多轮专家问卷调查的形式。要求专家对每个推荐意见确定是否推荐、对推荐意见进行排序并提出建议。同时将专家共识的过程、结果，尤其是意见不一致之处均记录在案。

c）得到专家共识的比例

会议共识：要求20名以上专家参会才可召开，采取无记名投票方式取得推荐意见。

多轮专家问卷调查（德尔菲法）：将初步形成的推荐意见，以专家问卷的形式发送给专家，每轮专家至少30名以上。一般需要经过至少三轮专家问卷调查，才能形成推荐意见初稿。

表F.3　专家共识的等级与标准

专家共识的等级	证据水平
A级共识	符合三者之一： 1. 1项针灸防治方案的高质量证据； 2. 1项针灸防治方案的中等质量证据并有古代文献证据和专家经验证据； 3. 1项针灸防治方案的中等质量证据，参与推荐的专家70%以上同意推荐。
B级共识	符合三者之一： 1. 1项针灸防治方案的中等质量证据； 2. 2项以上针灸防治方案的低质量证据，有古代文献证据和专家经验证据； 3. 2项以上针灸防治方案的低质量证据，参与推荐的专家70%以上同意推荐。
C级共识	符合三者之一： 1. 2项以上针灸防治方案的低质量证据； 2. 2项以上针灸防治方案的极低质量证据，有古代文献证据和专家经验证据； 3. 2项针灸防治方案极低质量证据，参与推荐的专家50%～70%同意推荐。

F.2　组内专家意见征询和修改稿形成

经过组内专家会议讨论，给出如下修改意见：

a）超短波经穴疗法不属于针灸疗法，不建议纳入和推荐；

b）推荐意见过于分散，建议将内脏痛中推荐意见进行合并，合并为“胆囊疾病引起的胁痛”和“肝脏疾病引起的胁痛”，在此分类下再分情况具体推荐；

c）将“原发性疼痛”更名为“非器质性病变引起的疼痛”；

d）推荐方案中的疗法名称应当使用相关标准中的规范名称。

F.3　组外专家意见征询和送审稿形成

经过全国范围内专家意见征询，对本指南提出如下意见：

a）治疗原则中增加关于内脏痛的说明：“内脏痛的治疗以原发疾病的西医治疗为基础，针灸推荐方案仅作为胁痛的治疗手段。”

b）“陈旧性胸胁挫伤引起的胁痛，推荐使用刺络放血配合穴位贴敷法”之前为弱推荐，但专家共识过程中，60%的专家认为该方案的推荐级别应为1（强推荐），因此将其推荐级别调整为1。

根据专家意见对送审稿进行修订和进一步完善。

F.4　指南定稿

课题组在“针灸标准及临床实践指南项目审查会”及“第三批临床实践指南推进方案专家论证会”后，根据专家提出的修改建议及总课题组的统一标准进行完善，并形成指南定稿。

附 录 G

（资料性）

专家意见征集过程、结果汇总及处理

本指南获取意见汇总处理表

阶段	序号	章条编号	意见内容	提出单位	处理意见	处理结果
工作组草案阶段	1	推荐方案 7.5.1	超短波经穴疗法不属于针灸疗法，不建议纳入和推荐	组内专家组	接受建议	删除此条推荐意见
工作组草案阶段	2	推荐意见	推荐意见过于分散，建议将内脏痛中推荐意见进行合并	组内专家组	接受建议	将内脏痛推荐意见合并，合并为“胆囊疾病引起的胁痛”和“肝脏疾病引起的胁痛”，在此分类下分情况具体推荐
工作组草案阶段	3	推荐意见最后一类“原发性疼痛”	名称使用不规范，建议更名为“非器质性病变引起的疼痛”	组内专家组	接受建议	将“原发性疼痛”更名为“非器质性病变引起的疼痛”
工作组草案阶段	4	推荐意见	推荐方案中的疗法名称应当使用相关标准中的规范名称	组内专家组	接受建议	根据 GB/T 30232—2013 对推荐方案中的疗法名称进行规范
征求意见阶段	1	推荐方案 7.7.1.2 操作方法	原文中关于操作和放射性针感的描述非必要，或刺激、描述不当	中国中医科学院广安门医院	接受建议，重新查阅文献规范操作及刺激的描述	调整推荐意见中关于操作及刺激量的问题
征求意见阶段	2	推荐意见 7.7.1.2 注意事项	“皮肤溃烂处不放血”没有描述必要	中国中医科学院广安门医院	接受建议	删除相关描述
征求意见阶段	3	推荐意见 7.7.2.1 操作方法	心俞针刺深度有风险	中国中医科学院广安门医院	接受建议，重新查阅文献规范心俞针刺深度	调整心俞针刺深度为 0.4～0.7 寸
征求意见阶段	4	推荐意见 7.7.2.2 操作方法	“同时左右扭动肢体”的描述不明确难以实施	中国中医科学院广安门医院	接受建议	调整为“得气后行泻法，并嘱患者深呼吸，同时做身体的俯仰动作”
征求意见阶段	5	推荐意见 7.7.4.2	急性胁痛需首先考虑西医常规治疗或外科手段	首都医科大学附属北京中医医院	接受建议	在治疗原则中增加关于内脏痛的说明：“内脏痛的治疗以原发疾病的西医治疗为基础，针灸推荐方案仅作为胁痛的治疗手段。”

续 表

阶段	序号	章条编号	意见内容	提出单位	处理意见	处理结果
征求意见阶段	6	推荐意见 7.7.6	“陈旧性胸胁挫伤引起的胁痛，推荐使用刺络放血配合穴位贴敷法”之前为弱推荐，但专家共识过程中，60%的专家认为该方案的推荐级别应为强推荐	专家组	接受建议	将本推荐方案推荐强度调整为强推荐
	7	推荐意见	增加对证据质量的说明，综合分析该推荐方案的证据体质量，以及其为何确定为该等级。如果专家共识改变了推荐强度，在此也给予明确说明	专家组	接受建议	在推荐意见下方增加“解释”内容
送审阶段	1	全文	正文中存在使用非规范术语的情况，有的部分读起来有点累赘	北京中医药大学东直门医院	接受建议	规范正文中术语的使用
	2	全文	应规范使用数字排序	北京中医药大学东直门医院	接受建议	使用统一标准对正文排序
	3	全文	注意文中“辨”字的应用规范	北京中医药大学东直门医院	接受建议	注意规范“辨”字的使用
	4	推荐意见 7.7.4 和 7.7.5	胆囊疾病和肝脏疾病引起的胁痛，建议治疗原发病，不是针灸治疗的优势，不建议列在指南里	中国中医科学院针灸研究所	未采纳建议，原因见“处理结果”	对于“内脏痛”，由于在治疗原则中强调了“内脏痛的治疗以原发疾病的西医治疗为基础，针灸推荐方案仅作为胁痛的治疗手段”，并且在内脏疾病引起的胁痛，尤其是慢性疼痛的治疗中，针灸比较有特色和优势 将“内脏痛”相关推荐方案保留
	5	推荐意见 7.7.6	非器质性疾病引起的胁痛，可能是诊断不清的胁痛，可能是软组织疾病引起的胁痛，不建议把这个再单独分出来。	中国中医科学院针灸研究所	接受建议	对于“非器质性病变引起的胁痛”，课题组认为专家意见于实际情况相符 删除将相关推荐方案
	6	推荐意见	另外，整个方案应该作为一个推荐意见，不能把取穴、疗程、操作方法、注意事项每个部分开来确定推荐等级	中国中医科学院针灸研究所	接受建议	根据专家意见进行整改

续 表

阶段	序号	章条编号	意见内容	提出单位	处理意见	处理结果
报批阶段	1	全文	内脏疾病治疗以原发疾病治疗为主或为基础，不必再分中医和西医	专家组	接受建议	本指南对于胁痛的分类根据 ICD11 中慢性疼痛的分类进行划分 对于治疗原发病的重要性，在治疗原则中做重点强调 根据专家意见进行调整
	2	推荐意见 7.7.1	肋间神经痛，是局部治疗更好还是远端取穴疗效更好要明确	专家组	接受建议	肋间神经痛的治疗推荐了三个治疗方案，分别用于常规治疗、实证的治疗和疼痛剧烈或惧怕针刺的情况。疗效上以局部治疗效果更好，但在特殊情况下，使用远端腧穴也可以达到治疗目的 在具体推荐意见的 7.7.1 部分做整体说明
	3	推荐意见 7.7.3	要明确胸胁挫伤所指的范围	专家组	接受建议	经过组内专家讨论认为，胸胁挫伤是指由于外力、运动不当等原因引起的胸胁部的肌肉损伤及伴发的疼痛等症状。常用名称包括胸胁挫伤、岔气、胸胁捩伤、胸胁迸伤 在具体推荐意见的 7.7.3 部分做整体说明
	4	全文	对病症名称再斟酌一下	专家组	接受建议	按照专家组建议，根据文献情况，结合 ICD11 对慢性疼痛的分类方法对文中病症名称再次确认 保留目前病症名称
	5	全文	按统稿意见修改完善	专家组	接受建议	按照统稿意见对全文进行进一步修改和完善

附 录 H

（资料性）

本指南编制过程中召开的历次会议

H.1 《针灸临床实践指南 胁痛》关键临床问题讨论会

时间：2016年5月17日下午3：30。

地点：中国中医科学院针灸研究所321会议室。

主题：针灸治疗胁痛的关键临床问题的确定。

人物：杨金洪主任医师、赵宏主任医师、武晓冬主任医师、刘志顺主任医师、高寅秋副主任医师、胡静主治医师等。

H.2 针灸指南文本框架研讨会

时间：2016年5月18日上午8：30。

地点：中国中医科学院针灸研究所319会议室。

主题：针灸指南文本框架的确定。

人物：总课题组负责人武晓冬主任医师及15个指南课题组负责人和主要执笔人。

H.3 15项针灸指南项目中期汇报会

时间：2016年12月23日上午8：00。

地点：北京会议中心9号楼大厅。

主题：15项指南目前研究进度及研制过程中存在的问题。

人物：刘保延会长、总课题组负责人武晓冬主任医师及15个指南课题组负责人和主要执笔人。

H.4 《针灸临床实践指南 胁痛》专家意见征询会

时间：2017年5月13日下午1：30。

地点：中国中医科学院针灸研究所319会议室。

主题：《针灸临床实践指南 胁痛》初稿专家意见征询。

人物：杨金洪主任医师、赵宏主任医师、周炜主任医师、陆永辉主任医师、高寅秋副主任医师、孙彩霞副主任医师、彭唯娜副主任医师、胡静主治医师等。

H.5 15项针灸指南项目结题汇报及评审会

时间：2017年12月3日下午1：30。

地点：北京龙城丽宫国际酒店。

主题：15项指南结题汇报及评审。

人物：刘保延会长、总课题组负责人武晓冬主任医师、12位评审专家及15个指南课题组负责人、主要执笔人及主研人员。

参 考 文 献

[1] 刘平. 中医临床诊疗指南释义（肝胆病分册）[M]. 北京：中国中医药出版社，2015：1.

[2] Thongngarm T, Lemos LB, Lawhon N, et al. Malignant tumor with chest wall pain mimicking Tietze's syndrome [J]. Clin Rheumatol. 2001, 20 (4): 276-278.

[3] Rakesh BH, Rajendra GC. A prospective clinicopathological study of 50 cases of chronic calculous cholecystitis in the local population [J]. J Evol Med Dent Sci, 2013, 2 (35): 6706-6716.

[4] 林丽蓉. 医学综合征大全 [M]. 北京：中国科学技术出版社，1994：16.

[5] 李仲廉，安健雄，倪家骧，等. 临床疼痛治疗学 [M]. 天津：天津科学技术出版社，2004：447-448.

[6] 王彬. 脐部艾灸疗法对乙肝肝硬化的疗效观察及护理 [J]. 光明中医，2013，28（2）：368-369.

[7] 孙东玮. 电针夹脊穴配合肋间排刺治疗肋间神经痛 [J]. 天津中医药，2010，27（3）：212.

[8] 王金虎. 头皮针治疗肋间神经痛36例 [J]. 中国针灸，1997（6）：337.

[9] 董晓燕，张旸. 针刺治愈肋间神经痛急性发作1例 [J]. 中国中医急症，2008，17（4）：454.

[10] 黄石玺，陈跃辉. 毫火针加拔罐放血治疗肋间神经痛1例 [J]. 北京中医药大学学报，2011，18（6）：28.

[11] 张计臣. 刺络拔罐配合针刺治疗肋间神经痛50例 [J]. 中医外治杂志，1995（2）：7-8.

[12] 李书勤，张翠红. 刺络拔罐治疗肋间神经痛63例 [J]. 河北中医药学报，1998，13（3）：34.

[13] 李宇俊. 留针拔罐法治疗肋间神经痛 [J]. 云南中医杂志，1985（4）：33.

[14] 贲庆和. 梅花针加火罐治疗肋间神经痛32例 [J]. 针灸临床杂志，2001，17（7）：36.

[15] 孟祥慧，穆艳云. 电针加夹脊穴位注射治疗肋间神经痛40例. 上海针灸杂志，2002，21（6）：31.

[16] 张敏. 电针加穴注治疗胁间神经痛30例 [J]. 云南中医中药杂志，1996，17（3）：71-72.

[17] 张勤. 深刺丘墟与丘墟前后敏感点治疗肋间神经痛40例观察 [J]. 光明中医，2000，15（90）：39-40.

[18] 马成双. 针刺丘墟穴治疗肋间神经痛 [J]. 云南中医学院学报，2001，24（2）：46.

[19] 周红军，马小允，孟建国，等. 运动针法治疗肋间神经痛48例 [J]. 上海针灸杂志，2013，32（11）：943.

[20] 高辉，张力. 梅花针治疗特发性肋间神经痛30例 [J]. 湖北中医杂志，1988（6）：37.

[21] 王艳梅，王慧珍. 针刺加艾灸治疗慢性肋软骨炎临床观察 [J]. 军事医学，2015，39（9）：728.

[22] 管汴生，李杰. 针灸对非特异性肋软骨炎临床镇痛的疗效观察 [J]. 四川中医，2005，23（9）：108.

[23] 严明星. 针刺内关穴为主治疗胸胁屏伤 [J]. 中国社区医师，2011，13（27）：191.

[24] 翁晓刚，袁雯. 针刺治疗“胸胁岔气”63例 [J]. 按摩与康复医学，2012，3（7）：196.

[25] 陈贵珍，许云祥. 针刺结合耳压治疗肋间神经痛 [J]. 上海针灸杂志，2002，21（5）：31.

[26] 张如祥. 傍针治疗胸胁迸伤 [J]. 中西医结合研究，2009，1（2）：97.

[27] 扈诗建．刺络拔罐配合敷药理疗治疗陈旧性胸胁伤［J］．四川中医，1993，（11）：50.
[28] 刘亚彬，王淑平．针刺拔罐治疗胸胁软组织损伤26例［J］．现代康复，2001，5（7）：125.
[29] 沈麒根，黄德仙．针灸治疗胆囊炎100例疗效观察［J］．针灸临床杂志，2003，19（5）：14.
[30] 秦文栋，刘文君．胆囊穴654－2小剂量注射对慢性胆囊炎所致胁痛的影响［J］．针灸临床杂志，2002，18（8）：35－36.
[31] 柏树祥．单刺右侧浮白穴治疗胆囊炎疼痛38例［J］．中国针灸，2012，22（11）：762.
[32] 潘清容，杨廷辉，冷红玲．穴位埋线治疗慢性胆囊炎32例体会［J］．遵义医学院学报，1996，19（2）：43.
[33] 季晓雪，王卫．艾灸治疗慢性非结石性胆囊炎1例［J］．北京中医药，2014，33（4）：302－303.
[34] 袁晓瑛，刘学．穴位注射维生素 K_3 治疗胆绞痛的观察与护理［J］．天津护理，2005，13（4）：215.
[35] 袁晓瑛．穴位注射维生素K3治疗胆绞痛［J］．上海针灸杂志，1996，15（3）：72.
[36] 吴聪影．穴位注射治疗胆绞痛［J］．针灸临床杂志，2001，17（6）：32－33.
[37] 魏彩莲．背俞穴放血治疗胆绞痛45例［J］．中国中医急症，2003（1）：58.
[38] 王兴华．背俞拔罐治疗胆绞痛［J］．中国针灸，1996（11）：38.
[39] 赵学印，刘德泉，王兆荣，等．乙肝贴敷灵膏治疗慢性乙型肝炎临床研究［J］．中国中医药信息杂志，2003，10（12）：15－16.
[40] 陈静，王灵台，赵钢．肝舒贴治疗慢性肝病胁痛的临床研究［J］．上海中医药杂志，2004，38（10）：6－8.
[41] 郭宗云，王大光，佘万祥．降酶丹敷贴神阙穴联合复方甘草酸苷治疗慢性乙型肝炎30例［J］．河南中医，2014，34（11）：2127－2128.
[42] 宋来成，苏红宝．红外信息辐照联合膈下逐瘀膏穴位敷贴治疗e抗原阳性慢性乙型肝炎的临床观察［J］．中医药临床杂志，2013，25（9）：781－783.
[43] 陆原，陈庆，邵铭．疏肝化瘀方穴位贴敷治疗慢性乙型肝炎胁痛33例总结［J］．湖南中医杂志，2011，27（6）：21－22.
[44] 李国斌，周良军，林锐波．局部阻滞联合刮痧治疗早期非特异性肋软骨炎的疗效评价［J］．中国现代医生，2015，53（29）：106－108.
[45] 李研，辛晓丽，马强韩，等．中药穴位贴敷治疗慢性乙型肝炎108例［J］．中国中医药现代远程教育，2011，9（10）：45－46.
[46] 罗时厚．阴陵泉透刺治疗胆肾绞痛30例体会［J］．中华中医药杂志，2009，增刊：179.
[47] 郑亚江，黄佳莉，任朦，等．消胀贴外敷神阙穴联合耳穴压丸治疗肝硬化腹水的临床观察［J］．中西医结合肝病杂志，2015，25（1）：27－28，49.
[48] 王雁，张福运，韩玉华，等．外敷方配合红外线照射治疗肝硬化30例［J］．陕西中医，2008，29（9）：1110－1111.

ICS 11.020
C 05

团体标准

T/CAAM 0007—2019

循证针灸临床实践指南 腱鞘炎所致疼痛

Evidence – based guidelines of clinical practice with acupuncture and moxibustion
Tenosynovitis pain

2019 – 11 – 13 发布　　2019 – 12 – 31 实施

中国针灸学会 发布

前　　言

《循证针灸临床实践指南·病症》包括痞满、胁痛、腱鞘炎所致疼痛、下肢静脉曲张所致胀痛、术后尿潴留、目赤痛、踝关节扭伤后疼痛、牙痛等病症的针灸临床实践指南。

本文件为《循证针灸临床实践指南　腱鞘炎所致疼痛》。

本文件的附录A为规范性附录，附录B、附录C、附录D、附录E、附录F、附录G、附录H、附录I为资料性附录。

本文件按照GB/T 1.1—2009给出的规则起草。

本文件由中国针灸学会提出。

本文件由中国针灸学会标准化工作委员会归口。

本文件起草单位：中国中医科学院针灸研究所、湖北中医药大学。

本文件主要起草人：王彤、李佳。

本文件参加起草人：赵宏、梁凤霞、曾毅、吴松、卢威、杨大业、王丹、王丽华、王丽、张艳佶、何文娟、陈祥林。

本文件专家组成员：刘保延、王华、刘炜宏、刘智斌、武晓冬、文碧玲、景向红、东贵荣、赵百孝、刘清国、郭义、赵宏、杨华元、王麟鹏、赵吉平、冀来喜、杨骏、徐斌、王富春、储浩然、贾春生、张红星、彭锐、梁凤霞。

本文件审议专家：喻晓春、麻颖、武晓冬、贾春生、景向红、杨金洪、房繄恭、董国锋、储浩然、徐斌、陈泽林、孙建华。

请注意本文件的某些内容可能涉及专利。本文件的发布机构不承担识别这些专利的责任。

引　言

《循证针灸临床实践指南》是根据针灸临床优势，针对特定临床情况，参照古代文献、名医经验以及现代最佳临床研究证据，结合患者价值观和意愿，系统研制的帮助临床医生和患者做出恰当针灸处理的指导性意见。

《循证针灸临床实践指南》制定的总体思路：在针灸实践与临床研究的基础上，遵循循证医学的理念与方法，紧紧围绕针灸临床的特色优势，综合专家经验、目前最佳证据以及患者价值观，将国际公认的证据质量评价与推荐方案分级规范与古代、现当代针灸专家临床证据相结合，最终通过专家共识，形成推荐的意见。《循证针灸临床实践指南》旨在制定出能保障针灸临床疗效和安全性，并具有科学性与实用性的针灸临床实践指导性意见。

《循证针灸临床实践指南》推荐等级主要采用世界卫生组织（WHO）等推荐的 GRADE 系统，即推荐分级评价、制定与评估系统，证据质量分为 A、B、C、D 四级，推荐方案分为强推荐与弱推荐两级。

◇证据质量分级（GRADE 分级）

证据质量高：　A

证据质量中：　B

证据质量低：　C

证据质量极低：　D

◇推荐强度等级

强推荐：用 1 代表，是推荐方案估计变化可能性较小、个性化程度低；

弱推荐：用 2 代表，是推荐方案估计变化可能性较大、个性化程度高、患者价值观差异较大。

针灸优势病种的选择是《循证针灸临床实践指南》制定过程中的首要问题。针灸尽管被应用于 500 多种病症，但单用针灸可以治疗的疾病只是一小部分，常常在改善疾病某一症状上发挥优势，具有起效快、疗程短的特点。因此，中国针灸学会在广泛调研与征集专家意见的基础上，筛选出临床实践与研究积累丰富、操作简便、起效快的痞满、胁痛、腱鞘炎所致疼痛、下肢静脉曲张所致胀痛、术后尿潴留、目赤痛、踝关节扭伤后疼痛、牙痛 8 种优势病症，进行了《循证针灸临床实践指南》的立项、制定工作。每项指南均由行业内知名专家牵头，在包括标委会委员在内的业内专家的指导下，历经 3 年时间才完成研制工作。《循证针灸临床实践指南・病症》为该 8 种常见病症针灸临床实践指南的合订本，是用于指导和规范该 8 种病症在临床上可选用哪些针灸疗法的规范性文件。

区别于针灸技术操作规范、针灸疗法循证临床实践指南、针灸养生保健服务规范，本指南以临床“症状”的快速改善为目标，注重穴位选择与刺灸方法的结合以及效果的评估，将针灸技术操作规范、针灸疗法与临床病症相衔接，指导临床医师根据不同病症恰当选择具有治疗优势的针灸疗法，使针灸更好地为人民大众健康服务。

《循证针灸临床实践指南・病症》的编写，凝聚着全国针灸标准化科研人员和管理人员的辛勤汗水，是参与研制各方集体智慧的结晶，是辨证论治的个体化诊疗模式与循证医学有机结合的创造性探索。《循证针灸临床实践指南·病症》在研制过程中，得到了四川大学华西临床医学院循证医学与临床流行病学中心吴泰相教授、兰州大学循证医学中心刘雅莉副教授在方法学上的大力支持和帮助，在此深表感谢。同时，还要感谢各位专家的通力合作。

循证针灸临床实践指南　腱鞘炎所致疼痛

1　摘要

1.1　治疗原则

针灸治疗腱鞘炎应根据不同时期采用不同方法治疗。在腱鞘炎狭窄期建议采用针刀治疗，而在腱鞘炎非狭窄期采用毫针、火针等方法治疗。毫针治疗取穴以局部穴位为主，配合远端取穴。针灸治疗采用综合疗法，如电针、TDP 照射、艾灸等。

1.2　主要推荐意见

推荐意见	推荐级别
腱鞘炎狭窄期建议采用针刀治疗，非狭窄期建议采用毫针、火针等其他方法治疗	强推荐
1.2.1　桡骨茎突狭窄性腱鞘炎	强推荐
a）建议采用毫针刺法治疗，取局部阿是穴为主，泻法强刺激	强推荐
——选取合谷穴、阳溪	强推荐
——选取列缺	强推荐
——可在毫针的基础上，辅以电针、TDP 照射治疗	强推荐
b）建议采用艾灸法	强推荐
c）可采取火针治疗	弱推荐
d）局部粘连者可采取针刀治疗	弱推荐
1.2.2　屈指肌腱狭窄性腱鞘炎	
a）建议采用毫针刺法治疗，取局部阿是穴为主，泻法强刺激	强推荐
——建议配合针刺合谷穴	强推荐
——可在毫针治疗的基础上，辅以电针、TDP 照射治疗	强推荐
b）建议采用艾灸法	强推荐
c）可采取火针治疗	弱推荐
d）可采取针刀治疗	弱推荐

2　简介

2.1　本指南制定的目标

本指南为临床医生提供治疗腱鞘炎的高质量针灸方案。

2.2　本指南制定的目的

本指南规范腱鞘炎的针灸治疗方案，提高临床疗效，为临床治疗腱鞘炎提供可靠证据，确保治疗的安全性和有效性。包括三个方面的内容：确定针灸治疗腱鞘炎诊治原则；提出腱鞘炎针灸推荐方案及相关证据；明确腱鞘炎针灸治疗操作方法及注意事项。

2.3　本指南适用人群

本指南适用人群主要为执业中医师、执业助理中医师、非针灸专业的医务人员以及针灸科研人员。

2.4　本指南适用环境

本指南适用的目标环境包括国内各级医院针灸科门诊部或住院部、有针灸专业医师的基层医院、各针灸相关的科研及评价机构。

2.5 本指南适用的疾病范围

腱鞘炎，包括先天性拇指屈肌腱鞘炎、桡骨茎突狭窄性腱鞘炎、屈指肌腱狭窄性腱鞘炎、肌鞘炎、尺侧腕伸肌腱鞘炎。本标准主要用于狭窄性腱鞘炎。

3 概述

3.1 定义

3.1.1 西医

腱鞘炎是指腱鞘的滑膜内炎症[1]，属于非细菌性炎症。腱鞘炎分为：

a）狭窄性腱鞘炎：又称桡骨腱鞘炎或屈指肌腱腱鞘炎。多发于拇短伸肌和拇长展肌腱鞘，称为桡骨茎突狭窄性腱鞘炎；发生在拇指或手指的指屈肌腱称为“扳机指”，亦称“弹响指”。

b）急性纤维性腱鞘炎：也称摩擦音滑膜炎。病变的部位是在滑膜周围的结缔组织中，可见水肿、充血、白细胞与浆细胞浸润。

c）急性浆液性腱鞘炎：也称风湿性腱鞘炎，是全身性风湿的一部分，为急性风湿热的一种反应。

d）急性化脓性腱鞘炎：手指呈纺锤形肿胀，半屈姿势，伸直患指时可引起剧烈疼痛。常发生在外伤以后，特别是穿刺伤，多发生在腕和手指的屈肌腱。

e）结核性腱鞘炎：为结核杆菌感染所致。腱鞘增厚和狭窄最常见的部位是各指屈肌腱鞘的起端，即相当于远侧掌纹处及位于桡骨茎突处的腱鞘。发生在屈肌腱鞘的起端者，称屈肌腱鞘炎；发生在桡骨茎突处的腱鞘部位者，则称为桡骨茎突腱鞘炎。

本标准所指的腱鞘炎是狭窄性腱鞘炎，包括桡骨狭窄性腱鞘炎和屈指肌腱狭窄性腱鞘炎。不包括以上提及的b）c）d）e）。对于其他四种腱鞘炎，建议采用手术、西药等方法治疗。

3.1.2 中医

腱鞘炎属中医学“筋痹”“伤筋”范畴，其发生与劳作过度、外邪侵袭等因素有关。本病病位在经筋，基本病机是筋脉痹阻，气血运行不畅。中医认为，腱鞘炎是由于局部劳作过度、积劳伤筋，或受寒凉、气血凝滞，气血不能濡养经筋而引起的。

中医认为，狭窄性腱鞘炎主要是由于长期累积的伤害导致筋脉受损，受损后局部气血瘀阻、血行不畅；但亦有气血瘀阻不通，无法卫外，则外邪乘虚而入，客于腱鞘部位导致局部瘀阻失和而产生的疾病。《素问·长刺节论》：“病在筋，筋挛节痛，不可以行，名曰筋痹。”《素问·痿论》：“肝主身之筋膜……肝气热，则胆泄口苦，筋膜干。筋膜干则筋急而挛，发为筋痿。”可知筋病可引发肿胀疼痛、肌肉拘急等症状，引发关节功能障碍。

《灵枢·阴阳二十五人》：“切循其经络之凝涩，结而不通者，此于身皆为痛痹，甚则不行，故凝涩。”《灵枢·百病始生》：“风雨寒热，不得虚，邪不能独伤人。卒然逢疾风暴雨而不病者，盖无虚，故邪不能独伤人。此必因其虚邪之风，与其身形，两虚相得，乃客其形。可知气血虚少，正气不足，则风寒湿三邪乘虚而入，流注于肌肉骨节，瘀阻凝滞而产生痹痛。”《景岳全书》：“若筋脉拘滞，伸缩不利者，此血虚血燥证也，非养血养气不可。”

因此，腱鞘炎的病因不外乎三因，即内伤、外感和挫伤。气血及筋膜运行不利，不能濡养经筋，筋失所养，因而局部产生不适，活动受限，造成局部软组织粘连、气血运行受阻，进而产生疼痛不适感。

3.2 发病率及人群分布情况

腱鞘炎常发生的部位多在桡骨茎突处、桡侧伸腕肌腱处及屈指肌腱处等，为骨科常见病。该病可发生于任何年龄，以38岁以上的中老年人，尤其是女性患者居多[2]，女性比例远高于男性（约6∶1）[3]，好发于家庭妇女和手工操作者。手部活动时，肌腱在腱鞘内滑动，而部分腱鞘因频繁摩擦而逐渐增厚、狭窄，造成该肌腱活动功能障碍，局部产生明显疼痛。

狭窄性腱鞘炎除与局部解剖结构有关外，亦与职业因素密切相关。手部长期受力或快速活动造成的慢性劳损是主要病因，如厨师、计算机操作者、裁缝等。Viikari – Juntura E[4]调查454例无狭窄性腱鞘炎病史的包装工人，一年内约14%的工人出现狭窄性腱鞘炎的症状，其中操作工具的工人占75%。因此，学者们认为使用手部工具与狭窄性腱鞘炎有极大的关联。Schöffl I[5]等在不同的负荷下，测试肌腱与腱鞘之间的摩擦力，发现负荷越大，重复活动次数较多时，腱鞘摩擦力越大，磨损情形越显著，说明狭窄性腱鞘炎与职业因素相关。

4 临床特点

4.1 发病原因、病史

4.1.1 发病原因

4.1.1.1 工作环境与腱鞘炎的关系

一些需要长期重复劳损关节的职业，如打字、器乐演奏、货物搬运或需要长时间计算机操作的行业等，都会引发或加重此病。

常见患处有手腕、手指、肩部等位置。女性及糖尿病患者较易患上此病。受伤、过度劳损（尤其见于手及手指）、骨关节炎、一些免疫疾病，甚至是感染也有可能引起。

4.1.1.2 疼痛部位与病因的关系

有手部劳损病史，多见于妇女及手工劳动者，好发于拇指、中指、无名指；手指活动不灵活，局限性酸痛，晨起或劳累后症状明显；掌指关节掌侧压痛，可触及结节，指屈伸活动困难，有弹响或交锁现象。

4.1.1.3 全身情况与腱鞘炎的关系

某些全身性疾病（常见于类风湿性关节炎，进行性系统性硬化症，痛风，赖特尔综合征以及淀粉样变性）和血胆固醇升高（Ⅱ型高脂血症）易引发腱鞘炎。

4.1.2 外伤史

4.1.2.1 致伤过程

致伤物、致伤原因、身体姿势及反应情况。

4.1.2.2 损伤程度

包括伤后可否生活自理、做家务或工作。

4.1.2.3 治疗情况

包括门诊处理、入院治疗及所用的药物、方法及效果。

4.1.2.4 既往病史

包括原有疾患与本次受伤的关系。

4.1.3 其他病史

4.1.3.1 家族史

与先天性畸形有关。

4.1.3.2 月经史、分娩史

无。

注：详尽的病史是腱鞘炎鉴别诊断的关键，特别是有无外伤史，以及疼痛的发生、发展情况。

4.2 症状及体征

4.2.1 症状

腱鞘炎的症状以手指屈伸活动时疼痛、肿胀以及功能障碍为主要表现。发病肌腱会有条索状隆起，程度不一，且压痛明显，伴提物无力。

4.2.2 体征

体格检查遵循一般骨科检查的望、触、动、量顺序进行。要注意观察局部有无红肿热痛，关节活动度，其他检查如尺偏试验、肌腱触诊等。

4.3 辅助检查

4.3.1 实验室检查

握拳尺偏试验阳性。电生理检查提示大鱼际肌肌电图及腕指的正中神经传导速度测定有神经损害征，对诊断有一定意义。

a）神经传导速度测定；

b）肌肉电位测定。

4.3.2 影像学检查

a）X线：X线平片可了解腕骨部位有无骨、关节病理改变；

b）CT：CT检查可用以了解腕管内情况，但不作为常规检查。

4.3.3 其他特殊的检查

除上述常用检查方法外，在腱鞘炎的诊断中还有一些检查手段可以应用，关节镜检查是近年来开展的一种新的检查方法，在关节镜下可以了解腕管内的病理改变情况，可以进一步明确诊断，也可以在镜下做腕管松解术。

5 诊断标准

5.1 原发疾病分类及西医诊断标准

5.1.1 原发疾病分类

按发病的部位可以分为桡骨茎突狭窄性腱鞘炎和屈指肌腱狭窄性腱鞘炎。

5.1.2 诊断标准

5.1.2.1 局部活动障碍、疼痛及压痛[6]

a）桡骨茎突狭窄性腱鞘炎：桡骨茎突部疼痛，肿胀隆起，压痛，腕部劳累后或寒冷刺激后疼痛加剧，局部腱鞘增厚，握物无力，活动受限。

b）屈指肌腱狭窄性腱鞘炎：手指活动不灵活，局限性酸痛，晨起或劳累后症状明显。掌指关节掌侧压痛，可触及结节，手指伸屈活动困难，有弹响或交锁现象。

5.1.2.2 神经系统检查

桡骨茎突狭窄性腱鞘炎：握拳尺偏试验阳性。患者拇指屈曲握拳，将拇指握于掌心内，然后使腕关节被动尺偏，引起桡骨茎突处明显疼痛为阳性征。

5.1.2.3 实验室检查

均无异常。

5.1.2.4 影像学检查

X线、CT无异常。

5.1.3 分类

按发病的部位可以分为桡骨茎突狭窄性腱鞘炎和屈指肌腱狭窄性腱鞘炎。

5.1.4 鉴别诊断

5.1.4.1 腱鞘囊肿

腱鞘囊肿是指关节附近的腱鞘内滑液增多，发生囊性疝而形成的囊肿。有外伤史或慢性劳损史。可发生于任何年龄，以青、中年多见，女性多于男性。好发于腕背及腕掌面的桡侧，掌指关节的掌侧面，足背动脉附近等处。主要表现为局部肿块，发病缓慢或偶然发现，局部酸胀不适，握物或按压时可有痛感。体征：肿块小至米粒，大至乒乓球，大小不等，半球形，光滑，与皮肤无粘连，但附着于深处的组织，活动性较小，有囊性感。

5.2 中医诊断标准及分型

5.2.1 诊断依据

5.2.1.1 桡骨茎突狭窄性腱鞘炎

a）有劳损史，好发于家庭妇女及长期从事腕部操作者；

b）桡骨茎突部疼痛，肿胀隆起，压痛，腕部劳累或寒冷刺激后疼痛加剧，局部腱鞘增厚，握物无力，活动受限；

c）握拳尺偏试验阳性。

5.2.1.2 屈指肌腱狭窄性腱鞘炎

a）有手部劳损病史，多见于妇女及手工劳动者，好发于拇指、中指、无名指；

b）手指活动不灵活，局限性酸痛，晨起或劳累后症状明显；

c）掌指关节掌侧压痛，可触及结节，手指伸屈活动困难，有弹响或交锁现象。

注：以上诊断依据为国家中医药管理局颁布的《中医病证诊断疗效标准》（2012 年版）。

5.2.2 证候分型

5.2.2.1 病因辨证

5.2.2.1.1 桡骨茎突狭窄性腱鞘炎

a）瘀滞型

多为早期，有急性劳损史。局部肿痛，皮肤稍灼热，筋粗。舌苔薄黄或薄白，脉弦或弦涩。

b）虚寒型

多为后期，劳损日久，腕部酸痛乏力，劳累后加重，局部轻度肿胀，筋粗，喜按喜揉。舌质淡，苔薄白，脉沉细。

5.2.2.1.2 屈指肌腱狭窄性腱鞘炎

a）瘀滞型

多在急性劳损后出现，局部轻度肿胀、疼痛，压痛，扪及筋结，指屈伸不利，动则痛甚，有弹响声或交锁。舌质红，苔薄黄，脉弦。

b）虚寒型

多在慢性劳损或急性劳损后期，局部有酸痛感，按痛，可扪及明显结节，指屈伸不利，有弹响声或交锁。舌质淡，苔薄白，脉细或沉细。

5.2.2.2 分期辨证

a）根据孙康等[7]对狭窄性腱鞘炎的分期

Ⅰ期：掌指关节掌侧局限性疼痛，并有压痛，但不出现弹响，主动伸屈活动正常；

Ⅱ期：患指伸屈时产生弹响，但活动后消失或减轻，可完成主动伸屈活动；

Ⅲ期：患指伸屈时出现频繁的弹响或出现交锁现象，主动伸屈活动受限。

b）综合王澍寰[8]、戴学山[9]诊断标准后根据有无局部压痛，有无弹响感，关节是否强直分期

Ⅰ期：自觉痛剧，手指伸屈不利，掌指关节处压痛，无弹响感；

Ⅱ期：掌指关节反复发作弹响，可扪及皮下结节，偶有关节交锁，或需外力才能完成手指屈伸；

Ⅲ期：关节弹性固定，主动活动、被动活动均严重受限。

5.2.2.3 分型辨证

a）Ⅰ型

局部有疼痛，压痛，手指活动受限，无交锁征。

b）Ⅱ型

局部疼痛，压痛明显，手指活动障碍，有交锁征，但可自行解除。

c）Ⅲ型

局部疼痛严重，压痛较剧，手指活动障碍，有交锁征，需被动解除。

5.2.2.4 经络辨证[10]

a）手太阴、手阳明经筋证

桡骨茎突处疼痛，可向手及前臂放射，以拇展肌腱受累为主，在列缺、阳溪附近有明显压痛

b）手厥阴经筋证

当手指屈曲时疼痛、活动受限，甚至出现“弹响”或一时的交锁征，系指屈肌腱受累。

c）手少阳、手阳明经筋证

当手指伸展时疼痛、活动受限，以指伸肌腱受累为主，在阳池、合谷附近有明显压痛。

d）手太阴经筋证

当拇指屈曲时疼痛，以拇屈肌腱受累为主，在鱼际、太渊附近有压痛。

6 针灸治疗概况

6.1 现代文献

6.1.1 桡骨茎突狭窄性腱鞘炎

对于桡骨茎突狭窄性腱鞘炎，选穴以近端取穴为主，多采用毫针刺法（泻法），可以辅助艾灸、TDP照射、超激光、点刺放血、火针等疗法，针灸治疗的优势在于温经散寒、活血通络，具有确切的及时止痛效果。

6.1.2 屈指肌腱狭窄性腱鞘炎

对于屈指肌腱狭窄性腱鞘炎，选穴以局部为主，并配合经络辨证、循经选穴，治疗多采用毫针刺法、艾灸、电针，辅以火针、针刀等疗法，能有效地缓解疼痛、改善关节活动度。

注：狭窄期的腱鞘炎多采用针刀治疗，非狭窄期则多采用针灸治疗。目前一般根据腱鞘炎的部位，并结合病因辨证和经络辨证分别确定不同的针灸治疗方案。

6.2 古代文献

古代文献中记载针灸治疗腱鞘炎的处方多以单穴、单一方法为主，而现代文献以穴位配伍、多种方法联合治疗为主。选用的腧穴归经以手阳明大肠经、手太阴肺经为主，用穴类型均以阿是穴居多。在针灸治疗方法上，常用毫针刺法、灸法和点刺放血疗法，同时多用泻法。

古代文献中有关针灸治疗腱鞘炎的记载过于简略，多将其归为“筋痹”“伤筋”范畴，仅记录了取穴处方及操作方法。

6.3 名医经验

现代名医治疗腱鞘炎，多强调按经络辨证进行取穴，同时根据腱鞘炎的病因及性质，如瘀滞型、虚寒型，结合病位深浅，分别施术。取穴多以局部阿是穴为主，常配以远端取穴，在治疗方法上多采用毫针刺法（泻法），配合点刺放血，适当运用艾灸、温针、火针。

注：通过检索文献发现，临床常用的中医外治方法包括：针刺疗法、艾灸疗法及其他辅助疗法。对于狭窄性腱鞘炎的治疗，应遵循“急则治标、缓则治其本”的原则，急性发病期以缓急止痛、恢复功能活动为主，慢性病变期以补气活血、通络止痛为主。

7 针灸治疗和推荐方案

7.1 针灸治疗的原则和方法

7.1.1 治疗原则

针灸治疗腱鞘炎的总原则：实则泻之，菀陈则除之，急则治其标。根据不同证型，瘀滞型和虚寒型应分别采用活血化瘀，温经止痛的方法。根据分期，狭窄期建议采用针刀治疗，而在腱鞘炎非狭窄期采用毫针、火针等方法治疗。针灸治疗腱鞘炎，主要选取局部阿是穴，根据症状、部位的不同，运用经络辨证，相应取穴。多以局部强刺激泻法，以缓急止痛；配合点刺放血，以活血通络；适当运用

艾灸、温针、火针，以温经散寒。

7.1.2 选穴处方

a）桡骨茎突狭窄性腱鞘炎：阿是穴，合谷，阳溪，列缺，太渊，手三里。

b）屈指肌腱狭窄性腱鞘炎：阿是穴。

c）主要选取局部的阿是穴，选取相应的腧穴。

7.1.3 刺灸方法

一般以采用毫针（泻法）为主，建议在毫针刺法的基础上，可酌情配合艾灸或温针疗法，或辅以电针、TDP 照射、超激光、点刺放血等方法。对于有局部粘连的患者，可以采用针刀治疗。

7.1.4 干预时机

腱鞘炎早期发病较急，在发病初期进行针灸干预，可以大大缩短病程、改善症状，并有利于疾病的预后。在腱鞘炎的各个时期，针灸疗法都能起到明显的缓急止痛的作用。

7.2 主要结局指标

7.2.1 临床疗效评价

7.2.1.1 桡骨茎突狭窄性腱鞘炎评定标准

治愈——腕桡侧肿痛及压痛消失，功能恢复，握拳尺偏试验（-）；

好转——腕部肿痛减轻，活动时轻微疼痛，握拳尺偏试验（±）；

未愈——症状无改善。

7.2.1.2 屈指肌腱狭窄性腱鞘炎评定标准

治愈——指掌侧无肿痛，无压痛，屈伸活动正常，无弹响声及交锁现象；

好转——局部肿痛减轻，活动时仍有轻微疼痛，或有弹响声，但无交锁现象；

未愈——症状无改善。

注：针灸治疗腱鞘炎根据国家中医药管理局《中医病证诊断疗效标准》[11]进行疗效评定。

7.2.2 卫生经济学评估

针灸治疗腱鞘炎可以减少止痛药物的用量。对目前针灸治疗腱鞘炎的相关文献进行检索，尚未发现有关于卫生经济学方面的研究和报道。

7.2.3 耐受性和生活质量评价

针灸治疗时，如手法过强，电针、火针、针刀刺激强度太大，可能导致患者不能耐受。针灸治疗腱鞘炎可以使患者的生活质量明显改善，但目前关于此类的文献报道较少。

7.2.4 不良反应及安全性评价

晕针为主要不良反应，常见于患者空腹状态、低血糖等情况，经休息或对症处理后均可恢复正常，不影响继续治疗。

7.3 注意事项

a）腱鞘炎患者行针灸治疗时，应主动配合进行局部活动，在此过程中医生应密切注意患者的反应，防止出现晕针或其他不良反应。

b）在腱鞘炎急性期，应避免在疼痛局部进行强刺激，以免加重病情。

c）年龄大、合并有心脑血管疾病或疼痛剧烈的患者，针灸的刺激量不能过强，可适当延长留针时间。

7.4 患者的自我保护

7.4.1 劳动保护

在治疗期间，嘱患者以休息为主，以减轻疼痛，缓解肌肉痉挛。关节制动，禁止活动关节。

7.4.2 运动锻炼

坚持适当的锻炼可以增进肌腱周围肌肉的活力，从而加强关节活动的稳定性，保证并增强肌腱及肌腱周围组织的血液循环，以利于修复肌腱、筋膜的损伤，进一步恢复加强关节功能。

7.4.3 防御外邪

治疗期间应注意保暖，避免寒湿刺激，腕指关节不能过度活动，防止病情加重。

7.5 推荐方案

7.5.1 桡骨茎突狭窄性腱鞘炎的针灸治疗

7.5.1.1 概述

桡骨茎突腱鞘炎由于拇指或腕部活动频繁，使拇短伸肌和拇长展肌肌腱在桡骨茎突部腱鞘内长期相互反复摩擦，导致该处肌腱与腱鞘产生无菌性炎症反应，局部出现渗出、水肿和纤维化，鞘管壁变厚，肌腱局部变粗，肌腱滑动受阻而引起桡骨茎突部隆起、疼痛，腕和拇指活动时疼痛加重，局部压痛。发病女性多于男性（约6∶1）。针灸治疗本病，疗效确切，展现出其独特的优势。

7.5.1.2 毫针刺法

大量文献证据[12-23]表明，毫针刺法有较好的临床疗效。其治疗特点为取穴少，在局部予以干预，对于缓解疼痛，具有确切的即时止痛效果，从而改善局部关节活动度。

现代实验研究[12-14,18,19,21,23]也证实，对于屈指肌腱狭窄性腱鞘炎，针刺患处局部阿是穴，以疏通经络、行气活血，能取得较好的镇痛效果。

『推荐』

推荐建议：桡骨茎突狭窄性腱鞘炎取穴以局部阿是穴为主，泻法强刺激。针灸治疗应根据疼痛分属经络选取相应的穴位。[GRADE 1B]

解释：共纳入相关文献10篇，经综合分析，形成证据体发现，针刺治疗腱鞘炎，强刺激局部穴位可产生良好的镇痛效果，改善局部关节活动度。但纳入的文献偏倚风险较高，证据体质量等级经GRADE评价后，因其纳入的文献不一致性及不精确性，最终证据体质量等级为中。

方案一：阿是穴

桡骨茎突腱鞘炎多发生在桡骨茎突附近，临床表现主要为局部疼痛，压痛，轻度红肿热痛和腕伸屈活动受限，其疼痛可放射至手及前臂。针刺穴位选取患侧压痛点即阿是穴。中医认为“不通则痛”，针刺阿是穴以疏经活络。临床研究表明[12-14,18,19,21,23]，针刺阿是穴能改善局部循环，抑制炎症浸润和渗出，缓解疼痛。

取穴：阿是穴。

取穴方法：在患处明显压痛点或结节、弹响处标记为阿是穴。

针刺方法：常规消毒后进针行平补平泻，留针30分钟。

疗程：1日1次，7次为1个疗程。

『推荐』

推荐建议：采用毫针选取局部阿是穴，“以痛为腧”，泻法强刺激。[GRADE 1B]

方案二：合谷

桡骨茎突腱鞘炎疼痛部位以手阳明经循行区域为主者，可取合谷穴。合谷为手阳明大肠经之原穴，位于患处周围，属于局部取穴。《针灸甲乙经》记载，合谷治“两手挛不收伸及腋偏枯不仁，手瘈偏小筋急”，临床研究表明[14,16,18-20]，针刺合谷穴能降低腱鞘内压，松解周围组织粘连，减少致痛物质的释放，极大地缓解患者的疼痛。

取穴：合谷。

取穴方法：在手背，第二掌骨桡侧的中点处。

针刺方法：直刺 0.5 ~1 寸，针刺时手呈半握拳状，留针 30 分钟。

疗程：1 日 1 次，7 次为 1 个疗程。

注意事项：孕妇不宜针。

『**推荐**』

推荐建议：采用合谷穴。[GRADE 1C]

方案三：阳溪

桡骨茎突腱鞘炎疼痛部位以手阳明经循行区域为主者，可取阳溪穴。阳溪穴为手阳明大肠经的经穴。临床研究[14,15,18-20,22]表明，针刺阳溪穴属于局部取穴，可以疏通经络、止痛活血。

取穴：阳溪。

取穴方法：在腕区，腕背侧远端横纹上桡侧，解剖学“鼻烟窝”凹陷中。

针刺方法：直刺或斜刺 0.5 ~0.8 寸，留针 30 分钟。

疗程：1 日 1 次，7 次为 1 个疗程。

『**推荐**』

推荐建议：采用毫针直刺或斜刺阳溪穴。[GRADE 1C]

方案四：列缺

桡骨茎突腱鞘炎疼痛部位以手太阴经循行区域为主者，可取列缺穴。列缺为手太阴肺经的络穴，八脉交会穴之一，通于任脉。临床研究[14,15,17,22]表明，针刺列缺穴属于局部取穴，可以疏通经络气血、止痛活血。

取穴：列缺。

取穴方法：在前臂，腕掌侧远端横纹上 1.5 寸，拇短伸肌腱和拇长展肌腱之间，拇长展肌肌腱沟的凹陷中。

针刺方法：向上斜刺 0.5 ~0.8 寸，留针 30 分钟。

疗程：1 日 1 次，7 次为 1 个疗程。

『**推荐**』

推荐建议：采用毫针刺列缺穴。[GRADE 1C]

7.5.1.3 艾灸法

艾灸具有行气活血、散瘀消肿的功效。主要适用于虚寒型、瘀滞型。艾条燃烧时热力温和，能穿透皮肤，直达深部。临床研究[12,17-19,21-23]表明，艾灸可促进局部血液循环，减轻局部无菌性炎症反应，减少炎症细胞的浸润和纤维化形成，逐渐恢复腱鞘正常的生理功能。

取穴：阿是穴。

操作方法：将艾条的一端点燃，于局部阿是穴上距皮肤 2 ~3cm 处施以灸法，灸至局部皮肤充血潮红。

疗程：1 日 1 次，7 次为 1 个疗程。

注意事项：施灸时要注意调节艾条与皮肤的距离，防止烫伤；掌握施灸时间，以皮肤潮红为度。

『推荐』

推荐建议：虚寒型、瘀滞型腱鞘炎，可采用灸法。[GRADE 1D]

7.5.1.4 针灸疗法的辅助治疗

a）TDP 疗法

局部加热 TDP 照射，加强消炎、镇痛作用。临床研究[18]表明，TDP 照射可促进局部血液循环，增强局部的代谢功能，加强代谢产物的排泄，使受伤的局部软组织无菌性炎症得到较快的恢复，改善疼痛。

操作方法：在痛处加 TDP 照射 20 分钟，以皮肤潮红为度。

疗程：1 日 1 次，每次 15 分钟，7 次为 1 个疗程。

注意事项：局部照射时注意照射时间及照射距离，谨防灼伤。

『推荐』

推荐建议：建议在针灸疗法的基础上采用 TDP 照射辅助治疗。[GRADE 1D]

b）电针疗法

临床研究[19]表明，电针疗法针对桡骨茎突狭窄性腱鞘炎具有镇痛作用，患处活动度明显改善。

操作方法：接电针仪，选连续波，输出量以患者能耐受为度，每次治疗 30 分钟。

疗程：1 日 1 次，7 次为 1 个疗程。

『推荐』

推荐建议：建议在针刺的基础上加电针予以辅助治疗。[GRADE 1D]

c）针刀疗法

临床研究[24-27]表明，针刀疗法通过刀刃直接松解桡骨茎突因慢性炎症刺激而产生的局部粘连病灶，破坏瘢痕组织，使有氧物质易于渗透，促进局部血液循环及炎性物质的吸收，同时对骨性纤维管的高张力进行松解，解除对肌腱的粘连束缚，扩张局部小血管，改善病变组织血液循环，促进代谢产物的吸收和排出。

操作方法：患者握拳立放于桌面，于腕部下方垫脉枕，按压桡骨茎突腱鞘肥厚处或局部疼痛明显处进行标记，常规消毒铺巾，并给予利多卡因 1mL 局部麻醉。右手持小针刀于标记处上方，垂直刺入腱鞘，刀口线平行于前臂纵轴，刀体与皮面垂直，在腱鞘内先纵行后横行各剥离一次，严重者可适度倾斜刀身，自骨面剥离铲起腱鞘，对于有较大硬结者可利用左手对硬结进行固定，针刀稍作提起，于硬结上进行（1～3 刀）切割。嘱患者拇指轻轻做外展、内收、屈曲运动，如活动自如则说明手术成功。出刀后使用酒精棉球对刀口压迫（3～5 分钟），包扎伤口。

疗程：间隔时间以 5～7 天为宜，一般 3 次为 1 个疗程，每个治疗点只做 1 次针刀治疗。

注意事项：针刀治疗前，患者应签署知情同意书；患者精神紧张、劳累或饥饿时不适宜运用本疗法；妇女月经期、妊娠期及产后慎用本法；瘢痕体质者慎用本疗法；注意晕针刀的预防和处理；注意断针刀的预防和处理；注意出血的预防和处理；应注意保护桡动脉分支；嘱患者 24 小时内不要沾水，保持局部清洁、干燥，防止感染；治疗期间减少手腕及拇指的活动；术后嘱患者做腕部尺偏及拇指伸屈活动练习。

『推荐』

推荐建议：建议在急性狭窄期采用针刀治疗。[GRADE 2D]

d）火针疗法：

火针治疗借助火力和温热刺激，以温阳驱寒、疏通气血达到治疗目的，属温通疗法的范围。火针点刺具有促进慢性炎症吸收的作用，火针直接刺激病灶及反射点，能迅速消除或改善局部组织水肿、充血、渗出、粘连、钙化、挛缩、缺血等病理变化，从而加快血液循环，使组织代谢增强。

方法：选用直径为0.8mm的中粗火针，在穴位处用拇指掐“+”字，并涂上一层薄薄的万花油。点燃酒精灯，右手执笔式持针，针尖和部分针体插入火焰中（根据针刺的深度确定针体烧红的长度，烧针以通红为度，针红则效力强），针红时迅速将针准确地刺入穴位，并敏捷地将针拔出，全程约0.5s，操作过程要红、快、准，注意防止烧伤，进针时避开血管。出针后用棉球按压针孔片刻，并再涂上一层万花油（既可减少疼痛，又可以保护针孔），不同部位针刺深度不同。

疗程：1周针刺2次（每次选穴5~6个），3~5次为1个疗程。

注意事项：火针操作过程要猛烈，应红、准、快。掌握好火针的深浅度。应注意保护好针孔，施针的部位一定要做好消毒工作，以防感染。注意火针使用的时间间隔。注意忌食腥、膻、辛辣等刺激性食物。

『推荐』

推荐建议：建议在非狭窄期，疼痛较甚者采用火针治疗。[GRADE 2D]

7.5.2　屈指肌腱狭窄性腱鞘炎的针灸治疗

7.5.2.1　概述

屈指肌腱狭窄性腱鞘炎，多由于屈肌腱纤维鞘起始部滑动障碍所致，是由肌腱和腱鞘的慢性损伤引起的一种无菌性炎症，又名扳机指或弹响指。腱鞘发生水肿、增生、肥厚、纤维性变，甚至发生钙化，肌腱局部管壁增厚。管腔狭窄，肌腱不能顺利地在鞘内通过，而出现疼痛、弹响及交锁。

7.5.2.2　毫针刺法

大量文献证据[12,28-30]表明，毫针刺法有较好的临床疗效，其治疗特点为取穴少，疗效特点为起效快，能明显缓解疼痛，从而改善局部关节活动度。

现代实验研究[12,28,29,31]也证实，对于屈指肌腱狭窄性腱鞘炎，针刺患处局部阿是穴，以疏通经络、散除局部的气血凝滞，能取得较好的镇痛效果。

『推荐』

推荐建议：屈指肌腱狭窄性腱鞘炎取穴以局部阿是穴为主，泻法强刺激。针灸治疗应根据疼痛分属经络选取相应的穴位。[GRADE 1B]

解释：共纳入相关文献4篇，经综合分析，形成证据体发现，针刺治疗腱鞘炎，强刺激局部穴位可产生良好的镇痛效果，改善局部关节活动度。但纳入的文献偏倚风险较高，证据体质量等级经GRADE评价后，因其纳入的文献不一致性及不精确性，最终证据体质量等级为中。

方案一：阿是穴

屈指肌腱狭窄性腱鞘炎多发生在拇指，临床表现主要为手掌部疼痛、压痛和患指伸屈活动受限。针刺穴位选取患侧压痛点即阿是穴。中医认为“不通则痛”，针刺阿是穴以疏经活络。临床研究表明[12,28,29,31]，针刺阿是穴能改善局部血液循环，抑制炎症浸润和渗出，对改善疼痛有较大帮助。

取穴：阿是穴。

操作方法：令患者伸开手指，掌心向上，平放在治疗台上，在患指掌骨明显压痛点或结节、弹响处标记为阿是穴。常规消毒后进针，行平补平泻，留针30分钟。

疗程：1 日 1 次，7 次为 1 个疗程。

注意事项：切忌刺入指间两侧有神经血管走行的软组织中造成不必要的损伤。

『推荐』

推荐建议：建议在疼痛期以患侧压痛点阿是穴为主，平补平泻。[GRADE 1B]

方案二：合谷

屈指肌腱鞘炎疼痛部位以手阳明经循行区域为主者，可取合谷。合谷为手阳明大肠经之原穴，位于患处周围，属于局部取穴。《针灸甲乙经》记载，合谷穴治“痱痿臂腕不用，唇吻不收”。临床研究表明[30]，能降低腱鞘内压，松解周围组织粘连，减少致痛物质的释放，极大地缓解患者的疼痛症状。

取穴：合谷。

操作方法：在手背第二掌骨桡侧的中点处取穴。患者取坐位，屈肘，患侧食指桡侧面朝上，选用毫针（0.25mm×30mm 和 0.30mm×40mm 规格），透刺法，得气后留针 30 分钟。

疗程：1 日 1 次，7 次为 1 个疗程。

注意事项：孕妇不宜针。

『推荐』

推荐建议：屈指肌腱鞘炎疼痛部位，可取合谷穴。[GRADE 1C]

7.5.2.3 艾灸法

艾灸具有行气活血、散瘀消肿的功效。艾条燃烧时热力温和，能穿透皮肤，直达深部。临床研究表明[31]，艾灸法可促进局部血液循环，减轻局部无菌性炎症反应，减少炎症细胞的浸润和纤维化形成，逐渐恢复腱鞘正常的生理功能。

取穴：阿是穴。

操作方法：将艾条的一端点燃，于局部阿是穴上距皮肤 2～3cm 处施以灸法，灸至局部皮肤充血潮红。

疗程：1 日 1 次，7 次为 1 个疗程。

注意事项：施灸时要注意调节艾条与皮肤的距离，防止烫伤；掌握施灸时间，以皮肤潮红为度。

『推荐』

推荐建议：寒湿型、血瘀型腱鞘炎，可采用灸法。[GRADE 1C]

7.5.2.4 针灸疗法的辅助治疗

a）电针疗法

临床研究表明[30]，电针疗法针对屈指肌腱鞘炎具有镇痛作用，患处活动度明显改善。

操作方法：针刺得气后，接上电针仪，选连续波，输出量以患者耐受为度，每次治疗 30 分钟。

疗程：1 日 1 次，7 次为 1 个疗程。

『推荐』

推荐建议：建议在针刺的基础上加上电针予以辅助治疗。[GRADE 1D]

b）针刀疗法

针刀疗法是根据生物力学观点，集针刺与手术之优点，对软组织损伤、无菌性炎症和某些骨关节病进行治疗的一种方法。可调节人体动态平衡失调，剥离粘连，松解肌肉，并解除对屈指肌腱的卡压，恢复正常解剖关系。临床研究表明[33-41]，针刀疗法可改善局部血液循环，从而达到治疗目的。

操作方法：将患者手掌心向上，平放于治疗台上，在患指掌侧指横纹下触到压痛点或硬结，主动屈伸掌指关节时感到硬结在手下滑动，在此处进行标记定点。常规消毒铺巾，于标记点处用2%利多卡因2mL局部麻醉，术者左手固定在患者压痛点及硬结处，右手持针刀，针刀刀口线与指中轴平行垂直刺入皮下，使针刀抵住指屈肌腱腱鞘表面，注意不要深至骨面。沿肌腱走行方向由近向远端做纵向切割剥离，切割时可感到刀尖有声及有明显的切割阻力感，切割2～3刀至阻力感消失，患指屈伸自如，活动无弹响和“扳机指”即为松解成功。术中不做横向切割及铲拨，也不在肿大的硬结上切割，以免切断肌腱及神经和血管。术毕压迫止血3～5分钟，包扎伤口。

疗程：间隔时间以5～7天为宜，一般2次为1个疗程，每个治疗点只做1次针刀治疗。

注意事项：针刀治疗前，患者应签署知情同意书；患者精神紧张、劳累或饥饿时不适宜运用本疗法；妇女月经期、妊娠期及产后慎用本法；瘢痕体质者慎用本疗法；注意晕针刀的预防和处理；注意断针刀的预防和处理；注意出血的预防和处理；应注意中病即止，不必切至肌腱结节消失；小针刀在结节近端操作，做纵向切割，肌腱两旁不宜切割太宽，亦不宜切割太深，否则易损伤血管神经和肌腱；嘱患者术后一天内不要沾水，保持局部清洁、干燥，防止感染；治疗期间减少手指的活动；术后嘱患者做手指伸屈活动练习。

『**推荐**』

推荐建议：建议在腱鞘炎急性狭窄期采用针刀治疗。[GRADE 2C]

c）火针疗法

屈指肌腱狭窄性腱鞘炎是由于长期受寒、劳损等因素引起局部屈指肌腱腱鞘滑膜水肿、渗出、增厚而致腱鞘狭窄，致使拇短伸肌肌腱及外展拇长肌肌腱通过桡骨茎突处腱鞘管受限而出现疼痛。本病属中医学“筋痹”范畴，大部分因受寒所致，又属寒痹。火针治疗具有温经散寒、通经活络的作用，对于此病效果很好，而且时间短，见效快。

操作方法：患者取仰卧位或坐位，五指分开，手心向上，手背略垫起，使手掌及指间关节均呈过伸位，找到患指最明显的压痛点、硬结以及弹响处，用龙胆紫笔标记，常规消毒，选用不锈钢单头火针，施术者靠近针刺部位，右手握笔式持针，将针尖伸入酒精灯中烧至针身通红，快速将针刺入痛点周围，深度1～2mm，快进快出，不留针，后用消毒干棉球按压局部。术中要避开神经及血管，禁深刺，术后局部2天内不要浸水。

疗程：1周针刺2次（每次选穴5～6个），3～5次为1个疗程。

注意事项：操作时注意避开大血管、内脏及重要器官；防止烧伤或火灾等意外事故；体质虚弱的患者应采取卧位；须向患者交代以下内容：针后针孔可能发红、发痒，或有高出皮肤的红点，属于正常反应；针孔瘙痒时，勿搔抓；针后当天不要洗澡，保护针孔；穿宽松衣服，避免摩擦患处。

8　本指南利益冲突声明

本指南制定过程中，所有参与本指南专家研讨会及编写工作的专家、指南工作组成员均已签署书面声明，与相关单位、机构或医药企业不存在指南相关的利益冲突。

9　本指南获取途径及将推荐方案应用于实践的方式

可在全国针灸标准化技术委员会网站、中国中医科学院针灸研究所网站、中国针灸学会网站下载。

10　本指南实施中的有利因素和不利因素

10.1　有利因素

a）随着循证医学的思想在中国针灸科医生中的普及和深入，对高质量循证指南的客观需求日益提高；

b）腱鞘炎是临床上患者求诊最常见的症状，大量患者得不到安全有效的诊治，腱鞘炎循证诊治指南有着很好的临床应用需求；

c）前两次针灸指南的推广应用为本次指南的实施奠定了良好基础。

10.2 不利因素

a）鉴于不同层次的临床医生对指南重要性以及推荐意见理解的差异，全面推广、宣传和实施本指南尚需时日；

b）有些单位尚未开展针刀技术，这些条件的限制可能会对本指南的推广和应用造成一定的影响。

11 本指南的局限和不足

本指南缺少社会工作者和患者及家属的参与。

12 本指南更新计划

计划每5年对指南进行更新一次，在更新期间如果出现相关研究的重大发现或颠覆性结果出现，随时进行更新。

附 录 A
（规范性）
本部分专家组成员和编写组成员

A.1 专家组成员

姓名	性别	职称	研究领域	课题中的分工	工作单位
刘保延	男	研究员	针灸真实世界研究、循证及标准化	负责指南推荐方案框架的确定	中国中医科学院
王华	男	教授	针灸效应的机制研究	指南适用人群的确定及专科意见指导	湖北中医药大学
赵宏	女	主任医师	针灸循证医学及标准研究	指南方法学指导	中国中医科学院针灸医院
武晓冬	女	教授	针灸标准化	负责审核临床问题、确定推荐方案	中国中医科学院
梁凤霞	女	教授	针灸防治胰岛素抵抗相关性疾病的效应和机制研究	文献检索、文献质量评价方法指导	湖北中医药大学
房繄恭	男	主任医师	针灸标准化、不孕不育研究	指南方法学指导	中国中医科学院针灸医院
赵吉平	女	教授	针灸循证、标准化及临床研究	指南审核及专科意见	北京中医药大学东直门医院

A.2 编写组成员

分工	姓名	性别	职称	课题中的分工	工作单位
组长	王彤	男	主任医师	课题负责人	中国中医科学院针灸医院
秘书	李佳	男	副教授	负责课题专家组与编写组成员之间的联络协调、会议记录、文档保存等	湖北中医药大学
	曾毅	男	硕士研究生	负责课题专家组与编写组成员之间的联络协调、会议记录、文档保存等	中国中医科学院
起草组	吴松	男	副教授	主要负责现代文献检索	湖北中医药大学
	卢威	男	博士研究生	负责文字编排、核对校稿	湖北中医药大学
	杨大业	男	硕士研究生	主要负责文献数据提取	湖北中医药大学
	王丹	女	硕士研究生	主要负责部分指南的撰写	湖北中医药大学
	王丽华	女	硕士研究生	主要负责部分指南的撰写	湖北中医药大学
	王丽	女	硕士研究生	主要负责部分指南的撰写	湖北中医药大学
	张艳佶	女	硕士研究生	主要负责文献质量评价	湖北中医药大学
	何文娟	女	硕士研究生	主要负责文献数据的提取	湖北中医药大学
	陈祥林	男	硕士研究生	主要负责文稿校对	湖北中医药大学

附 录 B

（资料性）

临 床 问 题

基于适用人群、干预措施、对照、结局和卫生经济学等方面的考虑，指南编写委员会以 PICO 原则产生的临床问题，按照 4 个因素进行分级，确定需解决的临床关键问题如下：

循证医学 PICO 法	结果
研究对象	桡骨茎突腱鞘炎（狭窄期、非狭窄期），屈指肌腱腱鞘炎
干预措施	各种针灸疗法
对照措施	安慰针、不同针灸疗法
结局指标	有效率、疗程、VOS 评分

B. 1　腱鞘炎的概念
B. 2　疾病的鉴别诊断
B. 3　中医的病因病机
B. 4　中医辨证分型
B. 5　西医的发病机制
B. 6　腱鞘炎诊断要点
B. 7　针灸治疗的适用人群
B. 8　针灸治疗的原则
B. 9　针灸治疗手段
B. 10　针灸最佳干预时机
B. 11　针灸取穴
B. 12　针灸操作
B. 13　针灸疗程
B. 14　疗效及评价指标
B. 15　禁忌证
B. 16　患者的依从性
B. 17　注意事项
B. 18　卫生经济学评价
B. 19　指南推荐的文献质量
B. 20　指南推荐的推荐等级

附　录　C

（资料性）

检索范围、检索策略及结果

C.1　检索范围

C.1.1　古代文献

以电子检索方式为主，手工查阅为辅，逐本阅读指南方法学工作组提供的57本针灸古籍，找到原文图书49本。

《黄帝内经太素》

《灵枢》

《素问》

《备急千金要方》（林亿等校订宋刊本第三十卷）

《千金翼方·针灸》（元大德十一年梅溪书院刊本）

《外台秘要·明堂》（明崇祯十三年（1640）程衍道重刊本）

《医心方·针灸》（安政版）

《针灸甲乙经》

《铜人腧穴针灸图经》（宋天圣石刻本）

《圣济总录·筋痹》（金刊本）

《素问遗篇·刺法论》（金刊本《素问》）

《太平圣惠方·针灸》（南宋绍兴十七年刻本。一卷本《黄帝明堂灸经》；三卷本《新刊黄帝明堂灸经》；七卷本《铜人针灸经》）

《济生拔萃·洁古云岐针法·窦太师针法》（上海涵芬楼影印本）

《针经摘英集》

《西方子明堂灸经》（点校本）

《备急灸法》

《痈疽神秘灸经》（1985年中国医学科学院图书馆藏日本享保十七年（1728）铁研斋翻刻本抄彭用光本）

《太乙神针》（道光三年京都宏文斋刻本）

《灸法秘传》（清代光绪九年乐善堂刘氏刊本）

《琼瑶神书》（清道光二十八年信元堂刻本）

《针灸资生经》（初刊本）

《十四经发挥》（明抄本）

《奇经八脉考》（明万历三十一年与《本草纲目》合刻本）

《针灸集书》（明刊本）

《循经考穴编》（1959年上海科技出版社排印本）

《经脉分图》（《寿栎庐丛书》本）

《扁鹊神应针灸玉龙经》（上海古籍出版社缩印本）

《杨氏家传针经图像》

《针灸集要》

《神应经》（明刊本）

《医经小学·针灸卷》（1988 年中医古籍出版社据北京中医学院图书馆藏日本称意馆旧藏抄本影印）

《奇效良方·针法门》（明成化九年太医院刻本）

《医学入门》（万历三年刻本）

《针灸大全》（明万历十三年建阳余氏新安堂刊本）

《针灸问对》（嘉靖壬辰年刻本）

《三才图会·身体图会》（王思义校正本）

《东医宝鉴·针灸》（明万历刊本）

《针灸经验方》（日本安永印本）

《普济方·针灸门》（《四库全书》抄本）

《针经指南》（天一阁藏本）

《子午流注针经》（天一阁藏《针灸四书》本）

《灸膏肓腧穴法》（天一阁藏《针灸四书》本）

《针灸节要聚英》（排印本）

《针灸问答》（明抄本）

《针灸大成》（人民卫生出版社缩印本）

《针方六集·卷之三·尊经集》（明万历四十六年初刻本）

《类经图翼》（明天德堂刻本、明金阊万贤楼刻本、明金阊童涌泉刻本）

《医宗金鉴·刺灸心法要诀》（清乾隆七年武英殿刻本）

《针灸逢源》（道光二年补刻本）

《针灸易学》（嘉庆三年自刻本）

《针灸穴法》（清抄本）

《类证治裁》（咸丰元年刻本）

《刺疔捷法》（扫叶山房刻本、清光绪十四年松江占星堂唐氏刻本）

《六译馆丛书》（针灸篇）（1913—1923 年成都存古书局刻本）

马王堆帛书《足臂十一脉灸经》和《阴阳十一脉灸经》

敦煌卷子《佚名灸方》

《考正周身穴法歌》（同治十三年北京善成堂刻本）

《四库全书》（写本）

《医统正脉》（《医统正脉》本及其影印本）

C.1.2 针灸专家经验

以电子检索方式为主，手工查阅为辅，逐本阅读指南方法学工作组提供的 28 位古代针灸医家与针灸相关的著作，找到原文图书 24 本。

黄帝的《黄帝内经》

华佗的《中藏经》

王九思的《难经集注》

皇甫谧的《针灸甲乙经》

王叔和的《脉经》

葛洪的《肘后备急方》

杨上善的《黄帝内经太素》

王执中的《针灸资生经》

王焘的《外台秘要》

王惟一的《铜人腧穴针灸图经》

孙思邈的《备急千金要方》《备急千金翼方》

何若愚、阎明广的《流注指微论》《流注指微针赋》

窦汉卿的《针经指南》

王国瑞的《扁鹊神应针灸玉龙经》

滑寿的《十四经发挥》《难经本义》

徐凤的《针灸大全》

高武的《针灸聚英发挥》

汪机的《针灸问对》

马莳的《黄帝内经素问注证发微》《黄帝内经灵枢注证发微》

杨继洲的《针灸大成》

李时珍的《奇经八脉考》

吴崑的《针方六集》

张景岳的《景岳全书》《类经图翼》

李学川的《针灸逢源》

扁鹊的《难经》

涪翁的《针经》《诊脉法》(著作均已遗失)

徐文伯的《徐文伯药方》《徐文伯疗妇人瘕》

凌云的《经学会宗》《子午流注图说》《流注辨惑》

C.1.3 近现代针灸专家专著

以电子检索方式为主，手工查阅为辅，逐本阅读指南方法学工作组提供的15位近现代针灸医家与针灸相关的著作，其中3位未找到相应版本，找到原文图书共计31本。

黄竹斋的《针灸经穴图考》

承淡安的《中国针灸治疗学》《针灸治疗实验集》《中国针灸学》《铜人经穴图考》《针灸精华》

夏少泉的《针灸薪传集》

朱琏的《新针灸学》

黄石屏的《针灸诠述》

陆瘦燕的《陆瘦燕针灸论著医案选》

孙秉彝的《针灸传真》

鲁之俊的《新编针灸学》

胡慧的《中医临床家・杨甲三》

程莘农的《中国针灸学》

贺普仁的《针灸治痛》《针具针法》《针灸歌赋临床应用》《毫针疗法图解》《火针疗法图解》《三棱针疗法图解》《针灸三通法的临床应用》

韩济生的《神经科学纲要》《针刺镇痛原理》

石学敏的《石学敏针灸临证集验》《石学敏针灸全集》《当代针灸治疗学》《中国针灸奇术》

田从豁的《针灸医学验集》《中国灸法集萃》《针灸百病经验(西文版)》《古代针灸医案释按》

C.1.4 期刊

C.1.4.1 中文期刊

中国生物医学文献数据库(CBM，1979~2017年)、中国期刊全文数据库(CNKI，1979~2017年)、中文科技期刊数据库(VIP，1989~2017年)、万方中华医学会期刊数据库(Wanfang，1998~2017年)

C.1.4.2 英文期刊

MEDLINE（Pubmed）（1979～2017年）、The Cochrane Library（1979～2017年）数据库。

C.2 检索策略

C.2.1 古代文献

病名：筋伤、痹证、伤筋、筋聚。

干预措施：针刺、针灸疗法、灸法、火针、燔针。

C.2.2 近现代文献

病名：腱鞘炎、扳机指、弹响指。

干预措施：针刺、点刺、针灸疗法、灸法、电针、火针、刺血疗法、皮肤针、梅花针、七星针、腕踝针、耳针、头针、手针、温针、耳穴贴压、皮内针、水针、放血疗法、三棱针疗法、火罐、拔罐、走罐、闪罐、刮痧、蜂针、穴位疗法、穴位按压、点穴、针刀、刀针。

C.2.3 英文文献

病名：tenosynovitis, De Quervain Disease, Tendon Entrapment, Trigger Finger Disorder.

干预措施：Acupuncture, Acupuncture Analgesia, electroacupuncture, electro - acupuncture, electric acupuncture, meridian, Meridians, moxibustion, Auriculotherapy, acupressure, needling, intradermal needle, fire needle, de qi, plum - blossom needle, seven - star needle, three - edged needle, Extra point, Extra points, a - shi point, a - shi points, needle pricking, pricking method, pricking therapy, bee venom, point injection, incision therapy.

C.3 检索结果

C.3.1 古代文献

有相关记录的古代文献30部，删除其中重复的8部，剩余22部。

序号	专著
1	《千金翼方》
2	《医心方》
3	《圣济总录》
4	《太平圣惠方》
5	《黄帝明堂灸经》
6	《西方子明堂灸经》
7	《针灸资生经》
8	《神应经》
9	《医学入门》
10	《普济方·针灸》
11	《针灸易学》
12	《针灸甲乙经》
13	《针灸指南》
14	《扁鹊神应针灸玉龙经》
15	《针灸大全》
16	《针灸大成》

续 表

序号	专著
17	《类经图翼》
18	《针灸逢源》
19	《黄帝内经》
20	《黄帝内经十二经脉揭秘与应用》
21	《外台秘要》
22	《备急千金要方》

C.3.2 近现代文献

有相关记录的近现代文献医家12人，医著24部。

序号	主编	著作
1	鲁之俊	《新编针灸学》
2	胡慧	《中医临床家·杨甲三》
3	程莘农	《中国针灸学》
4	贺普仁	《毫针疗法图解》
		《火针疗法图解》
		《三棱针疗法图解》
		《针灸三通法临床应用》
		《针灸治痛》
5	石学敏	《石学敏针灸临床集验》
		《中国针灸奇术》
		《当代针灸治疗学》
6	田从豁	《古代针灸医案释按》
		《田从豁临床经验》
7	王乐亭	《百年百名中医临床家·王乐亭》
		《金针王乐亭》
		《中国针灸学》
8	黄竹斋	《针灸经穴图考》
9	承淡安	《针灸选集》
		《针灸治疗实验集》
		《铜人经穴图考》
		《针灸精华》
10	朱琏	《新针灸学》
11	夏少泉	《针灸薪传集》
12	陆瘦燕	《陆瘦燕针灸论著医案选》

C. 3. 3 期刊文献

C. 3. 3. 1 中文文献

C. 3. 3. 1. 1 中文文献检索策略一

a）检索词

#1 腱鞘炎

#2 扳机指

#3 弹响指

#4 #1 OR #2 OR #3

#5 针刺 OR 点刺 OR 针灸疗法 OR 灸法 OR 电针 OR 火针 OR 刺血疗法

#6 皮肤针 OR 梅花针 OR 七星针 OR 腕踝针 OR 耳针 OR 头针 OR 手针

#7 温针 OR 耳穴贴压 OR 皮内针 OR 水针 OR 放血疗法 OR 三棱针疗法

#8 火罐 OR 拔罐 OR 走罐 OR 闪罐 OR 刮痧 OR 蜂针 OR 穴位疗法 OR 穴位按压 OR 点穴

#9 针刀 OR 刀针

#10 #5 OR #6 OR #7 OR #8 OR #9

#11 #4 AND #10

b）检索结果

以检索式检索，CNKI 检索 828 篇，VIP 检索 355 篇，万方 1291 篇，CBM 909 篇，排除重复文献后剩余 1606 篇。

C. 3. 3. 1. 2 中文文献检索策略二

以中文关键词腱鞘炎或扳机指或弹响指检索，CNKI 检索 11193 篇，VIP 检索 2412 篇，万方 2046 篇，CBM 2353 篇，排除重复文献后得到 14991 篇。

C. 3. 3. 1. 3 综合检索策略一和策略二

初筛剔除内容不符者（腱鞘囊肿、手术治疗、封闭治疗、推拿治疗）得到文献 574 篇，经逐篇阅读纳入临床文献 113 篇，其中针灸治疗腱鞘炎文献 86 篇，针刀治疗腱鞘炎文献 27 篇。

C. 3. 3. 2 英文检索策略

a）检索词

#1. “Acupuncture therapy”

#2. “Auriculotherapy”

#3. “Acupressure”

#4. #1 OR #2 to #3

#5. Acupuncture OR Acupuncture Analgesia OR electroacupuncture OR electro – acupuncture OR electric acupuncture OR meridian OR Meridians OR moxibustion OR Auriculotherapy OR acupressure OR needling OR intradermal needle OR fire needle OR de qi OR plum – blossom needle OR seven – star needle OR three – edged needle OR Extra point OR Extra points OR a – shi point OR a – shi points OR needle pricking OR pricking method OR pricking therapy OR bee venom OR point injection OR incision therapy

#6. #4 OR #5

#7. “tenosynovitis”

#8. “De Quervain Disease”

#9. “Tendon Entrapment”

#10. “Trigger Finger Disorder”

#11. #7OR #8 to #10

#12. tenosynovitis OR De Quervain Disease OR Tendon Entrapment OR Trigger Finger

#13. #11 OR #12

#14. #6 AND #13

#15. Randomized controlled trial

#16. Controlled clinical trial

#17. Randomized

#18. Randomly

#19. Placebo

#20. Trial

#21. Groups

#22. 15 OR 16 to 21

#23. animals NOT humans

#24. #22 NOT #23

#25. #6 AND #13 AND #24

b）英文文献检索结果

Pubmed 检索 33 篇，The Cochrane Library 检索 12 篇，排除非相关文献研究，最后得到相关临床研究 1 篇，为 RCT。

C. 3. 3. 3 整理检索结果

表 C. 1 中文文献检索结果

文献类型	随机对照试验	非随机同期对照试验	病例序列研究	个案报道	灰色文献
篇数	162	74	285	53	0
共计	574				

表 C. 2 中文 RCT 文献风险评估结果

文献类型	真 RCT	假 RCT	拒绝回答	因故未回答	查无此人	邮箱未联系到	论文未联系到	无人应答	没有联系方式
篇数	7	31	19	31	5	14	10	35	10
共计	162								

根据标准编写要求，在 RCT 文献风险评估基础上，对文献再次进行疗法分类筛选，删除针灸疗法（如针刀、推拿）文献数据少于 5 篇的观察性研究（如穴位埋线等）、综合疗法中疗法超过 2 项以及针灸并非主要干预措施的文献，英文 RCT 文献视为真 RCT 对待。

表 C. 3 进一步整理的结果

文献类型	随机对照试验	非随机同期对照试验	病例序列研究
篇数	69	44	0
共计	113		

表 C.4　RCT 文献偏倚风险评估结果

纳入研究	随机方法	分配隐藏	盲法	结果数据的完整性	选择性报告研究结果	其他偏倚来源
Mohammadjavad Hadianfard 2014	低风险（电脑随机）	不清楚	不清楚	低风险	不清楚	不清楚
李洪波 2014	不清楚	不清楚	不清楚	不清楚	不清楚	不清楚
王春美 2013	不清楚	不清楚	不清楚	不清楚	不清楚	不清楚
张宇 2013	不清楚	不清楚	不清楚	不清楚	不清楚	不清楚
刘璟玮 2012	不清楚	不清楚	不清楚	不清楚	不清楚	不清楚
程静 2007	不清楚	不清楚	不清楚	不清楚	不清楚	不清楚
李昌植 2012	不清楚	不清楚	不清楚	不清楚	不清楚	不清楚
许学猛 2012	不清楚	不清楚	不清楚	低风险	不清楚	不清楚
张春侠 2011	不清楚	不清楚	不清楚	不清楚	不清楚	不清楚
高志勇 2011	不清楚	不清楚	不清楚	不清楚	不清楚	不清楚
吴扬扬 2011	不清楚	不清楚	不清楚	不清楚	不清楚	不清楚
徐玉龙 2011	不清楚	不清楚	不清楚	不清楚	不清楚	不清楚
饶康怡 2011	不清楚	不清楚	不清楚	不清楚	不清楚	不清楚
纪宇波 2011	不清楚	不清楚	不清楚	不清楚	不清楚	不清楚
张彩娴 2011	低风险（随机数字表法）	不清楚	不清楚	不清楚	不清楚	不清楚
林安明 2010	不清楚	不清楚	不清楚	不清楚	不清楚	不清楚
黄华超 2010	高风险（就诊顺序）	不清楚	不清楚	低风险	不清楚	不清楚
李锦鸣 2009	不清楚	不清楚	不清楚	不清楚	不清楚	不清楚
张彬 2008	不清楚	不清楚	不清楚	不清楚	不清楚	不清楚
张兆香 2007	不清楚	不清楚	不清楚	不清楚	不清楚	不清楚
王野 2008	不清楚	不清楚	不清楚	不清楚	不清楚	不清楚
姜宏波 2007	不清楚	不清楚	不清楚	不清楚	不清楚	不清楚
吴晓鹏 2006	不清楚	不清楚	不清楚	低风险	不清楚	不清楚
陈普庆 2005	不清楚	不清楚	不清楚	低风险	不清楚	不清楚
敬越颖 2004	不清楚	不清楚	不清楚	不清楚	不清楚	不清楚
卜彤文 2004	不清楚	不清楚	不清楚	不清楚	不清楚	不清楚
尹常宝 2003	不清楚	不清楚	不清楚	不清楚	不清楚	不清楚
伍中庆 2002	不清楚	不清楚	不清楚	不清楚	不清楚	不清楚
魏正红 2000	不清楚	不清楚	不清楚	不清楚	不清楚	不清楚
徐晔 2000	不清楚	不清楚	不清楚	不清楚	不清楚	不清楚
沈虹 2000	不清楚	不清楚	不清楚	不清楚	不清楚	不清楚
邢丛慧 1995	不清楚	不清楚	不清楚	不清楚	不清楚	不清楚

续 表

纳入研究	随机方法	分配隐藏	盲法	结果数据的完整性	选择性报告研究结果	其他偏倚来源
李俊华 1999	不清楚	不清楚	不清楚	不清楚	不清楚	不清楚
郭晓春 1998	不清楚	不清楚	不清楚	不清楚	不清楚	不清楚
符仲华 1999	不清楚	不清楚	不清楚	不清楚	不清楚	不清楚
高泉明 1999	不清楚	不清楚	不清楚	不清楚	不清楚	不清楚
王占花 1999	不清楚	不清楚	不清楚	不清楚	不清楚	不清楚
曹晓滨 1999	不清楚	不清楚	不清楚	不清楚	不清楚	不清楚
梁文 1998	不清楚	不清楚	不清楚	不清楚	不清楚	不清楚
符仲华 1998	不清楚	不清楚	不清楚	不清楚	不清楚	不清楚
王鸿雁 1998	不清楚	不清楚	不清楚	不清楚	不清楚	不清楚
王春 1997	不清楚	不清楚	不清楚	不清楚	不清楚	不清楚
戴若鑫 1997	不清楚	不清楚	不清楚	不清楚	不清楚	不清楚
李洁 1997	不清楚	不清楚	不清楚	不清楚	不清楚	不清楚
刘宝华 1997	不清楚	不清楚	不清楚	不清楚	不清楚	不清楚
孙巧 1996	不清楚	不清楚	不清楚	不清楚	不清楚	不清楚
王黎明 1996	不清楚	不清楚	不清楚	不清楚	不清楚	不清楚
王家怡 1996	不清楚	不清楚	不清楚	不清楚	不清楚	不清楚
胡兴立 1995	不清楚	不清楚	不清楚	不清楚	不清楚	不清楚
黄华超 2010	高风险（就诊顺序）	不清楚	不清楚	低风险	不清楚	不清楚
韦勇 1987	不清楚	不清楚	不清楚	不清楚	不清楚	不清楚
管道惠 1984	不清楚	不清楚	不清楚	不清楚	不清楚	不清楚
姜静 2014	不清楚	不清楚	不清楚	不清楚	不清楚	不清楚
廖本盛 2015	不清楚	不清楚	不清楚	不清楚	不清楚	不清楚
张谦 2015	不清楚	不清楚	不清楚	不清楚	不清楚	不清楚
傅俊媚 2014	不清楚	不清楚	不清楚	不清楚	不清楚	不清楚
田佳玉 2014	不清楚	不清楚	不清楚	不清楚	不清楚	不清楚
周相苍 2014	不清楚	不清楚	不清楚	低风险	不清楚	不清楚
宋琦 2013	不清楚	不清楚	不清楚	不清楚	不清楚	不清楚
王锋 2009	不清楚	不清楚	不清楚	不清楚	不清楚	不清楚
王慧敏 2011	低风险（电脑随机）	低风险	不清楚	低风险	不清楚	不清楚
彭亮 2009	不清楚	不清楚	不清楚	不清楚	不清楚	不清楚
刘建成 2007	不清楚	不清楚	不清楚	低风险	不清楚	不清楚
陈家平 2012	不清楚	不清楚	不清楚	低风险	不清楚	不清楚
姚新苗 2009	不清楚	不清楚	不清楚	低风险	不清楚	不清楚

续 表

纳入研究	随机方法	分配隐藏	盲法	结果数据的完整性	选择性报告研究结果	其他偏倚来源
李春山 2001	不清楚	不清楚	不清楚	不清楚	不清楚	不清楚
付贤用 2013	不清楚	不清楚	不清楚	不清楚	不清楚	不清楚
郎毅 2011	不清楚	不清楚	不清楚	不清楚	不清楚	不清楚
陈岳 2015	不清楚	不清楚	不清楚	低风险	不清楚	不清楚
丁晓丹 2011	不清楚	不清楚	不清楚	不清楚	不清楚	不清楚
朱伟良 2011	不清楚	不清楚	不清楚	低风险	不清楚	不清楚
郝俊 2014	不清楚	不清楚	不清楚	不清楚	不清楚	不清楚
柴一峰 2010	高风险（就诊顺序）	不清楚	不清楚	不清楚	不清楚	不清楚
宁煜 2014	低风险（随机数字表法）	不清楚	不清楚	低风险	不清楚	不清楚
何永昌 2006	不清楚	不清楚	不清楚	不清楚	不清楚	不清楚
孙芝兰 2004	不清楚	不清楚	不清楚	低风险	不清楚	不清楚
孙美菊 2003	不清楚	不清楚	不清楚	不清楚	不清楚	不清楚
公衍淑 2003	不清楚	不清楚	不清楚	不清楚	不清楚	不清楚
王鸿洲 2002	高风险（就诊顺序）	不清楚	不清楚	不清楚	不清楚	不清楚
崔联民 2001	不清楚	不清楚	不清楚	不清楚	不清楚	不清楚
易平 2002	不清楚	不清楚	不清楚	不清楚	不清楚	不清楚
施斌 2001	不清楚	不清楚	不清楚	低风险	不清楚	不清楚
张彩娴 2009	不清楚	不清楚	不清楚	不清楚	不清楚	不清楚
史坚鸣 2013	不清楚	不清楚	不清楚	不清楚	不清楚	不清楚
陈亦敏 1996	不清楚	不清楚	不清楚	不清楚	不清楚	不清楚
陈荷光 2013	不清楚	不清楚	不清楚	低风险	不清楚	不清楚
Mohammadjavad Hadianfard 2014	不清楚	不清楚	不清楚	不清楚	不清楚	不清楚
王颖 2014	不清楚	不清楚	不清楚	低风险	不清楚	不清楚
蔡万德 2008	不清楚	不清楚	不清楚	不清楚	不清楚	不清楚
陈飞 2013	不清楚	不清楚	不清楚	不清楚	不清楚	不清楚
陈兰 2013	不清楚	不清楚	不清楚	不清楚	不清楚	不清楚
刘琴 2012	不清楚	不清楚	不清楚	有随访	不清楚	不清楚
李富 2012	不清楚	不清楚	不清楚	不清楚	不清楚	不清楚
杨桂光 2012	不清楚	不清楚	不清楚	不清楚	不清楚	不清楚
田海成 2011	不清楚	不清楚	不清楚	不清楚	不清楚	不清楚
黄超 2010	不清楚	不清楚	不清楚	不清楚	不清楚	不清楚

续 表

纳入研究	随机方法	分配隐藏	盲法	结果数据的完整性	选择性报告研究结果	其他偏倚来源
李芳 2010	不清楚	不清楚	不清楚	不清楚	不清楚	不清楚
殷俊 2010	不清楚	不清楚	不清楚	不清楚	不清楚	不清楚
刘龙 2009	不清楚	不清楚	不清楚	不清楚	不清楚	不清楚
何冰 2009	不清楚	不清楚	不清楚	不清楚	不清楚	不清楚
王泉 2009	不清楚	不清楚	不清楚	不清楚	不清楚	不清楚
戴凌 2008	不清楚	不清楚	不清楚	不清楚	不清楚	不清楚
康熊 2007	不清楚	不清楚	不清楚	不清楚	不清楚	不清楚
邢锐 2007	不清楚	不清楚	不清楚	不清楚	不清楚	不清楚
万碧江 2010	不清楚	不清楚	不清楚	低风险	不清楚	不清楚
韩布伟 2016	不清楚	不清楚	不清楚	低风险	不清楚	不清楚
杨翊 2011	高风险（就诊顺序）	不清楚	不清楚	低风险	不清楚	不清楚
黄彪 2012	不清楚	不清楚	不清楚	不清楚	不清楚	不清楚
朱泽 2012	不清楚	不清楚	不清楚	低风险	不清楚	不清楚
程锐 2012	低风险（随机数字表法）	不清楚	不清楚	不清楚	不清楚	不清楚
李忝霖	高风险（按就诊先后）	不清楚	不清楚	不清楚	不清楚	不清楚
吴嘉兴 2013	低风险（随机数字表法）	低风险	不清楚	不清楚	不清楚	不清楚

附 录 D

（资料性）

疗效评价指标的分级

GRADE 为指南提供了一个证据质量评价的体系，也为指南中的推荐强度评级提供了一种系统方法。GRADE 方法的关键在于确定结局指标的重要性。

根据《中医病证诊断疗效标准》和《临床疾病诊断依据治愈好转标准》，结局指标多数以局部疼痛和活动度作为客观指标来评价临床疗效，结合腱鞘炎的临床特点，有必要将屈指肌腱腱鞘炎和桡骨茎突腱腱鞘炎的临床诸多表现纳入评价的体系，具体细则如下：

屈指肌腱腱鞘炎

症状、体征	治愈	好转	无效
疼痛	消失	减轻	无改善
活动度	恢复	改善	无改善
肿胀	无	减轻	无改善
压痛	无	轻微	无改善
握力	正常	减弱	无改善
弹响或交锁现象	正常	有弹响，无交锁	无改善
工作	正常	有影响	很大影响
耐受	正常	能耐受	不能耐受
睡眠	正常	影响不大或无影响	睡眠质量差
食欲	正常	影响不大或无影响	有影响
情绪	正常	有影响	很大影响

桡骨茎突腱鞘炎

症状、体征	治愈	好转	无效
疼痛	消失	减轻	无改善
活动度	恢复	改善	无改善
肿胀	消失	减轻	无改善
压痛	无	轻微	无改善
握力	正常	减弱	无改善
握拳尺偏试验或拇指屈曲	-	±	+
工作	正常	有影响	很大影响
耐受	正常	能耐受	不能耐受
睡眠	正常	影响不大或无影响	睡眠质量差
食欲	正常	影响不大或无影响	有影响
情绪	正常	有影响	很大影响

经初步检索文献，有关腱鞘炎的疗效评价指标包括以下几个方面：

D.1 综合评价指标

D.1.1 治愈

疼痛消失，关节活动正常，已恢复正常工作、生活。

D.1.2 显效

疼痛基本消失，关节活动基本正常，对正常的生活、工作稍有影响。

D.1.3 有效

疼痛减轻，关节活动轻度受限，部分恢复正常的工作、生活。

D.1.4 无效

治疗前后症状无改善。

注：以上参照《中医病证诊断疗效标准》。

D.2 疼痛强度

视觉模拟评分：采用 VAS 疼痛程度模拟量尺，VAS 指数从 0（一点不痛）~10（最大程度的疼痛），由患者在其中画出与自己疼痛程度相匹配的指数。

指数 0~3 为轻度疼痛，4~7 为中度疼痛，7~10 为重度疼痛。

指数越大，疼痛程度越大。

D.3 疼痛性质

D.4 疼痛范围

D.5 关节活动度（如指屈肌弯曲活动度）

采用距离测量法，先让患者自然站立，测量中指尖到地面的距离，然后让患者尽力前屈脊柱至极限，再测量中指尖到地面的距离，静止时与活动终止时中指尖与地面距离的差值，即腰屈曲活动度。

D.6 疼痛关联症状（如情绪、睡眠）

D.7 生活质量量表

D.8 起效时间

D.9 治疗时间

通过会议的形式我们初步确定了以上疗效评价指标的分级：

疗效评价指标	分级
有效率	5
疼痛视觉模拟评分表	7
关节活动度	6
生活质量量表	5
起效时间	6
治疗时间	5

附　录　E

（资料性）

文献质量评估结论

E.1　证据概要表（Evidence Profile，EP）

E.1.1　桡骨茎突狭窄性腱鞘炎

Question：Should 针刺 vs 推拿 be used for 桡骨茎突狭窄性腱鞘炎？

Bibliography：. 针刺 versus 推拿 for 桡骨茎突狭窄性腱鞘炎. Cochrane Database of Systematic Reviews [Year], Issue [Issue].

Quality assessment							No of patients		Effect		Quality	Importance
No of studies	Design	Risk of bias	Inconsistency	Indirectness	Imprecision	Other considerations	针刺	推拿	Relative (95.0% CI)	Absolute		
有效率（follow – up 6 days）												
1	randomised trials	no serious risk of bias	no serious inconsistency	serious[1]	serious[2,3]	None	26/30 (86.7%)	13/30 (43.3%)	OR 8.5 (2.37 to 30.47)	433 more per 1000 (from 211 more to 526 more)	⊕⊕○○ LOW	IMPORTANT
							–	43.3%		434 more per 1000 (from 211 more to 526 more)		

[1] 结局指标为间接指标
[2] 样本量小
[3] 可信区间较宽，精确性差

Question：Should 针刺+超激光 vs 针刺 be used for 桡骨茎突狭窄性腱鞘炎？

Bibliography：. 针刺+超激光 versus 针刺 for 桡骨茎突狭窄性腱鞘炎. Cochrane Database of Systematic Reviews [Year], Issue [Issue].

Quality assessment							No of patients		Effect		Quality	Importance
No of studies	Design	Risk of bias	Inconsistency	Indirectness	Imprecision	Other considerations	针刺+超激光	针刺	Relative (95.0% CI)	Absolute		
有效率（follow – up mean 2 weeks）												
1	randomised trials	serious[1]	no serious inconsistency	serious[2]	serious[3]	None	70/72 (97.2%)	66/72 (91.7%)	OR 3.18 (0.62 to 16.33)	56 more per 1000 (from 45 fewer to 78 more)	⊕○○○ VERY LOW	IMPORTANT
							–	91.7%		55 more per 1000 (from 44 fewer to 77 more)		

[1] 随机方法不严谨
[2] 结局指标为间接指标
[3] 可信区间较宽，精确性差

Question：Should 针灸 vs 封闭 be used for 桡骨茎突狭窄性腱鞘炎？

Bibliography：. 针灸 versus 封闭 for 桡骨茎突狭窄性腱鞘炎. Cochrane Database of Systematic Reviews [Year], Issue [Issue].

Quality assessment							No of patients		Effect		Quality	Importance
No of studies	Design	Risk of bias	Inconsistency	Indirectness	Imprecision	Other considerations	针灸	封闭	Relative (95.0% CI)	Absolute		
有效率（follow－up 7 days）												
1	randomised trials	no serious risk of bias	no serious inconsistency	serious[1]	serious[2]	None	11/15 (73.3%)	13/15 (86.7%)	OR 0.42 (0.06 to 2.77)	135 fewer per 1000 (from 586 fewer to 81 more)	⊕⊕○○ LOW	CRITICAL
							–	86.7%		135 fewer per 1000 (from 586 fewer to 81 more)		
VAS 2 weeks（Better indicated by lower values）												
1	randomised trials	no serious risk of bias	no serious inconsistency	no serious indirectness	serious[2]	None	15	15	–	MD 1.37 higher (0.13 to 2.61 higher)	⊕⊕⊕○ MODERATE	CRITICAL
VAS 6 weeks（Better indicated by lower values）												
1	randomised trials	no serious risk of bias	no serious inconsistency	no serious indirectness	serious[2]	None	15	15	–	MD 0.87 higher (0.45 lower to 2.19 higher)	⊕⊕⊕○ MODERATE	CRITICAL

[1] 结局指标为间接指标

[2] 可信区间较宽，精确性差

Question：Should 针刺＋雀啄灸＋封闭 vs 封闭 be used for 桡骨茎突狭窄性腱鞘炎？

Bibliography：. 针刺＋雀啄灸＋封闭 versus 封闭 for 桡骨茎突狭窄性腱鞘炎. Cochrane Database of Systematic Reviews [Year], Issue [Issue].

Quality assessment							No of patients		Effect		Quality	Importance
No of studies	Design	Risk of bias	Inconsistency	Indirectness	Imprecision	Other considerations	针刺＋雀啄灸＋封闭	封闭	Relative (95.0% CI)	Absolute		
有效率（follow－up mean 10 days）												
1	randomised trials	serious[1]	no serious inconsistency	serious[2]	serious[3]	None	49/50 (98.0%)	43/46 (93.5%)	OR 3.42 (0.34 to 34.1)	45 more per 1000 (from 105 fewer to 63 more)	⊕○○○ VERY LOW	IMPORTANT
							–	93.5%		45 more per 1000 (from 105 fewer to 63 more)		

[1] 随机方法不严谨

[2] 结局指标为间接指标

[3] 可信区间较宽，精确性差

Question：Should 温针 + TDP vs 针刺 be used for 桡骨茎突狭窄性腱鞘炎？

Bibliography：. 温针 + TDP versus 针刺 for 桡骨茎突狭窄性腱鞘炎. Cochrane Database of Systematic Reviews [Year], Issue [Issue].

Quality assessment							No of patients		Effect		Quality	Importance
No of studies	Design	Risk of bias	Inconsistency	Indirectness	Imprecision	Other considerations	温针 + TDP	针刺	Relative (95.0% CI)	Absolute		
有效率（follow up 7 days）												
1	randomised trials	serious[1]	no serious inconsistency	serious[2]	serious[3,4]	None	33/33 (100.0%)	17/20 (85.0%)	OR 13.4 (0.65 to 274.32)	137 more per 1000 (from 64 fewer to 149 more)	⊕○○○ VERY LOW	IMPORTANT
							-	85.0%		137 more per 1000 (from 64 fewer to 149 more)		

[1] 随机方法不严谨
[2] 结局指标为间接指标
[3] 样本量小
[4] 可信区间较宽，精确性差

Question：Should 温针 + 电针 + 艾灸 vs 温针 + 电针 be used for 桡骨茎突狭窄性腱鞘炎？

Bibliography：. 温针 + 电针 + 艾灸 versus 温针 + 电针 for 桡骨茎突狭窄性腱鞘炎. Cochrane Database of Systematic Reviews [Year], Issue [Issue].

Quality assessment							No of patients		Effect		Quality	Importance
No of studies	Design	Risk of bias	Inconsistency	Indirectness	Imprecision	Other considerations	温针 + 电针 + 艾灸	温针 + 电针	Relative (95.0% CI)	Absolute		
有效率（follow - up 10 days）												
1	randomised trials	very serious[1]	no serious inconsistency	serious[2]	serious[3,4]	None	42/45 (93.3%)	26/35 (74.3%)	OR 4.85 (1.2 to 19.56)	191 more per 1000 (from 33 more to 240 more)	⊕○○○ VERY LOW	IMPORTANT
							-	74.3%		190 more per 1000 (from 33 more to 240 more)		

[1] 随机方法不严谨
[2] 结局指标为间接指标
[3] 样本量小
[4] 可信区间较宽，精确性差

Question：Should 傍针刺 + 温针 vs 温针 be used for 桡骨茎突狭窄性腱鞘炎？

Bibliography：. 傍针刺 + 温针 versus 温针 for 桡骨茎突狭窄性腱鞘炎. Cochrane Database of Systematic Reviews [Year], Issue [Issue].

Quality assessment							No of patients		Effect		Quality	Importance
No of studies	Design	Risk of bias	Inconsistency	Indirectness	Imprecision	Other considerations	傍针刺 + 温针	温针	Relative (95.0% CI)	Absolute		
有效率（follow – up 7 days）												
1	randomised trials	no serious risk of bias	no serious inconsistency	serious[1]	serious[2]	None	30/30 (100.0%)	27/30 (90.0%)	OR 7.76 (0.38 to 157.14)	86 more per 1000 (from 126 fewer to 99 more)	⊕⊕○○ LOW	IMPORTANT
							–	90.0%		86 more per 1000 (from 126 fewer to 99 more)		

[1] 结局指标为间接指标
[2] 可信区间较宽，精确性差

Question：Should 针刺 + 点刺放血 vs 针刺 be used for 桡骨茎突狭窄性腱鞘炎？

Bibliography：. 针刺 + 点刺放血 versus 针刺 for 桡骨茎突狭窄性腱鞘炎. Cochrane Database of Systematic Reviews [Year], Issue [Issue].

Quality assessment							No of patients		Effect		Quality	Importance
No of studies	Design	Risk of bias	Inconsistency	Indirectness	Imprecision	Other considerations	针刺 + 点刺放血	针刺	Relative (95.0% CI)	Absolute		
有效率（follow – up mean 45 days）												
1	randomised trials	no serious risk of bias	no serious inconsistency	no serious indirectness[1]	serious[2,3]	None	34/34 (100.0%)	27/33 (81.8%)	OR 16.31 (0.88 to 302.32)	168 more per 1000 (from 20 fewer to 181 more)	⊕⊕⊕○ MODERATE	IMPORTANT
							–	81.8%		169 more per 1000 (from 20 fewer to 181 more)		

[1] 结局指标为间接指标
[2] 样本量小
[3] 可信区间较宽，精确性差

Question: Should 衬垫灸 vs 封闭 be used for 桡骨茎突狭窄性腱鞘炎？

Bibliography: . 衬垫灸 versus 封闭 for 桡骨茎突狭窄性腱鞘炎. Cochrane Database of Systematic Reviews [Year], Issue [Issue].

Quality assessment							No of patients		Effect		Quality	Importance
No of studies	Design	Risk of bias	Inconsistency	Indirectness	Imprecision	Other considerations	衬垫灸	封闭	Relative (95.0% CI)	Absolute		
有效率（follow – up mean 6 days）												
1	randomised trials	serious[1]	no serious inconsistency	serious[2]	serious[3,4]	None	29/33 (87.9%)	24/29 (82.8%)	OR 1.51 (0.36 to 6.26)	51 more per 1000 (from 194 fewer to 140 more)	⊕○○○ VERY LOW	IMPORTANT
							–	82.8%		51 more per 1000 (from 194 fewer to 140 more)		

[1] 随机方法不严谨
[2] 结局指标为间接指标
[3] 样本量小
[4] 可信区间较宽，精确性差

Question: Should 点刺（参麦注射液）vs 封闭 be used for 桡骨茎突狭窄性腱鞘炎？

Bibliography: . 点刺（参麦注射液）versus 封闭 for 桡骨茎突狭窄性腱鞘炎. Cochrane Database of Systematic Reviews [Year], Issue [Issue].

Quality assessment							No of patients		Effect		Quality	Importance
No of studies	Design	Risk of bias	Inconsistency	Indirectness	Imprecision	Other considerations	点刺（参麦注射液）	封闭	Relative (95.0% CI)	Absolute		
有效率（follow – up mean 21 days）												
1	randomised trials	serious[1]	no serious inconsistency	serious[2]	serious[3]	None	61/65 (93.8%)	54/62 (87.1%)	OR 2.25 (0.64 to 7.9)	67 more per 1000 (from 59 fewer to 111 more)	⊕○○○ VERY LOW	IMPORTANT
							–	87.1%		67 more per 1000 (from 59 fewer to 111 more)		

[1] 随机方法不严谨
[2] 结局指标为间接指标
[3] 可信区间较宽，精确性差

Question：Should 火针 vs 电针 be used for 桡骨茎突狭窄性腱鞘炎？

Bibliography：. 火针 versus 电针 for 桡骨茎突狭窄性腱鞘炎. Cochrane Database of Systematic Reviews［Year］, Issue［Issue］.

Quality assessment							No of patients		Effect		Quality	Importance
No of studies	Design	Risk of bias	Inconsistency	Indirectness	Imprecision	Other considerations	火针	电针	Relative (95.0% CI)	Absolute		
有效率（follow－up mean 2 weeks）												
1	randomised trials	no serious risk of bias	no serious inconsistency	serious[1]	serious[2,3]	None	30/30 (100.0%)	20/27 (74.1%)	OR 56.79 (3.15 to 1023)	253 more per 1000 (from 159 more to 259 more)	⊕⊕○○ LOW	IMPORTANT
							–	51.9%		465 more per 1000 (from 254 more to 480 more)		

1 结局指标为间接指标
2 样本量小
3 可信区间较宽，精确性差

Question：Should 针刀 vs 推拿 be used for 桡骨茎突狭窄性腱鞘炎？

Bibliography：. 针刀 versus 推拿 for 桡骨茎突狭窄性腱鞘炎. Cochrane Database of Systematic Reviews［Year］, Issue［Issue］.

Quality assessment							No of patients		Effect		Quality	Importance
No of studies	Design	Risk of bias	Inconsistency	Indirectness	Imprecision	Other considerations	针刀	封闭	Relative (95.0% CI)	Absolute		
有效率（follow－up mean 3 weeks）												
1	randomised trials	serious[1]	no serious inconsistency	serious[2]	serious[3]	None	50/50 (100.0%)	39/50 (78.0%)	OR 29.41 (1.68 to 514.42)	211 more per 1000 (from 76 more to 219 more)	⊕○○○ VERY LOW	IMPORTANT
							–	78.0%		211 more per 1000 (from 76 more to 219 more)		

1 随机方法不严谨
2 结局指标为间接指标
3 可信区间较宽，精确性差

Question：Should 针刀 vs 封闭 be used for 桡骨茎突狭窄性腱鞘炎？

Bibliography：. 针刀 vs 封闭 for 桡骨茎突狭窄性腱鞘炎. Cochrane Database of Systematic Reviews［Year］，Issue［Issue］.

Quality assessment							No of patients		Effect		Quality	Importance
No of studies	Design	Risk of bias	Inconsistency	Indirectness	Imprecision	Other considerations	针刀	封闭	Relative (95.0% CI)	Absolute		
有效率（术后）												
1	randomised trials	serious[1]	no serious inconsistency	serious[2]	serious[3]	None	50/60 (83.3%)	43/60 (71.7%)	OR 1.98 (0.82 to 4.77)	117 more per 1000 (from 42 fewer to 207 more)	⊕○○○ VERY LOW	IMPORTANT
							–	71.7%		117 more per 1000 (from 42 fewer to 207 more)		

[1] 随机方法不严谨
[2] 结局指标为间接指标
[3] 可信区间较宽，精确性差

Question：Should 针刀 vs 封闭 be used for 桡骨茎突狭窄性腱鞘炎？

Bibliography：. 针刀 vs 封闭 for 桡骨茎突狭窄性腱鞘炎. Cochrane Database of Systematic Reviews［Year］，Issue［Issue］.

Quality assessment							No of patients		Effect		Quality	Importance
No of studies	Design	Risk of bias	Inconsistency	Indirectness	Imprecision	Other considerations	针刀	封闭	Relative (95.0% CI)	Absolute		
有效率												
2	randomised trials	serious[1]	no serious inconsistency	serious[2]	serious[3]	None	58/60 (96.7%)	53/60 (88.3%)	OR 3.83 (0.76 to 19.25)	83 more per 1000 (from 31 fewer to 110 more)	⊕○○○ VERY LOW	IMPORTANT
							–	88.3%		84 more per 1000 (from 31 fewer to 110 more)		
VAS 术后一天（Better indicated by lower values）												
2	randomised trials	serious[1]	no serious inconsistency	no serious indirectness	no serious imprecision	None	60	60	–	MD 0.23 lower (0.68 lower to 0.23 higher)	⊕⊕⊕○ MODERATE	IMPORTANT

[1] 随机方法不严谨
[2] 结局指标为间接指标
[3] 可信区间较宽，精确性差

E. 1. 2 屈指肌腱腱鞘炎

Question: Should 针刺 + 微波 vs 针刺 be used for 屈指肌腱腱鞘炎?

Bibliography: . 针刺 + 微波 vs 针刺 for 屈指肌腱腱鞘炎. Cochrane Database of Systematic Reviews [Year], Issue [Issue].

Quality assessment							No of patients		Effect		Quality	Importance
No of studies	Design	Risk of bias	Inconsistency	Indirectness	Imprecision	Other considerations	针刺 + 微波	针刺	Relative (95.0% CI)	Absolute		
有效率（follow - up mean 10 days）												
1	randomised trials	serious[1]	no serious inconsistency	serious[2]	serious[3,4]	None	23/24 (95.8%)	18/24 (75.0%)	OR 7.67 (0.85 to 69.54)	208 more per 1000 (from 32 fewer to 245 more)	⊕○○○ VERY LOW	IMPORTANT
							-	75.0%		208 more per 1000 (from 32 fewer to 245 more)		

[1] 随机方法不严谨
[2] 结局指标为间接指标
[3] 样本量小
[4] 可信区间较宽，精确性差

Question: Should 电针 + 矫形压力套 vs 电针 be used for 屈指肌腱腱鞘炎?

Bibliography: . 电针 + 矫形压力套 versus 电针 for 屈指肌腱腱鞘炎. Cochrane Database of Systematic Reviews [Year], Issue [Issue].

Quality assessment							No of patients		Effect		Quality	Importance
No of studies	Design	Risk of bias	Inconsistency	Indirectness	Imprecision	Other considerations	电针 + 矫形压力套	电针	Relative (95.0% CI)	Absolute		
有效率（follow - up mean 10 days）												
1	randomised trials	serious[1]	no serious inconsistency	no serious indirectness	serious[2]	None	19/20 (95.0%)	12/20 (60.0%)	OR 12.67 (1.4 to 114.42)	350 more per 1000 (from 77 more to 394 more)	⊕⊕○○ LOW	CRITICAL
							-	60.0%		350 more per 1000 (from 77 more to 394 more)		
VAS - 治疗后 3 个月（measured with: VAS; Better indicated by higher values）												
1	randomised trials	serious[1]	no serious inconsistency	no serious indirectness	serious[2]	None	20	20	-	MD 0 higher (7.01 to 5.23 lower)	⊕⊕○○ LOW	CRITICAL
VAS - 治疗后 6 个月（measured with: VAS; Better indicated by higher values）												
1	randomised trials	serious[1]	no serious inconsistency	no serious indirectness[2]	serious[2]	None	20	20	-	MD 2.39 lower (3.19 to 1.59 lower)	⊕⊕○○ LOW	CRITICAL
VAS - 治疗后 12 个月（measured with: VAS; Better indicated by higher values）												
1	randomised trials	serious[1]	no serious inconsistency	no serious indirectness	serious[2]	None	20	20	-	MD 2.62 lower (3.35 to 1.89 lower)	⊕⊕○○ LOW	CRITICAL

[1] 随机方法不严谨
[2] 可信区间较宽，精确性差

Question：Should 雀啄灸 vs 电针 be used for 屈指肌腱腱鞘炎？

Bibliography：. 雀啄灸 vs 电针 for 屈指肌腱腱鞘炎. Cochrane Database of Systematic Reviews [Year]，Issue [Issue].

Quality assessment							No of patients		Effect		Quality	Importance
No of studies	Design	Risk of bias	Inconsistency	Indirectness	Imprecision	Other considerations	雀啄灸	电针	Relative (95.0% CI)	Absolute		
有效率（follow－up mean 10 days）												
1	randomised trials	serious[1]	no serious inconsistency	serious[2]	serious[3]	None	46/50 (92.0%)	36/50 (72.0%)	OR 4.47 (1.36 to 14.76)	200 more per 1000 (from 58 more to 254 more)	⊕○○○ VERY LOW	IMPORTANT
							－	72.0%		200 more per 1000 (from 58 more to 254 more)		

[1] 随机方法不严谨
[2] 结局指标为间接指标
[3] 可信区间较宽，精确性差

Question：Should 毫火针 vs 封闭 be used for 屈指肌腱腱鞘炎？

Bibliography：. 火针 vs 封闭 for 屈指肌腱腱鞘炎. Cochrane Database of Systematic Reviews [Year]，Issue [Issue].

Quality assessment							No of patients		Effect		Quality	Importance
No of studies	Design	Risk of bias	Inconsistency	Indirectness	Imprecision	Other considerations	毫火针	封闭	Relative (95.0% CI)	Absolute		
有效率（follow－up mean 30 days）												
1	randomised trials	serious[1]	no serious inconsistency	serious[2]	serious[3]	None	65/68 (95.6%)	59/64 (92.2%)	OR 1.84 (0.42 to 8.02)	34 more per 1000 (from 90 fewer to 68 more)	⊕○○○ VERY LOW	IMPORTANT
							－	92.2%		34 more per 1000 (from 90 fewer to 68 more)		

[1] 随机方法不严谨
[2] 结局指标为间接指标
[3] 可信区间较宽，精确性差

Question：Should 针刀 vs 封闭 be used for 屈指肌腱腱鞘炎？

Bibliography：. 针刀 vs 封闭 for 屈指肌腱腱鞘炎. Cochrane Database of Systematic Reviews [Year], Issue [Issue].

Quality assessment							No of patients		Effect		Quality	Importance
No of studies	Design	Risk of bias	Inconsistency	Indirectness	Imprecision	Other considerations	针刀	封闭	Relative (95.0% CI)	Absolute		
有效率（术后）												
3	randomised trials	serious[1]	no serious inconsistency	serious[2]	serious[3]	None	254/260 (97.7%)	173/232 (74.6%)	OR 14.03 (6.03 to 32.68)	231 more per 1000 (from 201 more to 244 more)	⊕○○○ VERY LOW	IMPORTANT
							-	87.9%		111 more per 1000 (from 99 more to 117 more)		
有效率（follow－up mean 12－21days）												
7	randomised trials	serious[1]	no serious inconsistency	serious[2]	serious[3]	None	464/470 (98.7%)	321/425 (75.5%)	OR 23.09 (10.66 to 50)	231 more per 1000 (from 215 more to 238 more)	⊕○○○ VERY LOW	IMPORTANT
							-	75.4%		232 more per 1000 (from 216 more to 240 more)		

1 随机方法不严谨
2 结局指标为间接指标
3 可信区间较宽，精确性差

E.1.3 腱鞘炎（两种）

Question：Should 针灸 vs 封闭 be used for 腱鞘炎？

Bibliography：. 针灸 vs 封闭 for 腱鞘炎. Cochrane Database of Systematic Reviews [Year], Issue [Issue].

Quality assessment							No of patients		Effect		Quality	Importance
No of studies	Design	Risk of bias	Inconsistency	Indirectness	Imprecision	Other considerations	针灸	封闭	Relative (95.0% CI)	Absolute		
有效率（follow－up mean 5 days）												
1	randomised trials	serious[1]	no serious inconsistency	serious[2]	serious[3]	None	76/78 (97.4%)	50/50 (100.0%)	RR 0 (1 to 1)	1000 fewer per 1000 (from 0 more to 0 more)	⊕○○○ VERY LOW	IMPORTANT
							-	100.0%		1000 fewer per 1000 (from 0 more to 0 more)		

1 随机方法不严谨
2 结局指标为间接指标
3 可信区间较宽，精确性差

E.2 结果汇总表

E.2.1 桡骨茎突狭窄性腱鞘炎

针刺 compared to 推拿 for 桡骨茎突狭窄性腱鞘炎

Patient or population：patients with 桡骨茎突狭窄性腱鞘炎
Settings：
Intervention：针刺
Comparison：推拿

Outcomes	Illustrative comparative risks* （95.0% CI）		Relative effect （95.0% CI）	No of Participants （studies）	Quality of the evidence （GRADE）	Comments
	Assumed risk 推拿	Corresponding risk 针刺				
有效率 （follow - up 6 days）	Study population		OR 8.5 （2.37 to 30.47）	60 （1 study）	⊕⊕⊖⊖ low[1,2,3]	
	433 per 1000	867 per 1000 （644 to 959）				
	Moderate					
	433 per 1000	867 per 1000 （644 to 959）				

* The basis for the assumed risk （e. g. the median control group risk across studies） is provided in footnotes. The corresponding risk （and its 95.0% confidence interval） is based on the assumed risk in the comparison group and the relative effect of the intervention （and its 95.0% CI）.

CI：Confidence interval；OR：Odds ratio

GRADE Working Group grades of evidence
High quality：Further research is very unlikely to change our confidence in the estimate of effect.
Moderate quality：Further research is likely to have an important impact on our confidence in the estimate of effect and may change the estimate.
Low quality：Further research is very likely to have an important impact on our confidence in the estimate of effect and is likely to change the estimate.
Very low quality：We are very uncertain about the estimate.

[1] 结局指标为间接指标
[2] 样本量小
[3] 可信区间较宽，精确性差

针刺+超激光 compared to 针刺 for 桡骨茎突狭窄性腱鞘炎

Patient or population：patients with 桡骨茎突狭窄性腱鞘炎
Settings：
Intervention：针刺+超激光
Comparison：针刺

Outcomes	Illustrative comparative risks* (95.0% CI) Assumed risk 针刺	Corresponding risk 针刺+超激光	Relative effect (95.0% CI)	No of Participants (studies)	Quality of the evidence (GRADE)	Comments
有效率（follow-up mean 2 weeks）	Study population		OR 3.18 (0.62 to 16.33)	144 (1 study)	⊕⊖⊖⊖ very low[1,2,3]	
	917 per 1000	972 per 1000 (872 to 994)				
	Moderate					
	917 per 1000	972 per 1000 (873 to 994)				

*The basis for the assumed risk（e.g. the median control group risk across studies）is provided in footnotes. The corresponding risk（and its 95.0% confidence interval）is based on the assumed risk in the comparison group and the relative effect of the intervention（and its 95.0% CI）.

CI：Confidence interval；OR：Odds ratio

GRADE Working Group grades of evidence
High quality：Further research is very unlikely to change our confidence in the estimate of effect.
Moderate quality：Further research is likely to have an important impact on our confidence in the estimate of effect and may change the estimate.
Low quality：Further research is very likely to have an important impact on our confidence in the estimate of effect and is likely to change the estimate.
Very low quality：We are very uncertain about the estimate.

[1] 随机方法不严谨
[2] 结局指标为间接指标
[3] 可信区间较宽，精确性差

针灸 compared to 封闭 for 桡骨茎突狭窄性腱鞘炎

Patient or population：patients with 桡骨茎突狭窄性腱鞘炎
Settings：
Intervention：针灸
Comparison：封闭

Outcomes	Illustrative comparative risks* (95.0% CI) Assumed risk 封闭	 Corresponding risk 针灸	Relative effect (95.0% CI)	No of Participants (studies)	Quality of the evidence (GRADE)	Comments
有效率 (follow - up 7 days)	Study population		OR 0.42 (0.06 to 2.77)	30 (1 study)	⊕⊕⊖⊖ low[1,2]	
	867 per 1000	732 per 1000 (281 to 947)				
	Moderate					
	867 per 1000	732 per 1000 (281 to 948)				
VAS 2 weeks		The mean vas 2 weeks in the intervention groups was 1.37 higher (0.13 to 2.61 higher)		30 (1 study)	⊕⊕⊕⊖ moderate[2]	
VAS 6 weeks		The mean vas 6 weeks in the intervention groups was 0.87 higher (0.45 lower to 2.19 higher)		30 (1 study)	⊕⊕⊕⊖ moderate[2]	

* The basis for theassumed risk (e. g. the median control group risk across studies) is provided in footnotes. The corresponding risk (and its 95.0% confidence interval) is based on the assumed risk in the comparison group and the relative effect of the intervention (and its 95.0% CI).

CI：Confidence interval；OR：Odds ratio

GRADE Working Group grades of evidence
High quality：Further research is very unlikely to change our confidence in the estimate of effect.
Moderate quality：Further research is likely to have an important impact on our confidence in the estimate of effect and may change the estimate.
Low quality：Further research is very likely to have an important impact on our confidence in the estimate of effect and is likely to change the estimate.
Very low quality：We are very uncertain about the estimate.

1 结局指标为间接指标
2 可信区间较宽，精确性差

针刺＋雀啄灸＋封闭 compared to 封闭 for 桡骨茎突狭窄性腱鞘炎

Patient or population：patients with 桡骨茎突狭窄性腱鞘炎
Settings：
Intervention：针刺＋雀啄灸＋封闭
Comparison：封闭

Outcomes	Illustrative comparative risks*（95.0% CI） Assumed risk 封闭	 Corresponding risk 针刺＋雀啄灸＋封闭	Relative effect（95.0% CI）	No of Participants（studies）	Quality of the evidence（GRADE）	Comments
有效率（follow－up mean 10 days）	Study population		OR 3.42（0.34 to 34.1）	96（1 study）	⊕⊖⊖⊖ very low[1,2,3]	
	935 per 1000	980 per 1000（830 to 998）				
	Moderate					
	935 per 1000	980 per 1000（830 to 998）				

*The basis for the assumed risk（e. g. the median control group risk across studies）is provided in footnotes. The corresponding risk（and its 95.0% confidence interval）is based on the assumed risk in the comparison group and the relative effect of the intervention（and its 95.0% CI）.

CI：Confidence interval；OR：Odds ratio

GRADE Working Group grades of evidence
High quality：Further research is very unlikely to change our confidence in the estimate of effect.
Moderate quality：Further research is likely to have an important impact on our confidence in the estimate of effect and may change the estimate.
Low quality：Further research is very likely to have an important impact on our confidence in the estimate of effect and is likely to change the estimate.
Very low quality：We are very uncertain about the estimate.

1 随机方法不严谨
2 结局指标为间接指标
3 可信区间较宽，精确性差

温针 + TDP compared to 针刺 for 桡骨茎突狭窄性腱鞘炎

Patient or population：patients with 桡骨茎突狭窄性腱鞘炎
Settings：
Intervention：温针 + TDP
Comparison：针刺

Outcomes	Illustrative comparative risks* (95.0% CI) Assumed risk 针刺	Corresponding risk 温针 + TDP	Relative effect (95.0% CI)	No of Participants (studies)	Quality of the evidence (GRADE)	Comments
有效率 (follow up 7 days)	Study population		OR 13.4 (0.65 to 274.32)	53 (1 study)	⊕⊖⊖⊖ very low[1,2,3,4]	
	850 per 1000	987 per 1000 (786 to 999)				
	Moderate					
	850 per 1000	987 per 1000 (786 to 999)				

*The basis for the assumed risk (e. g. the median control group risk across studies) is provided in footnotes. The corresponding risk (and its 95.0% confidence interval) is based on the assumed risk in the comparison group and the relative effect of the intervention (and its 95.0% CI).

CI：Confidence interval；OR：Odds ratio

GRADE Working Group grades of evidence
High quality：Further research is very unlikely to change our confidence in the estimate of effect.
Moderate quality：Further research is likely to have an important impact on our confidence in the estimate of effect and may change the estimate.
Low quality：Further research is very likely to have an important impact on our confidence in the estimate of effect and is likely to change the estimate.
Very low quality：We are very uncertain about the estimate.

1 随机方法不严谨
2 结局指标为间接指标
3 样本量小
4 可信区间较宽，精确性差

温针＋电针＋艾灸 compared to 温针＋电针 for 桡骨茎突狭窄性腱鞘炎

Patient or population：patients with 桡骨茎突狭窄性腱鞘炎
Settings：
Intervention：温针＋电针＋艾灸
Comparison：温针＋电针

Outcomes	Illustrative comparative risks* （95.0% CI）		Relative effect （95.0% CI）	No of Participants （studies）	Quality of the evidence （GRADE）	Comments
	Assumed risk 温针＋电针	Corresponding risk 温针＋电针＋艾灸				
有效率 （follow－up 10 days）	Study population		OR 4.85 （1.2 to 19.56）	80 （1 study）	⊕⊖⊖⊖ very low[1,2,3,4]	
	743 per 1000	933 per 1000 （776 to 983）				
	Moderate					
	743 per 1000	933 per 1000 （776 to 983）				

*The basis for the assumed risk（e.g. the median control group risk across studies）is provided in footnotes. The corresponding risk（and its 95.0% confidence interval）is based on the assumed risk in the comparison group and the relative effect of the intervention（and its 95.0% CI）.

CI：Confidence interval；OR：Odds ratio

GRADE Working Group grades of evidence
High quality：Further research is very unlikely to change our confidence in the estimate of effect.
Moderate quality：Further research is likely to have an important impact on our confidence in the estimate of effect and may change the estimate.
Low quality：Further research is very likely to have an important impact on our confidence in the estimate of effect and is likely to change the estimate.
Very low quality：We are very uncertain about the estimate.

1 随机方法不严谨
2 结局指标为间接指标
3 样本量小
4 可信区间较宽，精确性差

傍针刺+温针 compared to 温针 for 桡骨茎突狭窄性腱鞘炎

Patient or population：patients with 桡骨茎突狭窄性腱鞘炎
Settings：
Intervention：傍针刺+温针
Comparison：温针

Outcomes	Illustrative comparative risks*（95.0% CI）		Relative effect（95.0% CI）	No of Participants（studies）	Quality of the evidence（GRADE）	Comments
	Assumed risk 温针	Corresponding risk 傍针刺+温针				
有效率（follow-up 7 days）	Study population		OR 7.76（0.38 to 157.14）	60（1 study）	⊕⊕⊖⊖ low[1,2]	
	900 per 1000	986 per 1000（774 to 999）				
	Moderate					
	900 per 1000	986 per 1000（774 to 999）				

*The basis for the assumed risk（e.g. the median control group risk across studies）is provided in footnotes. The corresponding risk（and its 95.0% confidence interval）is based on the assumed risk in the comparison group and the relative effect of the intervention（and its 95.0% CI）.

CI：Confidence interval；OR：Odds ratio

GRADE Working Group grades of evidence
High quality：Further research is very unlikely to change our confidence in the estimate of effect.
Moderate quality：Further research is likely to have an important impact on our confidence in the estimate of effect and may change the estimate.
Low quality：Further research is very likely to have an important impact on our confidence in the estimate of effect and is likely to change the estimate.
Very low quality：We are very uncertain about the estimate.

1 结局指标为间接指标
2 可信区间较宽，精确性差

针刺 + 点刺放血 compared to 针刺 for 桡骨茎突狭窄性腱鞘炎

Patient or population：patients with 桡骨茎突狭窄性腱鞘炎
Settings：
Intervention：针刺 + 点刺放血
Comparison：针刺

Outcomes	Illustrative comparative risks*（95.0% CI）		Relative effect（95.0% CI）	No of Participants（studies）	Quality of the evidence（GRADE）	Comments
	Assumed risk	Corresponding risk				
	针刺	针刺 + 点刺放血				
有效率（follow - up mean 45 days）	Study population		OR 16.31（0.88 to 302.32）	67（1 study）	⊕⊕⊕⊖ moderate[1,2,3]	
	818 per 1000	987 per 1000（798 to 999）				
	Moderate					
	818 per 1000	987 per 1000（798 to 999）				

* The basis for the assumed risk（e. g. the median control group risk across studies）is provided in footnotes. The corresponding risk（and its 95.0% confidence interval）is based on the assumed risk in the comparison group and the relative effect of the intervention（and its 95.0% CI）.

CI：Confidence interval；OR：Odds ratio

GRADE Working Group grades of evidence
High quality：Further research is very unlikely to change our confidence in the estimate of effect.
Moderate quality：Further research is likely to have an important impact on our confidence in the estimate of effect and may change the estimate.
Low quality：Further research is very likely to have an important impact on our confidence in the estimate of effect and is likely to change the estimate.
Very low quality：We are very uncertain about the estimate.

1 结局指标为间接指标
2 样本量小
3 可信区间较宽，精确性差

衬垫灸 compared to 封闭 for 桡骨茎突狭窄性腱鞘炎

Patient or population：patients with 桡骨茎突狭窄性腱鞘炎
Settings：
Intervention：衬垫灸
Comparison：封闭

Outcomes	Illustrative comparative risks* （95.0% CI）		Relative effect （95.0% CI）	No of Participants （studies）	Quality of the evidence （GRADE）	Comments
	Assumed risk	Corresponding risk				
	封闭	衬垫灸				
有效率（follow－up mean 6 days）	Study population		OR 1.51 （0.36 to 6.26）	62 （1 study）	⊕⊖⊖⊖ very low[1,2,3,4]	
	828 per 1000	879 per 1000 （633 to 968）				
	Moderate					
	828 per 1000	879 per 1000 （634 to 968）				

*The basis for the assumed risk（e. g. the median control group risk across studies）is provided in footnotes. The corresponding risk（and its 95.0% confidence interval）is based on the assumed risk in the comparison group and the relative effect of the intervention（and its 95.0% CI）.

CI：Confidence interval；OR：Odds ratio

GRADE Working Group grades of evidence
High quality：Further research is very unlikely to change our confidence in the estimate of effect.
Moderate quality：Further research is likely to have an important impact on our confidence in the estimate of effect and may change the estimate.
Low quality：Further research is very likely to have an important impact on our confidence in the estimate of effect and is likely to change the estimate.
Very low quality：We are very uncertain about the estimate.

[1] 随机方法不严谨
[2] 结局指标为间接指标
[3] 样本量小
[4] 可信区间较宽，精确性差

点刺（参麦注射液）compared to 封闭 for 桡骨茎突狭窄性腱鞘炎

Patient or population：patients with 桡骨茎突狭窄性腱鞘炎
Settings：
Intervention：点刺（参麦注射液）
Comparison：封闭

Outcomes	Illustrative comparative risks*（95.0% CI）		Relative effect（95.0% CI）	No of Participants（studies）	Quality of the evidence（GRADE）	Comments
	Assumed risk	Corresponding risk				
	封闭	点刺（参麦注射液）				
有效率（follow－up mean 21 days）	Study population		OR 2.25（0.64 to 7.9）	127（1 study）	⊕⊖⊖⊖ very low[1,2,3]	
	871 per 1000	938 per 1000（812 to 982）				
	Moderate					
	871 per 1000	938 per 1000（812 to 982）				

*The basis for the assumed risk（e. g. the median control group risk across studies）is provided in footnotes. The corresponding risk（and its 95.0% confidence interval）is based on the assumed risk in the comparison group and the relative effect of the intervention（and its 95.0% CI）.

CI：Confidence interval；OR：Odds ratio

GRADE Working Group grades of evidence
High quality：Further research is very unlikely to change our confidence in the estimate of effect.
Moderate quality：Further research is likely to have an important impact on our confidence in the estimate of effect and may change the estimate.
Low quality：Further research is very likely to have an important impact on our confidence in the estimate of effect and is likely to change the estimate.
Very low quality：We are very uncertain about the estimate.

[1] 随机方法不严谨
[2] 结局指标为间接指标
[3] 可信区间较宽，精确性差

火针 compared to 电针 for 桡骨茎突狭窄性腱鞘炎

Patient or population：patients with 桡骨茎突狭窄性腱鞘炎
Settings：
Intervention：火针
Comparison：电针

Outcomes	Illustrative comparative risks* （95.0% CI）		Relative effect （95.0% CI）	No of Participants （studies）	Quality of the evidence （GRADE）	Comments
	Assumed risk	Corresponding risk				
	电针	火针				
有效率（follow - up mean 2 weeks）	Study population		OR 56.79 （3.15 to 1023）	57 （1 study）	⊕⊕⊖⊖ low[1,2,3]	
	741 per 1000	994 per 1000 （900 to 1000）				
	Moderate					
	519 per 1000	984 per 1000 （773 to 999）				

* The basis for the assumed risk （e. g. the median control group risk across studies） is provided in footnotes. The corresponding risk （and its 95.0% confidence interval） is based on the assumed risk in the comparison group and the relative effect of the intervention （and its 95.0% CI）.

CI：Confidence interval；OR：Odds ratio

GRADE Working Group grades of evidence
High quality：Further research is very unlikely to change our confidence in the estimate of effect.
Moderate quality：Further research is likely to have an important impact on our confidence in the estimate of effect and may change the estimate.
Low quality：Further research is very likely to have an important impact on our confidence in the estimate of effect and is likely to change the estimate.
Very low quality：We are very uncertain about the estimate.

1 结局指标为间接指标
2 样本量小
3 可信区间较宽，精确性差

针刀 compared to 推拿 for 桡骨茎突狭窄性腱鞘炎

Patient or population：patients with 桡骨茎突狭窄性腱鞘炎
Settings：
Intervention：针刀
Comparison：推拿

Outcomes	Illustrative comparative risks*（95.0% CI） Assumed risk 推拿	 Corresponding risk 针刀	Relative effect（95.0% CI）	No of Participants（studies）	Quality of the evidence（GRADE）	Comments
有效率（follow－up mean 3 weeks）	Study population		OR 29.41（1.68 to 514.42）	100（1 study）	⊕⊖⊖⊖ very low[1,2,3]	
	780 per 1000	991 per 1000（856 to 999）				
	Moderate					
	780 per 1000	991 per 1000（856 to 999）				

*The basis for the assumed risk（e.g. the median control group risk across studies）is provided in footnotes. The corresponding risk（and its 95.0% confidence interval）is based on the assumed risk in the comparison group and the relative effect of the intervention（and its 95.0% CI）.

CI：Confidence interval；OR：Odds ratio

GRADE Working Group grades of evidence
High quality：Further research is very unlikely to change our confidence in the estimate of effect.
Moderate quality：Further research is likely to have an important impact on our confidence in the estimate of effect and may change the estimate.
Low quality：Further research is very likely to have an important impact on our confidence in the estimate of effect and is likely to change the estimate.
Very low quality：We are very uncertain about the estimate.

[1] 随机方法不严谨
[2] 结局指标为间接指标
[3] 可信区间较宽，精确性差

针刀 compared to 封闭 for 桡骨茎突狭窄性腱鞘炎

Patient or population：patients with 桡骨茎突狭窄性腱鞘炎
Settings：
Intervention：针刀
Comparison：封闭

Outcomes	Illustrative comparative risks* （95.0% CI）		Relative effect （95.0% CI）	No of Participants （studies）	Quality of the evidence （GRADE）	Comments
	Assumed risk	Corresponding risk				
	封闭	针刀				
有效率（术后）	Study population		OR 1.98 （0.82 to 4.77）	120 （1 study）	⊕⊖⊖⊖ very low[1,2,3]	
	717 per 1000	834 per 1000 （675 to 923）				
	Moderate					
	717 per 1000	834 per 1000 （675 to 924）				

*The basis for the assumed risk（e. g. the median control group risk across studies）is provided in footnotes. The corresponding risk（and its 95.0% confidence interval）is based on the assumed risk in the comparison group and the relative effect of the intervention（and its 95.0% CI）.

CI：Confidence interval；OR：Odds ratio

GRADE Working Group grades of evidence
High quality：Further research is very unlikely to change our confidence in the estimate of effect.
Moderate quality：Further research is likely to have an important impact on our confidence in the estimate of effect and may change the estimate.
Low quality：Further research is very likely to have an important impact on our confidence in the estimate of effect and is likely to change the estimate.
Very low quality：We are very uncertain about the estimate.

[1] 随机方法不严谨
[2] 结局指标为间接指标
[3] 可信区间较宽，精确性差

针刀 compared to 封闭 for 桡骨茎突狭窄性腱鞘炎

Patient or population：patients with 桡骨茎突狭窄性腱鞘炎
Settings：
Intervention：针刀
Comparison：封闭

Outcomes	Illustrative comparative risks*（95.0% CI）		Relative effect（95.0% CI）	No of Participants（studies）	Quality of the evidence（GRADE）	Comments
	Assumed risk 封闭	Corresponding risk 针刀				
有效率（术后）	Study population		OR 3.83（0.76 to 19.25）	120（2 studies）	⊕⊖⊖⊖ very low[1,2,3]	
	883 per 1000	967 per 1000（852 to 993）				
	Moderate					
	883 per 1000	967 per 1000（852 to 993）				
VAS 术后一天		The mean vas 术后一天 in the intervention groups was 0.23 lower（0.68 lower to 0.23 higher）		120（2 studies）	⊕⊕⊕⊖ moderate[1]	

* The basis for the assumed risk（e.g. the median control group risk across studies）is provided in footnotes. The corresponding risk（and its 95.0% confidence interval）is based on the assumed risk in the comparison group and the relative effect of the intervention（and its 95.0% CI）.

CI：Confidence interval；OR：Odds ratio

GRADE Working Group grades of evidence
High quality：Further research is very unlikely to change our confidence in the estimate of effect.
Moderate quality：Further research is likely to have an important impact on our confidence in the estimate of effect and may change the estimate.
Low quality：Further research is very likely to have an important impact on our confidence in the estimate of effect and is likely to change the estimate.
Very low quality：We are very uncertain about the estimate.

1 随机方法不严谨
2 结局指标为间接指标
3 可信区间较宽，精确性差

E. 2. 2 屈指肌腱腱鞘炎

针刺 + 微波 compared to 针刺 for 屈指肌腱腱鞘炎

Patient or population：patients with 屈指肌腱腱鞘炎
Intervention：针刺 + 微波
Comparison：针刺

Outcomes	Illustrative comparative risks* (95.0% CI)		Relative effect (95.0% CI)	No of Participants (studies)	Quality of the evidence (GRADE)	Comments
	Assumed risk	Corresponding risk				
	针刺	针刺 + 微波				
有效率（follow-up mean 10 days）	Study population		OR 7.67 (0.85 to 69.54)	48 (1 study)	⊕⊖⊖⊖ very low[1,2,3,4]	
	750 per 1000	958 per 1000 (718 to 995)				
	Moderate					
	750 per 1000	958 per 1000 (718 to 995)				

*The basis for the assumed risk（e. g. the median control group risk across studies）is provided in footnotes. The corresponding risk（and its 95.0% confidence interval）is based on the assumed risk in the comparison group and the relative effect of the intervention（and its 95.0% CI）.
CI：Confidence interval；OR：Odds ratio

GRADE Working Group grades of evidence
High quality：Further research is very unlikely to change our confidence in the estimate of effect.
Moderate quality：Further research is likely to have an important impact on our confidence in the estimate of effect and may change the estimate.
Low quality：Further research is very likely to have an important impact on our confidence in the estimate of effect and is likely to change the estimate.
Very low quality：We are very uncertain about the estimate.

1 随机方法不严谨
2 结局指标为间接指标
3 样本量小
4 可信区间较宽，精确性差

电针＋矫形压力套 compared to 电针 for 屈指肌腱腱鞘炎

Patient or population：patients with 屈指肌腱腱鞘炎
Intervention：电针＋矫形压力套
Comparison：电针

Outcomes	Illustrative comparative risks* （95.0% CI）		Relative effect （95.0% CI）	No of Participants （studies）	Quality of the evidence （GRADE）	Comments
	Assumed risk	Corresponding risk				
	电针	电针＋矫形压力套				
有效率（follow－up mean 10 days）	Study population		OR 12.67 （1.4 to 114.42）	40 （1 study）	⊕⊕⊖⊖ low[1,2]	
	600 per 1000	950 per 1000 （677 to 994）				
	Moderate					
	600 per 1000	950 per 1000 （677 to 994）				
VAS－治疗后 3 个月		The mean vas －治疗后 3 个月 in the intervention groups was 0 higher（7.01 to 5.23 lower）		40 （1 study）	⊕⊕⊖⊖ low[1,2]	
VAS－治疗后 6 个月		The mean vas －治疗后 6 个月 in the intervention groups was 2.39 lower（3.19 to 1.59 lower）		40 （1 study）	⊕⊕⊖⊖ low[1,2]	
VAS－治疗后 12 个月		The mean vas －治疗后 12 个月 in the intervention groups was 2.62 lower（3.35 to 1.89 lower）		40 （1 study）	⊕⊕⊖⊖ low[1,2]	

* The basis for the assumed risk（e. g. the median control group risk across studies）is provided in footnotes. The corresponding risk（and its 95.0% confidence interval）is based on the assumed risk in the comparison group and the relative effect of the intervention（and its 95.0% CI）.
CI：Confidence interval；OR：Odds ratio

GRADE Working Group grades of evidence
High quality：Further research is very unlikely to change our confidence in the estimate of effect.
Moderate quality：Further research is likely to have an important impact on our confidence in the estimate of effect and may change the estimate.
Low quality：Further research is very likely to have an important impact on our confidence in the estimate of effect and is likely to change the estimate.
Very low quality：We are very uncertain about the estimate.

[1] 随机方法不严谨
[2] 可信区间较宽，精确性差

雀啄灸 compared to 电针 for 屈指肌腱腱鞘炎

Patient or population：patients with 屈指肌腱腱鞘炎
Settings：
Intervention：雀啄灸
Comparison：电针

Outcomes	Illustrative comparative risks*（95.0% CI）		Relative effect（95.0% CI）	No of Participants（studies）	Quality of the evidence（GRADE）	Comments
	Assumed risk	Corresponding risk				
	电针	雀啄灸				
有效率（follow－up mean 10 days）	Study population		OR 4.47（1.36 to 14.76）	100（1 study）	⊕⊖⊖⊖ very low[1,2,3]	
	720 per 1000	920 per 1000（778 to 974）				
	Moderate					
	720 per 1000	920 per 1000（778 to 974）				

*The basis for the assumed risk（e.g. the median control group risk across studies）is provided in footnotes. The corresponding risk（and its 95.0% confidence interval）is based on the assumed risk in the comparison group and the relative effect of the intervention（and its 95.0% CI）.

CI：Confidence interval；OR：Odds ratio

GRADE Working Group grades of evidence
High quality：Further research is very unlikely to change our confidence in the estimate of effect.
Moderate quality：Further research is likely to have an important impact on our confidence in the estimate of effect and may change the estimate.
Low quality：Further research is very likely to have an important impact on our confidence in the estimate of effect and is likely to change the estimate.
Very low quality：We are very uncertain about the estimate.

1 随机方法不严谨
2 结局指标为间接指标
3 可信区间较宽，精确性差

毫火针 compared to 封闭 for 屈指肌腱腱鞘炎

Patient or population：patients with 屈指肌腱腱鞘炎
Settings：
Intervention：毫火针
Comparison：封闭

Outcomes	Illustrative comparative risks* （95.0% CI）		Relative effect （95.0% CI）	No of Participants （studies）	Quality of the evidence （GRADE）	Comments
	Assumed risk	Corresponding risk				
	封闭	毫火针				
有效率（follow－up mean 30 days）	Study population		OR 1.84 （0.42 to 8.02）	132 （1 study）	⊕⊖⊖⊖ very low[1,2,3]	
	922 per 1000	956 per 1000 （832 to 990）				
	Moderate					
	922 per 1000	956 per 1000 （832 to 990）				

*The basis for the assumed risk（e.g. the median control group risk across studies）is provided in footnotes. The corresponding risk（and its 95.0% confidence interval）is based on the assumed risk in the comparison group and the relative effect of the intervention（and its 95.0% CI）.

CI：Confidence interval；OR：Odds ratio

GRADE Working Group grades of evidence
High quality：Further research is very unlikely to change our confidence in the estimate of effect.
Moderate quality：Further research is likely to have an important impact on our confidence in the estimate of effect and may change the estimate.
Low quality：Further research is very likely to have an important impact on our confidence in the estimate of effect and is likely to change the estimate.
Very low quality：We are very uncertain about the estimate.

1 随机方法不严谨
2 结局指标为间接指标
3 可信区间较宽，精确性差

针刀 compared to 封闭 for 屈指肌腱腱鞘炎

Patient or population：patients with 屈指肌腱腱鞘炎
Intervention：针刀
Comparison：封闭

Outcomes	Illustrative comparative risks* （95.0% CI） Assumed risk 封闭	Corresponding risk 针刀	Relative effect （95.0% CI）	No of Participants （studies）	Quality of the evidence （GRADE）	Comments
有效率（术后）	Study population		OR 14.03 （6.03 to 32.68）	492 （3 studies）	⊕⊖⊖⊖ very low[1,2,3]	
	746 per 1000	976 per 1000 （946 to 990）				
	Moderate					
	879 per 1000	990 per 1000 （978 to 996）				
有效率（follow - up mean 12 - 21days）	Study population		OR 23.09 （10.66 to 50）	895 （7 studies）	⊕⊖⊖⊖ very low[1,2,3]	
	755 per 1000	986 per 1000 （971 to 994）				
	Moderate					
	754 per 1000	986 per 1000 （970 to 994）				

* The basis for the assumed risk （e. g. the median control group risk across studies） is provided in footnotes. The corresponding risk （and its 95.0% confidence interval） is based on the assumed risk in the comparison group and the relative effect of the intervention （and its 95.0% CI）.

CI：Confidence interval；OR：Odds ratio

GRADE Working Group grades of evidence
High quality：Further research is very unlikely to change our confidence in the estimate of effect.
Moderate quality：Further research is likely to have an important impact on our confidence in the estimate of effect and may change the estimate.
Low quality：Further research is very likely to have an important impact on our confidence in the estimate of effect and is likely to change the estimate.
Very low quality：We are very uncertain about the estimate.

1 随机方法不严谨
2 结局指标为间接指标
3 可信区间较宽，精确性差

E. 2. 3 腱鞘炎（两种）

针灸 compared to 封闭 for 腱鞘炎

Patient or population：patients with 腱鞘炎
Intervention：针灸
Comparison：封闭

Outcomes	Illustrative comparative risks* (95. 0% CI)		Relative effect (95. 0% CI)	No of Participants (studies)	Quality of the evidence (GRADE)	Comments
	Assumed risk	Corresponding risk				
	封闭	针灸				
有效率（follow-up mean 5 days）	Study population		OR 0. 3 (0. 01 to 6. 44)	128 (1 study)	⊕⊖⊖⊖ very low[1,2,3]	
	1000 per 1000	1000 per 1000 (1000 to 1000)				
	Moderate					
	1000 per 1000	1000 per 1000 (1000 to 1000)				

*The basis for the assumed risk（e. g. the median control group risk across studies）is provided in footnotes. The corresponding risk（and its 95. 0% confidence interval）is based on the assumed risk in the comparison group and the relative effect of the intervention（and its 95. 0% CI）.
CI：Confidence interval；OR：Odds ratio

GRADE Working Group grades of evidence
High quality：Further research is very unlikely to change our confidence in the estimate of effect.
Moderate quality：Further research is likely to have an important impact on our confidence in the estimate of effect and may change the estimate.
Low quality：Further research is very likely to have an important impact on our confidence in the estimate of effect and is likely to change the estimate.
Very low quality：We are very uncertain about the estimate.

[1] 随机方法不严谨
[2] 结局指标为间接指标
[3] 可信区间较宽，精确性差

附 录 F

（资料性）

本指南推荐方案的形成过程

本指南从初稿 、修订稿到送审稿共修改七次。

F.1 指南初稿

指南框架主要是根据检索到的文献证据，按照腱鞘炎的屈指肌腱狭窄性腱鞘炎、桡骨茎突狭窄性腱鞘炎等疾病以及毫针、针刀、火针、电针等方法分别确定推荐方案。不足：针灸治疗腱鞘炎的选穴视患者病程及病情而定，难以突出中医治疗该病的取穴规律。另外，古代文献中治疗腱鞘炎多为单个穴位，但现代文献中往往不涉及穴位配伍，难以凸显中医辨证论治的优势。

F.2 指南修改稿

经过专家组讨论，确定以疗法区分该病的治疗特点：腱鞘炎狭窄期推荐用针刀治疗，早期和慢性期推荐用毫针、火针治疗。根据腱鞘炎的病情确定干预时机，并推荐相应治疗方法。

对于腱鞘炎的分类，经反复查阅文献，并与专家讨论，确定出腱鞘炎主要包括桡骨狭窄性腱鞘炎和肌腱狭窄性腱鞘炎，肱二头肌属于肌腱，没有腱鞘，故把肱二头肌其他类似于肌腱的排除在外。

面临的问题：古代文献中治疗该病的文献数量较少，虽然治疗该病有相应穴位记载，但尚未提出治疗建议，且无推荐等级，临床实用性较差；对于腱鞘炎的治疗，当一种疗法无效的情况下，是否考虑能联合其他疗法；所检索的文献中腱鞘炎绝大多数都以腱鞘炎的疾病分类进行治疗，而以疗法治疗各种腱鞘炎文献鲜见；该病不包括腱鞘囊肿及结核性腱鞘炎。

F.3 指南送审稿

课题组针对全国范围内的专家给予的意见，对标准进行修订和完善，完成送审稿。

桡骨茎突部的腱鞘炎的局部取穴，针刺在临床上很难采用补泻手法，改为局部针灸操作为强刺激或弱刺激。

在针刀治疗腱鞘炎的操作中遵循针刀操作指南要求。

F.4 指南送审稿的修改

课题组针对“针灸标准及临床实践指南项目审查会”专家组评议后提出的建议，就标准的送审稿进行了修正和完善。

检查并修正不当的文字和符号，如“肝主身之筋膜……肝气热，则胆泄口苦，筋膜干。筋膜干则筋急而挛，发为筋痿”“卒然逢疾风暴雨而不病者，盖无虚，故邪不能独伤人”“手部长期受力”“手太阴、手阳明经筋证”。

F.5 指南定稿

课题组在“第三批临床实践指南推荐方案专家论证会”后，根据专家提出的修改建议及总课题组的统一标准进行完善，并形成标准的定稿。

附 录 G
（资料性）
推荐方案

G.1 腱鞘炎狭窄期的针灸治疗推荐方案

a）建议采用针刀治疗。

b）可在针刀的基础上，辅以电针、TDP照射治疗。

G.2 腱鞘炎非狭窄期急性疼痛发作的针灸治疗推荐方案

a）建议采用火针疗法。

b）建议采用毫针刺法治疗，取局部阿是穴为主，泻法强刺激。桡骨茎突腱鞘炎疼痛部位属于手阳明大肠经病证，应选取合谷穴、阳溪穴；疼痛属于手太阴肺经病证，应选取列缺穴。屈指肌腱腱鞘炎疼痛部位以手阳明经循行区域为主者，可取合谷穴。

c）可在毫针的基础上，辅以电针、TDP照射治疗。

d）常规针灸方法疗效欠佳者，可采取点刺放血治疗。

G.3 腱鞘炎非狭窄期慢性疼痛发作的针灸治疗推荐方案

a）建议采用毫针刺法治疗，取局部阿是穴为主。

b）可在毫针的基础上，辅以电针、TDP照射治疗。

c）可采用艾灸法。

d）可采取点刺放血治疗。

附 录 H

(资料性)

专家意见征集过程、结果汇总及处理

课题组于 2017 年 9 月 15 日 ~11 月 15 日针对标准初稿推荐方案的有效性、安全性、实用性、经济性等情况方面的评价进行了专家意见征集。

H.1 专家的基本情况

序号	姓名	职务/职称	工作单位
1	白鹏	主任医师	北京中医药大学东直门医院
2	赵吉平	主任医师	北京中医药大学东直门医院
3	王军	主任医师	北京中医药大学东直门医院
4	蔡国伟	主任医师	武汉协和医院
5	杜广中	主任医师	山东大学齐鲁医院
6	周晓莉	主任医师	山西省中医院
7	谢西梅	主任医师	西安市中医医院
8	吴松	副教授/副主任医师	湖北中医药大学
9	李静	副教授/副主任医师	华中科技大学同济医学院附属协和医院
10	王光安	副教授/副主任医师	河南中医药大学第三附属医院
11	黄伟	副教授/副主任医师	湖北省中医院
12	秦庆广	副主任医师	河南省洛阳正骨医院
13	杨玲	助理研究员	上海针灸经络研究所
14	赵嘉诚	副主任医师	西安市中医医院
15	李净草	副主任医师	北京空军总医院
16	望庐山	副主任医师	宜昌市中心医院

H.2 针灸治疗腱鞘炎的原则

针灸治疗腱鞘炎的原则	推荐强度	是否同意	不同意请说明理由或提出建议
针灸治疗腱鞘炎应分期治疗 腱鞘炎狭窄期时以针刀治疗为主；非狭窄期时以毫针、火针等方法治疗为主	强推荐	是（16） 否（0）	理由：无 建议：无
针灸治疗腱鞘炎，应根据疼痛分属经络选取相应的穴位	强推荐	是（15） 否（1）	理由：无 建议：无
针灸治疗腱鞘炎应以分期辨证为主 分为Ⅰ期、Ⅱ期、Ⅲ期，并在此基础上，辅以病因辨证和经络辨证进行取穴	强推荐	是（16） 否（0）	理由：无 建议：无

H.3 推荐方案意见收集

H.3.1 桡骨茎突狭窄性腱鞘炎的针灸治疗推荐方案

推荐方案	强度	是否同意	不同意理由或提出建议
建议采用毫针刺法（泻法）治疗 针刺治疗桡骨茎突狭窄性腱鞘炎，取穴以局部阿是穴为主，泻法，强刺激。应根据经络辨证选取相应的穴位	强推荐	是（15） 否（1）	理由：局部取穴针刺在临床上很难采用补泻手法 建议：无
a）疼痛属于手阳明大肠经病证，应选取合谷穴、阳溪穴	强推荐	是（16） 否（0）	理由：无 建议：无
b）疼痛属于手太阴肺经病证，应选取列缺穴	强推荐	是（16） 否（0）	理由：无 建议：无
可在毫针的基础上，辅以电针、TDP照射治疗	强推荐	是（16） 否（0）	理由：无 建议：无
建议采用艾灸治疗	强推荐	是（16） 否（0）	理由：无 建议：无
建议采取点刺放血治疗	弱推荐	是（16） 否（0）	理由：无 建议：无
建议采用火针治疗	弱推荐	是（16） 否（0）	理由：无 建议：无
对于疼痛剧烈，在局部有粘连的情况下，建议采用针刀治疗	弱推荐	是（16） 否（0）	理由：无 建议：无

H.3.2 屈指肌腱狭窄性腱鞘炎的针灸治疗推荐方案

推荐方案	强度	是否同意	不同意理由或建议
建议采用毫针刺法（泻法）治疗 取穴以局部阿是穴为主，泻法强刺激，应根据疼痛分属经络选取相应的穴位	强推荐	是（15） 否（1）	理由：局部取穴针刺在临床上很难采用补泻手法 建议：无
a）建议配合针刺合谷穴	强推荐	是（16） 否（0）	理由：无 建议：无
b）建议在毫针的基础上，辅以电针、TDP治疗	强推荐	是（16） 否（0）	理由：无 建议：无
建议采用艾灸法	强推荐	是（16） 否（0）	理由：无 建议：无
建议采取火针疗法	弱推荐	是（16） 否（0）	理由：无 建议：无
对于疼痛剧烈，在局部有粘连的情况下，建议采用针刀治疗	弱推荐	是（16） 否（0）	理由：无 建议：无

H.4 专家意见的处理

a）强推荐针灸治疗腱鞘炎应分期治疗：腱鞘炎狭窄期时以针刀治疗为主；非狭窄期时以毫针、火针等方法治疗为主。

b）关于“疼痛属于××经病变”的说法不准确，建议改为“疼痛属于××经病证”。

c）关于腱鞘炎采用艾灸治疗，疗效不明确，临床应酌情考虑该疗法的可行性。

d）关于针刺治疗时间“1周3~5次”，建议改为“1日1次”。

表H.1 本指南获取意见汇总处理表

序号	章条编号	意见内容	提出单位	处理意见	处理结果
1	总体要求	现代文献证据（国外文献质量很高）、古代文献（如何评价：古代文献有记载，历代医家在传承，现代实践与应用。历史即最好的证据，比如《太平惠民和剂局方》、专家共识（如现有证据不足以支持，以专家共识为主），专家应该是在该领域具有代表性的人物，一线的专家及工作人员，临床应用	天津中医药大学	同意专家所提出的意见	根据现有的文献对其质量进行评价分析，以GRADE评级为标准；借鉴中华中医药学会：关于实践指南的方法学研究
2	总体要求	指南所涉及的如果是止痛，应该是以镇痛为主	上海市针灸研究所	同意专家所提出的意见	指南搜集证据以镇痛为主
3	总则	增加“针灸适用于狭窄性腱鞘炎，对于其他四种腱鞘炎，建议采用……的方法治疗”	武汉协和医院	同意专家所提出的意见	针灸适用于狭窄性腱鞘炎，对于急性纤维性腱鞘炎、急性浆液性腱鞘炎、急性化脓性腱鞘炎、结核性腱鞘炎，则建议采用西药、手术等疗法
4	总则	针对不同分期的治疗方案原则，应该写到“针灸治疗原则”里	湖北中医药大学	同意专家所提出的意见	针灸治疗原则已补充。根据不同证型，瘀滞型和虚寒型应分别采用活血化瘀，温经止痛的方法。根据分期，狭窄期建议采用针刀治疗，而在腱鞘炎非狭窄期采用毫针、火针等方法治疗
5	2.1.2	艾灸疗法适用的证型或情况	湖北省中医院	同意专家所提出的意见	已经加以补充：艾灸具有行气活血、散瘀消肿的功效。主要适用于虚寒型、瘀滞型
6	2.1.2	超激光疗法是否属于针灸疗法？如果不属于，建议删掉。微波疗法不属于针灸疗法的范畴	河南省洛阳正骨医院	同意专家所提出的意见	虽然这两种辅助方法临床应用较多，但是超激光疗法、微波疗法不属于针灸疗法的范畴。已删除
7	2.1.2	不同意疼痛属于手阳明大肠经病变，应选取合谷穴，阳溪穴	北京中医药大学东直门医院	同意专家所提出的意见	去掉相关内容
8	2.1.2	艾灸和泻法矛盾，如果用艾灸，针刺应该用补法才合适	北京中医药大学东直门医院	同意专家所提出的意见	去掉相关内容

续 表

序号	章条编号	意见内容	提出单位	处理意见	处理结果
9	摘要	没必要非得强调中医辨证和循经取穴，辨病证和辨病位都是中医的部分，建议把辨证、循经的东西删除	2019年第三批针灸团体标准项目技术审查会专家组意见	同意专家所提出的意见	去掉相关内容
10	针灸治疗和推荐方案	没必要非得强调中医辨证和循经取穴，辨病证和辨病位都是中医的部分，建议把辨证、循经的东西删除	2019年第三批针灸团体标准项目技术审查会专家组意见	同意专家所提出的意见	去掉相关内容
11	针灸治疗和推荐方案	要以毫针操作为主	2019年第三批针灸团体标准项目技术审查会专家组意见	同意专家所提出的意见	已经修改
12	全文	指南后面有的内容写得不够清晰，要明确	2019年第三批针灸团体标准项目技术审查会专家组意见	同意专家所提出的意见	已经对相关表述进行了修改

附 录 I

（资料性）

本指南编制过程中召开的历次会议

I.1 2016年会暨2016年循证针灸临床实践指南中期汇报会会议纪要

时间：2016年12月22~23日。

地点：北京。

主题：循证针灸临床实践指南中期汇报及第一轮专家审核意见。

人物：国家中医药管理局、中国针灸学会的有关领导，全国针灸标准化技术委员会、中国针灸学会标准化工作委员会部分成员，以及全国针灸行业的科、教、研各方共30余名专家出席了会议。由全国针灸标准化技术委员会与中国针灸学会标准化工作委员会（以下简化两针标委）联合主办、中国中医科学院针灸研究所承办的全国针灸标准化技术委员会 & 中国针灸学会标准化工作委员会2016年会在北京京东宾馆隆重召开，参会人员近90人。国家标准化管理委员会农食部干部李桂军，国家中医药管理局政策法规与监督司干部陈沛沛，两针标委主任委员、中国针灸学会会长刘保延，两针标委秘书处承担单位中国中医科学院针灸研究所常务副所长喻晓春等领导出席了会议；出席会议的还有两针标委委员、七项针灸国家标准提案项目组成员、四项针灸养生保健服务规范项目组成员、十五项针灸临床实践指南项目组成员、会务组人员。全国针灸标准化技术委员会 & 中国针灸学会标准化工作委员会2016年会分别由两针标委主任委员刘保延、副主任委员东贵荣、副主任委员刘炜宏主持。两针标委委员、全国针灸标准化技术委员会副秘书长刘清国受两针标委主任委员刘保延委托主持了2016年循证针灸临床实践指南中期汇报会。

在全国针灸标准化技术委员会 & 中国针灸学会标准化工作委员会2016年会开幕式上，国家标准化管理委员会农业食品标准部、国家中医药管理局政策法规与监督司、两针标委秘书处承担单位中国中医科学院针灸研究所领导分别致辞，两针标委秘书长武晓冬做了针灸标准化2016年工作报告与针灸标准化2017年工作计划。

国家中医药管理局政策法规与监督司干部陈沛沛在发言中指出，《中医药发展战略规划纲要》《中医药发展“十三五”规划》《中医药标准化中长期发展规划纲要》都明确提到要重点开展技术操作规范的制定，包括研制发布针灸技术操作规范在内的针灸标准化在提高中医药学术发展、临床疗效和服务能力方面发挥了积极作用。2016年，针灸标准化工作取得了很大成绩，表现在：荣获了2016年中国标准创新贡献奖；积极推进针灸标准制修订工作；积极支持中医药标准集中复审工作；完成了全国针灸标准化技术委员会换届的准备工作。2017年，国家中医药管理局要加强以下中医药标准化工作：一是要改进中医药标准化工作机制；二是要改进对全国中医药标准化技术委员会的管理；三是要创新中医药团体标准化管理方式。她还代表国家中医药管理局法监司表态说，国家中医药管理局法监司将一如既往地继续支持针灸标准化工作。

国家标准化管理委员会农业食品标准部干部李桂军在发言中首先强调了标准化的作用与意义以及国家对标准化工作的空前重视，接着陈述了针灸的作用、地位与属性。他接着指出，通过建立针灸标准体系，加强针灸标准制定与实施，有力地促进了针灸技术和服务标准化、规范化，对针灸医疗的推广、应用和传承起着巨大的推动作用。全国针灸标准化技术委员会自成立以来，为针灸标准化做了大量的工作，同时，也取得了非常突出的成绩。他还代表国标委农食部，希望针灸 TC 继续保持积极的工作热情，做好针灸标准化工作，制定更多的高质量针灸标准，加大针灸标准的实施推广，同时也要做好针灸国际标准化工作，让针灸更好地服务世界人民；还希望针灸 TC 按照《标准化深化改革方案》的有关精神，结合中医药有关国家政策，满足中医药行业发展需要，发挥好针灸标准的基础、引领与战略带动作用。

喻晓春常务副所长代表两针标委秘书处承担单位中国中医科学院针灸研究所做了简明扼要的四句讲话，即：首先，对各位领导与专家在百忙中拨冗参加由针灸研究所承办的本次会议表示热烈欢迎；其次，对各位领导与专家支持两针标委秘书处承担单位取得或依托两针标委秘书处所取得的引领国内外针灸事业发展的针灸标准化业绩表示由衷的感谢与祝贺；其三，作为承担单位，将一如既往地支持两针标委秘书处的工作；其四，期待我国针灸标准化事业在在座各位领导与专家的支持与协作下、在刘主委的带领下与秘书处的辛勤努力下，将取得更大的业绩和发挥更大的作用。

刘保延主委在开幕式讲话中指出，本次会议既是两针标委标准化工作年终总结与下一年的展望会，又是各相关标准项目组研制情况进展汇报会，任务重，专业性强，委员与专家们既辛苦又责任重大。他以习主席将以针灸铜人为礼物送给世界卫生组织为例，说明在中国古代就已开展的针灸标准化工作如今之所以取得举世瞩目的成就，是与国家中医药管理局和国家标准化管理委员会的领导与专业化指导是分不开的，是与包括在座的各位委员与专家在内的针灸标准化工作者的努力是分不开的，同时也得益于统筹协调、三位一体的针灸标准化工作机制与两针标委秘书处承担单位的大力支持。他特别指出，标准化工作就是通过一定程序化、按照一定的规则、在一定范围内达成共识的工作，企业标准、团体标准、国家标准与国际标准是在不同层次与范围内达成共识的规范性文件，委员是一定层次范围内的意见集中代表，负有重要责任与使命，在达成共识中发挥着重要作用。他还对中国针灸学会标准化工作委员会的换届选举调整安排做了说明，该说明具有顶层规划设计意义。他还特别强调说明了针灸团体标准化工作的归口问题。

武晓冬秘书长在2016年工作总结报告中，从积极推进针灸团体标准制定工作、举办了为期30天的针灸团体标准研制方法培训班、召开针灸临床实践指南文本框架研讨会、推动了4项针灸养生保健服务规范的制定、申报全国科协系统先进集体、申报中国标准化助力奖、申报中国针灸学会科学技术奖、申报国家中医药管理局中医药标准化研究中心、申报中国科协项目并获得立项、筹备召开两针标委2016年会十个方面报告了针灸团体标准化工作；从申报中国标准创新贡献奖、推进7项针灸国家标准提案项目立项、开展全国针灸标准化技术委员会换届材料完善工作、对两项针灸国家标准送审稿开展函审工作、对11项针灸国家标准开展集中复审工作、加强秘书处自身建设，注重秘书处标准化素养提高六个方面报告了针灸国家标准化工作；从举办2016年ISO/TC249第七次会议中方针灸国际标准制定培训会、协助举办了ISO/TC249/WG3第7次会议、协助五个中方项目组获取项目进展成效、开展针灸国际标准研制新领域研究、开展针灸国际标准化研究五个方面报告了针灸国际标准化工作。

在2017年工作计划报告中，她从加强16项针灸团体标准的研制工作、完善中国针灸学会标准化工作委员会工作机制完成换届工作、审查4项针灸养生保健服务规范项目研制工作进展、加强针灸标准化继续教育、拟启动《针灸技术评估管理规范》等2~3项针灸团体标准五个方面计划了拟开展的针灸团体标准化工作；从推进《经外奇穴名称与定位》等7项推荐性针灸国家标准的制修订工作、推进《针灸技术操作规范 编写通则》等5项推荐性针灸国家标准的出版发布工作、完善全国针灸标准化技术委员会工作体制机制、加强针灸团体标准向国家标准转化研究四个方面计划了拟开展的针灸国家标准化工作；从积极推进中国ISO新工作项目提案立项、确保已立项标准项目的顺利推进、培育挖掘新的针灸国际标准化合作项目、加强国内针灸标准向针灸国际标准转化模式研究、协助促进系列针灸国家标准《针灸技术操作规范》向国际行业组织世界针联标准的转化五个方面计划了拟开展的针灸国际标准化工作。

听完武晓冬秘书长所做的2016年工作总结与2017年工作计划报告后，刘保延主委做了以下补充。他在工作总结中补充了针灸临床研究规范化、针灸临床试验注册中心的临床试验注册工作、针灸临床病例规范收集系统建设工作和针灸临床实践质量管理规范工作开展情况几方面内容；在工作计划中补充了加强针灸标准化示范基地建设工作、多快好省促进针灸团体标准化工作、加强世界针灸学会联合会标准化工作几方面内容。

在2016年循证针灸临床实践指南中期汇报会上，《电针技术临床应用指南》《艾灸技术临床应用指南》《拔罐技术临床应用指南》《穴位贴敷技术临床应用指南》《小针刀技术临床应用指南》《刺络放血技术临床应用指南》和《火针技术临床应用指南》7项针灸技术临床应用指南项目组先后分别做了汇报；《循证针灸临床实践指南：牙痛》《循证针灸临床实践指南：踝关节扭伤后疼痛》《循证针灸临床实践指南：目赤痛》《循证针灸临床实践指南：痞满》《循证针灸临床实践指南：胁痛》《循证针灸临床实践指南：静脉曲张所致胀痛》《循证针灸临床实践指南：术后尿潴留》和《循证针灸临床实践指南：腱鞘炎所致疼痛》8项循证针灸临床实践指南项目组分别做了汇报。

对共性问题的意见与建议：

a）文献质量低，如何在低质量文献的情况下制订推荐方案；文献质量高低的判定应是一个观念问题，不仅仅RCT是高质量文献，如果临床观察类文献及个案报道的治疗方案可以解决病人关注的问题，也可作为较好的证据。

b）指南要能指导临床应用，如不能指导临床应用，指南便无效，因此，指南制定一定从指导临床的角度出发。

c）疗效评价指标如何确定。

d）疾病指南的推荐方案与技术类推荐方案能否对应，是一个值得考虑的问题。

e）在疾病指南中涉及操作技术内容者，如属于22个针灸技术操作规范的，不必再抄过来，直接引用即可。

f）在技术指南中涉及的疾病，关于疾病的定义、诊断标准、评价标准，如已有指南并且内容相似，则直接引用，无需重新编写。

g）技术应用类指南：涉及的疾病按照系统分，按照疾病性质分，按脏腑分，或是按照部位分，要根据不同技术特点来确定，需要课题组根据具体情况来研究。

针对针灸技术临床应用指南项目“腱鞘炎所致疼痛”提出的意见是：

a）该指南不包括腱鞘囊肿、不包括结核性腱鞘炎；

b）腱鞘炎主要是桡骨狭窄性腱鞘炎和肌腱狭窄性腱鞘炎，对于肱二头肌是肌腱，没有腱鞘，故把肱二头肌其他的类似于肌腱的排除在外；

c）关于针刀文献，由于本指南是腱鞘炎所致疼痛，但针刀主要对狭窄性疼痛有效，故将针刀文献纳入但作为靠后的位置。

在腱鞘炎狭窄期推荐用针刀治疗，在早期和后期推荐用针灸、火针治疗。

古代文献中治疗腱鞘炎有穴位，但现代文献中往往不涉及穴位。

目标人群、选穴、用药、安全性、病程视病情而定。

项目组进行了认真汇报与记录，与会委员们怀着强烈的使命与责任意识，积极发言，从自己从事针灸实践与标准化工作的经验与体会出发，对每一个项目组都提出了很多针对性很强的建议与意见，整个会议弥漫着浓郁的学术氛围。会议圆满地完成了所有预定议程，在全体参会人员合影留念后落下帷幕。

I.2 2017年中国针灸学会标准化工作委员会年会

时间：2017年12月2日。

地点：北京。

主题：两针标委工作年会及第二轮专家审核意见。

人物：国家中医药管理局政策法规与监督司干部陈沛沛，中国针灸学会会长兼全国针灸标准化技术委员会主任委员刘保延，两针标委秘书处承担单位中国中医科学院针灸研究所所长景向红，中国标准化研究院理论与战略研究所所长王益谊，中华中医药学会标准化办公室主任郭宇博，两针标委委员，7 项针灸国家标准项目组，15 项针灸临床实践指南项目组和 4 项针灸养生保健服务规范项目组成员及两针标委秘书处工作人员等共计 120 余人出席了会议。

主持：会议由中国针灸学会副会长兼秘书长、中针标委主任委员喻晓春，中针标委副主任委员、两针标委秘书长武晓冬，中针标委副主任委员贾春生，中国针灸学会副秘书长兼两针标委副主任委员刘炜宏分别主持。

会议内容：在开幕式上，国家中医药管理局政策法规与监督司、中国针灸学会、两针标委秘书处承担单位中国中医科学院针灸研究所领导分别致辞，武晓冬秘书长做了针灸标准化 2017 年工作报告与针灸标准化 2018 年工作计划。

国家中医药管理局政策法规与监督司干部陈沛沛在致辞中指出，国家中医药管理局一直重视中医药标准化工作，把中医药标准化作为推动中医药学术发展及规范中医药行业管理，保证中医药质量安全的重要抓手。目前，在全行业大力推动下，中医药标准体系不断完善，目前中医药国家标准 46 项，团体标准 600 余项；在中医药标准支撑体系方面，全国针灸标准化技术委员会等 6 个技术委员会管理能力不断增强；国际标准化工作取得很大成绩，由我国主导研制完成了中医药 ISO 标准 18 项。今后工作中，国家中医药管理局重点将围绕标准化制度建设，落实《中医药发展战略规划纲要》中提出的中医药标准化工程实施方案，进一步加强中医药标准化组织机构建设，提升中医药标准质量，以服务临床需求为导向，完善实施推广机制。

国针标委刘保延主任委员在致辞中指出，针灸标准化工作在过去一年中取得很大进展，先后荣获中国标准创新贡献奖及中国标准助力奖。标准化关乎针灸的持续健康发展。团体标准化是标准化工作的根本，高质量的团体标准将成为标准化工作的引领与支撑。近年来针灸标准化工作取得进展，主要归因于以下几点：一是重视标准研制方法，关注标准研制质量和水平；二是有标准化专业团队支撑；三是与专家的贡献与大力支持分不开。希望针灸标准化工作在今后工作中继续保持良好发展势头，再接再厉，在针灸标准化迈上新台阶的“十三五”关键时期，两针标委与业界针灸同仁齐心协力再创辉煌。

景向红所长在致辞中指出，针灸标准化工作兼顾前瞻性与实用性，在针灸发展中发挥着重要作用。作为两针标委秘书处挂靠单位，中国中医科学院针灸研究所一直十分支持针灸标准化工作。“十一五”“十二五”以来，针灸标准化工作取得了丰硕成果，我所在针灸标准化工作中也取得了较好业绩。未来，针灸所将根据秘书处工作需要，加大支持力度，在针灸标准化工作中将继续发挥积极作用，争取做出更大贡献。

两针标委秘书长武晓冬，从针灸团体标准化、国家标准化和国际标准化工作 3 个方面对 2017 年工作总结和 2018 年工作计划进行了汇报。中国标准化研究院理论与战略研究所所长王益谊，以培育和发展团体标准政策解读为题进行专题报告，从背景和发展现状、培育和发展团体标准、存在问题及下一步工作思考 4 个方面对团体标准政策进行解读。中华中医药学会标准化办公室主任郭宇博，以做好技术标准改革的试水者为题进行专题报告，从为什么改革、改革试点任务及模式推广 3 个方面进行讲解。

在循证针灸临床实践指南汇报会上，《循证针灸临床实践指南　胁痛》《循证针灸临床实践指南　牙痛》《循证针灸临床实践指南　腱鞘炎所致疼痛》《循证针灸临床实践指南　下肢静脉曲张所致胀痛》《循证针灸临床实践指南　术后尿潴留》《循证针灸临床实践指南　目赤痛》《循证针灸临床实践指南　踝关节扭伤后疼痛》和《循证针灸临床实践指南　痞满》8 项循证针灸临床实践指南项目组分别做了汇报；《艾灸技术临床应用指南》《电针技术临床应用指南》《火针技术临床应用指南》《拔罐技术临床应用指南》《刺络放血技术临床应用指南》《穴位贴敷技术临床应用指南》和《小针刀技术临床应用指南》7 项针灸技术临床应用指南项目组分别做了汇报。

两针标委委员对该 19 项针灸团体标准研制中的共性问题提出意见与建议如下：

a）明确指南研制目的及使用对象，目前指南的便利性及涵盖性不清，宜减缓指南研制速度，立足本行业制定临床所需指南；对治疗方法单一及治疗方法繁杂的疾病，不建议制定指南。

b）建议删掉“循证”二字，因为目前很多文献证据并不是来源于循证。

c）针灸临床实践指南在疾病选择方面，需考虑中西医疾病名称问题；若选择西医疾病名称，目前证据积累不足，尚需长期积累证据才能制定指南。因此，目前在指南制定时，对于病名的选择尚需再考虑。

d）指南内容偏离教材太大，恰当处理指南与教材的关系。

e）可考虑将国家中医药管理局医政司组织制定的临床路径和技术转化为临床实践指南。

f）指南的制定应基于临床实践而形成，不能局限于文献整理，应基于针灸学科临床治疗实践，在文献整理之前，先制定指南框架。

g）要解决古代文献质量如何评价的问题。

h）针灸指南制定应基于三方面证据：古代文献、现代文献和一线专家意见。如何综合三方面证据，如何将证据体转化为推荐方案是目前指南研制中遇到的问题。

i）不宜将新理论和新方法写入指南，目前存在争议的内容先不要写入推荐方案。

j）凡涉及器械者，应准确表达。

k）对于 7 种技术临床应用指南，存在如下问题：是否采用优势病种分类及如何处理各指南之间一致性，这 2 个问题需讨论后再决定；技术临床应用指南均要把适用的优势病种的治疗技术方案体现其中，指南的名称应改为××技术治疗优势病种的临床应用指南。

l）对于艾灸和电针技术临床应用指南，请课题组视情况提出修改意见。

m）为保证指南制定质量，指南的制定是基于当前最佳证据，该证据是证据体，而非单一证据。

n）规范指南的表述方式与形式：表述方式要符合针灸学术准确性，术语要参考相关标准和教材；形式要清晰，符合指南要求。

o）考虑建立预审机制，从格式和文字描述上预审把关。

p）考虑指南的临床验证。

针对《循证针灸临床实践指南项目　腱鞘炎所致疼痛》，委员们没有具体意见。

I.3　2018 年中国针灸学会标准化工作委员会年会

时间：2018 年 11 月 22 日。

地点：北京。

主题：中针标委年会及第三轮专家审核意见。

人物：2018 年 11 月 22 日，中国针灸学会标准化工作委员会（以下简称中针标委）2018 年年会在北京召开。中国针灸学会会长兼全国针灸标准化技术委员会主任委员刘保延，中针标委秘书处承担单位中国中医科学院针灸研究所段玲书记，中针标委委员，7 项针灸技术临床应用指南项目组、8 项针灸临床实践指南项目组、3 项实验动物穴位名称与定位项目组、针灸技术评估管理规范项目组和 4 项针灸养生保健服务规范项目组成员及中针标委秘书处工作人员等 40 余人出席了会议。

主持：会议由中国针灸学会副会长兼秘书长、中针标委主任委员喻晓春，中针标委副主任委员、两针标委秘书长武晓冬，中针标委副主任委员贾春生，中针标委副主任委员麻颖分别主持。

会议内容：在开幕式上，中国针灸学会、中针标委秘书处承担单位领导分别致辞，武晓冬秘书长做了针灸标准化 2018 年工作总结报告与 2019 年工作计划报告。会议审议通过了针灸标准化 2018 年工作总结报告与 2019 年工作计划报告。

段玲书记在致辞中回顾了针灸所开展针灸标准化工作的光荣历史，对近年来针灸标准化工作取得的成果与业绩给予了充分肯定，强调了针灸所也一直十分重视针灸标准化工作。她指出“考虑到针灸标准化工作的特殊性，针灸所将针标委秘书处工作纳入针灸所年度计划与考评中，专门为针灸标准化设立绩效考评细则，从人财物及相关资源的配置等各方面都给予了大力支持。今后，根据形势发展和内在需求，针灸所还将为秘书处顺利开展工作提供更加强有力的支持与保障；针灸所也愿意继续为针灸标准化工作做出更大贡献”。

武晓冬秘书长从针灸团体标准化与针灸国家标准化两个方面报告了针灸标准化 2018 年工作总结和 2019 年工作计划。此外，她还特别提出了目前针灸标准化工作面临诸如经费不足、委员履职不到位、团体间标准制定竞争等突出问题。与会委员与专家就目前面临的问题从人才队伍建设、工作机制、组织管理、战略研究等方面提出了许多建议和意见。

在专题讲座环节，中国标准化协会团体标准工作部赵临斌主任从团体标准的培育和发展及团体标准的现状两个方面以“最新团体标准化政策解读”为题进行专题报告。他重点谈到标准化体制改革后各类标准的特点、定位与发展趋向，团体标准迎来大好发展时机，团体标准面临的几个不适应。他特别谈到针灸国际标准化恰逢其时，并是大有可为的抓手，并提出了一些很有针对性的建议。

在针灸团体标准研制进展汇报会上，3 项实验动物穴位名称与定位、针灸技术评估管理规范、7 项针灸技术临床应用指南共 11 个针灸团体标准项目组先后分别做了汇报。中针标委秘书处岗卫娟副研究员简介了 7 项针灸技术临床应用指南编制中存在的共性问题并提出了“修改方案”。与会委员与专家们针对各个针灸团体标准项目与修改方案积极发表意见，提出各自建议。

在试点单位任务与目标汇报会上，中针标委董国锋副秘书长汇报了作为国家标准化管理委员会第二批团体标准试点单位的中国针灸学会所面临的任务与目标，与会委员围绕中国针灸学会作为国家标准委第二批试点单位所面临的任务与目标，积极建言献策，为谋实效出实招，开展了富有针对性的研讨。

喻晓春主任委员在会议最后做了总结讲话，他指出，本次会议会期短、任务重，与会委员们都克服了各自困难，表现出了履职尽责的使命担当意识与令人钦佩的敬业精神。他特别强调，在针灸标准化深化发展与全面推进时期，针灸标准化事业还任重道远，针灸标准化在促进针灸事业发展、满足人民健康需求方面的重要作用还远远没有释放出来。他最后勉励大家，在相关部门与机构的关怀、指导下，在业内同仁的大力支持下，希望委员们继续携起手来、共同努力，争取为我国针灸标准化事业做出更大贡献。

项目组都进行了认真汇报与记录，与会委员们怀着强烈的使命与责任意识，建言献策，从自己从事针灸实践与标准化工作的经验与体会出发，都纷纷提出了很多针对性很强的建议与意见，整个会议弥漫着浓郁的学术氛围与令人钦佩的敬业精神。会议在圆满地完成了所有预定议程后落下帷幕。

参 考 文 献

[1] Tenosynovitis. Mesh of Pubmed [DB]. Year introduced.
[2] 吴在德，吴肇汉. 外科学：7 版 [M]. 北京：人民卫生出版社，2008.
[3] 顾玉东，王澍寰，侍德，等. 手外科学 [M]. 上海：上海科学技术出版社，2002.
[4] Viikari-Juntura E, Hietanen M, Kurppa K, et al. Psychomotor capacity and occurrence of wrist tenosynovitis [J]. Journal of Occupational Medicine Official Publication of the Industrial Medical Association, 1994, 36 (1): 57.
[5] Schöffl I, Baier T, Schöffl V. Flap irritation phenomenon (FLIP): etiology of chronic tenosynovitis after finger pulley rupture [J]. Journal of Applied Biomechanics, 2011, 27 (4): 291.
[6] 国家中医药管理局. 中医病证诊断疗效标准 [M]. 南京：南京大学出版社，1994.
[7] 孙康，汤欣. 狭窄性腱鞘炎临床治疗的前瞻性研究 [J]. 中国矫形外科杂志，1999 (7): 490-492.
[8] 杨树寰. 手部创伤的修复 [M]. 北京：北京出版社，1997.
[9] 戴学山. 实用手外科手术 [M]. 北京：人民卫生出版社，1996.
[10] 王华，杜元灏. 针灸学 [M]. 北京：中国中医药出版社，2012.
[11] 国家中医药管理局. 中医病证诊断疗效标准 [M]. 南京：南京大学出版社，1994: 114.
[12] 程静，李杰. 针灸治疗狭窄性腱鞘炎 78 例 [J]. 中医外治杂志，2007, 16 (2): 40-41.
[13] 许学猛，张宇，李亨，等. 毫针点刺加参麦针痛点注射治疗桡骨茎突狭窄性腱鞘炎疗效观察 [J]. 新中医，2012 (3): 97-99.
[14] 张彩娴，熊同学，曾红梅，等. 火针治疗桡骨茎突部狭窄性腱鞘炎 30 例 [J]. 中医研究，2011, 24 (2): 63-65.
[15] 廖本盛. 针刺疗法治疗桡骨茎突狭窄性腱鞘炎临床研究 [D]. 广州中医药大学，2015.
[16] 杨桂先，曾燕. 超激光配合针刺治疗产褥期妇女桡骨茎突腱鞘炎的观察研究 [J]. 齐齐哈尔医学院学报，2012, 33 (5): 600-601.
[17] 刘小龙，罗洁，陈云坤. 针灸结合局部封闭治疗桡骨茎突狭窄性腱鞘炎疗效观察 [J]. 中外健康文摘，2009, 6 (28): 11-12.
[18] 康雄. 温针加特定电磁波照射治疗桡骨茎突狭窄性腱鞘炎疗效观察 [J]. 现代中西医结合杂志，2007, 16 (32): 4796-4797.
[19] 施斌. 温针治疗桡骨茎突部狭窄性腱鞘炎 45 例 [J]. 新疆中医药，2001, 19 (1): 36.
[20] 史坚鸣. 经络辨证在桡骨茎突腱鞘炎针刺治疗中的临床应用研究 [J]. 成都中医药大学学报，2013, 36 (2): 78-79.
[21] 陈荷光，赵云珍. 衬垫灸治疗桡骨茎突狭窄性腱鞘炎疗效观察 [J]. 新中医，2013 (3): 131-132.
[22] 孙美菊. 针刺加艾灸治疗腱鞘炎 98 例疗效分析 [J]. 工企医刊，2003, 16 (1): 73.
[23] 吴嘉兴. 傍刺结合温针灸疗法治疗桡骨茎突狭窄性腱鞘炎的临床研究 [D]. 广州中医药大学，2013.

[24] 黄彪，陈超鹏，付红亮，等．小针刀和局部封闭治疗桡骨茎突狭窄性腱鞘炎60例［J］．中国中医药现代远程教育，2012，10（10）：49－50.

[25] 朱泽，邱承玺，洪海东．小针刀治疗桡骨茎突狭窄性腱鞘炎30例的疗效观察［J］．贵阳中医学院学报，2012，34（6）：138－140.

[26] 程锐．小针刀治疗桡骨茎突狭窄性腱鞘炎30例疗效观察［J］．中医药导报，2012，18（9）：113－114.

[27] 李忝霖．小针刀治疗桡骨茎突狭窄性腱鞘炎临床研究［D］．长春中医药大学，2011.

[28] 王春美，张河坚．针刺配合微波治疗手指屈肌腱鞘炎疗效观察［J］．中国民族民间医药，2013，22（21）：19.

[29] 黄华超．“毫火针”治疗弹响指64例疗效观察［J］．中国民族民间医药，2010，19（11）：58.

[30] 张谦，吴家满，卓缘圆，等．电针配合矫形压力套治疗产后拇长屈肌腱狭窄性腱鞘炎疗效观察［J］．光明中医，2015（4）：799－802.

[31] 段俊．雀啄灸治疗屈指肌腱狭窄性腱鞘炎50例疗效观察［J］．中国社区医师：医学专业，2010，12（2）：45.

[32] 刘光德．微波治疗手指屈肌腱鞘炎39例［J］．中国基层医药，2006，13（3）：457.

[33] 王颖，张守平，孙莉莉，等．钩型小针刀治疗屈指肌腱狭窄性腱鞘炎200例临床观察［J］．中国实用医药，2014（11）：29－30.

[34] 蔡万德．观察三种不同治法对指屈肌腱狭窄性腱鞘炎的临床疗效［D］．长春中医药大学，2008.

[35] 陈家平，李建飞，曹建明．三种方法治疗手指屈肌腱腱鞘炎的疗效比较［J］．中医药临床杂志，2012，24（7）：630－631.

[36] 李春山．微型凹刃针治疗屈指肌狭窄性腱鞘炎［J］．新乡医学院学报，2001，18（3）：202－203.

[37] 付贤用．小针刀配合屈指肌鞘内封闭治疗屈指肌腱腱鞘炎120例疗效观察［J］．新中医，2013（12）：157－158.

[38] 陈岳，陈红娟．小针刀治疗屈指肌腱腱鞘炎34例［J］．医药前沿，2015，5（9）：141－142.

[39] 朱伟良．针刀配合钩刀治疗屈指肌狭窄性腱鞘炎67例临床观察［J］．浙江中医杂志，2014，49（10）：758.

[40] 柴一峰．针刀治疗屈指肌腱狭窄性腱鞘炎80例［J］．光明中医，2011，26（4）：756－757.

[41] 宁煜，郄淑燕，公维军．针刀治疗指屈肌腱腱鞘炎的临床疗效［J］．世界中西医结合杂志，2014（5）：508－510.

[42] 杨翊，周光涛，张德清．针刀治疗屈指肌腱狭窄性腱鞘炎疗效观察［J］．上海针灸杂志，2011，30（7）：467－468.

ICS 11.020
C 05

团 体 标 准

T/CAAM 0008—2019

循证针灸临床实践指南
下肢静脉曲张所致胀痛

Evidence－based guidelines of clinical practice with Acupuncture and moxibustion
Distending pain caused by lower extremity varicose veins

2019－11－13 发布　　2019－12－31 实施

中 国 针 灸 学 会 发布

前　言

《循证针灸临床实践指南·病症》包括痞满、胁痛、腱鞘炎所致疼痛、下肢静脉曲张所致胀痛、术后尿潴留、目赤痛、踝关节扭伤后疼痛、牙痛等病症的针灸临床实践指南。

本文件为《循证针灸临床实践指南　下肢静脉曲张所致胀痛》。

本文件的附录A为规范性附录，附录B、附录C、附录D、附录E、附录F、附录G、附录H为资料性附录。

本文件按照GB/T 1.1—2009给出的规则起草。

本文件由中国针灸学会提出。

本文件由中国针灸学会标准化工作委员会归口。

本文件起草单位：中国中医科学院针灸研究所。

本文件起草人：房繄恭、许焕芳、杨会生、杨莉、李晓彤、尚洁。

本文件专家组成员：刘保延、吴泰相、赵宏、张云杰、王军、杨金洪。

本文件审议专家：喻晓春、麻颖、武晓冬、贾春生、景向红、杨金洪、董国锋、储浩然、徐斌、陈泽林、孙建华。

请注意本文件的某些内容可能涉及专利。本文件的发布机构不承担识别这些专利的责任。

引　言

《循证针灸临床实践指南》是根据针灸临床优势，针对特定临床情况，参照古代文献、名医经验以及现代最佳临床研究证据，结合患者价值观和意愿，系统研制的帮助临床医生和患者做出恰当针灸处理的指导性意见。

《循证针灸临床实践指南》制定的总体思路：在针灸实践与临床研究的基础上，遵循循证医学的理念与方法，紧紧围绕针灸临床的特色优势，综合专家经验、目前最佳证据以及患者价值观，将国际公认的证据质量评价与推荐方案分级规范与古代、现当代针灸专家临床证据相结合，最终通过专家共识，形成推荐的意见。《循证针灸临床实践指南》旨在制定出能保障针灸临床疗效和安全性，并具有科学性与实用性的针灸临床实践指导性意见。

《循证针灸临床实践指南》推荐等级主要采用世界卫生组织（WHO）等推荐的GRADE系统，即推荐分级评价、制定与评估系统，证据质量分为A、B、C、D四级，推荐方案分为强推荐与弱推荐两级。

◇证据质量分级（GRADE分级）

证据质量高：　A

证据质量中：　B

证据质量低：　C

证据质量极低：　D

◇推荐强度等级

强推荐：用1代表，是推荐方案估计变化可能性较小、个性化程度低；

弱推荐：用2代表，是推荐方案估计变化可能性较大、个性化程度高、患者价值观差异较大。

针灸优势病种的选择是《循证针灸临床实践指南》制定过程中的首要问题。针灸尽管被应用于500多种病症，但单用针灸可以治疗的疾病只是一小部分，常常在改善疾病某一症状上发挥优势，具有起效快、疗程短的特点。因此，中国针灸学会在广泛调研与征集专家意见的基础上，筛选出临床实践与研究积累丰富、操作简便、起效快的痞满、胁痛、腱鞘炎所致疼痛、下肢静脉曲张所致胀痛、术后尿潴留、目赤痛、踝关节扭伤后疼痛、牙痛8种优势病症，进行了《循证针灸临床实践指南》的立项、制定工作。每项指南均由行业内知名专家牵头，在包括标委会委员在内的业内专家的指导下，历经3年时间才完成研制工作。《循证针灸临床实践指南·病症》为该8种常见病症针灸临床实践指南的合订本，是用于指导和规范该8种病症在临床上可选用哪些针灸疗法的规范性文件。

区别于针灸技术操作规范、针灸疗法循证临床实践指南、针灸养生保健服务规范，本指南以临床“症状”的快速改善为目标，注重穴位选择与刺灸方法的结合以及效果的评估，将针灸技术操作规范、针灸疗法与临床病症相衔接，指导临床医师根据不同病症恰当选择具有治疗优势的针灸疗法，使针灸更好地为人民大众健康服务。

《循证针灸临床实践指南·病症》的编写，凝聚着全国针灸标准化科研人员和管理人员的辛勤汗水，是参与研制各方集体智慧的结晶，是辨证论治的个体化诊疗模式与循证医学有机结合的创造性探

索。《循证针灸临床实践指南·病症》在研制过程中，得到了四川大学华西临床医学院循证医学与临床流行病学中心吴泰相教授、兰州大学循证医学中心刘雅莉副教授在方法学上的大力支持和帮助，在此深表感谢。同时，还要感谢各位专家的通力合作。

循证针灸临床实践指南　下肢静脉曲张所致胀痛

1　摘要

1.1　治疗原则

针灸治疗下肢静脉曲张应根据CEAP（clinical，etiology，anatomic and pathophysiological classification）分级选择干预方式，在曲张静脉局部取穴的基础上，可结合经络辨证及中医证型配穴。

C_0-C_1：以毫针针刺或电针治疗为主，配合生活方式调整。

C_2-C_4：以火针放血（曲张静脉局部取穴）为主，根据中医辨证分型选取远端穴位针刺。

C_5-C_6：以火针放血（曲张静脉局部取穴）为主，根据中医辨证分型选取远端穴位针刺；伴有溃疡可配合中药外敷及熏洗。

1.2　主要推荐意见

CEAP分级	推荐意见	推荐等级
C_0-C_1	建议采用毫针针刺或电针治疗	强推荐
C_2-C_4	建议采用火针放血治疗，可配合针刺	强推荐
C_5-C_6	建议火针放血配合中药外治	弱推荐

2　简介

2.1　本指南制定的目标

本指南制定的目标是为临床医生提供针灸治疗下肢静脉曲张所致胀痛的高质量应用方案。

2.2　本指南制定的目的

本指南制定的目的是促进下肢静脉曲张所致胀痛针灸治疗方案的规范化，为临床提供一般情况下适用于大多数患者的临床实践策略，以提高针灸治疗本病的有效性和安全性。

2.3　本指南的适用人群

本指南的适用人群主要为原发性下肢静脉曲张患者，尤其是早中期（CEAP分级为C_0-C_4）无症状及出现下肢胀痛症状的患者。

本指南的使用者主要为执业中医师、执业中医助理医师、医学院校的教师和学生，针灸科研人员和非针灸专业的医务人员。

2.4　本指南适用环境

本指南的适用环境包括国内各级医院针灸门诊部或住院部、有针灸专业医师的基层医院、各针灸相关专业的科研及评价机构。

2.5　本指南适用的疾病范围

下肢静脉曲张包括原发性和继发性下肢静脉曲张。原发性下肢浅静脉曲张，也称单纯性下肢静脉曲张，指病变仅局限于下肢浅静脉系统（大隐静脉、小隐静脉及其分支），下肢深静脉功能正常。继发性下肢静脉曲张是指静脉曲张继发于原发性深静脉瓣膜功能不全或深静脉血栓形成后遗症。本标准适用于原发性下肢静脉曲张，继发性下肢静脉曲张也可参照本标准进行对症治疗。

3　概述

3.1　定义

3.1.1　西医

慢性静脉疾病（chronic venous diseases，CVD）是指因静脉的结构或功能异常而使静脉血回流不畅、静脉压力过高导致的一系列症状和体征为特征的综合征，以下肢沉重、疲劳和胀痛、水肿、静脉曲张、皮肤营养改变和静脉溃疡为主要临床表现[1]。

下肢静脉曲张（lower extremity varicose veins）是 CVD 的一种，指下肢隐静脉及其属支迂曲扩张，或伴患肢肿胀及皮肤营养障碍性病变的一类临床综合征。下肢静脉曲张的主要致病因素是先天性瓣膜功能不全或缺如、静脉壁薄弱和静脉压升高。单纯性下肢静脉曲张好发于大腿内侧的大隐静脉、腘静脉和小腿侧后方的小隐静脉，其中以大隐静脉最多见。

3.1.2 中医

下肢静脉曲张属于中医学“筋瘤”范畴，以筋脉色紫、盘曲突起如蚯蚓状、形成团块为主要表现，合并湿疹时称为湿疮，合并下肢水肿时称为足尰，合并溃疡时称为臁疮，又称为裙边疮、裤口毒，经久难愈，俗称老烂脚。筋瘤一名最早见于《灵枢·刺节真邪》：“虚邪之入于身也深，寒与热相搏，久留而内着……有所疾前筋，筋屈不能伸，邪气留居其间而不反，发为筋瘤。”其形尖而色紫，青筋累累，盘曲聚结如蛇虫引状。明代《外科正宗》将其描述为“筋瘤者，坚而色紫，垒垒青筋，盘曲甚者，结若蚯蚓”。

3.2 患病率及人群分布情况

下肢静脉曲张的患病率具有地理分布特点，不同地区间差异很大。总体而言，下肢静脉曲张在发达国家的患病率远高于发展中国家。下肢静脉曲张的患病率随年龄增长而升高。西方国家下肢静脉曲张的患病率，女性为1%～73%，男性为2%～56%[2]。我国目前尚无系统的下肢静脉曲张流行病学研究资料。1988—1990 年对华东两省一市 4 万余名各职业人员的调查显示，成年人群下肢静脉曲张的患病率约为9.26%，其中，男性为11.50%，女性为6.46%，与国外的性别差异相反；在 40 岁以上人群中患病率增为16.38%[3]。下肢静脉曲张的危险因素包括家族史、长时间站立工作或坐位工作、体型高大、粗壮和肥胖、妊娠、饮食习惯不良（缺乏纤维素）、腹压增加。

4 临床特点

4.1 发病原因、病史

下肢静脉曲张以原发居多，具有家族遗传倾向，多发于体力劳动强度大、从事持久站立工作或久坐少动人群。发病机制一般认为与静脉壁薄弱、瓣膜缺陷和静脉内压增加有关。

4.2 症状和体征

本病呈慢性进展过程。早期可无明显症状；随疾病进展，患肢逐渐出现下肢沉重、酸胀疼痛及乏力等不适症状及网状浅表血管扩张，继而迂曲成团等体征；当交通静脉瓣膜遭到破坏后，开始出现下肢肿胀（以踝关节肿胀尤为明显）和足靴区的皮肤营养性变化（包括皮肤弹性变差、皮层脱屑、色素沉着、皮肤表层及皮下组织硬结）。进一步恶化，可出现湿疹、血栓性静脉炎甚至静脉性溃疡。

4.3 检查

下肢静脉造影是诊断下肢静脉曲张的金标准，但由于是有创检查，目前常规诊断仍以彩色血管超声为首选。彩色血管超声检查可同时明确下肢深、浅静脉功能，判断有无反流或血栓形成。该检查安全无创、简便快捷、准确率高。

5 诊断标准

5.1 西医诊断标准及分级、分期标准

5.1.1 诊断标准

参考血管外科学会和美国静脉论坛制定的2011 年版《静脉曲张及相关慢性静脉疾病患者的护理：临床实践指南》[4]和 2014 年版《基于科学证据的下肢静脉疾病管理指南》[5]：

a）患者站立位时可见单侧或双侧下肢浅静脉迂曲扩张，通常直径≥3 mm。

b）双功能彩色超声检查提示隐－股静脉瓣膜关闭不全和（或）隐－腘静脉瓣膜关闭不全，大隐静脉和（或）小隐静脉返流时间≥5s。

c）双功能彩色超声检查提示下肢深静脉通畅，未见血栓样回声。

d）患肢伴或不伴以下自觉症状中的一种或多种：下肢沉重、乏力、胀痛、瘙痒或烧灼感、下肢痉挛或不自主运动。以上症状多在久立久坐或行走后加重，平卧或抬高患肢后减轻。

e）患肢伴或不伴以下体征中的一种或多种：水肿、色素沉着、湿疹、脂性硬皮病、白色萎缩、愈合性溃疡或活动性溃疡。

5.1.2 分级标准

CEAP分级标准[6]见表1和表2。建议临床工作采用基本CEAP，临床研究采用完整的CEAP分级系统。

表1 CEAP分级系统

CEAP分级	描述
	临床表现（clinical classification）
C_0	无可见或可触及的静脉疾病体征
C_1	毛细血管扩张，或网状静脉扩张
C_2	静脉曲张
C_3	水肿
C_{4a}	色素沉着和（或）湿疹
C_{4b}	脂质硬皮病和（或）白色萎缩
C_5	愈合性溃疡
C_6	活动性溃疡
C_S	有症状，包括隐痛、酸痛、胀痛、皮肤不适、沉重感、肌肉痉挛及其他与CVD有关的症状
C_A	无症状
	病因分类（etiologic classification）
E_c	先天的
E_p	原发的，非先天性和继发性的
E_s	继发的
E_n	未发现静脉性病因
	解剖分类（anatomic classification）
A_s	浅静脉
A_p	交通静脉
A_d	深静脉
A_n	未发现静脉病变部位
	病理生理分类（pathophysiologic classification）
P_r	静脉逆流
P_o	静脉阻塞
$P_{r,o}$	静脉逆流和静脉阻塞并存
P_n	未发现静脉性生理病理改变

表 2　静脉解剖分段分类

浅静脉	
1.	毛细血管扩张/网状静脉
2.	大隐静脉膝上段
3.	大隐静脉膝下段
4.	小隐静脉
5.	非隐静脉
深静脉	
6.	下腔静脉
7.	髂总静脉
8.	髂内静脉
9.	髂外静脉
10.	盆腔：性腺静脉、阔韧带静脉及其他
11.	股总静脉
12.	股深静脉
13.	股静脉
14.	腘静脉
15.	小腿静脉：胫前静脉、胫后静脉、腓静脉（均成对）
16.	肌静脉：腓肠肌、比目鱼肌及其他
交通静脉	
17.	大腿交通静脉
18.	小腿交通静脉

5.1.3　分期标准

根据 CEAP 分类诊断中的临床表现分期如下：

第 1 期：局部毛细血管扩张，颜色变深，影响美观。此期可通过改善日常生活和工作习惯加以纠正。

第 2 期：在站立位时腿部可见弯曲增粗的表浅静脉血管，高出皮肤，腿部抬高或平卧后可消失，常有小腿酸胀、易疲劳等不适感觉，尚无水肿或皮肤改变。此期是治疗的最佳时机，积极治疗，预后良好。

第 3 期：浅表静脉曲张血管增多，以站立过久或劳累后胀痛明显，患者下肢静脉曲张明显突出于皮肤，呈“蚯蚓状”盘旋下肢。部分患者还可出现局部皮肤瘙痒，严重时可出现湿疹或者淤积性皮炎等皮肤病变。

第 4 期：血管内血液淤积过多，静脉压力明显增高，使一部分血液成分渗透至血管外的皮肤及皮下组织，造成局部皮肤发红、变紫，直至发黑（血中铁元素沉积），甚至血管失去弹性而变硬。

第 5 期：此期为急性溃疡期，下肢足靴区皮肤发黑变硬，皮肤在外力作用下发生破溃甚至明显出血，很难自愈，严重影响患者生活与工作。

第 6 期：未经正确治疗的下肢静脉溃疡反复发作，迁延难愈，常见于踝关节附近及小腿下段，俗称“老烂腿”。

5.2 中医诊断标准及分型

5.2.1 概述

下肢静脉曲张属于中医学“筋瘤”范畴，以筋脉色紫、盘曲突起如蚯蚓状、形成团块为主要表现，合并湿疹时称为湿疮，合并下肢水肿时称为足尰，合并溃疡时称为臁疮。

5.2.2 筋瘤的诊断标准及分型

5.2.2.1 诊断标准

参考《中医外科学》[7]中“筋瘤”的诊断标准：

a）临床表现

好发部位为下肢小腿。早期可以感觉到患肢出现重坠胀闷等不适，甚者会出现下肢疼痛，久立或久坐后明显，行走或平卧休息则症状缓解甚至消失。之后患肢的静脉怒张逐渐加重，曲张成条索或者团块状，初起时质地较软，之后会变坚韧，曲张静脉肤色加深，呈青紫色，肿胀严重时可出现红肿热痛，如果不慎破损，伤口难愈合，可并发溃疡。

b）辅助检查

多普勒超声检查提示静脉瓣功能不全；静脉血管造影能够提示静脉返流异常。

5.2.2.2 证型分类

a）劳倦伤气

久站久行或劳累时瘤体增大，下坠不适感加重；常伴气短乏力，脘腹坠胀，腰酸；舌淡，苔薄白，脉细缓无力。

b）寒湿凝筋

瘤色紫暗，喜暖，下肢轻度肿胀；伴形寒肢冷，口淡不渴，小便清长；舌淡暗，苔白腻，脉弦细。

c）外伤瘀滞

青筋盘曲，状如蚯蚓，表面色青紫，患肢肿胀疼痛；舌有瘀点，脉细涩。

5.2.3 臁疮的诊断标准及分型

5.2.3.1 诊断标准

臁疮多由久站或过度负重，而致小腿筋脉横解，青筋显露，瘀停脉络，久而化热，或小腿皮肤破损染毒，湿热下注而成，疮口经久不愈。相当于下肢慢性溃疡。参照《中医病证诊断疗效标准》（2012 年版）[8]中“臁疮”的诊断标准：

a）以小腿内臁（内侧）较为多见。

b）局部初起常先痒后痛，色红，糜烂，迅速转为溃疡。溃疡大小不等，呈灰白或暗红色，表面或附有黄色脓苔，脓水秽臭难闻。病久溃疡边缘变厚高起，四周皮色暗黑，漫肿或伴有湿疹，收口后易反复发作。

c）多见于下肢患有筋脉横解（静脉曲张）的患者。

5.2.3.2 证型分类

a）湿热下注

疮面色暗，或上附脓苔，脓水浸淫，秽臭难闻，四周漫肿灼热；伴有湿疹，痛痒时作，甚有恶寒发热；舌苔黄腻，脉数。

b）脾虚湿盛

病程日久，疮面色暗，黄水浸淫，患肢浮肿，纳食腹胀，便溏，面色萎黄；舌淡，苔白腻，脉沉无力。

c）气虚血瘀

溃烂经年，腐肉已脱，起白色厚边，疮面肉色苍白，四周肤色暗黑，板滞木硬；舌质淡紫，苔白腻，脉细涩。

6 针灸治疗概况

6.1 现代文献

6.1.1 辨证治疗

针灸治疗以辨病治疗为主；干预方式以火针放血为主；取穴以曲张静脉局部取穴为主，针刺时还可结合经络辨证及不同中医证型[9,10]进行配穴。针灸治疗可以缓解下肢酸胀疼痛及沉重感等不适症状，减轻静脉曲张程度，改善患者生活质量。

6.1.2 刺灸法特点

文献报道以火针放血为主，还包括其他放血疗法（三棱针、刺络放血拔罐）、针刺（毫针、电针、腕踝针、芒针）、磁圆梅针叩刺、梅花针叩刺、温针灸及推拿等疗法[11-14]。

6.2 古代文献

古代文献中记载的针灸治疗下肢静脉曲张的处方多以单穴为主，而现代文献则以多穴为主。选取的腧穴归经以足太阳膀胱经、足少阳胆经、足阳明胃经、足少阴肾经、足太阴脾经、足厥阴肝经为主，用穴类型均以局部穴或特定穴居多。多采用灸法和三棱针放血；采用的穴位有血海、大陵、少海、至阴；臁疮溃烂可采用陈艾联合雄黄灸，也可采用桑枝灸法。

6.3 名医经验

现代名医治疗下肢静脉曲张，多强调针对“寒”“瘀”病机，在曲张静脉局部采用火针放血治疗，可配合针刺治疗。

7 针灸治疗和推荐方案

7.1 针灸治疗的原则与方法

7.1.1 治疗总则

针灸治疗下肢静脉曲张应根据 CEAP 分级选择干预方式，在曲张静脉局部取穴的基础上，可结合经络辨证及中医证型配穴。

C_0-C_1：以毫针针刺或电针治疗为主，配合生活方式调整。

C_2-C_4：以火针放血（曲张静脉局部取穴）为主，根据中医辨证分型选取远端穴位针刺。

C_5-C_6：以火针放血（曲张静脉局部取穴）为主，根据中医辨证分型选取远端穴位针刺；伴有溃疡可配合中药外敷及熏洗。

7.1.2 选穴原则

7.1.2.1 主穴

下肢静脉曲张具有明显形态学改变时，取穴以曲张静脉局部为主，多采用火针放血。火针放血时，通常每条曲张静脉点刺不超过 15 次，每隔 1cm 点刺放血 1 次，总出血量控制在 50mL 以内。

7.1.2.2 配穴

根据经络辨证及中医证型配穴，多选取下肢及腹部经穴，常用腧穴有血海、三阴交、承山、昆仑、中脘、气海、关元、太冲等，多采用毫针针刺和电针。

7.1.3 刺灸方法

C_0-C_1：建议采用毫针针刺或电针治疗。

C_2-C_4：建议采用火针放血治疗，可配合针刺；还可采用磁圆梅针叩刺。

C_5-C_6：建议火针放血配合中药外治。

7.1.4 针灸干预时机

下肢静脉曲张 C_0期以生活方式调整为主，也可开始针灸干预；C_1-C_6以针灸干预为主，应尽早开始针灸。

7.2 主要结局指标

7.2.1 概念

主要结局指标为静脉临床严重程度评分（Venous Clinical Severity Score，VCSS）[15]。

7.2.2 生活质量评价

采用静脉功能不全生活质量问卷的症状评分和生活质量评分（VEINES - QOL/Sym）[16]。

7.2.3 患者耐受性评价

针灸治疗时，如手法过强、火针针刺深度过深、放血量过多、电针刺激强度过大，可能导致患者不能耐受。建议采用 VAS（0 ~ 10 分）评分进行评价。

7.2.4 卫生经济学评价

目前尚无关于针灸治疗下肢静脉曲张的卫生经济学评价研究。建议使用直接医疗费用和间接医疗费用进行评价。

7.2.5 不良反应

针灸治疗下肢静脉曲张常见的不良反应主要有晕针、针刺痛、出血、皮下瘀血及感染等。火针治疗有针后出现红点、瘙痒、硬结及瘢痕等不良报道。

7.3 注意事项

a）针灸治疗前应做好知情同意。告知患者大致干预过程、注意事项及可能出现的不良反应。

b）针灸治疗时应注意常规消毒。

c）火针及梅花针等治疗部位应在术后 24h 内避免沾水，不能在针孔上涂抹任何膏状、油状药物，禁止抓、挠针孔，以防感染。

d）过度紧张、过饥、过饱、过劳、过虚、大渴、大汗及饮酒的患者不宜针灸。

e）合并有血液系统疾病或凝血机制异常者，禁止针灸；严重心、肝、肾功能不全，贫血及女性新产妇或处于经期者，禁用火针、梅花针和刺络放血拔罐。

7.4 患者的自我护理

a）使用医用减压弹力绷带或弹力袜；

b）患者注意休息，少做剧烈运动；

c）避免长时间站立和行走；

d）适当做提踵运动，休息时抬高患肢；

e）注意患肢保暖；

f）饮食清淡，禁食辛辣刺激食物。

7.5 推荐方案

7.5.1 火针放血

文献[17-20]证据表明，火针放血有较好的临床疗效，其治疗特点为起效快，能明显减轻患者下肢的胀痛，提高患者的生活质量，改善静脉曲张程度。

取穴：阿是穴（静脉曲张最高点处）、足三里、阳陵泉、血海、三阴交。

操作方法：阿是穴（静脉曲张最高点处）局部及周围皮肤常规消毒，医者左手持止血钳夹住点燃的乙醇棉球移近腧穴或部位，右手拇、食、中指以握笔式持火针针柄，将针尖至针体 1 ~ 2cm 处伸入火焰中外 1/3 处加热至通红，迅速将针准确垂直刺入静脉曲张部位，并迅速将针拔出，深度 2 ~ 4mm。

疗程：每周 1 次，4 周为 1 个疗程，连续治疗 2 ~ 3 个疗程。

注意事项：每条曲张静脉点刺最多不超过 15 次，每隔 1cm 点刺放血 1 次，总出血量控制在约 50mL 以内。血流自止后用乙醇棉球清理血渍并消毒针孔。施术前后应注意严格消毒以预防感染。

『推荐』

推荐建议：下肢静脉曲张的治疗，推荐采用火针放血，主要取穴为阿是穴（静脉曲张最高点处）、足三里、阳陵泉、血海、三阴交。[GRADE 1C]

解释：本标准小组共纳入现代文献2篇、名家经验2篇、古代文献记录2条，经综合分析，形成证据体发现，本方案能明显减轻患者下肢的胀痛，提高患者的生活质量，改善静脉曲程度。证据体质量等级经GRADE评价后，因可信区间较宽、精确性差，最终证据体质量等级为低。结合专家共识意见，给予强推荐。

7.5.2 毫针刺法

根据“腧穴所在，主治所在”“经脉所过，主治所及”的原则[21]，针灸治疗下肢静脉曲张所致胀痛可以采用毫针刺法，选取病变局部和经络循行远端的穴位。常用的穴组为三阴交配足三里、合谷配太冲。

取穴：合谷配太冲、足三里配三阴交、曲池、大陵、血海、阳陵泉，围刺病灶四周。

针刺操作：以上腧穴常规针刺，施以平补平泻手法。

电针操作：合谷与太冲、足三里与三阴交可接电针仪治疗，采用疏密波，以患者能耐受为度。

TDP照射：在阿是穴（静脉曲张处）加TDP照射30分钟，皮肤潮红为度。

疗程：每周治疗2次，每次治疗30分钟，4周为1个疗程，连续治疗2~3个疗程。

注意事项：晕针患者或局部感染者，不宜选用此法。严格遵守电针操作的相关注意事项。TDP局部照射时注意时间及照射距离，谨防灼伤。

『推荐』

推荐建议：下肢静脉曲张的治疗，推荐在毫针刺法的基础上采用电针、TDP照射等疗法辅助治疗。[GRADE 1C]

解释：本标准小组共纳入现代文献2篇、名家经验1篇、古代文献记录3条，经综合分析，形成证据体发现，本方案能明显减轻患者下肢的胀痛，提高患者的生活质量，改善静脉曲张程度。但纳入文献的偏倚风险较高，证据体质量等级经GRADE评价后，因文献设计质量低、证据间接及不精确性，最终证据体质量等级为低。结合专家共识意见，给予强推荐。

7.5.3 火针放血配合毫针刺法

文献[22-25]证据证明，火针放血配合毫针刺法有较好的临床疗效，其治疗特点为综合治疗，疗效特点为起效快，能明显减轻患者下肢的胀痛，提高患者的生活质量，改善静脉曲张程度。

火针放血和毫针针刺的取穴、操作、疗程、注意事项同上。

『推荐』

推荐建议：下肢静脉曲张的治疗，推荐采用火针放血配合毫针刺法治疗。[GRADE 1B]

解释：本标准小组共纳入现代文献2篇、名家经验1篇、古代文献记录1条，经综合分析，形成证据体发现，本方案能明显减轻患者下肢的胀痛，提高患者的生活质量，改善静脉曲张程度。但纳入文献的偏倚风险较高，证据体质量等级经GRADE评价后，因文献不精确性，最终证据体质量等级为中。结合专家共识意见，给予强推荐。

7.5.4 刺络放血配合拔罐疗法

刺络放血疗法取法于古代九针中的“锋针出恶血”，现代多采用火针或三棱针刺破静脉曲张血络或腧穴[26-28]，放出适量瘀血或血液以治疗下肢静脉曲张。拔罐疗法可以加强刺络放血疗法的作用，同时可促进曲张静脉处的瘀血流出。本方案能够明显减轻患者下肢的胀痛，提高患者的生活质量，改善静脉曲张程度。

取穴：阿是穴（静脉曲张最高点处）、血海。

三棱针刺络放血：患者取坐位，点刺前常规消毒静脉曲张周围。点刺时左手拇、食、中指捏紧被刺部位或穴位，右手持针，迅速刺入，至适量出血为度。

火针刺络放血：同上。

拔罐：视所取部位或穴位表面积的大小，采用合适的火罐，用闪火法在被三棱针点刺后的阿是穴或血海上拔罐，排血量5mL左右，每罐留置时间5~10分钟，以拔罐后皮肤表面呈暗紫红色为宜。起罐后用消毒棉球擦拭拔罐部位上的渗出物及血迹，使其自然干燥。

疗程：每周2次，4周为1个疗程，连续治疗2~3个疗程。

注意事项：局部溃破感染化脓者慎用。重度下肢静脉曲张伴溃疡者禁用。注意无菌技术操作和创面的清洁、干燥，防止搔抓而致继发性感染。

『**推荐**』

推荐建议：下肢静脉迂曲明显，病程长，常规针灸方法疗效欠佳者，建议采用刺络放血配合拔罐疗法治疗。[GRADE 2D]

解释：本标准小组共纳入现代文献1篇、名家经验1篇，经综合分析，形成证据体发现，本方案能明显减轻患者下肢的胀痛，提高患者的生活质量，改善静脉曲张程度。但纳入文献的偏倚风险较高，证据体质量等级经GRADE评价后，因文献设计质量低、证据间接及不精确性，最终证据体质量等级为极低。结合专家共识意见，给予弱推荐。

7.5.5 针灸联合中药外敷

随着下肢静脉曲张的病情进展，逐渐出现下肢溃疡，形成溃疡后迁延不愈，愈合后很容易复发，许多患者久治不愈，严重影响患者的生活质量。文献报道[29-31]，本方案具有较好的临床疗效，能够促进溃疡面愈合，加快组织的愈合速度，降低复发率，提高患者的生活质量。

操作方法：先清理下肢静脉曲张溃疡处的坏死腐肉组织，露出新鲜创面后，采用火针或三棱针点刺创面，所刺各点相距1cm左右，刺点分布于整个疮面，深度要使整个创面渗出紫黑色瘀血。用消毒棉球擦净血液，然后用中药膏外敷溃疡创面，盖上敷料包扎。

疗程：隔天治疗1次，7次为1个疗程，连续治疗3~4个疗程。

注意事项：治疗期间忌食辛辣以及鱼、羊肉等发物；每天卧床垫高患肢休息约16小时；局部感染或严重的全身感染禁用此法。

『**推荐**』

推荐建议：下肢静脉曲张性溃疡，建议采用针灸联合中药外敷疗法治疗。[GRADE 2D]

解释：本标准小组共纳入现代文献1篇、古代文献记录4条，经综合分析，形成证据体发现，本方案具有较好的临床疗效，能够促进溃疡创面愈合，加快组织愈合速度。但纳入文献的偏倚风险较高，证据体质量等级经GRADE评价后，因文献设计质量低、证据间接及不精确性，最终证据体质量等级为极低。结合专家共识意见，给予弱推荐。

8 本指南利益冲突声明

本指南在制定过程中，所有参与研讨会及编写工作的专家、工作组成员与相关单位或机构均不存在利益冲突。

9 本指南获取途径及将推荐方案应用于实践的方式

本指南可在全国针灸标准化技术委员会与中国针灸学会等网站上获知，也可通过书店、出版社、标准馆等途径获得。

10 本指南实施中的有利因素和不利因素

10.1 有利因素

a）下肢静脉曲张患病率高，下肢胀痛是其常见症状，临床治疗方法多样而疗效不一，因此，下肢静脉曲张所致胀痛的临床指南具有广泛的临床应用需求；

b）随着循证医学理念的普及，临床医师对高质量的基于循证医学证据指南的客观需求日益提高。

10.2 不利因素

火针是治疗下肢静脉曲张所致胀痛的重要方法，部分医疗单位未开展此疗法；火针疗法为有创疗法，治疗过程中可能伴有一定疼痛，部分患者对该疗法认知不足而接受度低，这都可能限制本指南的推广和应用。

11 本指南的局限和不足

本指南制定过程中未收集患者的观点和选择意愿。本指南仅纳入中文和英文文献，存在选择性偏倚。本指南的制定主要基于循证医学证据，未按照 AGREE Ⅱ 评价工具提供详细的方法学资料，因此，指南的开发和报告之间可能存在一定的偏倚。

12 本指南更新计划

本指南计划每 3 年更新一次，更新内容主要增加新的循证医学证据和专家共识意见。

附 录 A

（规范性）

本指南专家组成员和编写组成员

A.1 专家组成员

姓名	性别	职称	研究方向	工作单位	课题中的分工
刘保延	男	主任医师	中医针灸临床评价方法学	中国中医科学院	指南推荐方案框架的指导
吴泰相	男	教授	循证医学、循证实验医学、临床流行病学、Cochrane 系统评价	四川大学华西临床医学院	文献检索、文献质量评价方法指导
张云杰	男	主任医师	中西医结合普外科的临床、教学与科研	山东中医药大学附属医院普外科	指南适用人群确定及专科意见指导
杨金洪	女	主任医师	针灸临床及科研	中国中医科学院针灸研究所	临床问题、推荐方案指导
赵宏	女	教授	针灸临床及科研	中国中医科学院针灸研究所	循证针灸指南制定方法指导
王军	男	主任医师	针灸临床及科研	北京中医药大学东直门医院针灸科	指南适用人群确定及专科意见指导

A.2 编写组成员

姓名	性别	学历/职称	研究方向	工作单位	课题中的分工
房緊恭	男	医学博士/主任医师	针灸临床与科研	中国中医科学院针灸研究所	课题负责人，总体设计，组织实施
许焕芳	女	医学博士/主治医师	针灸临床与科研	中国中医科学院针灸研究所	负责人，课题设计及管理，指南撰写
杨会生	男	硕士研究生	针灸临床与科研	中国中医科学院针灸研究所	主要负责现代文献检索、文献质量评价、指南撰写
杨莉	女	医学硕士/主治医师	针灸临床与科研	中国中医科学院针灸研究所	专家意见的征集及反馈
李晓彤	女	硕士研究生	针灸临床与科研	中国中医科学院针灸研究所	负责文献数据提取、文献质量评价
尚洁	女	硕士研究生	针灸临床与科研	中国中医科学院针灸研究所	主要负责古代文献检索、文献数据提取

附 录 B
（资料性）
临 床 问 题

基于适用人群、干预措施、对照、结局和卫生经济学等方面的考虑，由标准编写委员会提出本标准要解决的临床问题。按 PICO 原则，即研究对象（population）、干预措施（intervention）、对照措施（comparator）和结局（outcome），分解临床问题如下：

PICO 项目	结果
研究对象	原发性下肢静脉曲张患者
干预措施	针灸疗法
对照措施	空白对照、安慰针刺、药物疗法、不同针灸疗法
结局	VCSS score、VEINES - Sym score、VEINES - QOL score、HVVSS score、CVIQ score、有效率、VAS score

以问卷调查的形式对临床问题进行筛选，通过专家共识确定临床问题如下：

B.1 本指南适用的疾病范围

B.2 针灸疗法适用于哪期（CEAP 分级）下肢静脉曲张

B.3 针灸治疗下肢静脉曲张包含哪些具体干预措施

B.4 针灸治疗下肢静脉曲张的最佳干预时机

B.5 针灸治疗下肢静脉曲张最佳刺激量和频次

B.6 针灸治疗下肢静脉曲张的最佳疗程

B.7 下肢静脉曲张不同 CEAP 分级的最佳干预措施

B.8 针灸治疗下肢静脉曲张的不良反应及异常情况的处理

B.9 针灸治疗下肢静脉曲张的禁忌证及操作禁忌

B.10 下肢静脉曲张患者对针灸干预措施的耐受度

B.11 针灸治疗下肢静脉曲张的卫生经济学评价是否优于其他疗法

B.12 针灸治疗下肢静脉曲张的结论证据级别及推荐强度

附 录 C

(资料性)

文献检索范围、检索策略、纳排标准及文献筛选结果

C.1 检索范围

C.1.1 古代文献

以《中华医典》(V5.0版)为检索工具，以“筋瘤”“湿疮”“足尰”“臁疮”“裙边疮”“裤口毒”“脉痹”“老烂脚”为关键词，查找与下肢静脉曲张相关的古代文献记录，并逐条筛选出与针灸相关的条文。

58本古籍：《黄帝明堂经》《灵枢》《备急千金要方》《千金翼方·针灸》《外台秘要·明堂》《医心方·针灸》《针灸甲乙经》《铜人腧穴针灸图经》《圣济总录·针灸门》《素问遗篇·刺法论》《太平圣惠方·针灸》《济生拔萃·洁古云岐针法·窦太师针法》《针经摘英集》《西方子明堂灸经》《备急灸法》《痈疽神秘灸经》《太乙神针》《灸法秘传》《琼瑶神书》《针灸资生经》《十四经发挥》《奇经八脉考》《针灸集书》《循经考穴编》《经脉分图》《扁鹊神应针灸玉龙经》《杨氏家传针经图像》《针灸集要》《神应经》《医经小学·针灸卷》《奇效良方·针法门》《医学入门》《针灸大全》《针灸问对》《三才图会·身体图会》《东医宝鉴·针灸》《针灸经验方》《普济方·针灸门》《针经指南》《子午流注针经》《灸膏肓腧穴法》《针灸聚英》《针灸问答》《针灸大成》《针方六集》《类经图翼》《医宗金鉴·刺灸心法要诀》《针灸逢源》《针灸易学》《针灸穴法》《刺疗捷法》《六译馆丛书》《足臂十一脉灸经》《阴阳十一脉灸经》《佚名灸方》《考正周身穴法歌》《四库全书》《医统正脉》。

C.1.2 古代针灸医家经验

以电子检索方式为主，手工查阅为辅，查与下肢静脉曲张相关的文献记录，并查找原文进行核对。

黄帝《黄帝内经》、华佗《中藏经》、王九思《难经集注》、皇甫谧《针灸甲乙经》、王叔和《脉经》、葛洪《肘后备急方》、杨上善《黄帝内经太素》、王执中《针灸资生经》、王焘《外台秘要》、王惟一《铜人腧穴针灸图经》、孙思邈《千金要方》《千金翼方》、窦汉卿《针经指南》、王国瑞《扁鹊神应针灸玉龙经》、滑寿《十四经发挥》《难经本义》、徐凤《针灸大全》、高武《针灸聚英发挥》、汪机《针灸问对》、马莳《黄帝内经素问注证发微》《黄帝内经灵枢注证发微》、杨继洲《针灸大成》、李时珍《奇经八脉考》、吴崑《针方六集》、张景岳《景岳全书》《类经图翼》、李学川《针灸逢源》、扁鹊《难经》、涪翁《针经》《诊脉法》、徐文伯《徐文伯药方》《徐文伯疗妇人瘕》、凌云《经穴会宗》《子午流注图说》《流注辨惑》。

C.1.3 近现代针灸专家专著

以电子检索方式为主，手工查阅为辅，阅读近现代针灸医家的针灸著作。

黄竹斋《针灸经穴图考》、承淡安《中国针灸治疗学》《针灸治疗实验集》《中国针灸学》《铜人经穴图考》《针灸精华》、夏少泉《针灸薪传集》、朱琏《新针灸学》、黄石屏《针灸诠述》、陆瘦燕《陆瘦燕针灸论著医案选》、孙秉彝《针灸传真》、鲁之俊《新编针灸学》、胡慧《中医临床家·杨甲三》、程莘农《中国针灸学》、贺普仁《针灸治痛》《针具针法》《针灸歌赋临床应用》《毫针疗法图解》《火针疗法图解》《三棱针疗法图解》《针灸三通法的临床应用》、韩济生《神经科学纲要》《针灸镇痛原理》、石学敏《石学敏针灸临证集验》《石学敏针灸全集》《当代针灸治疗学》《中国针灸奇

术》、田从豁《针灸医学验集》《中国灸法集萃》《针灸百病经验》《古代针灸医案释按》《针灸经验辑要》《田从豁临床经验》、王乐亭《金针王乐亭经验集》《全国著名中医经验集》。

C.1.4 数据库

C.1.4.1 中文数据库

中国生物医学文献数据库（CBM）、中国期刊全文数据库（CNKI）、维普期刊资源整合服务平台（VIP）、万方数据知识服务平台（WanFang）、中国临床试验注册中心（ChiCTR）。

C.1.4.2 英文数据库

PubMed、EMbase、Cochrane Library、Web of science、ClinicalTrials. gov

C.2 检索策略

C.2.1 检索词

C.2.1.1 中文检索词

患者或人群（P）：静脉曲张、下肢静脉曲张、单纯性下肢静脉曲张、原发性下肢静脉曲张、大隐静脉曲张、小隐静脉曲张、筋瘤、脉痹、臁疮。

干预措施（I）：针刺、针灸疗法、针药并用、针灸处方、针刺疗法、电针、火针疗法、毫针、磁圆梅针、特定部位针刺疗法、头针、腹针、眼针、手针、足针、舌针、面针、耳针、唇针、鼻针、腕踝针、皮肤针、梅花针、水针、穴位注射、温针灸、温针疗法、灸法、温和灸、艾条灸、直接灸、瘢痕灸、药灸、温灸器灸、太乙针灸、雀啄灸、间接灸、隔物灸、隔盐灸、隔蒜灸、隔姜灸、电灸、灯草灸、保健灸、艾炷灸、热敏灸、刺血、放血、拔罐、刺络、穴位疗法、穴位贴敷、穴位按压、穴位结扎、穴位埋线、耳穴贴压、耳穴压豆、耳穴压丸。

C.2.1.2 英文检索词

患者或人群（P）：varicose veins、varicose vein of lower limb、varicose veins of the lower extremities、lower – extremity varicose、varicose vein of lower extremity

干预措施（I）：acupuncture、acupuncture therapy、acupuncture, ear、acupuncture points、moxibustion、meridians、electroacupuncture、needles、acupressure、acupuncture and moxibustion、fire-needle、needling、acupoint injection、blood-letting、bleeding therapy、cupping

C.2.2 检索式

C.2.2.1 CBM

#1“针灸疗法”［扩展：不加权］

#2“针刺疗法”［扩展：不加权］

#3“电针”［扩展：不加权］

#4“火针疗法”［扩展：不加权］

#5“毫针”［扩展：不加权］

#6“耳穴贴压”［扩展：不加权］

#7“耳穴压豆”［扩展：不加权］

#8“耳穴压丸”［扩展：不加权］

#9“穴位疗法”［扩展：不加权］

#10“穴位贴敷”［扩展：不加权］

#11“穴位按压”［扩展：不加权］

#12“穴位结扎”［扩展：不加权］

#13“穴位埋线”［扩展：不加权］

#14“刺血疗法”［扩展：不加权］

#15“放血”[扩展：不加权]

#16“拔罐”[扩展：不加权]

#17“温针疗法”[扩展：不加权]

#18“灸法”[扩展：不加权]

#19“艾条灸”[扩展：不加权]

#20“水针”[扩展：不加权]

#21“头针”[扩展：不加权]

#22“腹针”[扩展：不加权]

#23“眼针”[扩展：不加权]

#24“手针”[扩展：不加权]

#25“足针”[扩展：不加权]

#26“舌针”[扩展：不加权]

#27“面针”[扩展：不加权]

#28“耳针”[扩展：不加权]

#29“唇针”[扩展：不加权]

#30“鼻针”[扩展：不加权]

#31“腕踝针”[扩展：不加权]

#32“皮肤针”[扩展：不加权]

#33“梅花针”[扩展：不加权]

#34“特定部位针刺疗法”[扩展：不加权]

#35 #1 OR #2 OR #3 OR #4 OR #5 OR #6 OR #7 OR #8 OR #9 OR #10 OR #11 OR #12 OR #13 OR #14 OR #15 OR #16 OR #17 OR #18 OR #19 OR #20 OR #21 OR #22 OR #23 OR #24 OR #25 OR #26 OR #27 OR #28 OR #29 OR #30 OR #31 OR #32 OR #33 OR #34

#36“针灸”[常用字段：智能]

#37“针刺”[常用字段：智能]

#38“艾灸”[常用字段：智能]

#39“火针”[常用字段：智能]

#40“针灸处方”[常用字段：智能]

#41“针药并用”[常用字段：智能]

#42“磁圆针”[常用字段：智能]

#43“磁圆梅针”[常用字段：智能]

#44“刺血”[常用字段：智能]

#45“刺络”[常用字段：智能]

#46“温针灸”[常用字段：智能]

#47“温和灸”[常用字段：智能]

#48“穴位注射”[常用字段：智能]

#49 #36 OR #37 OR #38 OR #39 OR #40 OR #41 OR #42 OR #43 OR #44 OR #45 OR #46 OR #47 OR #48

#50 #35 OR #49

#51“静脉曲张”[扩展：不加权]

#52“下肢静脉曲张”[常用字段：智能]

#53 “单纯性下肢静脉曲张”［常用字段：智能］

#53 “原发性下肢静脉曲张”［常用字段：智能］

#54 “大隐静脉曲张”［常用字段：智能］

#55 “小隐静脉曲张”［常用字段：智能］

#56 “筋瘤”［全字段：智能］

#57 “脉痹”［全字段：智能］

#58 “臁疮”［全字段：智能］

#59 #51 OR #52 OR #53 OR #54 OR #55 OR #56 OR #57 OR #58

#60 #50 AND #59

C. 2. 2. 2　CNKI

SU =（针 + 灸 + 耳穴 + 穴位 + 点穴 + 刺血 + 放血 + 刺络 + 罐 + 耳豆 + 刮痧）*（静脉曲张 + 下肢静脉曲张 + 单纯性下肢静脉曲张 + 原发性下肢静脉曲张 + 筋瘤 + 脉痹）

C. 2. 2. 3　VIP

［M =（针刺 + 针灸疗法 + 针药并用 + 针灸处方 + 针刺疗法 + 电针 + 火针疗法 + 毫针 + 磁圆梅针 + 特定部位针刺疗法 + 头针 + 腹针 + 眼针 + 手针 + 足针 + 舌针 + 面针 + 耳针 + 唇针 + 鼻针 + 腕踝针 + 皮肤针 + 梅花针 + 水针 + 穴位注射 + 温针灸 + 温针疗法 + 灸法 + 温和灸 + 艾条灸 + 直接灸 + 瘢痕灸 + 药灸 + 温灸器灸 + 太乙针灸 + 雀啄灸 + 间接灸 + 隔物灸 + 隔盐灸 + 隔蒜灸 + 隔姜灸 + 电灸 + 灯草灸 + 保健灸 + 艾炷灸 + 刺血 + 放血 + 拔罐 + 刺络 + 穴位疗法 + 穴位贴敷 + 穴位按压 + 穴位结扎 + 穴位埋线 + 耳穴贴压 + 耳穴压豆 + 耳穴压丸）］ * ［M =（静脉曲张 + 筋瘤 + 脉痹）］

C. 2. 2. 4　WanFang

题名或关键词：（针刺 OR 针灸 OR 电针 OR 火针 OR 毫针 OR 磁圆梅针 OR 水针 OR 穴位注射 OR 温针灸 OR 热敏灸 OR 灸法 OR 温和灸 OR 刺血 OR 放血 OR 拔罐 OR 刺络 OR 穴位疗法 OR 穴位贴敷 OR 穴位按压 OR 穴位埋线 OR 耳穴贴压 OR 耳穴压豆 OR 耳穴压丸）* 题名或关键词：（下肢静脉曲张 OR 筋瘤 OR 脉痹）* Date：-2016

C. 2. 2. 5　ChiCTR

下肢静脉曲张。

C. 2. 2. 6　PubMed

#1 Acupuncture［MeSH Terms］

#2 Acupuncture Therapy［MeSH Terms］

#3 Acupuncture, Ear［MeSH Terms］

#4 Acupuncture Points［MeSH Terms］

#5 Moxibustion［MeSH Terms］

#6 Meridians［MeSH Terms］

#7 Electroacupuncture［MeSH Terms］

#8 needles［MeSH Terms］

#9 acupressure［MeSH Terms］

#10 #1 OR #2 OR #3 OR #4 OR #5 OR #6 OR #7 OR #8 OR #9

#11 “acupuncture and moxibustion”

#12 “fire - needle”

#13 needling

#14 “acupoint injection”

#15 “blood – letting”

#16 “bleeding therapy”

#17 cupping

#18 #11 OR #12 OR #13 OR #14 OR #15 OR #16 OR #17

#19 #10 OR #18

#20 varicose veins [MeSH Terms]

#21 “varicose vein of lower limb”

#22 “varicose veins of the lower extremities”

#23 “lower – extremity varicose”

#24 “varicose vein of lower extremity”

#25 #21 OR #22 OR #23 OR #24

#26 #19 AND #25

C. 2. 2. 7 Embase

#1 ‘acupuncture’ /exp OR acupuncture

#2 electroacupuncture

#3 ‘acupuncture needle’

#4 moxibustion

#5 ‘fire needle’

#6 needling

#7 ‘acupoint injection’

#8 ‘blood letting’

#9 ‘bleeding therapy’

#10 ‘cupping’

#11 meridians

#12 #1 OR #2 OR #3 OR #4 OR #5 OR #6 OR #7 OR #8 OR #9 OR #10 OR #11

#13 varicosis

#14 ‘varicose veins’

#15 ‘varicose vein of lower limb’

#16 ‘varicose veins of the lower extremities’

#17 ‘lower – extremity varicose’

#18 ‘varicose vein of lower extremityvaricose’

#19 #13 OR #14 OR #15 OR #16 OR #17 OR #18

#20 #12 AND #19

C. 2. 2. 8 Cochrane Library

#1 Acupuncture

#2 Acupuncture Therapy

#3 Acupuncture, Ear

#4 Acupuncture Points

#5 Moxibustion

#6 Meridians

#7 Electroacupuncture

#8 needles

#9 acupressure

#10 "acupuncture and moxibustion"

#11 "fire – needle"

#12 needling

#13 "acupoint injection"

#14 "blood – letting"

#15 "bleeding therapy"

#16 cupping

#17 #1 OR #2 OR #3 OR #4 OR #5 OR #6 OR #7 OR #8 OR #9 OR #10 #11 OR #12 OR #13 OR #14 OR #15 OR #16

#18 varicose veins

#19 "varicose vein of lower limb"

#20 "varicose veins of the lower extremities"

#21 "lower – extremity varicose"

#22 "varicose vein of lower extremity"

#23 #18 OR #19 OR #20 OR #21 OR #22

#24 #17 AND #23

C. 2. 2. 9 Web of science

#1 TS = Acupuncture

#2 TS = Electroacupuncture

#3 TS = Moxibustion

#4 TS = fire – needle

#5 TS = needling

#6 TS = acupoint injection

#7 TS = blood – letting

#8 TS = bleeding therapy

#9 TS = cupping

#10 TS = Meridians

#11 #1 OR #2 OR #3 OR #4 OR #5 OR #6 OR #7 OR #8 OR #9 OR #10

#12 TS = varicose veins

#13 TS = varicosis

#14 TS = lower – extremity varicose

#15 #12 OR #13 OR #14

#16 #11 AND #15

C. 2. 2. 10 ClinicalTrials. gov

"varicose veins" AND ("needle" OR "acupuncture")

C. 3 纳排标准

C. 3. 1 纳入标准

C. 3. 1. 1 研究对象

下肢静脉曲张患者。

C.3.1.2 干预措施

针刺、艾灸、温针灸、电针、火针、刺络放血、拔罐、磁圆梅针、针药联合。

C.3.1.3 对照方式

空白对照、假针刺、安慰针刺、药物对照。

C.3.1.4 结局指标

VCSS score、VEINES - Sym score、VEINES - QOL score、HVVSS score、CVIQ score、有效率、VAS score。

C.3.1.5 研究类型

随机对照试验（RCT）。

C.3.1.6 文献

文献报道数据完整，实验组和对照组观察数据明确。

C.3.1.7 语言

中文和英文。

C.3.2 排除标准

a）其他民族医学文献，包括苗医、藏医等；

b）采用自制针具的文献；

c）结局指标数据不全或无法获得全文的文献；

d）综述文献、个案报道、医家经验等；

e）重复发表的文献，纳入最近发表的研究；

f）数据相同的学位论文和期刊论文，纳入期刊论文。

C.4 检索结果

C.4.1 古代文献

C.4.1.1 古代文献检索结果

共检索出与“下肢静脉曲张”相关条文2030条，筛选出与针灸治疗下肢静脉曲张相关的古代医籍共8部，条文12条。

C.4.1.2 古代医籍目录

《医门补要》

《串雅外编》

《灵验良方汇编》

《针灸集成》

《针灸易学》

《勉学堂针灸集成》

《杂病源流犀烛》

《圣济总录》

C.4.1.3 古文条目

《医门补要》：有种筋瘤，其筋似蚯蚓蟠结形，不禁刀针，易使筋缩难伸。

《串雅外编》：治痈疽发背不起发，或瘀肉不腐溃，及阴疮、瘰疬、流注、臁疮、顽疮、恶疮久不愈，俱用此灸之。

《串雅外编》：臁疮溃烂，陈艾五钱，雄黄二钱，青布做大炷，点火熏之，水流数次愈。

《灵验良方汇编》：其阴疮、瘰疬、流注、臁疮、恶疮久不愈者，亦宜灸之。

《针灸集成》：桑枝灸法，治发背不起发不腐。桑枝燃着，吹息火焰，以火头灸患处，日三五次，每次片时，取瘀肉腐动为度，若腐肉已去新肉生，迟宜灸四围，如阴疮臁。

《针灸易学》杨继洲先生胜玉歌认症定穴治法：臁疮：血海。

《勉学堂针灸集成》：如阴疮、臁疮、瘰疬、流注久不愈者，尤宜灸之。

《勉学堂针灸集成》：臁疮色紫黑，先以三棱针刺去恶血，冷水洗净，乃贴膏药，忌日光、火气、阳气，如有黑肿未尽，可再出血，以紫黑血尽为度。

《勉学堂针灸集成》：骨痹，取太溪、委中；筋痹，取太冲、阳陵泉；脉痹，取大陵、少海；肉痹，取太白、三里；皮痹，取太渊、合谷。

《杂病源流犀烛》：筋脉弛张而软，或浮肿，或生臁疮，为湿脚气，当利湿疏风。发于臁骨正面及内外两臁者，名臁疮，而以臁骨正面者为重，以其骨上肉少皮薄，难治也。总之，臁疮之治当分正面、内、外三处。总之，臁疮有蛊必去虫（宜取虫方）。臁疮有恶血，必去恶血（宜针法）。臁疮极臭烂，必去臭治烂（宜粉麝散）。而总治臁疮，必使其去腐生肌，数日可愈（宜沈氏二蜡膏）。

《杂病源流犀烛》：臁疮色紫黑，先以三棱针去恶血，冷水洗净，乃贴膏药，忌日光、火气、阳气。

《圣济总录》：至阴二穴，金也，在足小趾外侧，去爪甲角如韭叶，足太阳脉之所出也，为井，治目生翳，鼻塞头重，风寒从足小趾起，脉痹上下带胸胁痛无常，转筋，寒疟汗不出烦心，足下热，小便不利失精，针入二分，可灸三壮。

C.4.1.4 下肢静脉曲张的古代医家治疗

a）多采用灸法和三棱针放血。

b）采用的穴位有：血海、大陵、少海、至阴。

c）臁疮溃烂：可采用陈艾联合雄黄灸，也可采用桑枝灸法。

C.4.2 数据库文献

C.4.2.1 中文数据库

CBM 检索 174 篇、CNKI 检索 484 篇、VIP 检索 78 篇、WanFang 检索 100 篇、ChiCTR 检索 1 篇。

C.4.2.2 英文数据库

PubMed 检索 28 篇、Embase 检索 30 篇、Cochrane Library 检索 91 篇、Web of science 检索 328 篇、ClinicalTrials. gov 检索 7 篇。

C.4.2.3 文献筛选流程图

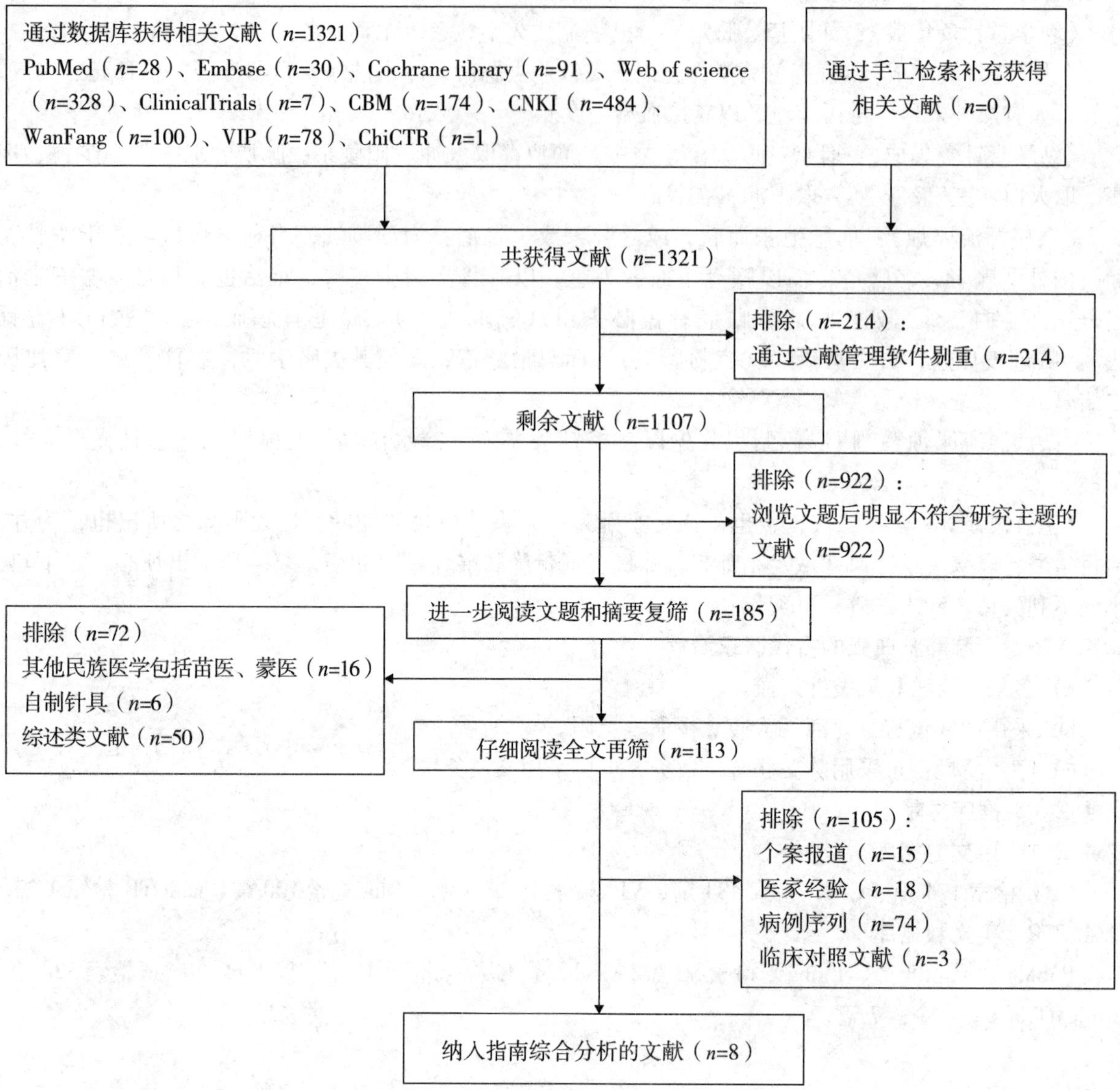

C.4.2.4 整理检索结果

表 C.1 文献检索结果

文献类型	RCT	CCT	病例序列	医家经验	个案报道	灰色文献
篇数	8	3	74	18	15	0
共计	118					

表 C.2 文献鉴定结果

文献类型	真 RCT	假 RCT	拒绝回答	邮箱未联系到	电话未联系到	查无此人
篇数	3	1	1	1	1	1
共计	8					

附　录　D

（资料性）

疗效评价指标的分级

D.1　分级 7－9（Critical）

D.1.1　静脉疾病临床严重程度评分（venous clinical severity score，VCSS）（分级：8）

包括疼痛或不适、静脉曲张、静脉性水肿、色素沉着、炎症、硬结、活动性溃疡（数量、持续时间、大小）以及保守疗法应用情况（压力疗法及抬高患肢）等 10 个问题。每个问题被赋予 0～3 分的 4 个等级，总分 30 分，得分越高表明静脉疾病越严重。

D.1.2　静脉功能不全生活质量问卷（VEINES－QOL/Sym questionnaire）的症状评分（VEINES－Sym score）和生活质量评分（VEINES－QOL score）（分级：7）

包括症状、日常活动限制、症状最严重的时间、与 1 年前相比的变化、心理影响 5 个方面，共 26 个问题。量表的原始数据经过标准总分算法生成 VEINES－Sym 总分和 VEINES－QOL 总分，分别从患者角度反映症状和患者生活质量，得分越高说明症状越轻，生活质量越高。

D.2　分级 4－6（Important）

D.2.1　洪堡静脉曲张严重程度评分量表（Homburg varicose vein severity，HVVSS）的症状评分（分级：5）

包括症状、临床严重程度和功能型损害 3 个方面，本研究采用其中对症状的评价部分。症状评价部分包括腿部的沉重压迫感、肿胀感、疼痛、瘙痒 4 个问题，每个问题分为 0～5 分，共 6 个等级，得分越高代表症状越严重。

D.2.2　下肢静脉功能不全患者的生活质量调查表（Chronic venous insufficiency questionnaire，CVIQ）（分级：5）

该表包括精神心理、体能、疼痛和社会活动 4 个方面，共 20 项。每项均包括该项严重程度和该项重要性两方面，前者按由轻到重分 5、4、3、2、1 五类，共计 100 分，后者按该症状重要性由轻到重分 5、4、3、2、1 五类，共计 100 分。100 分代表理想的生活状态，80 分及以上表示生活质量满意。

D.2.3　有效率（分级：4）

D.2.3.1　临床痊愈

a）所有突出、扩张、卷曲成条索或团块的小腿浅静脉闭塞、变平，患者小腿沉重、发胀感基本消失，溃疡基本愈合；

b）疼痛症状基本消失；

c）疗效指数≥90%。

D.2.3.2　临床有效

a）大部分突出、扩张、卷曲成条索或团块的小腿浅静脉闭塞、变平，患者小腿沉重、发胀感减轻，溃疡面积缩小；

b）疼痛症状缓解，可以忍受；

c）30%≤疗效指数<90%。

D.2.3.3　临床无效

a）症状、体征无明显改善或变化甚微者；

b）疼痛症状无缓解；

c）疗效指数重坠、酸胀、麻木等不适感评价指标＜30%。

疗效指数计算公式采用尼莫地平评分法：疗效指数＝（治疗前积分－治疗后积分）/治疗前积分×100%。

总有效率＝（总例数－无效例数）/总例数×100%。

注：以上评价指标参照中华人民共和国《中医病证诊断疗效标准》以及 VCSS 评分标准。

D.2.4　重坠、酸胀、麻木等不适感评价指标（分级：4）

参考 VAS 疼痛评定法：其中以 10cm 标识，0 表示一点都没不适，10cm 表示患者能够想象到的最大程度的不适，以此来记录重坠、酸胀、麻木等不适感的程度以及缓解程度等。指数越大，疼痛程度越大。

附　录　E

（资料性）

文献质量评估结论

E.1　证据概要表（Evidence Profile，EP）

E.1.1　桃红四物汤加味＋火针与火针比较

Quality assessment							No of patients		Effect		Quality	Importance
No of studies	Design	Risk of bias	Inconsistency	Indirectness	Imprecision	Other considerations	桃红四物汤加味＋火针	火针	Relative (95.0% CI)	Absolute		
有效率（follow－up mean 3 weeks）												
1	randomised trials	very serious[1,2]	no serious inconsistency	no serious indirectness	no serious imprecision	none	33/34 (97.1%)	27/33 (81.8%)	RR 1.19 (1 to 1.41)	155 more per 1000 (from 0 more to 335 more)	⊕⊕○○ LOW	IMPORTANT
							－	81.8%		155 more per 1000 (from 0 more to 335 more)		
VAS score（follow－up mean 3 weeks；Better indicated by lower values）												
1	randomised trials	very serious[1,2]	no serious inconsistency	no serious indirectness	very serious[3]	none	34	33	－	MD 0.16 lower (0.38 lower to 0.06 higher)	⊕○○○ VERY LOW	CRITICAL

[1]随机方法不严谨

[2]分配隐藏不完善

[3]可信区间与效应量的比值在50%到90%之间，精确性差

E.1.2 针刺放血与口服迈之灵比较

Quality assessment							No of patients		Effect		Quality	Importance
No of studies	Design	Risk of bias	Inconsistency	Indirectness	Imprecision	Other considerations	针刺放血	口服迈之灵	Relative (95.0% CI)	Absolute		
有效率（follow - up mean 3 weeks）												
2	randomised trials	very serious[1,2]	no serious inconsistency	no serious indirectness	no serious imprecision	none	60/65 (92.3%)	52/58 (89.7%)	RR 1.03 (0.92 to 1.15)	27 more per 1000 (from 72 fewer to 134 more)	⊕⊕○○ LOW	IMPORTANT
							-	89.7%		27 more per 1000 (from 72 fewer to 135 more)		
VAS score（follow - up mean 3 weeks；Better indicated by lower values）												
1	randomised trials	serious[2]	no serious inconsistency	no serious indirectness	very serious[3]	none	28	29	-	MD 1.7 lower (2.4 to 1 lower)	⊕○○○ VERY LOW	CRITICAL

[1]依文中信息无法获取随机分配方法
[2]分配隐藏不完善
[3]可信区间与效应量的比值在50%到90%之间，精确性差

E.1.3 火针+中药泡洗与中药泡洗比较

Quality assessment							No of patients		Effect		Quality	Importance
No of studies	Design	Risk of bias	Inconsistency	Indirectness	Imprecision	Other considerations	火针+中药泡洗	中药泡洗	Relative (95.0% CI)	Absolute		
有效率（follow - up mean 4 weeks）												
11	randomised trials	very serious[1,2]	no serious inconsistency	no serious indirectness	serious[3]	none	23/25 (92.0%)	14/21 (66.7%)	RR 1.38 (1 to 1.91)	253 more per 1000 (from 0 more to 607 more)	⊕○○○ VERY LOW	IMPORTANT
							-	66.7%		253 more per 1000 (from 0 more to 607 more)		

[1]依文中信息无法获得随机方法
[2]分配隐藏不完善
[3]可信区间与效应量的比值在50%到90%之间，精确性差

E.1.4 贺氏火针与空白对照比较

Quality assessment							No of patients		Effect		Quality	Importance
No of studies	Design	Risk of bias	Inconsistency	Indirectness	Imprecision	Other considerations	贺氏火针	空白对照	Relative (95.0% CI)	Absolute		
VCSS score (follow – up mean 8 weeks; Better indicated by lower values)												
1	randomised trials	no serious risk of bias	no serious inconsistency	no serious indirectness	serious[1]	none	25	25	–	MD 1.24 lower (1.96 to 0.52 lower)	ÅÅÅO MODERATE	CRITICAL
VEINES – Sym score (follow – up mean 8 weeks; Better indicated by lower values)												
1	randomised trials	no serious risk of bias	no serious inconsistency	no serious indirectness	serious[1]	none	25	25	–	MD 9.12 higher (4.15 to 14.09 higher)	ÅÅÅO MODERATE	IMPORTANT
VEINES – QOL (follow – up mean 8 weeks; Better indicated by lower values)												
1	randomised trials	no serious risk of bias	no serious inconsistency	no serious indirectness	serious[1]	none	25	25	–	MD 9.3 higher (4.36 to 14.24 higher)	ÅÅÅO MODERATE	IMPORTANT
HVVSS score (follow – up mean 8 weeks; Better indicated by lower values)												
1	randomised trials	no serious risk of bias	no serious inconsistency	no serious indirectness	serious[1]	none	25	25	–	MD 5 lower (6.7 to 3.3 lower)	ÅÅÅO MODERATE	IMPORTANT

[1]可信区间较宽，精确性差

E.1.5 脉络宁注射液+放血疗法与脉络宁注射液比较

Quality assessment							No of patients		Effect		Quality	Importance
No of studies	Design	Risk of bias	Inconsistency	Indirectness	Imprecision	Other considerations	脉络宁注射液+放血疗法	脉络宁注射液	Relative (95.0% CI)	Absolute		
有效率 (follow – up mean 15 days)												
11	randomised trials	very serious[1,2]	no serious inconsistency	no serious indirectness	serious[3]	none	31/35 (88.6%)	22/32 (68.8%)	RR 1.29 (0.99 to 1.67)	199 more per 1000 (from 7 fewer to 461 more)		IMPORTANT
							–	68.8%		200 more per 1000 (from 7 fewer to 461 more)		

[1]随机方法不严谨
[2]分配隐藏不完善
[3]可信区间与效应量的比值在50%到90%

E.1.6 火针放血与针刺 + 火针比较

Quality assessment							No of patients		Effect		Quality	Importance
No of studies	Design	Risk of bias	Inconsistency	Indirectness	Imprecision	Other considerations	火针放血	针刺 + 火针	Relative (95.0% CI)	Absolute		
有效率（follow - up mean 2 weeks）												
1	randomised trials	very serious[1]	no serious inconsistency	no serious indirectness	very serious	none	27/29 (93.1%)	27/28 (96.4%)	OR 0.5 (0.04 to 5.85)	33 fewer per 1000 (from 445 fewer to 29 more)	⊕○○○ VERY LOW	IMPORTANT
							-	96.4%		33 fewer per 1000 (from 447 fewer to 30 more)		

[1]随机方法不严谨，分配隐藏不完善

E.2 结果汇总表（the summary of findings table，SoFs table）

E.2.1 桃红四物汤加味 + 火针与火针比较

桃红四物汤加味 + 火针 compared to 火针 for 下肢静脉曲张						
Patient or population：patients with 下肢静脉曲张 Intervention：桃红四物汤加味 + 火针 Comparison：火针						
Outcomes	Illustrative comparative risks*（95.0% CI） Assumed risk 火针	Corresponding risk 桃红四物汤加味 + 火针	Relative effect（95.0% CI）	No of Participants（studies）	Quality of the evidence（GRADE）	Comments
有效率 Follow－up：mean 3 weeks	Study population		RR 1.19（1 to 1.41）	67（1 study）	⊕⊕⊖⊖ low[1,2]	
	818 per 1000	974 per 1000（818 to 1000）				
	Moderate					
	818 per 1000	973 per 1000（818 to 1000）				
	697 per 1000	585 per 1000（411 to 843）				
	Moderate					
	697 per 1000	585 per 1000（411 to 843）				
VAS score Follow－up：mean 3 weeks	The mean VAS score in the control groups was 0.30	The mean VAS score in the intervention groups was 0.16 lower(0.38 lower to 0.06 higher)		67（1 study）	⊕⊖⊖⊖ very low[1,2,3]	
*The basis for the assumed risk（e.g. the median control group risk across studies）is provided in footnotes. The corresponding risk（and its 95.0% confidence interval）is based on the assumed risk in the comparison group and the relative effect of the intervention（and its 95.0% CI）. CI：Confidence interval；RR：Risk ratio						
GRADE Working Group grades of evidence High quality：Further research is very unlikely to change our confidence in the estimate of effect. Moderate quality：Further research is likely to have an important impact on our confidence in the estimate of effect and may change the estimate. Low quality：Further research is very likely to have an important impact on our confidence in the estimate of effect and is likely to change the estimate. Very low quality：We are very uncertain about the estimate.						
[1]随机方法不严谨 [2]分配隐藏不完善 [3]可信区间宽，且可信区间与效应量的比值在50%到90%之间，精确性差						

E. 2. 2 针刺放血与口服迈之灵

Patient：下肢静脉曲张
Intervention：针刺放血
Comparison：口服迈之灵

Outcomes	Illustrative comparative risks* （95. 0% CI）		Relative effect (95. 0% CI)	No of Participants (studies)	Quality of the evidence (GRADE)	Comments
	Assumed risk	Corresponding risk				
	口服迈之灵	针刺放血				
有效率 Follow－up：mean 3 weeks	Study population		RR 1. 03 (0. 92 to 1. 15)	123 (2 studies)	⊕⊕⊖⊖ low[1,2]	
	897 per 1000	923 per1000（825 to 1000）				
	Moderate					
	897 per 1000	924 per 1000（825 to 1000）				
VAS score Follow－up：mean 3 weeks	The mean VAS score in the control groups was 3. 8	The mean VAS score in the intervention groups was1. 7 lower（2. 4 to 1 lower）		57 (1 study)	⊕⊖⊖⊖ very low[2,3]	

[1]依文中信息无法获取随机分配方法
[2]分配隐藏不完善
[3]可信区间与效应量的比值在 50% 到 90% 之间，精确性差

E. 2. 3 火针 + 中药泡洗与中药泡洗

Patient：下肢静脉曲张
Intervention：火针 + 中药泡洗
Comparison：中药泡洗

Outcomes	Illustrative comparative risks* (95. 0% CI)		Relative effect (95. 0% CI)	No of Participants (studies)	Quality of the evidence (GRADE)	Comments
	Assumed risk	Corresponding risk				
	中药泡洗	火针 + 中药泡洗				
Follow - up：mean 4 weeks	Study population		RR 1. 38 (1 to 1. 91)	46 (1 study)	⊕⊖⊖⊖ very low[1,2,3]	
	667 per 1000	920 per 1000 (667 to 1000)				
	Moderate					
	667 per 1000	920 per 1000 (667 to 1000)				

[1]依文中信息无法获得随机方法
[2]分配隐藏不完善
[3]可信区间与效应量的比值在50%到90%之间，可信区间较宽，精确性差

E. 2. 4 贺氏火针与空白对照比较

Patient：下肢静脉曲张
Intervention：贺氏火针
Comparison：空白对照

Outcomes	Illustrative comparative risks * (95. 0% CI) Assumed risk 空白对照	 Corresponding risk 贺氏火针	Relative effect (95. 0% CI)	No of Participants (studies)	Quality of the evidence (GRADE)	Comments
VCSS score Follow – up：mean 8 weeks	The meanVCSS score in the control groups was 3. 56	The meanVCSS score in the intervention groups was 1. 24 lower (1. 96 to 0. 52 lower)		50 (1 study)	⊕⊕⊕⊖ moderate[1]	
VEINES – Sym score Follow – up：mean 8 weeks	The mean VEINES – Sym score in the control groups was 45. 44	The mean VEINES – Sym score in the intervention groups was 9. 12 higher (4. 15 to 14. 09 higher)		50 (1 study)	⊕⊕⊕⊖ moderate[1]	
VEINES – QOL Follow – up：mean 8 weeks	The mean VEINES – QOL in the control groups was 45. 35	The mean VEINES – QOL in the intervention groups was 9. 3 higher (4. 36 to 14. 24 higher)		50 (1 study)	⊕⊕⊕⊖ moderate[1]	
HVVSS score Follow – up：mean 8 weeks	The mean HVVSS score in the control groups was 8. 32	The mean HVVSS score in the intervention groups was 5 lower (6. 7 to 3. 3 lower)		50 (1 study)	⊕⊕⊕⊖ moderate[1]	

[1] 可信区间较宽，精确性差

E. 2. 5 脉络宁注射液 + 放血疗法 vs 脉络宁注射液

Patient：下肢静脉曲张
Intervention：脉络宁注射液 + 放血疗法
Comparison：脉络宁注射液

Outcomes	Illustrative comparative risks* （95.0% CI）		Relative effect (95.0% CI)	No of Participants (studies)	Quality of the evidence (GRADE)	Comments
	Assumed risk	Corresponding risk				
	脉络宁注射液	脉络宁注射液 + 放血疗法				
有效率 Follow－up：mean 15 days	Study population		RR 1.29 (0.99 to 1.67)	67 (1 study)	⊕⊖⊖⊖ very low[1,2]	
	688 per 1000	887 per 1000（681 to 1000）				
	Moderate					
	688 per 1000	888 per 1000（681 to 1000）				

[1]随机方法不严谨，分配隐藏不完善
[2]可信区间与效应量的比值在 50% ~90%，可信区间较宽，精确性差

E. 2. 6 火针放血与针刺 + 火针比较

Patient：下肢静脉曲张
Intervention：火针放血
Comparison：针刺 + 火针

Outcomes	Illustrative comparative risks* （95. 0% CI）		Relative effect (95. 0% CI)	No of Participants (studies)	Quality of the evidence (GRADE)	Comments
	Assumed risk	Corresponding risk				
	针刺 + 火针	火针放血				
有效率 Follow – up: mean 2 weeks	Study population		RR 0. 5 (0. 04 to 5. 85)	57 (1 study)	⊕⊖⊖⊖ very low[1]	
	964 per 1000	931 per 1000 (519 to 994)				
	Moderate					
	964 per 1000	931 per 1000 (517 to 994)				

[1]随机方法不严谨，分配隐藏不完善
[2]可信区间与效应量的比值在 50% ~90%，可信区间较宽，精确性差

附 录 F

（资料性）

本指南推荐方案的形成过程

F.1 推荐意见的制定方法

本指南推荐意见的制定着重考虑所收集的证据质量（GRADE 证据质量分级），结合古代文献和名医经验，并通过专家共识，综合考虑患者的价值观和偏好、成本、利弊平衡、临床意义等因素，最终达成一致的推荐意见。

F.2 专家共识和推荐方案的形成过程

F.2.1 临床问题和适用范围的确定

下肢静脉曲张包括原发性和继发性下肢静脉曲张。原发性下肢浅静脉曲张，也称单纯性下肢静脉曲张，指病变仅局限于下肢浅静脉系统（大隐静脉、小隐静脉及其分支），下肢深静脉功能正常。继发性下肢静脉曲张是指静脉曲张继发于原发性深静脉瓣膜功能不全或深静脉血栓形成后遗症。经过文献检索，组内专家谈论，本指南的疾病范围和目标人群为原发性下肢静脉曲张。确定针灸治疗下肢静脉曲张的临床问题，临床问题要体现针灸诊疗特色，体现医生与患者在诊疗处理中关注的干预与预后、病因、诊断以及医疗成本问题，经过全国范围内医生调查问卷的发放和组内专家讨论，最终确定本指南的临床问题为 21 个。

F.2.2 围绕临床问题的证据收集、筛选与评估

F.2.2.1 确定证据群范围

依照总课题组要求，制定下肢静脉曲张所致胀痛临床实践指南过程中所涉及的证据群，包括现代文献、古代文献、名家经验等。

F.2.2.2 文献检索策略制定

在确定证据群的基础上，由指南起草小组根据之前确定的临床问题，分别制定现代文献、古代文献和名家经验的检索策略，包括检索工具、检索范围、检索词、检索式和文献纳入标准、文献排除标准。

F.2.2.3 文献收集、筛选与资料提取

在确定检索策略的基础上，由经过培训的专人对检索得到的现代文献、古代文献和名医经验的相关记载条目，按照纳入标准、排除标准对文献进行筛选，同时结合文献的类型和干预措施进行分类收集。

F.2.2.4 文献质量评估

在完成对文献的筛选和分类后，首先完成结局指标重要性分级及对 RCT 文献进行偏倚风险评估，同时用 GRADE 系统对纳入的现代文献进行证据质量评价和分级，文献证据质量分为高、中、低、极地 4 个等级。我们采用字母进行描述（A、B、C、D 4 个级别）。

F.2.2.5 证据的合成

证据的合成应紧密围绕针灸治疗下肢静脉曲张的临床问题，在指南方案框架的基础上进行。本指南主要根据疾病特点、疾病的不同阶段、不同针灸方法、疗效评价指标等因素进行证据合成，同时将古代文献及名医经验证据进行归类后，合成形成证据群。

注：以上临床证据收集、筛选与评估工作是在确定针灸治疗下肢静脉曲张临床问题的基础上进行的。

F.2.3 推荐强度的评估和推荐方案的形成

在完成针灸治疗下肢静脉曲张所致胀痛文献质量评价工作的基础上，召开专家会议，由项目组组

长和专家组成员根据下肢静脉曲张临床实践指南的适用范围和临床问题确定指南推荐方案的框架。本指南推荐方案框架根据目标人群下肢静脉曲张的疾病特点和针灸特点进行分类。

F. 2. 4　形成推荐方案初稿

F. 2. 4. 1　推荐意见的确定

本指南起草小组在已经形成的指南推荐方案框架的基础上，将针灸治疗下肢静脉曲张的推荐治疗方案及其相关证据进行整理，形成推荐意见草稿。本指南推荐意见的形成主要是在现代文献证据群的基础上产生，同时融合古代文献证据及名医经验证据群。

F. 2. 4. 2　推荐方案的内容

本推荐方案包括针灸干预的适用人群、干预时机、治疗原则、取穴、操作方法、注意事项等内容；每一条推荐意见之后都附有相应的推荐强度和对应的支撑证据。指南推荐意见的强度由强推荐、弱推荐两个层次组成，分别由数字 1、2 表示；推荐意见的支撑证据包括现代文献证据、古代文献证据、名医经验和专家共识，证据质量从高到低分别用 A、B、C、D 表示。

F. 2. 4. 3　推荐意见形成的方法

在形成推荐方案初稿后，召开专家组会议，由专家根据 GRADE 系统推荐强度和推荐意见形成的方法，在充分考虑每条治疗方案的疗效、安全性和实用性，以及现代文献证据质量分级、古代文献证据及名医经验可靠程度、干预措施的利弊关系、患者价值观和意愿、费用等方面，对草稿进行讨论后确定下肢静脉曲张针灸治疗方案推荐意见初稿。

F. 2. 4. 4　推荐方案初稿的完成

在确定下肢静脉曲张针灸治疗方案推荐意见初稿的基础上，参照总课题组下发的推荐方案书写体例形成推荐方案初稿。

F. 2. 5　修订推荐方案

对形成的本指南的初稿，就治疗原则、取穴、操作方法、疗程、注意事项、推荐意见等细节方面分别开展小范围的组内专家、大范围的组外专家意见征集，编写小组在对专家反馈意见进行汇总整理的基础上对推荐方案进行修改和完善。组外专家的遴选要求：具有治疗相关疾病经验丰富的针灸临床专家，职称为副主任医师或副教授以上，数量在 20 ~ 50 名，同时遴选专家应能代表所在地区的针灸水平和特点。组外专家主要采取电子邮件形式，辅以现场纸质版发放。

F. 2. 6　确定推荐方案终稿

在完成推荐方案修订的基础上，将其上交项目组，由项目组召开扩大的项目组专家委员会会议；遵循罗伯特会议规则，以会审的形式确定推荐方案终稿。

附 录 G

（资料性）

专家意见征集过程、结果汇总及处理

阶段	序号	章条编号	意见内容	提出单位	处理意见	处理结果
提案立项阶段	–	–	–	–	–	–
工作组草案阶段	1	–	术语和文字要规范，建议使用有关教材和针灸国家标准的名词术语	专家组	采纳专家意见	规范指南书写体例
征求意见阶段	1	题目	题目中“静脉曲张所致双下肢胀痛”改为“下肢静脉曲张所致胀痛”	专家组	采纳专家意见	题目改为“循证针灸临床实践指南　下肢静脉曲张所致胀痛”
	2	7.5	各推荐方案中，不需要再写出每个方案（治疗方法的原则），推荐方案包括简要说明、取穴、操作方法、疗程、注意事项等	专家组	采纳专家意见	推荐方案删除“每个方案的治疗方法”，补充“简要说明”等相关内容
	3	1.2	建议按疾病分期进行推荐	专家组	采纳专家意见	治疗方案按疾病分期进行推荐
送审阶段	1	1.2	建议不推荐采用“磁圆梅针”治疗下肢静脉曲张	专家组	采纳专家意见	删除磁圆梅针推荐意见
	2	7.5	建议在推荐方案中体现针灸治疗适应证	专家组	采纳专家意见	在推荐方案中体现针灸治疗适应证
报批阶段	–	–	–	–	–	–

附 录 H

(资料性)

本指南编制过程中召开的历次会议

H.1 针灸团体标准项目《循证针灸临床实践指南·病症》课题启动及培训会

时间：2016年4月21日。

地点：中国中医科学院针灸研究所会议室。

主题：标准项目启动。

人物：刘保延、景向红、武晓冬、吴泰相等专家；标委会工作人员；各标准负责人及主研人员；本课题组房緊恭、许焕芳、杨会生、杨莉、李晓彤、尚洁。

H.2 针灸团体标准研制方法培训

时间：2016年4月21日~5月18日。

地点：中国中医科学院针灸研究所会议室。

主题：标准研制方法学培训。

人物：吴泰相、刘雅丽等培训专家；各标准负责人及主研人员；本课题组杨会生、李晓彤、尚洁。

H.3 针灸指南文本框架讨论会

时间：2016年5月18日。

地点：中国中医科学院针灸研究所会议室。

主题：针灸指南文本框架讨论及任务分工。

人物：刘保延、景向红、武晓冬等专家；标委会工作人员；各标准负责人及主研人员；本课题组房緊恭、许焕芳、杨会生、杨莉、李晓彤、尚洁。

H.4 课题讨论会

时间：2016年8月18日。

地点：中国中医科学院针灸医院214办公室。

主题：现代文献证据结果讨论。

人物：房緊恭、许焕芳、杨会生、杨莉、李晓彤、尚洁。

H.5 课题讨论会

时间：2016年11月12日。

地点：中国中医科学院针灸医院214办公室。

主题：古代文献汇总情况讨论。

人物：房緊恭、许焕芳、杨会生、杨莉、李晓彤、尚洁。

H.6 课题讨论会

时间：2016年12月15日。

地点：中国中医科学院针灸医院214办公室。

主题：指南推荐建议、初稿撰写。

人物：房緊恭、许焕芳、杨会生、杨莉、李晓彤、尚洁。

H.7 针灸团体标准中期汇报会

时间：2016年12月22日。

地点：北京京东宾馆。

主题：标准中期汇报。

人物：刘保延、喻晓春、景向红、武晓冬等专家；各标准负责人及主研人员；本课题组房緊恭、许焕芳、杨会生。

H. 8 循证针灸临床实践指南专家论证会

时间：2017 年 12 月 2 日。

地点：北京龙城丽宫国际酒店一层会议室。

主题：指南专家论证。

人物：刘保延、武晓冬等专家；各标准负责人及主研人员；本课题组房緊恭、杨会生、李晓彤、尚洁。

H. 9 课题讨论会

时间：2018 年 5 月 3 日。

地点：中国中医科学院针灸医院 214 办公室。

主题：指南送审稿问题讨论。

人物：房緊恭、许焕芳、杨会生、杨莉。

H. 10 课题讨论会

时间：2018 年 7 月 15 日。

地点：中国中医科学院针灸医院 214 办公室。

主题：专家反馈意见讨论及修订。

人物：房緊恭、许焕芳、杨会生、杨莉。

H. 11 课题讨论会

时间：2020 年 3 月 25 日。

地点：电话会议。

主题：指南出版统稿修改。

人物：房緊恭、许焕芳、杨会生。

参 考 文 献

[1] Nicolaides AN, Allegra C, Bergan J, et al. Management of chronic venous disorders of the lower limbs: guidelines according to scientific evidence [J]. Int Angiol, 2008, 27 (1): 1-59.

[2] Beebe-Dimmer JL, Pfeifer JR, Engle JS, et al. The epidemiology of chronic venous insufficiency and varicose veins. Ann Epidemiol. 2005, 15 (3): 175-184.

[3] 戴乐天，张培华．下肢浅静脉曲张的流行病学研究 [J]．国外医学·外科学分册，1990，6: 323-326.

[4] Gloviczki P, Comerota AJ, Dalsing MC, et al. The care of patients with varicose veins and associated chronic venous diseases: clinical practice guidelines of the Society for Vascular Surgery and the American Venous Forum [J]. J Vasc Surg, 2011, 53 (5 Suppl): 2S-48S.

[5] Nicolaides A, Kakkos S, Eklof B, Perrin M, Nelzen O, Neglen P, Partsch H, Rybak Z. Management of chronic venous disorders of the lower limbs-guidelines according to scientific evidence. Int Angiol, 2014, 33 (2): 87-208.

[6] Kistner RL, EklofB, Masuda EM. Diagnosis of chronic venous disease of the lower extremities: the "CEAP" classification. Mayo Clin Proc, 1996, 71 (4): 338-345.

[7] 李曰庆，何清湖．中医外科学 [M]．北京：中国中医药出版社，2012.

[8] 国家中医药管理局．中医病证诊断疗效标准 [M]．北京：中国医药科技出版社，2012.

[9] 司富春，宋雪杰．下肢静脉曲张中医证型和方药临床研究的数据挖掘 [J]．世界中西医结合杂志，2015，4 (6): 449-455.

[10] 林欣潮，杨博华，杨巧慧．219例下肢静脉曲张患者的中医证型分布调查分析 [J]．中华中医药学刊，2012，9 (12): 2137-2139.

[11] 田亚振，张静，田永辉．火针放血治疗老年下肢静脉曲张的疗效分析 [J]．中国卫生标准管理，2016，7 (1): 149-150.

[12] 邹小勋，胡琼，郭松涛．刺血疗法结合针刺治疗单纯性下肢静脉曲张21例 [J]．湖北中医杂志，2016，38 (1): 68.

[13] 郭春艳，李绍荣．火针放血治疗下肢静脉曲张的临床疗效观察 [C]．中国针灸学会临床分会年会暨全国针灸临床学术研讨会，2014.

[14] 郭宁毅，王寅．火针放血疗法治疗下肢静脉曲张32例 [J]．国际中医中药杂志，2014，36 (11): 1041.

[15] Jr P F. Regarding "Evaluating outcomes in chronic venous disorders of the leg: development of a scientifically rigorous, patient-reported measure of symptoms and quality of life" [J]. Journal of Vascular Surgery, 2003, 37 (2): 410-419.

[16] GSDN. Health measurement scales: a practical guide to their development and use 3rd edition [M], New York: Oxford University Press, 2003.

[17] 郭宁毅．火针放血疗法治疗下肢静脉曲张临床观察 [D]．北京中医药大学，2013.

[18] 张洪涛，赵霞，刘文霞．火针放血治疗下肢静脉曲张30例 [J]．中医研究，2012，12 (1):

62 - 63.

[19] 沈威，张新斐，汤海蓉. 火针放血在下肢静脉曲张中的应用 [J]. 中医外治杂志，2013，06 (7)：17 - 18.

[20] 赵鸿，王硕. 火针治疗不同分级单纯性下肢静脉曲张疗效观察 [J]. 针灸临床杂志，2013，06 (12)：61 - 62.

[21] 黄建军. 全国中医药行业高等教育“十二五”创新教材·经络腧穴学（第2版）[M]. 北京：中国中医药出版社，2014.

[22] 王丽晨，储开昀，曾琳，等. 贺氏火针疗法治疗原发性下肢静脉曲张随机对照研究 [J]. 中国针灸，2016，36 (3)：231 - 236.

[23] 郭东梅. 针刺配合火针刺络治疗与护理下肢静脉曲张35例 [J]. 中医药导报，2013，7 (6)：79 - 80.

[24] 庞金榜，李薇，王寅. 王寅针刺治疗下肢静脉曲张经验 [J]. 中国中医药信息杂志，2012，9：93 - 94.

[25] 邹小勋，胡琼，郭松涛，等. 刺血疗法结合针刺治疗单纯性下肢静脉曲张21例 [J]. 湖北中医杂志，2016，01 (12)：68 - 70.

[26] 李岩，徐家淳，程素利，等. 国医大师贺普仁教授对火针疗法的突破与创新 [J]. 中华针灸电子杂志，2016，11 (1)：1 - 4.

[27] 余林涛. 三棱针治疗下肢静脉曲张150例报告 [J]. 世界中医骨伤科杂志，2001，6 (2)：171 - 172.

[28] 金明月. 三棱针的临床应用 [J]. 针灸临床杂志，2000，1 (11)：24 - 25.

[29] 符健，张丽，罗道珊，等. 火针结合中药泡洗治疗下肢静脉曲张临床观察 [J]. 内蒙古中医药，2010，29 (10)：26 - 27.

[30] 庄丽华，胡家才，吴昊，等. 中医外治疗法在下肢静脉曲张性溃疡中应用的系统综述 [J]. 辽宁中医药大学学报，2016，7 (4)：250 - 253.

[31] 柳言平，侯玉芬. 中医外治疗法对下肢静脉性溃疡的治疗概况 [C]. 中华中医药学会外科分会、山东中医药学会外科专业委员会2008年中医外科学术年会，2008.

ICS 11.020
C 05

团　　体　　标　　准

T/CAAM 0009—2019

循证针灸临床实践指南
术后尿潴留

Evidence－based guidelines of clinical practice with acupuncture and moxibustion
Postoperative urinary retention

2019－11－13 发布　　2019－12－31 实施

中　国　针　灸　学　会　发布

前　　言

《循证针灸临床实践指南·病症》包括痞满、胁痛、腱鞘炎所致疼痛、下肢静脉曲张所致胀痛、术后尿潴留、目赤痛、踝关节扭伤后疼痛、牙痛等病症的针灸临床实践指南。

本文件为《循证针灸临床实践指南　术后尿潴留》。

本文件的附录A为规范性附录，附录B、附录C、附录D、附录E、附录F、附录G、附录H为资料性附录。

本文件按照GB/T 1.1—2009给出的规则起草。

本文件由中国针灸学会提出。

本文件由中国针灸学会标准化工作委员会归口。

本文件起草单位：中国中医科学院针灸研究所、北京市门头沟区中医医院。

本文件起草人：赵宏、聂文彬、高寅秋、彭唯娜、郜明月、张立平、韩明娟、李笑梅。

本文件专家组成员：刘志顺、焦拥政、赵吉平、吴泰相。

文件审议专家：喻晓春、麻颖、武晓冬、贾春生、景向红、杨金洪、房繄恭、董国锋、储浩然、徐斌、陈泽林、孙建华。

请注意本文件的某些内容可能涉及专利。本文件的发布机构不承担识别这些专利的责任。

引　言

《循证针灸临床实践指南》是根据针灸临床优势，针对特定临床情况，参照古代文献、名医经验以及现代最佳临床研究证据，结合患者价值观和意愿，系统研制的帮助临床医生和患者做出恰当针灸处理的指导性意见。

《循证针灸临床实践指南》制定的总体思路：在针灸实践与临床研究的基础上，遵循循证医学的理念与方法，紧紧围绕针灸临床的特色优势，综合专家经验、目前最佳证据以及患者价值观，将国际公认的证据质量评价与推荐方案分级规范与古代、现当代针灸专家临床证据相结合，最终通过专家共识，形成推荐的意见。《循证针灸临床实践指南》旨在制定出能保障针灸临床疗效和安全性，并具有科学性与实用性的针灸临床实践指导性意见。

《循证针灸临床实践指南》推荐等级主要采用世界卫生组织（WHO）等推荐的GRADE系统，即推荐分级评价、制定与评估系统，证据质量分为A、B、C、D四级，推荐方案分为强推荐与弱推荐两级。

◇证据质量分级（GRADE分级）

证据质量高：　A

证据质量中：　B

证据质量低：　C

证据质量极低：　D

◇推荐强度等级

强推荐：用1代表，是推荐方案估计变化可能性较小、个性化程度低；

弱推荐：用2代表，是推荐方案估计变化可能性较大、个性化程度高、患者价值观差异较大。

针灸优势病种的选择是《循证针灸临床实践指南》制定过程中的首要问题。针灸尽管被应用于500多种病症，但单用针灸可以治疗的疾病只是一小部分，常常在改善疾病某一症状上发挥优势，具有起效快、疗程短的特点。因此，中国针灸学会在广泛调研与征集专家意见的基础上，筛选出临床实践与研究积累丰富、操作简便、起效快的痞满、胁痛、腱鞘炎所致疼痛、下肢静脉曲张所致胀痛、术后尿潴留、目赤痛、踝关节扭伤后疼痛、牙痛8种优势病症，进行了《循证针灸临床实践指南》的立项、制定工作。每项指南均由行业内知名专家牵头，在包括标委会委员在内的业内专家的指导下，历经3年时间才完成研制工作。《循证针灸临床实践指南·病症》为该8种常见病症针灸临床实践指南的合订本，是用于指导和规范该8种病症在临床上可选用哪些针灸疗法的规范性文件。

区别于针灸技术操作规范、针灸疗法循证临床实践指南、针灸养生保健服务规范，本指南以临床“症状”的快速改善为目标，注重穴位选择与刺灸方法的结合以及效果的评估，将针灸技术操作规范、针灸疗法与临床病症相衔接，指导临床医师根据不同病症恰当选择具有治疗优势的针灸疗法，使针灸更好地为人民大众健康服务。

《循证针灸临床实践指南·病症》的编写，凝聚着全国针灸标准化科研人员和管理人员的辛勤汗水，是参与研制各方集体智慧的结晶，是辨证论治的个体化诊疗模式与循证医学有机结合的创造性探

索。《循证针灸临床实践指南·病症》在研制过程中，得到了四川大学华西临床医学院循证医学与临床流行病学中心吴泰相教授、兰州大学循证医学中心刘雅莉副教授在方法学上的大力支持和帮助，在此深表感谢。同时，还要感谢各位专家的通力合作。

循证针灸临床实践指南　术后尿潴留

1　摘要

1.1　治疗原则

1.1.1　根据病因选取治疗方案

应根据不同病因，选择不同的针灸治疗方案，以达到不同的治疗目的。

a）由于麻醉导致的排尿反射受抑制而出现的尿潴留，应促进逼尿肌收缩，增强膀胱收缩能力。

b）由于疼痛引起的尿潴留，当在治疗尿潴留同时，缓解疼痛。

c）由于神经损伤引起的尿潴留，应以促进神经的修复及反射弧的重建为主要目的。

d）其他原因引起的尿潴留，如精神紧张、不习惯卧床排便等，在采用针灸治疗同时，注意针对病因治疗，具体方法可参照针灸治疗麻醉所致尿潴留的推荐方案。

1.1.2　其他原则

术后尿潴留，应根据患者的虚实辨证选取相应的针灸方法。对于久病、年老等虚证患者，建议采用灸法、穴位贴敷等刺激性弱的方法为主，辅以针刺治疗。

1.1.3　针灸干预时机

a）对于容易出现术后尿潴留的高危人群，如年龄50岁以上、全麻、手术时间长及手术范围较大者，可采用针灸预防术后尿潴留的发生。

b）出现术后尿潴留，在常规干预的基础上，建议尽早采用针灸治疗。

c）对于术后留置导尿管的患者，建议尽早采用针灸治疗，可促进膀胱功能恢复，缩短留置导尿管的时间。

1.2　主要推荐意见

推荐意见	推荐级别
1.2.1　按照导致术后尿潴留的原因	
1.2.1.1　麻醉所致术后尿潴留	
a）可以采用毫针刺法治疗	强推荐
b）可以采用艾条灸法治疗	强推荐
c）可以采用隔物灸法治疗	弱推荐
d）可以采用雷火灸法或实按灸法治疗	弱推荐
e）可以采用电针治疗	强推荐
1.2.1.2　疼痛所致术后尿潴留	
对于切口疼痛引起膀胱和后尿道括约肌反射性痉挛所致的尿潴留，可以采用毫针刺法治疗，取穴以三阴交、承山为主。本方法适合于肛肠手术及下腹部手术后尿潴留患者	弱推荐
1.2.1.3　膀胱和神经损伤所致术后尿潴留	
对于膀胱和神经损伤所致的尿潴留，推荐采用电针疗法，取穴以小腹部、腰骶部及远端腧穴为主。本方法适合于腹部和腰骶部手术后尿潴留患者	强推荐
1.2.2　按照中医辨证分型	
a）对于久病、年老等虚证术后尿潴留患者，建议采用灸法治疗	弱推荐

续 表

推荐意见	推荐级别
b）对于久病、年老的术后尿潴留虚证患者，建议采用穴位贴敷方法治疗	弱推荐
1.2.3 针灸预防术后尿潴留	
a）对于容易出现术后尿潴留的高危人群，如年龄50岁以上、全麻、手术时间长及手术范围较大者，可以采用艾条灸疗法，预防术后尿潴留的发生	弱推荐
b）对于容易出现术后尿潴留的高危人群，如年龄50岁以上、全麻、手术时间长及手术范围较大者，可以选择穴位贴敷的方法，适用于不方便针刺治疗，或者不能耐受针刺治疗的患者	弱推荐

2 简介

2.1 本指南制定的目标

本指南制定的目标是为临床医生提供预防及治疗术后尿潴留的高质量针灸方案。

2.2 本指南制定的目的

本指南制定的目的是规范术后尿潴留的针灸治疗方案，提高临床疗效，为临床预防及治疗术后尿潴留提供可靠证据，确保治疗的安全性和有效性。包括3个方面内容：确保术后尿潴留针灸诊治原则；提出术后尿潴留针灸推荐方案及相关证据；明确术后尿潴留针灸治疗操作方法及注意事项。

本指南使用时应考虑到各地区的特殊性。

2.3 本指南的适用人群

本指南的适用人群主要为执业中医师、执业助理中医师、非针灸专业的医务人员以及针灸科研人员。

2.4 本指南的适用环境

本指南适用的目标环境包括国内各级医院针灸科门诊部或住院部、有针灸专业医师的基层医院、各针灸相关的科研及评价机构。

2.5 本指南适用的疾病范围

术后尿潴留（Postoperative urinary retention，POUR），包括手术后不能自行有效排空膀胱，出现尿意频急、窘迫感，下腹胀痛、拒按，反复用力但小便难出的症状；检查可见：耻骨上方隆起，有压痛，叩诊呈浊音，可触及胀大的膀胱且残余尿≥100mL。

3 概述

3.1 定义

3.1.1 西医

术后尿潴留是指由于手术因素导致的膀胱内充满尿液但不能自行排出的症状，为手术后常见的并发症。具体是指手术后不能自行有效排空膀胱，出现尿意频急、窘迫感，下腹胀痛、拒按，反复用力但小便难出的症状；检查可见：耻骨上方隆起，有压痛，叩诊呈浊音，可触及胀大的膀胱且残余尿≥100mL[17-21]。

3.1.2 中医

中医学中没有“术后尿潴留”这一病名，根据西医学术后尿潴留的定义及临床症状描述，当属于中医学“癃闭”的范畴。癃闭，是指由于膀胱气化不利，小便量少，排尿困难，甚则小便闭塞不通为主症的一种病证。其中又以小便不畅，点滴而短少，病势较缓者称为癃；小便闭塞，点滴不通，病势较急者称为闭。一般合称癃闭[1]。

在治法上最早论述癃闭治疗的医书当属《五十二病方》，“干葱□盐隋炙尻”“赣戎盐若美盐，盈隋，又以涂隋下及上，而暴若□”“逸华以封隋及少腹□”，提出灸法、熨法及按摩法治疗癃闭。王焘在《外台秘要》中载有用盐及艾灸等外治法治疗癃闭的论述。

3.2 发病率及人群分布情况

尿潴留是手术后常见的并发症。术后尿潴留的发生与手术术式、麻醉方式及患者的年龄密切相关。引起尿潴留常见的手术包括：妇科手术、肛肠病手术和骨科手术等。

妇科手术，如广泛性子宫切除术、盆底重建术、腹腔镜腹膜代阴道术等，手术时间长、范围广，术后病人尿潴留发生率高，如宫颈癌广泛性子宫切除术后尿潴留发生率为4.39% ~ 44.91%[2]；耻骨阴道肌悬吊术尿潴留发生率为19%[3]；盆底器官脱垂网片植入术后尿潴留发生率为34%[4]。

肛肠病术后尿潴留的发病率可高达52%[5]。国外文献报道肛肠病脊髓麻醉术后的尿潴留发生率为21.9%，痔切除术、直肠脱垂手术后尿潴留的发病率为29.2%[6]。

麻醉方式、麻醉药物、麻醉药量的不同均可以引起手术后尿潴留。椎管内麻醉时间越长，越深，排尿反射障碍越长，尿液越不易排出。研究结果提示的麻醉药量≥11.25mg，手术时间≥2小时均增加术后尿潴留的发生率[7]。

术后尿潴留的发生与患者的年龄密切相关。随着年龄的增加，术后尿潴留的发生率越高。研究发现年龄大于70岁是术后尿潴留的危险因素[8]。另外，据报道称年龄大于50岁的患者术后尿潴留的发生率增加2.4 ~ 2.8倍，尿潴留持续的时间也越长[9]。平均年龄69岁，首次接受全髋关节及膝关节置换术的老年患者中69%的男性和39%的女性，术后留置尿管容易发生尿潴留，并且膀胱容量超过500mL[10]。

4 临床特点

4.1 病史

术后尿潴留不是独立的疾病，主要表现为由于手术及其他因素导致膀胱内虽然充满尿液但不能自行排出的临床症状，是临床上常见并发症之一。引起术后尿潴留常见的原因包括手术范围、麻醉因素、术后疼痛、手术对膀胱及其神经的损伤、精神因素等。逼尿肌受损与膀胱感觉缺失是影响术后尿潴留的独立危险因素[11]，手术范围和术后尿路感染是发生术后尿潴留的高危因素[12]。

4.2 症状及体征

术后尿潴留的症状以尿意频急、窘迫感，下腹胀痛、拒按为主要表现。

体格检查可见：耻骨上方隆起，有压痛，叩诊呈浊音，可触及胀大的膀胱，膀胱充盈程度可在耻骨联合上一到两指。同时，还应注意肾脏疾病的相关体格检查。

4.3 辅助检查

4.3.1 实验室检查

一般包括尿常规及肾功能检查，在术后尿潴留的鉴别诊断中起着重要作用。

4.3.2 超声检查

B超可以测量膀胱的残余尿量及膀胱尿量，判断尿潴留的严重程度及膀胱功能的恢复情况。

4.3.3 其他特殊检查

在术后尿潴留的检查方法中，还有一些其他特殊检查方法。尿动力学检查，是判定排尿功能障碍类型和程度最重要的方法，可准确测得逼尿肌压力、膀胱容量、尿流率及生物电活动。此法无创伤性，但是为侵入性检查，临床运用较少。静脉尿路造影法，是在进行静脉尿路造影时，在膀胱充盈期和排尿后各摄片一张，观察残余尿量。这种方法不能定量，实用价值较小，很少采用。

5 诊断标准

5.1 西医诊断标准及分类

5.1.1 诊断标准

5.1.1.1 《手术并发症学》中术后尿潴留的诊断标准[13]：

a）患者手术后6 ~ 8小时尚未排尿；

b）症状：尿急、窘迫感、下腹胀痛、拒按；

c）检查：耻骨上方隆起，压痛，叩诊呈浊音，可触及胀大的膀胱。

5.1.1.2 术后尿潴留在国外文献中的定义

患者不能自行有效排空膀胱，而残余尿量 > 100mL；或者手术后 8 小时内患者不能排尿，而膀胱尿量 > 600mL[14]。

部分国外资料定义为，术后患者不能自行排空小便，但对于膀胱的残余尿量下限，不同的协会、组织有不同的标准，从 300 ~ 1000mL 不等[15-16]。

5.1.1.3 术后尿潴留在国内资料中的定义

术后 15 天以上仍不能排尿或虽能自行排尿，但残余尿量≥100mL[17-20]。

注：由于目前全世界尚未有统一的定义及明确的诊断标准，本标准合参了西医术后尿潴留及中医癃闭的诊断标准内容。

5.1.2 分类标准

5.1.2.1 根据症状和体征

根据主要症状和体征评分的量化标准，进行尿潴留的轻重程度分级[22]。

小便排出情况：

0 分：小便排出通畅；

1 分：小便轻微排出不畅；

2 分：小便点滴而出；

3 分：小便闭塞不通。

5.1.2.2 根据小腹膨满胀痛及膀胱充盈度

0 分：小腹无膨满、胀痛，膀胱无充盈；

1 分：小腹膨满、胀痛感轻微，触诊膀胱显示充盈不明显；

2 分：小腹膨满、胀痛感明显，症状呈持续性，对膀胱进行触诊显示较充盈；

3 分：小腹膨满、胀痛感较重，患者便意频频，有尿意却不能自主排尿，膀胱充盈非常明显，视诊即可见耻骨上方圆形膨隆，下腹部叩诊呈浊音。

5.1.2.3 根据尿潴留轻重程度

轻度：排尿情况及小腹症状积分均不大于 1 分者；

中度：排尿情况及小腹症状积分均为 2 分者；

重度：排尿情况及小腹症状积分均为 3 分者。

5.1.3 鉴别诊断[21]

机械性尿潴留主要是由于膀胱、尿道本身出现病变，或受周围邻近病变器官压迫，导致器质性的梗阻而出现排尿障碍。具体可分为：

a）膀胱、尿道外机械性压迫：前列腺疾病：如前列腺增生症、急性前列腺炎、前列腺脓肿、前列腺肿瘤；骨盆骨折压迫尿道；直肠病变：直肠肿瘤、直肠内粪块；子宫和阴道的病变：妊娠子宫后倾、宫颈癌、子宫肌瘤、处女膜闭锁的阴道积血。

b）尿道内机械性受阻：尿道损伤、尿道结石、尿道异物、尿道狭窄、尿道炎症、尿道肿瘤、先天性精阜增生、后尿道瓣膜病、膀胱颈部梗阻等。

c）膀胱内病变：膀胱三角区及颈部肿瘤、膀胱颈挛缩、膀胱结石、膀胱内异物、膀胱内大量凝血块等阻塞膀胱颈和尿道。

5.2 中医诊断标准

参照中华人民共和国卫生部制定发布的《中药新药临床研究指导原则》第一辑中“中药新药治疗癃闭的临床研究指导原则”的诊断标准，明确指出中医癃闭诊断标准：

a）尿频尿急，反复用力排尿，但小便难出，点滴不畅或闭塞不通；

b）小腹膨满、胀痛；

c）排尿虽困难，但不伴有尿道涩痛；

d）经检查，膀胱有残留尿液。

6 针灸治疗概况

6.1 现代文献

针灸预防和治疗术后尿潴留，取穴以小腹部、腰骶部局部腧穴和远端腧穴为主。按照不同的原发疾病及手术术式配合中医辨证分型，分别采用不同的治疗方法。根据引起术后尿潴留的机制不同，采取不同的治疗方法。针灸治疗方法多采用毫针刺法、电针、灸法等。对于术后尿潴留，针灸治疗可以减轻疼痛，促进损伤神经的修复，提高逼尿肌的兴奋性，重建膀胱排尿功能，具有较好的疗效。

各种针灸疗法有其各自的作用特点，在治疗术后尿潴留中均显示了较好的疗效，但缺乏关于各种针灸疗法适用特点的研究。

6.2 近现代著名医家经验

现代名医治疗术后尿潴留，多从引起术后尿潴留的原因及中医辨证方面进行治疗，取穴多以小腹部、腰骶部局部腧穴和远端腧穴为主，在刺灸法上多采用灸法、毫针刺法、电针等。

7 针灸治疗和推荐方案

7.1 针灸治疗的原则和方法

7.1.1 针灸治疗术后尿潴留的原则

7.1.1.1 根据引起尿潴留的原因选取治疗方案

a）由于麻醉导致的排尿反射受抑制而出现的尿潴留，应增强膀胱收缩能力和增加逼尿肌收缩频率，提高逼尿肌兴奋性[28-33]。

b）由于疼痛引起的尿潴留，当在治疗尿潴留同时，缓解疼痛[50]。

c）由于膀胱和神经损伤引起的尿潴留，应以促进神经的修复及反射弧的重建为主要目的[50-53]。

d）其他原因引起的尿潴留，如精神紧张、不习惯卧床排便等，在采用针灸治疗同时，注意针对病因治疗，具体方法可参照针灸治疗麻醉所致尿潴留的推荐方案。

7.1.1.2 根据患者的虚实辨证选取相应的针灸方法

对于久病、年老等虚证患者，建议采用灸法、穴位贴敷等刺激性弱的方法为主[54-58]。

7.1.2 选穴处方

针灸治疗术后尿潴留，取穴以小腹部、腰骶部局部腧穴和远端腧穴为主。取穴时应注意避开手术的区域范围。

对于尿潴留程度轻，发病时间和持续时间短的，建议取穴以局部腧穴为主；尿潴留程度重，发病时间久，持续时间长者，需同时选取局部腧穴和远端腧穴。

腹部腧穴中，以中极、关元、气海、神阙穴最常用；腰骶部腧穴中，以八髎穴最常用。

7.1.3 刺灸方法

a）症状较轻、发病时间较短的尿潴留，可以采用艾条灸法、毫针刺法治疗；

b）症状较重，发病时间较长的尿潴留，推荐采用电针、雷火灸或者实按灸法治疗；

c）对于久病、年老的虚证术后尿潴留患者，建议采用灸法、穴位贴敷方法治疗；

d）一种针灸治疗方法疗效有限时，可两种或两种以上的针灸疗法联合使用。

7.1.4 针灸干预时机

a）对于容易出现术后尿潴留的高危人群，如年龄50岁以上、全麻、手术时间长及手术范围较大者，可采用针灸预防术后尿潴留的发生[1-5]。[GRADE 2D]

b）出现术后尿潴留，在常规干预的基础上，建议尽早采用针灸治疗。[GRADE 1D]

c）对于术后留置导尿管的患者，建议尽早采用针灸治疗，可促进膀胱功能恢复，缩短留置导尿管的时间。[GRADE 1D]

7.1.5 疗效判断及后续处理

针灸治疗后1小时，如果仍不能排尿，可以继续针灸治疗。如仍然不能排尿，且当膀胱残尿量大于600mL，建议应立即予导尿治疗。

7.2 疗效评价指标及针灸的作用

7.2.1 疗效评价指标

7.2.1.1 主要疗效指标

术后至首次排尿时间、术后膀胱残余尿量、重置导尿管率是针灸预防和治疗术后尿潴留的主要结局指标。

7.2.1.2 次要疗效评价指标

首次排尿量、留置尿管时间、尿潴留症状、住院天数等。

7.2.1.3 临床疗效综合判定标准

a）参照《实用妇产科手术损伤防治学》

痊愈：患者可自行排尿，膀胱残余尿量≤50mL；

好转：患者可自行排尿，膀胱残余尿量>50mL，但≤100mL；

无效：患者仍不能自行排尿者，或虽能自行排尿但排尿不畅，点滴而出或尿线细且膀胱残余尿量>100mL。

b）参照中华人民共和国卫生部制定发布的《中药新药临床研究指导原则》及《手术并发症学》

临床控制：症状、体征消失或基本消失，证候积分减少≥90%或术后证候积分≤2分；

显效：症状、体征明显好转，证候积分减少≥70%或2分<术后证候积分≤6分；

有效：症状、体征均有好转，证候积分减少≥30%或6分<术后证候积分≤14分；

无效：症状、体征均无明显改善，甚或加重，证候积分减少不足30%或术后证候积分>14分。

计算公式（尼莫地平法）为：[（治疗前积分－治疗后积分）/治疗前积分]×100%。

7.2.2 针灸的作用

针灸治疗术后尿潴留，可降低泌尿系感染的发生率，缩短病程，改善膀胱功能，减轻患者不适感，改善预后，提高生活质量。

7.3 注意事项

a）治疗时要注意避开手术部位进行针刺。

b）针刺时要防止针刺深度过深，以免损伤膀胱。

c）体质弱、年龄大的患者不宜使用刺激较强的方法，如电针、雷火灸等。

d）采用灸法时要避免烫伤患者。

7.4 基础治疗

7.4.1 常规治疗方法

a）常规护理，指导患者术前在床上做平卧位排尿训练。

b）对于常规留置导尿管者，用0.2%呋喃西林250mL冲洗膀胱，1日1次。若患者拒绝插导尿管，可配合膀胱区热敷、听水流声音促使排尿。

c）对于术后夹闭导尿管者，每2～3小时放尿1次，放尿时嘱患者配合排尿动作。

d）拔出导尿管后嘱患者多饮水。

7.4.2 盆底肌训练方法

以锻炼盆底横纹肌为主的一种康复方法。盆底肌包括提肛肌、尿道括约肌和肛门括约肌等，通过收缩骨盆底部横纹肌，使膀胱上提到正常生理位置，同时盆底肌收缩可改善逼尿肌的功能，促进逼尿肌功能恢复。当逼尿肌收缩，膀胱内压增大，尿液便可从尿道排出。这是通过患者主动收缩盆底肌来提高膀胱内压力，从而达到治疗目的。

方法：指导患者在不收缩下肢及臀部肌肉的情况下，自主收缩耻骨、尾骨周围的肌肉（会阴及肛门括约肌等横纹肌）10 秒后缓慢放松肌肉，20～30 次为一组训练，每组进行时间不超过 3 分钟，早午晚各 1 组训练，共 3 组。

7.5 推荐方案

7.5.1 按照术后尿潴留的原因确定针灸治疗方案

7.5.1.1 针灸治疗麻醉导致的术后尿潴留推荐方案

方案一：毫针刺法

针刺腧穴可以疏通膀胱经气，通利水道，促使膀胱功能恢复。大量文献证据表明，毫针刺法有较好疗效，取穴特点以腹部穴位为主，配合远端取穴，能够促使膀胱逼尿肌收缩，内压上升；此外，针刺可修复术中受损的支配膀胱的神经功能，影响桥脑排尿中枢的兴奋水平，促使膀胱括约肌松弛，产生尿意。

取穴：中极、关元、水道、三阴交、足三里。

操作方法：患者采取仰卧位，全身放松，穴位常规消毒后，中极、水道向下斜刺进针 1～1.5 寸，关元穴斜刺 2～2.5 寸，使针感传至阴部，余穴常规针刺 1 寸左右，得气后留针 30 分钟，每隔 10 分钟行针 1 次。

注意事项：行针过程中要保持导尿管开放。腹部腧穴针刺时要注意针刺深度和方向，防止损伤膀胱。

『推荐』

推荐建议：由于麻醉导致的排尿反射受抑制而出现的尿潴留，症状较轻或者发病时间短者，可以采用毫针刺法治疗。[GRADE 1D]

解释：本标准小组共纳入相关文献 6 篇[28-33]，包含 1 篇系统评价，涉及针刺与肌注新斯的明、常规导尿、热敷法的比较。经综合分析，形成证据体发现，毫针刺法能有效改善尿潴留症状，缩短首次排尿时间，增加首次排尿量，且腹部穴位强调针感传至阴部，能刺激损伤神经的恢复，增强逼尿肌排尿反射活动和兴奋性，促进膀胱功能的重建。但纳入的文献偏倚风险较高，证据体质量等级经 GRADE 评价后，因其纳入文献设计质量低及不精确性，最终证据体质量等级为极低。

方案二：艾条灸法

取穴：曲骨、气海、关元、中极。

操作方法：将艾条的一端点燃，于穴位上 2～3cm 处施灸，灸至局部皮肤红晕，患者局部有温热而无灼痛感为宜。一般操作 15～20 分钟。

注意事项：施灸时随时调节施灸距离，掌握施灸时间，防止烫伤。

『推荐』

推荐建议：由于麻醉导致的排尿反射受抑制而出现的尿潴留，症状较轻或者发病时间短者，可以采用艾条灸法治疗。[GRADE 1D]

解释：本标准小组共纳入相关文献 6 篇[34-39]，包含 2 篇系统评价，涉及艾灸与常规导尿、肌注新斯的明比较，经综合分析，形成证据体发现，艾灸可降低重插尿管率，改善尿潴留症状。但纳入的文献偏倚风险较高，证据体质量等级经 GRADE 评价后，因其纳入文献设计质量低及不精确性，最终证据体质量等级为极低。

方案三：隔物灸法

取穴：神阙。

间隔药物：选用生姜片。将圆形新鲜姜片制作成厚度0.2～0.3cm，直径约3cm，中间用针刺数孔备用。

操作方法：术者定位取穴，常规消毒，将药物置于穴位皮肤上，置圆柱形艾炷施灸，待其全部燃尽后除去余灰，更换一柱继续施灸，一般灸3～5壮，治疗时间大约为30分钟。在施灸过程中，若患者诉灼热难忍，可将药物稍稍提起，放下再灸，以灸至肌肤内感觉温热，局部皮肤潮红湿润不起疱为度。

注意事项：严格掌握施灸时间和灸量的控制，防止烫伤。

『**推荐**』

推荐建议：由于麻醉导致的排尿反射受抑制而出现的尿潴留，症状较轻或者发病时间短者，可以采用隔物灸法治疗。[GRADE 2D]

解释：本标准小组共纳入相关文献2篇[40,41]，神阙穴隔物灸涉及与常规诱导、耳穴贴压比较，经综合分析，形成证据体发现，隔物灸可促进患者排尿，起效时间较快。但纳入的文献偏倚风险较高，证据体质量等级经GRADE评价后，因其纳入文献设计质量低及不精确性，最终证据体质量等级为极低。

方案四：雷火灸法或实按灸法

雷火灸

以艾绒为主，加入多种中药，利用药物燃烧时的热量刺激相关穴位，促使紧张的膀胱松弛，扩张的膀胱壁收缩，从而提高膀胱平滑肌肌力，调节膀胱括约肌功能，加快膀胱功能恢复。

取穴：中极、关元、气海。

操作方法：患者取仰卧位，暴露腹部，将2根雷火灸条点燃，轻轻吹成红火头，向下装入灸盒（火头距施灸部位3cm左右），纵向摆在关元、气海、中极穴位上，施灸时间为20分钟，以局部皮肤微红为度，1日1次。

注意事项：要随时询问患者的感受，避免烫伤；不能耐受施灸所产生的烟雾者，不宜用本法；由熟练此操作方法的特定医者使用。

艾条实按灸

既结合了温和灸的作用，又有指压的刺激，能够使热传导均匀而持久，并使热气透达患处深部，作用面积广，疏利膀胱作用更加突出。

取穴：利尿、中极、曲骨。

操作方法：患者取仰卧位，将清艾条点燃后以白棉布6～8层包裹艾火按熨于穴位，当患者感觉到灼热时立即将艾卷提起，稍待片刻，再重新按下，如此一上一下自利尿穴经中极至曲骨往复移动。若火熄灭，再点再熨，反复5～7次。

注意事项：将清艾条点燃时，一定要燃透，否则棉布一包，或一按压，容易熄灭；施灸时将棉布捻紧，以免棉布烧伤皮肤；施灸时按在穴位上的力度、热度、时间长短以患者感觉最强为度；每壮间隔时间不宜太长，一般不超过3分钟；由熟练此操作方法的特定医者使用。

『**推荐**』

推荐建议：由于麻醉导致的排尿反射受抑制而出现的尿潴留，症状较重或者发病时间较长者，可以采用雷火灸法或实按灸法治疗。[GRADE 2D]

解释：本标准小组共纳入相关文献各 2 篇[42,43]，形成证据体发现，雷火灸或实按灸可改善尿潴留症状，促进膀胱功能的恢复。但纳入的文献偏倚风险较高，证据体质量等级经 GRADE 评价后，因其纳入文献设计质量低及不精确性，最终证据体质量等级为极低。

方案五：电针疗法

取穴：八髎、秩边、水道、关元、三阴交、地机、阴陵泉。

操作方法：穴位常规消毒后，进行针刺，骶部穴位以斜 30°刺入，进针深度 4～5cm（根据病人胖瘦，灵活选择针刺角度和深度），要求有放电样针感放射至前阴，然后稍微抽出针身，连接电针仪，选用疏密波波型，缓慢将电流强度增大，直至臀部表浅肌见明显收缩，强度以患者可以耐受为度；腹部穴位针尖向下斜刺（根据病人胖瘦，灵活选择针刺角度和深度），以前阴部及尿道口出现抽动感为度，余下其他穴位常规针刺，留针 20～30 分钟。

注意事项：针刺腹部穴位时深度不可过深，以免刺伤膀胱；使用电针时，先做好解释工作，消除或减轻患者的恐惧心理；电针刺激量缓慢增加，使病人能耐受且感到舒适为宜；使用心脏起搏器者禁用电针。

『**推荐**』

> 推荐建议：由于麻醉导致的排尿反射受抑制而出现的尿潴留，症状较重或者发病时间较长者，可以采用电针治疗。[GRADE 1D]

解释：本标准小组共纳入相关文献 5 篇[44-48]，包含 1 篇系统评价，干预措施包括单纯电针治疗，或电针联合常规基础治疗、中药热敷、间歇导尿术。经综合分析，形成证据体发现，采用电针治疗术后尿潴留有助于尽快恢复支配膀胱的神经功能，减少残余尿量和间歇导尿的频率，缩短首次自主排尿时间，缓解腹胀、尿急等尿潴留症状，降低尿路感染的发生率，加强膀胱排尿功能。但纳入的文献偏倚风险较高，证据体质量等级经 GRADE 评价后，因其纳入文献设计质量低、证据间接及不精确性，最终证据体质量等级为极低。

7.5.1.2　针灸治疗疼痛导致的术后尿潴留推荐方案

取穴：三阴交、承山、中极、关元、水道 、足三里。

操作方法：患者采取仰卧位，穴位常规消毒后，三阴交直刺 1 寸，腹部穴位均向下斜刺 1 寸左右，使针感传至阴部，采用平补平泻方法，每 5 分钟行针一次，余穴常规针刺，留针 30 分钟。

注意事项：肛肠手术患者行针过程中保持导尿管开放，防止针刺腹部腧穴过程中损伤膀胱。下腹部手术患者忌针刺腹部穴位，采用远端腧穴针刺。

『**推荐**』

> 推荐建议：对于切口疼痛引起膀胱和后尿道括约肌反射性痉挛所致的尿潴留，可以采用毫针刺法治疗，取穴以三阴交、长强、承山为主。本方法适合于肛肠手术及下腹部手术后尿潴留患者。[GRADE 2D]

解释：本标准小组共纳入相关文献 1 篇[49]，形成证据体发现，毫针刺法能刺激膀胱平滑肌收缩，改善术后疼痛的症状，但纳入的文献偏倚风险较高，证据体质量等级经 GRADE 评价后，因其纳入文献设计质量低及不精确性，最终证据体质量等级为极低。

7.5.1.3　针灸治疗膀胱和神经损伤所致的术后尿潴留推荐方案

取穴：八髎、水道、归来、中极、大巨、足三里、外关、三阴交。

操作方法：患者取合适体位，肌肉放松，皮肤常规消毒后进针，刺激量以病人能耐受为度，留针 20～30 分钟。

注意事项：取穴时注意避开手术部位。腹部手术患者，一般选取远端腧穴治疗，不宜采用腹部穴位针刺。

『推荐』

推荐建议：对于膀胱和神经损伤所致的尿潴留，推荐采用电针疗法，取穴以小腹部、腰骶部及远端腧穴为主。本方法适合于腹部和腰骶部手术后尿潴留患者。[GRADE 1D]

解释：本标准小组共纳入相关文献4篇[50-53]，经综合分析，形成证据体发现，电针疗法能刺激兴奋脊髓及高级排尿中枢，缩短术后首次自主排尿时间、缓解尿潴留症状、恢复支配膀胱的神经功能，但纳入的文献偏倚风险较高，证据体质量等级经GRADE评价后，因其纳入文献设计质量低及不精确性，最终证据体质量等级为极低。

7.5.2 按照术后尿潴留患者的中医辨证确定针灸治疗方案

方案一：灸法

取穴：关元、中极、气海、足三里、三阴交。

操作方法：可以采用艾条灸、温灸器灸等方法。

注意事项：要随时询问患者的感受，避免烫伤；不能耐受施灸所产生的烟雾者，不宜用本法。

疗程：施灸时间20～30分钟，每日1次，3天为1疗程。

『推荐』

推荐建议：对于久病、年老的术后尿潴留虚证患者，建议采用灸法治疗。[GRADE 2D]

方案二：穴位贴敷疗法

取穴：关元、中极、气海。

操作方法：可以采用具有益气活血、温通经络的药物。

注意事项：贴敷前确定局部皮肤清洁干燥，无皮损，无汗液；贴敷6小时内不宜洗澡及局部搔抓。敷药后部分患者可能出现皮肤瘙痒、水疱等，属于正常现象，去除敷药，对水疱进行处理。

疗程：1次4～6小时，每日1次，3天为1疗程。

『推荐』

推荐建议：对于久病、年老的术后尿潴留虚证患者，建议采用穴位贴敷方法治疗。[GRADE 2D]

解释：专家共识认为，对于虚证患者，难以接受针刺治疗或刺激强度大的治疗方法者，在采用热敷、听流水声等常规疗法的基础上，配以艾灸或穴位贴敷等无创性治疗方法，临床上往往行之有效。

7.5.3 针灸预防术后尿潴留

方案一：艾条灸

取穴：关元、中极、气海、足三里、三阴交。

操作方法：同针灸治疗术后尿潴留中艾条灸的操作方法。

注意事项：同针灸治疗术后尿潴留中艾条灸的注意事项。

疗程：介入时机以术前3天或术后2小时为宜。施灸时间20～30分钟，每日1次，3天为1疗程。

『推荐』

推荐建议：对于容易出现术后尿潴留的高危人群，如年龄50岁以上、全麻、手术时间长及手术范围较大者，可采用针灸预防术后尿潴留的发生，选择艾条灸的方法。[GRADE 2D]

解释：本标准小组共纳入相关文献3篇[54-56]，经综合分析，形成证据体发现，艾灸改善尿潴留症状。但纳入的文献偏倚风险较高，证据体质量等级经GRADE评价后，因其纳入文献设计质量低及不精确性，最终证据体质量等级为极低。

方案二：穴位贴敷

中药穴位贴敷疗法是一种穴位外治疗法，主要是选用适合的草药制成膏药，或者选用某些液体调配适当的药末做成糊状制剂，再选取适当的穴位进行贴敷，通过外敷药物透皮吸收，刺激局部穴位，来达到治疗疾病的目的。中药穴位外敷利用其温煦、通利、升阳等功效，热敷小腹，可以走下焦温阳化气，使水液自出，恢复膀胱和三焦的气化功能。

取穴：气海、关元、中极。

常用的方剂有五苓散、车前通癃散、天灸药物等。

操作方法：将中药研末调成糊状，做成药饼，患者取仰卧位，暴露小腹部的脐周至耻骨联合，将药饼置于穴位上。

注意事项：贴敷前确定局部皮肤清洁干燥，无皮损，无汗液；贴敷6小时内不宜洗澡及局部搔抓。敷药后部分患者可能出现皮肤瘙痒、水疱等，属于正常现象，去除敷药，对水疱进行处理。

疗程：建议将穴位贴敷作为辅助疗法于术前1天开始干预，1次4～6小时，每日1次，用至术后1周。

『推荐』

推荐建议：对于容易出现术后尿潴留的高危人群，如年龄50岁以上、全麻、手术时间长及手术范围较大者，可采用针灸预防术后尿潴留的发生，选择穴位贴敷的方法，适用于不方便针刺治疗，或者不能耐受针刺治疗的患者。[GRADE 2D]

解释：本标准小组共纳入相关文献2篇[57,58]，经综合分析，形成证据体发现，穴位贴敷疗法可促进排尿量增加，降低术后留置尿管率，减少尿潴留的发生。但纳入文献的偏倚风险较高，证据体质量等级经GRADE评价后，因其纳入文献设计质量低及不精确性，最终证据体质量等级为极低。

8　本指南利益冲突声明

本指南制定由中国中医科学院针灸研究所和北京市门头沟区中医医院提供资助。资助机构的观点不影响最终推荐意见的结论。指南制定小组成员不存在任何利益冲突。

9　本指南获取途径及将推荐方案应用于实践的方式

本指南将于中国中医药出版社出版，并在“全国针灸标准化技术委员会”网站发布，获取网址为http：//www.ntcamsac.com/。

10　本指南实施中的有利因素和不利因素

10.1　有利因素

a）尿潴留是手术后常见的并发症，发生率高，针灸治疗术后尿潴留临床实践指南有广泛的临床应用需求；

b）随着循证医学理念的普及，临床医师对高质量的基于循证医学证据的指南的客观需求日益提高。

10.2　不利因素

毫针针刺是治疗术后尿潴留的重要方法，部分西医医院可能没有开展毫针疗法，这可能限制本指南的推广和应用。

11　本指南的局限和不足

本指南仅纳入中文和英文文献，存在选择性偏倚。本指南在制定过程中未收集目标人群的观点和选择意愿。

12 本指南更新计划

本指南计划每5年更新一次。当出现重要的临床研究结果，对推荐意见有可能会产生影响时，也可以更新本指南。

附 录 A
（规范性）
本部分专家组成员和编写组成员

A.1 专家组成员

姓名	性别	职称	工作单位	课题中的分工
刘志顺	男	主任医师	中国中医科学院广安门医院	负责指南推荐方案框架的确定
焦拥政	男	研究员	中国中医科学院	指南适用人群的确定及专科意见指导
赵吉平	女	主任医师	北京中医药大学东直门医院	指南方法指导
吴泰相	男	教授	四川大学华西临床医学院	文献检索、文献质量评价方法指导
高寅秋	女	副主任医师	中国中医科学院广安门医院	负责审核临床问题、确定推荐方案
彭唯娜	女	副主任医师	中国中医科学院广安门医院	负责审核临床问题、确定推荐方案
刘向春	男	副主任医师	北京中医药大学东直门医院	负责审核临床问题、确定推荐方案
聂文彬	女	主任医师	北京市门头沟区中医医院	负责审核临床问题、确定推荐方案

A.2 编写组成员

	姓名	学历/职称	工作单位	课题中的分工
组长	赵宏	医学博士/主任医师	中国中医科学院针灸医院	课题负责人、总体设计、组织实施
秘书	郜明月、韩明娟			负责课题专家组与编写组成员之间的联络协调、会议记录、文档保存等
起草组	郜明月	硕士研究生	中国中医科学院针灸研究所	主要负责英文文献检索、文献数据提取、文献质量评价、指南撰写
	张立平	主治医师	北京市门头沟区中医医院	主要负责现代文献检索、文献数据提取、文献质量评价
	韩明娟	硕士研究生	中国中医科学院针灸研究所	主要负责文献数据提取、指南撰写
	李笑梅	硕士研究生	中国中医科学院临床所	主要负责文献数据提取

附 录 B

（资料性）

临 床 问 题

B.1 共性问题

B.1.1 术后尿潴留的诱因、诊断要点

B.1.2 术后尿潴留的中医病因病机及辨证分型

B.1.3 针灸治疗术后尿潴留患者的接受度

B.1.4 针灸预防术后尿潴留的最佳干预时机

B.1.5 针灸预防和治疗术后尿潴留的刺激量及频次

B.1.6 针灸预防和治疗术后尿潴留的疗程

B.1.7 针灸预防和治疗术后尿潴留的安全性及不良反应

B.1.8 针灸预防和治疗术后尿潴留的卫生经济学评价

B.1.9 针灸预防和治疗术后尿潴留的最佳针灸方法

B.1.10 特殊人群（老年人、体质弱）术后尿潴留的最佳针灸干预方法

B.1.11 针灸治疗术后尿潴留时期，患者基础疾病的治疗

B.1.12 支持标准推荐方案的文献质量

B.1.13 推荐方案的证据等级

B.2 个性问题

单用或合用或配合其他疗法治疗术后尿潴留的疗效、安全性及卫生经济学情况。

附 录 C

（资料性）

检索范围、检索策略和结果

C.1 检索范围

C.1.1 针灸专家经验

以电子检索方式为主，手工查阅为辅，逐本阅读指南方法学工作组提供的27位古代针灸医家针灸相关的著作，找到原文图本22本。

黄帝的《黄帝内经》
华佗的《中藏经》
王九思的《难经集注》
皇甫谧的《针灸甲乙经》
王叔和的《脉经》
葛洪的《肘后备急方》
杨上善的《黄帝内经太素》
王执中的《针灸资生经》
王焘的《外台秘要》
王惟一的《铜人腧穴针灸图经》
孙思邈的《备急千金要方》《千金翼方》
何若愚、阎明广的《流注指微针赋》
窦汉卿的《针经指南》
王国瑞的《扁鹊神应针灸玉龙经》
滑寿的《十四经发挥》《难经本义》
徐凤的《针灸大全》
高武的《针灸巨英发挥》
汪机的《针灸问对》
杨继洲的《针灸大成》
李时珍的《奇经八脉考》
张景岳的《景岳全书》《类经图翼》
李学川的《针灸逢源》
扁鹊的《难经》
涪翁的《针经》《诊脉法》著作均已流失
徐文伯的《徐文伯药方》《徐文伯疗妇人瘕》
凌云的《经学会宗》《子午流注图说》《流注辨惑》

C.1.2 近现代针灸专家专著

以电子检索为主，手工查阅为辅，逐本阅读指南方法学工作组提供的15位近现代针灸医家针灸相关的著作，其中3本未找到相应版本，找到原文图本31本。

黄竹斋的《针灸经穴图考》

承淡安的《中国针灸治疗学》《针灸治疗实验集》《中国针灸学》《铜人经穴图考》《针灸精华》
夏少泉的《针灸薪传集》

朱琏的《新针灸学》

黄石屏的《针灸诠述》

陆瘦燕的《陆瘦燕针灸论著医案选》

孙秉彝的《针灸传真》

鲁之俊的《新编针灸学》

胡慧的《中医临床家·杨甲三》

程莘农的《中国针灸学》

贺普仁的《针灸治痛》《针具针法》《针灸歌赋临床应用》《毫针疗法图解》《针灸三通法的临床应用》

韩济生的《神经科学纲要》《针刺镇痛原理》

石学敏的《石学敏针灸临证集验》《石学敏针灸全集》《针灸治疗学》《中国针灸奇术》

田从豁的《针灸医学验集》《中国灸法集粹》《针灸百病经验》《古代针灸医案释按》《针灸经验辑要》

王乐亭的《金针王乐亭经验集》

C.1.3 期刊

C.1.3.1 中文期刊

中国期刊全文数据库（CNKI，1979～2016 年）、中文科技期刊数据库（VIP，1989～2016 年）、中国生物医学文献数据库（Sinomed，1979～2016 年）、万方中华医学会期刊数据库（1998～2016 年），其中 CNKI 包括中国期刊文献数据库、会议全文数据库、硕博学位论文数据库。

C.1.3.2 英文期刊

MEDLINE（PubMed）（1979～2016 年）、The Cochrane Library（1979～2016 年）、Embase（1989～2016 年）数据库。

C.2 检索策略

C.2.1 近现代文献

C.2.1.1 病名

术后尿潴留、术后排尿困难、术后排尿障碍。

C.2.1.2 干预措施

针、针灸、针刺、电针、火针、灸法、拔罐、穴位。

C.2.2 英文文献

C.2.2.1 病名

Retention，Urinary OR Disorder，Urination OR Disorders，Urination OR Urination Disorder OR Urinary Retention OR Urination Disorders OR Dysuria；Period，Postoperative OR Periods，Postoperative OR Postoperative Periods OR Operative Surgical Procedure OR Operative Surgical Procedures OR Procedures，Operative OR Surgical OR Surgical Procedure，Operative OR Operative Procedures OR Operative Procedure OR Procedure，Operative OR Procedures，Operative OR Procedure，Operative Surgical OR Surgery，Ghost OR Ghost Surgery OR Surgical Procedures，Operative OR General Surgery OR Postoperative Period

C.2.2.2 干预措施

Acupuncture therapy OR Acupuncture Analgesia OR Acupuncture，Ear OR electroacupuncture OR electro－acupuncture OR "electric acupuncture" OR meridian OR Meridians OR Acupuncture Points OR moxibustion OR Auriculotherapy OR Transcutaneous Electric Nerve Stimulation OR acupressure OR Acupuncture OR "intradermal needle" OR "Point application" OR "fire needle" OR "spoon needle" OR "de qi" OR "Xingnao Kaiqiao" OR "silver needle" OR "plum－blossom needle" OR seven－star needle OR "three－edged needle"

OR "Extra point" OR a - shi point OR "five phase points" OR "elongated needle" OR Laser OR needle - embedding OR "needle pricking" OR "pricking method" OR "pricking therapy" OR "bee venom" OR "point injection" OR "incision therapy" OR needling

C.3 检索结果

C.3.1 中文文献

最终检索文献 3168 篇，经过阅读题目、摘要及全文，筛检、排除后，最终获得 RCT 文献 62 篇，系统评价 9 篇，非随机同期对照试验 2 篇，病例系列研究 53 篇。

C.3.2 英文文献

最终检索文献 805 篇，阅读题目、摘要及全文，筛检、排除后，最终获得 RCT 文献 7 篇，排除与中文重复的研究后，最终纳入 2 篇。

附　录　D

（资料性）

疗效评价指标分级

D.1　综合疗效评价指标

参照《实用妇产科手术损伤防治学》

a）痊愈：患者可自行排尿，膀胱残余尿量≤50mL；

b）好转：患者可以自行排尿，膀胱残余尿量>50mL，但≤100mL；

c）无效：患者仍不能自行排尿，或虽能自行排尿但排尿不畅，点滴而出或尿线细且膀胱残余尿量>100mL。

参照中华人民共和国卫生部制定发布的《中药新药临床研究指导原则》及《手术并发症学》

a）临床控制：症状、体征消失或基本消失，证候积分减少≥90%或术后证候积分≤2分；

b）显效：症状、体征明显好转，证候积分减少≥70%或2分<术后证候积分≤6分；

c）有效：症状、体征均有好转，证候积分减少≥30%或6分<术后证候积分≤14分；

d）无效：症状、体征均无明显改善，甚或加重，证候积分减少不足30%或术后证候积分>14分。

计算公式（尼莫地平法）为：[（治疗前积分－治疗后积分）/治疗前积分]×100%。

D.2　轻重程度分级

根据主要症状和体征评分的量化标准，进行尿潴留的轻重程度分级。

D.3　尿动力学检查

包括最大尿流率、平均尿流率、排尿量、尿流时间。检查前1小时让患者饮水300~500mL，排空大便。当患者感觉有强烈尿意时，将尿流率测定仪置于座椅漏斗下方，随着排尿开始，测定仪会自动记录尿流率曲线。

D.4　术后至首次排尿时间、术后膀胱残余尿量、重置导尿管率

D.5　留置尿管时间、尿潴留症状、住院天数

通过会议的形式初步确定以下疗效评价指标的分级：

疗效评价指标	分级
有效率	5
改善尿潴留程度	4
尿动力学	8
术后至首次排尿时间	7
术后膀胱残余尿量、重置导尿管率	9
留置尿管时间、首次排尿量	6
尿潴留症状、住院天数	5

附　录　E

（资料性）

文献质量评估结论

E.1　证据概要表（evidence profile，EP）

E.1.1　针灸治疗术后尿潴留

Question：艾条灸 vs 常规治疗 for Postoperative Urinary Retention?

Quality assessment							No of patients		Effect		Quality	Importance
No of studies	Design	Risk of bias	Inconsistency	Indirectness	Imprecision	Other considerations	艾条灸	常规治疗	Relative (95.0% CI)	Absolute		
总有效率												
2	randomised trials	very serious[1]	very serious[2]	no serious indirectness	very serious[3]	none	55/60 (91.7%)	46/70 (65.7%)	RR 1.37 (0.8 to 2.33)	243 more per 1000 (from 131 fewer to 874 more)	⊕○○○ VERY LOW	IMPORTANT
								68.3%		253 more per 1000 (from 137 fewer to 908 more)		
排尿时间（Better indicated by lower values）												
1	randomised trials	very serious[1]	no serious inconsistency	no serious indirectness	very serious[4]	none	30	40	-	MD 5.91 lower (8.06 to 3.76 lower)	⊕○○○ VERY LOW	IMPORTANT
重置尿管率												
1	randomised trials	very serious[1]	no serious inconsistency	no serious indirectness	very serious[4]	none	2/20 (10.0%)	10/20 (50.0%)	RR 0.2 (0.05 to 0.8)	400 fewer per 1000 (from 100 fewer to 475 fewer)	⊕○○○ VERY LOW	CRITICAL
								50.0%		400 fewer per 1000 (from 100 fewer to 475 fewer)		

[1] 随机方法不严谨

[2] 同质性差

[3] 可信区间较宽（RR = 1.37，CI = 0.80，2.33）

[4] 可信区间较宽，精确性差

Question：艾条灸 vs 肌注新斯的明 for Postoperative Urinary Retention?

Quality assessment							No of patients		Effect		Quality	Importance
No of studies	Design	Risk of bias	Inconsistency	Indirectness	Imprecision	Other considerations	艾条灸	肌注新斯的明	Relative (95.0% CI)	Absolute		
总有效率												
2	randomised trials	very serious[1]	serious[2]	no serious indirectness	very serious[3]	none	59/71 (83.1%)	50/71 (70.4%)	RR 1.16 (0.74 to 1.81)	113 more per 1000 (from 183 fewer to 570 more)	⊕○○○ VERY LOW	IMPORTANT
								73.1%		117 more per 1000 (from190 fewer to 592 more)		
治疗后首次排尿时间（Better indicated by lower values）												
1	randomised trials	very serious[1]	no serious inconsistency	no serious indirectness	very serious[4]	none	33	23	-	MD 3.1 lower (6.47 lower to 0.27 higher)	⊕○○○ VERY LOW	CRITICAL
平均显效时间（Better indicated by lower values）												
1	randomised trials	very serious[1]	no serious inconsistency	no serious indirectness	very serious[4]	none	33	-	-	not pooled	⊕○○○ VERY LOW	IMPORTANT
排尿时间（Better indicated by lower values）												
1	randomised trials	very serious[1]	no serious inconsistency	no serious indirectness	very serious[4]	none	30	30	-	MD 3.3 lower (5.86 to 0.74 lower)	⊕○○○ VERY LOW	CRITICAL

[1] 随机方法不严谨
[2] 同质性差
[3] 可信区间较宽（RR = 1.16，CI = 0.74，1.81）
[4] 可信区间较宽，精确性差

Question：隔物灸 vs 常规疗法 for Postoperative Urinary Retention?

Quality assessment							No of patients		Effect		Quality	Importance
No of studies	Design	Risk of bias	Inconsistency	Indirectness	Imprecision	Other considerations	隔物灸	常规疗法	Relative (95.0% CI)	Absolute		
总有效率												
1	randomised trials	very serious[1]	no serious inconsistency	no serious indirectness	very serious[2]	none	53/60 (88.3%)	44/60 (73.3%)	RR 1.2 (1.01 to 1.44)	147 more per 1000 (from 7 more to 323 more)	⊕○○○ VERY LOW	IMPORTANT
								73.3%		147 more per 1000 (from 7 more to 323 more)		
平均排尿时间（Better indicated by lower values）												
1	randomised trials	very serious[1]	no serious inconsistency	no serious indirectness	very serious[2]	none	60	60	-	MD 39.45 lower (54.73 to 24.17 lower)	⊕○○○ VERY LOW	CRITICAL
平均排尿量（Better indicated by lower values）												
1	randomised trials	very serious[1]	no serious inconsistency	no serious indirectness	very serious[2]	none	60	60	-	MD 191.96 higher (106.48 to 277.44 higher)	⊕○○○ VERY LOW	IMPORTANT

[1] 随机方法不严谨

[2] 可信区间较宽，精确性差

Question：实按灸 vs 温和灸 for Postoperative Urinary Retention?

Quality assessment							No of patients		Effect		Quality	Importance
No of studies	Design	Risk of bias	Inconsistency	Indirectness	Imprecision	Other considerations	实按灸	温和灸	Relative (95.0% CI)	Absolute		
总有效率												
1	randomised trials	very serious[1]	no serious inconsistency	no serious indirectness	very serious[2]	none	38/40 (95.0%)	30/36 (83.3%)	RR 1.14 (0.97 to 1.34)	117 more per 1000 (from 25 fewer to 283 more)	⊕○○○ VERY LOW	IMPORTANT
								83.3%		117 more per 1000 (from 25 fewer to 283 more)		

[1] 随机方法不严谨

[2] 可信区间较宽，精确性差

Question：雷火灸 vs 常规治疗 for Postoperative Urinary Retention?

Quality assessment							No of patients		Effect		Quality	Importance
No of studies	Design	Risk of bias	Inconsistency	Indirectness	Imprecision	Other considerations	雷火灸	常规治疗	Relative (95.0% CI)	Absolute		
总有效率												
1	randomised trials	very serious[1]	no serious inconsistency	no serious indirectness	very serious[2]	none	36/50 (72.0%)	46/50 (92.0%)	RR 0.78 (0.65 to 0.95)	202 fewer per 1000 (from 46 fewer to 322 fewer)	⊕○○○ VERY LOW	IMPORTANT
								92.0%		202 fewer per 1000 (from 46 fewer to 322 fewer)		
自主排尿恢复时间（Better indicated by lower values）												
1	randomised trials	very serious[1]	no serious inconsistency	no serious indirectness	very serious[2]	none	50	50	–	MD 1.23 lower (1.52 to 0.94 lower)	⊕○○○ VERY LOW	IMPORTANT

[1] 随机方法不严谨
[2] 可信区间较宽，精确性差

Question：艾条灸 vs 远红外线 for Postoperative Urinary Retention?

Quality assessment							No of patients		Effect		Quality	Importance
No of studies	Design	Risk of bias	Inconsistency	Indirectness	Imprecision	Other considerations	艾条灸	远红外线	Relative (95.0% CI)	Absolute		
重置尿管率												
1	randomised trials	very serious[1]	no serious inconsistency	no serious indirectness	very serious[2]	none	2/20 (10.0%)	9/20 (45.0%)	RR 0.22 (0.05 to 0.9)	351 fewer per 1000 (from 45 fewer to 427 fewer)	⊕○○○ VERY LOW	CRITICAL
								45.0%		351 fewer per 1000 (from 45 fewer to 427 fewer)		

[1] 随机方法不严谨
[2] 可信区间较宽，精确性差

Question：艾灸配合耳穴贴压 vs 耳穴贴压 for Postoperative Urinary Retention?

Quality assessment							No of patients		Effect		Quality	Importance
No of studies	Design	Risk of bias	Inconsistency	Indirectness	Imprecision	Other considerations	艾灸配合耳穴贴压	耳穴贴压	Relative (95.0% CI)	Absolute		
总有效率												
1	randomised trials	very serious[1]	no serious inconsistency	no serious indirectness	very serious[2]	none	28/30 (93.3%)	21/30 (70.0%)	RR 1.33 (1.04 to 1.72)	231 more per 1000 (from 28 more to 504 more)	⊕○○○ VERY LOW	IMPORTANT
								70.0%		231 more per 1000 (from 28 more to 504 more)		
排尿时间（Better indicated by lower values）												
1	randomised trials	very serious[1]	no serious inconsistency	no serious indirectness	very serious[2]	none	30	30	-	MD 35.1 lower (52.91 to 17.29 lower)	⊕○○○ VERY LOW	CRITICAL
排尿量（Better indicated by lower values）												
1	randomised trials	very serious[1]	no serious inconsistency	no serious indirectness	very serious[2]	none	30	30	-	MD 196.5 higher (89.34 to 303.66 higher)	⊕○○○ VERY LOW	IMPORTANT

[1] 随机方法不严谨

[2] 可信区间较宽，精确性差

Question：针刺 vs 常规治疗 for Postoperative Urinary Retention?

Quality assessment							No of patients		Effect		Quality	Importance
No of studies	Design	Risk of bias	Inconsistency	Indirectness	Imprecision	Other considerations	针刺	常规治疗	Relative (95.0% CI)	Absolute		
总有效率												
2	randomised trials	very serious[1]	no serious inconsistency	no serious indirectness	very serious[2]	none	157/165 (95.2%)	117/159 (73.6%)	RR 1.35 (1.04 to 1.75)	258 more per 1000 (from 29 more to 552 more)	⊕○○○ VERY LOW	IMPORTANT
								65.8%		230 more per 1000 (from 26 more to 494 more)		
首次排尿时间（Better indicated by lower values）												
2	randomised trials	very serious[1]	no serious inconsistency	no serious indirectness	very serious[3]	none	161	145	-	MD 10.94 lower (11.87 to 10.01 lower)	⊕○○○ VERY LOW	CRITICAL
首次排尿量（Better indicated by lower values）												
1	randomised trials	very serious[1]	no serious inconsistency	no serious indirectness	very serious[4]	none	26	16	-	MD 101.87 higher (52.49 to 151.25 higher)	⊕○○○ VERY LOW	IMPORTANT

[1] 随机方法不严谨

[2] 可信区间较宽（RR = 1.35，CI = 1.04，1.75）

[3] 可信区间较宽（MD = 10.94，CI = 10.01，11.87）

[4] 可信区间较宽，精确性差

Question：针灸治疗 vs 常规治疗 for Postoperative Urinary Retention?

Quality assessment							No of patients		Effect		Quality	Importance
No of studies	Design	Risk of bias	Inconsistency	Indirectness	Imprecision	Other considerations	针灸治疗	常规治疗	Relative (95.0% CI)	Absolute		
总有效率												
2	randomised trials	very serious[1]	no serious inconsistency	no serious indirectness	very serious[2]	none	58/60 (96.7%)	32/60 (53.3%)	RR 1.82 (1.06 to 3.12)	437 more per 1000 (from 32 more to 1000 more)	⊕○○○ VERY LOW	IMPORTANT
								53.3%		437 more per 1000 (from 32 more to 1000 more)		
治疗后膀胱残尿量（Better indicated by lower values）												
2	randomised trials	very serious[1]	no serious inconsistency	no serious indirectness	very serious[2]	none	60	60	-	MD 344.08 lower (731.45 lower to 43.29 higher)	⊕○○○ VERY LOW	CRITICAL
平均尿流率（Better indicated by lower values）												
1	randomised trials	very serious[1]	no serious inconsistency	no serious indirectness	very serious[3]	none	30	30	-	MD 4.1 higher (1.58 to 6.62 higher)	⊕○○○ VERY LOW	CRITICAL

1 随机方法不严谨
2 可信区间较宽（RR = 1.82，CI = 1.06，3.12）
3 可信区间较宽，精确性差

Question：针刺治疗 vs 肌注新斯的明 for Postoperative Urinary Retention?

Quality assessment							No of patients		Effect		Quality	Importance
No of studies	Design	Risk of bias	Inconsistency	Indirectness	Imprecision	Other considerations	针刺治疗	肌注新斯的明	Relative (95.0% CI)	Absolute		
总有效率												
1	randomised trials	very serious[1]	no serious inconsistency	no serious indirectness	very serious[2]	none	29/30 (96.7%)	18/30 (60.0%)	RR 1.61 (1.19 to 2.17)	366 more per 1000 (from 114 more to 702 more)	⊕○○○ VERY LOW	IMPORTANT
								60.0%		366 more per 1000 (from 114 more to 702 more)		
平均尿流率（Better indicated by lower values）												
1	randomised trials	very serious[1]	no serious inconsistency	no serious indirectness	very serious[2]	none	30	30	-	MD 2.68 higher (0.03 to 5.33 higher)	⊕○○○ VERY LOW	CRITICAL
残余尿量（Better indicated by lower values）												
1	randomised trials	very serious[1]	no serious inconsistency	no serious indirectness	very serious[2]	none	30	30	-	MD 97.06 lower (151.91 to 42.21 lower)	⊕○○○ VERY LOW	CRITICAL

1 随机方法不严谨
2 可信区间较宽，精确性差

Question：电针 vs 肌注新斯的明 for Postoperative Urinary Retention?

Quality assessment							No of patients		Effect		Quality	Importance
No of studies	Design	Risk of bias	Inconsistency	Indirectness	Imprecision	Other considerations	电针	肌注新斯的明	Relative (95.0% CI)	Absolute		
有效率												
3	randomised trials	serious[1]	serious[2]	no serious indirectness	very serious[3]	none	115/123 (93.5%)	72/93 (77.4%)	RR 1.2 (1.06 to 1.34)	155 more per 1000 (from 46 more to 263 more)	⊕○○○ VERY LOW	IMPORTANT
								73.9%		148 more per 1000 (from 44 more to 251 more)		
治疗后首次排尿量（Better indicated by lower values）												
1	randomised trials	very serious[1]	no serious inconsistency	no serious indirectness	very serious[4]	none	30	30	-	MD 196.5 higher (89.34 to 303.66 higher)	⊕○○○ VERY LOW	IMPORTANT
治疗后首次排尿时间（Better indicated by lower values）												
1	randomised trials	very serious[1]	no serious inconsistency	no serious indirectness	very serious[4]	none	30	30	-	MD 35.1 lower (52.79 to 17.41 lower)	⊕○○○ VERY LOW	CRITICAL

[1] 随机方法不严谨
[2] 同质性较差
[3] 可信区间较宽（RR = 1.20，CI = 1.06，1.34）
[4] 可信区间较宽，精确性差

Question：电针 vs 常规治疗 for Postoperative Urinary Retention?

Quality assessment							No of patients		Effect		Quality	Importance
No of studies	Design	Risk of bias	Inconsistency	Indirectness	Imprecision	Other considerations	电针	常规治疗	Relative (95.0% CI)	Absolute		
术后 14 天膀胱残余尿量（Better indicated by lower values）												
1	randomised trials	very serious[1]	no serious inconsistency	no serious indirectness	very serious[2]	none	51	27	-	MD 13.3 lower (21.17 to 5.43 lower)	⊕○○○ VERY LOW	CRITICAL
术后 14 天平均尿流率（Better indicated by lower values）												
1	randomised trials	very serious[1]	no serious inconsistency	no serious indirectness	very serious[3]	none	51	27	-	MD 2.7 higher (9.47 lower to 14.87 higher)	⊕○○○ VERY LOW	CRITICAL
术后 14 天膀胱容量（Better indicated by lower values）												
1	randomised trials	very serious[1]	no serious inconsistency	no serious indirectness	very serious[3]	none	51	27	-	MD 27.9 higher (1.35 to 54.45 higher)	⊕○○○ VERY LOW	CRITICAL
术后平均住院天数（Better indicated by lower values）												
1	randomised trials	very serious[1]	no serious inconsistency	no serious indirectness	very serious[3]	none	51	27	-	MD 4.4 lower (6 to 2.8 lower)	⊕○○○ VERY LOW	IMPORTANT

[1] 随机方法不严谨
[2] No explanation was provided
[3] 可信区间较宽，精确性差

Question：电针配合温灸 vs 口服吡啶斯的明 for Postoperative Urinary Retention?

Quality assessment							No of patients		Effect		Quality	Importance
No of studies	Design	Risk of bias	Inconsistency	Indirectness	Imprecision	Other considerations	电针配合温灸	口服吡啶斯的明	Relative (95.0% CI)	Absolute		
总有效率												
1	randomised trials	very serious[1]	no serious inconsistency	no serious indirectness	very serious[2]	none	28/30 (93.3%)	25/30 (83.3%)	RR 1.12 (0.93 to 1.35)	100 more per 1000 (from 58 fewer to 292 more)	⊕○○○ VERY LOW	IMPORTANT
								83.3%		100 more per 1000 (from 58 fewer to 292 more)		

[1] 随机方法不严谨

[2] 可信区间较宽，精确性差

Question：电针 + 药物热敷 vs 药物热敷 for Postoperative Urinary Retention?

Quality assessment							No of patients		Effect		Quality	Importance
No of studies	Design	Risk of bias	Inconsistency	Indirectness	Imprecision	Other considerations	电针 + 药物热敷	药物热敷	Relative (95.0% CI)	Absolute		
治疗后首次排尿时间（Better indicated by lower values）												
1	randomised trials	very serious[1]	no serious inconsistency	no serious indirectness	very serious[2]	none	30	30	-	MD 63.44 lower (78.21 to 48.67 lower)	⊕○○○ VERY LOW	CRITICAL
治疗后 2 小时排尿量（Better indicated by lower values）												
1	randomised trials	very serious[1]	no serious inconsistency	no serious indirectness	very serious[2]	none	30	30	-	MD 226.34 higher (167.09 to 285.59 higher)	⊕○○○ VERY LOW	IMPORTANT
首次排尿后膀胱残余尿量（Better indicated by lower values）												
1	randomised trials	very serious[1]	no serious inconsistency	no serious indirectness	very serious[2]	none	30	30	-	MD 16.83 lower (26.13 to 7.53 lower)	⊕○○○ VERY LOW	CRITICAL
总有效率												
1	randomised trials	very serious[1]	no serious inconsistency	no serious indirectness	very serious[2]	none	29/30 (96.7%)	25/30 (83.3%)	RR 1.16 (0.98 to 1.38)	133 more per 1000 (from 17 fewer to 317 more)	⊕○○○ VERY LOW	IMPORTANT
								83.3%		133 more per 1000 (from 17 fewer to 317 more)		

[1] 随机方法不严谨

[2] 可信区间较宽，精确性差

E.1.2 针灸预防术后尿潴留

Question：艾条灸 vs 常规治疗 for postoperative urinary retention treatment?

Quality assessment							No of patients		Effect		Quality	Importance
No of studies	Design	Risk of bias	Inconsistency	Indirectness	Imprecision	Other considerations	艾条灸	常规治疗	Relative (95.0% CI)	Absolute		
尿潴留发生率												
1	randomised trials	very serious[1]	no serious inconsistency	no serious indirectness	very serious[2]	none	28/90 (31.1%)	4/90 (4.4%)	RR 7 (2.56 to 19.14)	267 more per 1000 (from 69 more to 806 more)	⊕○○○ VERY LOW	IMPORTANT
								4.4%		264 more per 1000 (from 69 more to 798 more)		
术后首次排尿时间（Better indicated by lower values）												
1	randomised trials	very serious[1]	no serious inconsistency	no serious indirectness	very serious[2]	none	62	86	-	MD 79.8 higher (30.24 to 129.36 higher)	⊕○○○ VERY LOW	CRITICAL
术后首次排尿量（Better indicated by lower values）												
1	randomised trials	very serious[1]	no serious inconsistency	no serious indirectness	very serious[2]	none	62	86	-	MD 19.12 higher (41.69 lower to 79.93 higher)	⊕○○○ VERY LOW	IMPORTANT

[1] 随机方法不严谨

[2] 可信区间较宽，精确性差

Question：艾条灸 vs 肌注新斯的明 for postoperative urinary retention treatment?

Quality assessment							No of patients		Effect		Quality	Importance
No of studies	Design	Risk of bias	Inconsistency	Indirectness	Imprecision	Other considerations	艾条灸	肌注新斯的明	Relative (95.0% CI)	Absolute		
总有效率												
1	randomised trials	very serious[1]	no serious inconsistency	no serious indirectness	very serious[2]	none	33/41 (80.5%)	23/41 (56.1%)	RR 1.43 (1.05 to 1.96)	241 more per 1000 (from 28 more to 539 more)	⊕○○○ VERY LOW	IMPORTANT
								56.1%		241 more per 1000 (from 28 more to 539 more)		
首次排尿时间（Better indicated by lower values）												
1	randomised trials	very serious[1]	no serious inconsistency	no serious indirectness	very serious[2]	none	41	41	-	MD 3.1lower (5.74 to 0.46 lower)	⊕○○○ VERY LOW	CRITICAL

[1] 随机方法不严谨

[2] 可信区间较宽，精确性差

Question：穴位贴敷 vs 安慰贴敷 for postoperative urinary retention treatment?

Quality assessment							No of patients		Effect		Quality	Importance
No of studies	Design	Risk of bias	Inconsistency	Indirectness	Imprecision	Other considerations	穴位贴敷	安慰贴敷	Relative (95.0% CI)	Absolute		
尿潴留发生率												
1	randomised trials	very serious[1]	no serious inconsistency	no serious indirectness	very serious[2]	none	3/30 (10.0%)	10/30 (33.3%)	RR 0.3 (0.09 to 0.98)	233 fewer per 1000 (from 7 fewer to 303 fewer)	⊕○○○ VERY LOW	IMPORTANT
								33.3%		233 fewer per 1000 (from 7 fewer to 303 fewer)		

[1] 随机方法不严谨
[2] 可信区间较宽，精确性差

Question：穴位贴敷 vs 常规治疗 for postoperative urinary retention treatment?

Quality assessment							No of patients		Effect		Quality	Importance
No of studies	Design	Risk of bias	Inconsistency	Indirectness	Imprecision	Other considerations	穴位贴敷	常规治疗	Relative (95.0% CI)	Absolute		
排尿率												
1	randomised trials	very serious[1]	no serious inconsistency	no serious indirectness	very serious[2]	none	40/50 (80.0%)	27/50 (54.0%)	RR 1.48 (1.11 to 1.98)	259 more per 1000 (from 59 more to 529 more)	⊕○○○ VERY LOW	IMPORTANT
								54.0%		259 more per 1000 (from 59 more to 529 more)		

[1] 随机方法不严谨
[2] 可信区间较宽，精确性差

E.2 结果汇总表

E.2.1 针灸治疗术后尿潴留

Question： 艾条灸 vs 常规治疗 for Postoperative Urinary Retention?

Quality assessment							No of patients		Effect		Quality	Importance
No of studies	Design	Risk of bias	Inconsistency	Indirectness	Imprecision	Other considerations	艾条灸	常规治疗	Relative (95.0% CI)	Absolute		
总有效率												
2	randomised trials	very serious[1]	very serious[2]	no serious indirectness	very serious[3]	none	55/60 (91.7%)	46/70 (65.7%)	RR 1.37 (0.8 to 2.33)	243 more per 1000 (from 131 fewer to 874 more)	⊕○○○ VERY LOW	IMPORTANT
								68.3%		253 more per 1000 (from 137 fewer to 908 more)		
排尿时间（Better indicated by lower values）												
1	randomised trials	very serious[1]	no serious inconsistency	no serious indirectness	very serious[4]	none	30	40	-	MD 5.91 lower (8.06 to 3.76 lower)	⊕○○○ VERY LOW	IMPORTANT
重置尿管率												
1	randomised trials	very serious[1]	no serious inconsistency	no serious indirectness	very serious[4]	none	2/20 (10.0%)	10/20 (50.0%)	RR 0.2 (0.05 to 0.8)	400 fewer per 1000 (from 100 fewer to 475 fewer)	⊕○○○ VERY LOW	CRITICAL
								50.0%		400 fewer per 1000 (from 100 fewer to 475 fewer)		

[1] 随机方法不严谨

[2] 同质性差

[3] 可信区间较宽（RR =1.37，CI =0.80，2.33）

[4] 可信区间较宽，精确性差

Question：艾条灸 vs 肌注新斯的明 for Postoperative Urinary Retention?

Quality assessment							No of patients		Effect		Quality	Importance
No of studies	Design	Risk of bias	Inconsistency	Indirectness	Imprecision	Other considerations	艾条灸	肌注新斯的明	Relative (95.0% CI)	Absolute		
总有效率												
2	randomised trials	very serious[1]	serious[2]	no serious indirectness	very serious[3]	none	59/71 (83.1%)	50/71 (70.4%)	RR 1.16 (0.74 to 1.81)	113 more per 1000 (from 183 fewer to 570 more)	⊕○○○ VERY LOW	IMPORTANT
								73.1%		117 more per 1000 (from 190 fewer to 592 more)		
治疗后首次排尿时间（Better indicated by lower values）												
1	randomised trials	very serious[1]	no serious inconsistency	no serious indirectness	very serious[4]	none	33	23	-	MD 3.1 lower (6.47 lower to 0.27 higher)	⊕○○○ VERY LOW	CRITICAL
平均显效时间（Better indicated by lower values）												
1	randomised trials	very serious[1]	no serious inconsistency	no serious indirectness	very serious[4]	none	33	-	-	not pooled	⊕○○○ VERY LOW	IMPORTANT
排尿时间（Better indicated by lower values）												
1	randomised trials	very serious[1]	no serious inconsistency	no serious indirectness	very serious[4]	none	30	30	-	MD 3.3 lower (5.86 to 0.74 lower)	⊕○○○ VERY LOW	CRITICAL

[1] 随机方法不严谨
[2] 同质性差
[3] 可信区间较宽（RR = 1.16，CI = 0.74，1.81）
[4] 可信区间较宽，精确性差

Question：隔物灸 vs 常规疗法 for Postoperative Urinary Retention?

Quality assessment							No of patients		Effect		Quality	Importance
No of studies	Design	Risk of bias	Inconsistency	Indirectness	Imprecision	Other considerations	隔物灸	常规疗法	Relative (95.0% CI)	Absolute		
总有效率												
1	randomised trials	very serious[1]	no serious inconsistency	no serious indirectness	very serious[2]	none	53/60 (88.3%)	44/60 (73.3%)	RR 1.2 (1.01 to 1.44)	147 more per 1000 (from 7 more to 323 more)	⊕○○○ VERY LOW	IMPORTANT
								73.3%		147 more per 1000 (from 7 more to 323 more)		
平均排尿时间（Better indicated by lower values）												
1	randomised trials	very serious[1]	no serious inconsistency	no serious indirectness	very serious[2]	none	60	60	-	MD 39.45 lower (54.73 to 24.17 lower)	⊕○○○ VERY LOW	CRITICAL
平均排尿量（Better indicated by lower values）												
1	randomised trials	very serious[1]	no serious inconsistency	no serious indirectness	very serious[2]	none	60	60	-	MD 191.96 higher (106.48 to 277.44 higher)	⊕○○○ VERY LOW	IMPORTANT

[1] 随机方法不严谨

[2] 可信区间较宽，精确性差

Question：实按灸 vs 温和灸 for Postoperative Urinary Retention?

Quality assessment							No of patients		Effect		Quality	Importance
No of studies	Design	Risk of bias	Inconsistency	Indirectness	Imprecision	Other considerations	实按灸	温和灸	Relative (95.0% CI)	Absolute		
总有效率												
1	randomised trials	very serious[1]	no serious inconsistency	no serious indirectness	very serious[2]	none	38/40 (95.0%)	30/36 (83.3%)	RR 1.14 (0.97 to 1.34)	117 more per 1000 (from 25 fewer to 283 more)	⊕○○○ VERY LOW	IMPORTANT
								83.3%		117 more per 1000 (from 25 fewer to 283 more)		

[1] 随机方法不严谨

[2] 可信区间较宽，精确性差

Question：雷火灸 vs 常规治疗 for Postoperative Urinary Retention?

Quality assessment							No of patients		Effect		Quality	Importance
No of studies	Design	Risk of bias	Inconsistency	Indirectness	Imprecision	Other considerations	雷火灸	常规治疗	Relative (95.0% CI)	Absolute		
总有效率												
1	randomised trials	very serious[1]	no serious inconsistency	no serious indirectness	very serious[2]	none	36/50 (72.0%)	46/50 (92.0%)	RR 0.78 (0.65 to 0.95)	202 fewer per 1000 (from 46 fewer to 322 fewer)	⊕○○○ VERY LOW	IMPORTANT
								92.0%		202 fewer per 1000 (from 46 fewer to 322 fewer)		
自主排尿恢复时间（Better indicated by lower values）												
1	randomised trials	very serious[1]	no serious inconsistency	no serious indirectness	very serious[2]	none	50	50	-	MD 1.23 lower (1.52 to 0.94 lower)	⊕○○○ VERY LOW	IMPORTANT

[1] 随机方法不严谨
[2] 可信区间较宽，精确性差

Question：艾条灸 vs 远红外线 for Postoperative Urinary Retention?

Quality assessment							No of patients		Effect		Quality	Importance
No of studies	Design	Risk of bias	Inconsistency	Indirectness	Imprecision	Other considerations	艾条灸	远红外线	Relative (95.0% CI)	Absolute		
重置尿管率												
1	randomised trials	very serious[1]	no serious inconsistency	no serious indirectness	very serious[2]	none	2/20 (10.0%)	9/20 (45.0%)	RR 0.22 (0.05 to 0.9)	351 fewer per 1000 (from 45 fewer to 427 fewer)	⊕○○○ VERY LOW	CRITICAL
								45.0%		351 fewer per 1000 (from 45 fewer to 427 fewer)		

[1] 随机方法不严谨
[2] 可信区间较宽，精确性差

Question：艾灸配合耳穴贴压 vs 耳穴贴压 for Postoperative Urinary Retention?

Quality assessment							No of patients		Effect		Quality	Importance
No of studies	Design	Risk of bias	Inconsistency	Indirectness	Imprecision	Other considerations	艾灸配合耳穴贴压	耳穴贴压	Relative (95.0% CI)	Absolute		
总有效率												
1	randomised trials	very serious[1]	no serious inconsistency	no serious indirectness	very serious[2]	none	28/30 (93.3%)	21/30 (70%)	RR 1.33 (1.04 to 1.72)	231 more per 1000 (from 28 more to 504 more)	⊕○○○ VERY LOW	IMPORTANT
								70%		231 more per 1000 (from 28 more to 504 more)		
排尿时间（Better indicated by lower values）												
1	randomised trials	very serious[1]	no serious inconsistency	no serious indirectness	very serious[2]	none	30	30	-	MD 35.1 lower (52.91 to 17.29 lower)	⊕○○○ VERY LOW	CRITICAL
排尿量（Better indicated by lower values）												
1	randomised trials	very serious[1]	no serious inconsistency	no serious indirectness	very serious[2]	none	30	30	-	MD 196.5 higher (89.34 to 303.66 higher)	⊕○○○ VERY LOW	IMPORTANT

[1] 随机方法不严谨
[2] 可信区间较宽，精确性差

Question：针刺 vs 常规治疗 for Postoperative Urinary Retention?

Quality assessment							No of patients		Effect		Quality	Importance
No of studies	Design	Risk of bias	Inconsistency	Indirectness	Imprecision	Other considerations	针刺	常规治疗	Relative (95.0% CI)	Absolute		
总有效率												
2	randomised trials	very serious[1]	no serious inconsistency	no serious indirectness	very serious[2]	none	157/165 (95.2%)	117/159 (73.6%)	RR 1.35 (1.04 to 1.75)	258 more per 1000 (from 29 more to 552 more)	⊕○○○ VERY LOW	IMPORTANT
								65.8%		230 more per 1000 (from 26 more to 494 more)		
首次排尿时间（Better indicated by lower values）												
2	randomised trials	very serious[1]	no serious inconsistency	no serious indirectness	very serious[3]	none	161	145	-	MD 10.94 lower (11.87 to 10.01 lower)	⊕○○○ VERY LOW	CRITICAL
首次排尿量（Better indicated by lower values）												
1	randomised trials	very serious[1]	no serious inconsistency	no serious indirectness	very serious[4]	none	26	16	-	MD 101.87 higher (52.49 to 151.25 higher)	⊕○○○ VERY LOW	IMPORTANT

[1] 随机方法不严谨
[2] 可信区间较宽（RR = 1.35，CI = 1.04，1.75）
[3] 可信区间较宽（MD = 10.94，CI = 10.01，11.87）
[4] 可信区间较宽，精确性差

Question：针灸治疗 vs 常规治疗 for Postoperative Urinary Retention?

Quality assessment							No of patients		Effect		Quality	Importance
No of studies	Design	Risk of bias	Inconsistency	Indirectness	Imprecision	Other considerations	针灸治疗	常规治疗	Relative (95.0% CI)	Absolute		
总有效率												
2	randomised trials	very serious[1]	no serious inconsistency	no serious indirectness	very serious[2]	none	58/60 (96.7%)	32/60 (53.3%)	RR 1.82 (1.06 to 3.12)	437 more per 1000 (from 32 more to 1000 more)	⊕○○○ VERY LOW	IMPORTANT
								53.3%		437 more per 1000 (from 32 more to 1000 more)		
治疗后膀胱残尿量（Better indicated by lower values）												
2	randomised trials	very serious[1]	no serious inconsistency	no serious indirectness	very serious[2]	none	60	60	-	MD 344.08 lower (731.45 lower to 43.29 higher)	⊕○○○ VERY LOW	CRITICAL
平均尿流率（Better indicated by lower values）												
1	randomised trials	very serious[1]	no serious inconsistency	no serious indirectness	very serious[3]	none	30	30	-	MD 4.1 higher (1.58 to 6.62 higher)	⊕○○○ VERY LOW	CRITICAL

[1] 随机方法不严谨

[2] 可信区间较宽（RR = 1.82，CI = 1.06，3.12）

[3] 可信区间较宽，精确性差

Question：针刺治疗 vs 肌注新斯的明 for Postoperative Urinary Retention?

Quality assessment							No of patients		Effect		Quality	Importance
No of studies	Design	Risk of bias	Inconsistency	Indirectness	Imprecision	Other considerations	针刺治疗	肌注新斯的明	Relative (95.0% CI)	Absolute		
总有效率												
1	randomised trials	very serious[1]	no serious inconsistency	no serious indirectness	very serious[2]	none	29/30 (96.7%)	18/30 (60.0%)	RR 1.61 (1.19 to 2.17)	366 more per 1000 (from 114 more to 702 more)	⊕○○○ VERY LOW	IMPORTANT
								60.0%		366 more per 1000 (from 114 more to 702 more)		
平均尿流率（Better indicated by lower values）												
1	randomised trials	very serious[1]	no serious inconsistency	no serious indirectness	very serious[2]	none	30	30	-	MD 2.68 higher (0.03 to 5.33 higher)	⊕○○○ VERY LOW	CRITICAL
残余尿量（Better indicated by lower values）												
1	randomised trials	very serious[1]	no serious inconsistency	no serious indirectness	very serious[2]	none	30	30	-	MD 97.06 lower (151.91 to 42.21 lower)	⊕○○○ VERY LOW	CRITICAL

[1] 随机方法不严谨

[2] 可信区间较宽，精确性差

Question：电针 vs 肌注新斯的明 for Postoperative Urinary Retention?

Quality assessment							No of patients		Effect		Quality	Importance
No of studies	Design	Risk of bias	Inconsistency	Indirectness	Imprecision	Other considerations	电针	肌注新斯的明	Relative (95.0% CI)	Absolute		
有效率												
3	randomised trials	serious[1]	serious[2]	no serious indirectness	very serious[3]	none	115/123 (93.5%)	72/93 (77.4%)	RR 1.2 (1.06 to 1.34)	155 more per 1000 (from 46 more to 263 more)	⊕○○○ VERY LOW	IMPORTANT
								73.9%		148 more per 1000 (from 44 more to 251 more)		
治疗后首次排尿量（Better indicated by lower values）												
1	randomised trials	very serious[1]	no serious inconsistency	no serious indirectness	very serious[4]	none	30	30	-	MD 196.5 higher (89.34 to 303.66 higher)	⊕○○○ VERY LOW	IMPORTANT
治疗后首次排尿时间（Better indicated by lower values）												
1	randomised trials	very serious[1]	no serious inconsistency	no serious indirectness	very serious[4]	none	30	30	-	MD 35.1 lower (52.79 to 17.41 lower)	⊕○○○ VERY LOW	CRITICAL

1 随机方法不严谨
2 同质性较差
3 可信区间较宽（RR = 1.20，CI = 1.06，1.34）
4 可信区间较宽，精确性差

Question：电针 vs 常规治疗 for Postoperative Urinary Retention?

Quality assessment							No of patients		Effect		Quality	Importance
No of studies	Design	Risk of bias	Inconsistency	Indirectness	Imprecision	Other considerations	电针	常规治疗	Relative (95.0% CI)	Absolute		
术后 14 天膀胱残余尿量（Better indicated by lower values）												
1	randomised trials	very serious[1]	no serious inconsistency	no serious indirectness	very serious[2]	none	51	27	–	MD 13.3 lower (21.17 to 5.43 lower)	⊕○○○ VERY LOW	CRITICAL
术后 14 天平均尿流率（Better indicated by lower values）												
1	randomised trials	very serious[1]	no serious inconsistency	no serious indirectness	very serious[3]	none	51	27	–	MD 2.7 higher (9.47 lower to 14.87 higher)	⊕○○○ VERY LOW	CRITICAL
术后 14 天膀胱容量（Better indicated by lower values）												
1	randomised trials	very serious[1]	no serious inconsistency	no serious indirectness	very serious[3]	none	51	27	–	MD 27.9 higher (1.35 to 54.45 higher)	⊕○○○ VERY LOW	CRITICAL
术后平均住院天数（Better indicated by lower values）												
1	randomised trials	very serious[1]	no serious inconsistency	no serious indirectness	very serious[3]	none	51	27	–	MD 4.4 lower (6 to 2.8 lower)	⊕○○○ VERY LOW	IMPORTANT

[1] 随机方法不严谨
[2] No explanation was provided
[3] 可信区间较宽，精确性差

Question：电针配合温灸 vs 口服吡啶斯的明 for Postoperative Urinary Retention?

Quality assessment							No of patients		Effect		Quality	Importance
No of studies	Design	Risk of bias	Inconsistency	Indirectness	Imprecision	Other considerations	电针配合温灸	口服吡啶斯的明	Relative (95.0% CI)	Absolute		
总有效率												
1	randomised trials	very serious[1]	no serious inconsistency	no serious indirectness	very serious[2]	none	28/30 (93.3%)	25/30 (83.3%)	RR 1.12 (0.93 to 1.35)	100 more per 1000 (from 58 fewer to 292 more)	⊕○○○ VERY LOW	IMPORTANT
								83.3%		100 more per 1000 (from 58 fewer to 292 more)		

[1] 随机方法不严谨
[2] 可信区间较宽，精确性差

Question：电针 + 药物热敷 vs 药物热敷 for Postoperative Urinary Retention?

Quality assessment							No of patients		Effect		Quality	Importance
No of studies	Design	Risk of bias	Inconsistency	Indirectness	Imprecision	Other considerations	电针 + 药物热敷	药物热敷	Relative (95.0% CI)	Absolute		
治疗后首次排尿时间（Better indicated by lower values）												
1	randomised trials	very serious[1]	no serious inconsistency	no serious indirectness	very serious[2]	none	30	30	–	MD 63.44 lower (78.21 to 48.67 lower)	⊕○○○ VERY LOW	CRITICAL
治疗后 2 小时排尿量（Better indicated by lower values）												
1	randomised trials	very serious[1]	no serious inconsistency	no serious indirectness	very serious[2]	none	30	30	–	MD 226.34 higher (167.09 to 285.59 higher)	⊕○○○ VERY LOW	IMPORTANT
首次排尿后膀胱残余尿量（Better indicated by lower values）												
1	randomised trials	very serious[1]	no serious inconsistency	no serious indirectness	very serious[2]	none	30	30	–	MD 16.83 lower (26.13 to 7.53 lower)	⊕○○○ VERY LOW	CRITICAL
总有效率												
1	randomised trials	very serious[1]	no serious inconsistency	no serious indirectness	very serious[2]	none	29/30 (96.7%)	25/30 (83.3%)	RR 1.16 (0.98 to 1.38)	133 more per 1000 (from 17 fewer to 317 more)	⊕○○○ VERY LOW	IMPORTANT
								83.3%		133 more per 1000 (from 17 fewer to 317 more)		

[1] 随机方法不严谨

[2] 可信区间较宽，精确性差

E. 2. 2 针灸预防术后尿潴留

Question：艾条灸 vs 常规治疗 for postoperative urinary retention treatment?

Quality assessment							No of patients		Effect		Quality	Importance
No of studies	Design	Risk of bias	Inconsistency	Indirectness	Imprecision	Other considerations	艾条灸	常规治疗	Relative (95. 0% CI)	Absolute		
尿潴留发生率												
1	randomised trials	very serious[1]	no serious inconsistency	no serious indirectness	very serious[2]	none	28/90 (31. 1%)	4/90 (4. 4%)	RR 7 (2. 56 to 19. 14)	267 more per 1000 (from 69 more to 806 more)	⊕○○○ VERY LOW	IMPORTANT
								4. 4%		264 more per 1000 (from 69 more to 798 more)		
术后首次排尿时间 (Better indicated by lower values)												
1	randomised trials	very serious[1]	no serious inconsistency	no serious indirectness	very serious[2]	none	62	86	-	MD 79. 8 higher (30. 24 to 129. 36 higher)	⊕○○○ VERY LOW	CRITICAL
术后首次排尿量 (Better indicated by lower values)												
1	randomised trials	very serious[1]	no serious inconsistency	no serious indirectness	very serious[2]	none	62	86	-	MD 19. 12 higher (41. 69 lower to 79. 93 higher)	⊕○○○ VERY LOW	IMPORTANT

[1] 随机方法不严谨
[2] 可信区间较宽，精确性差

Question：艾条灸 vs 肌注新斯的明 for postoperative urinary retention treatment?

Quality assessment							No of patients		Effect		Quality	Importance
No of studies	Design	Risk of bias	Inconsistency	Indirectness	Imprecision	Other considerations	艾条灸	肌注新斯的明	Relative (95. 0% CI)	Absolute		
总有效率												
1	randomised trials	very serious[1]	no serious inconsistency	no serious indirectness	very serious[2]	none	33/41 (80. 5%)	23/41 (56. 1%)	RR 1. 43 (1. 05 to 1. 96)	241 more per 1000 (from 28 more to 539 more)	⊕○○○ VERY LOW	IMPORTANT
								56. 1%		241 more per 1000 (from 28 more to 539 more)		
首次排尿时间 (Better indicated by lower values)												
1	randomised trials	very serious[1]	no serious inconsistency	no serious indirectness	very serious[2]	none	41	41	-	MD 3. 1 lower (5. 74 to 0. 46 lower)	⊕○○○ VERY LOW	CRITICAL

[1] 随机方法不严谨
[2] 可信区间较宽，精确性差

Question：穴位贴敷 vs 安慰贴敷 for postoperative urinary retention treatment?

Quality assessment							No of patients		Effect		Quality	Importance
No of studies	Design	Risk of bias	Inconsistency	Indirectness	Imprecision	Other considerations	穴位贴敷	安慰贴敷	Relative (95.0% CI)	Absolute		
尿潴留发生率												
1	randomised trials	very serious[1]	no serious inconsistency	no serious indirectness	very serious[2]	none	3/30 (10.0%)	10/30 (33.3%)	RR 0.3 (0.09 to 0.98)	233 fewer per 1000 (from 7 fewer to 303 fewer)	⊕○○○ VERY LOW	IMPORTANT
								33.3%		233 fewer per 1000 (from 7 fewer to 303 fewer)		

[1] 随机方法不严谨
[2] 可信区间较宽，精确性差

Question：穴位贴敷 vs 常规治疗 for postoperative urinary retention treatment?

Quality assessment							No of patients		Effect		Quality	Importance
No of studies	Design	Risk of bias	Inconsistency	Indirectness	Imprecision	Other considerations	穴位贴敷	常规治疗	Relative (95.0% CI)	Absolute		
排尿率												
1	randomised trials	very serious[1]	no serious inconsistency	no serious indirectness	very serious[2]	none	40/50 (80.0%)	27/50 (54.0%)	RR 1.48 (1.11 to 1.98)	259 more per 1000 (from 59 more to 529 more)	⊕○○○ VERY LOW	IMPORTANT
								54.0%		259 more per 1000 (from 59 more to 529 more)		

[1] 随机方法不严谨
[2] 可信区间较宽，精确性差

附　录　F

（资料性）

本指南推荐方案的形成过程

F.1　推荐意见的制定方法

起草组根据推荐方案框架，将治疗方案及其相关证据体等综合，形成初步的推荐意见。

推荐意见包括针灸治疗原则和具体推荐方案两方面内容。针灸治疗原则包括针灸诊治具体疾病的总体思路、取穴规律、针刺方法规律、干预时机、疗效特点以及其他影响针灸疗效的关键因素。具体推荐方案应包括普适性的治疗方案与针对特殊疾病人群的治疗方案两种。

推荐意见的形成在现代文献证据、古代文献证据及名医经验证据体的基础上产生。对于临床应用广泛，疗效明显但缺乏现代文献证据的，在名医经验和古代文献的基础上，通过专家共识的方法，形成推荐意见。

由专家组参照GRADE系统推荐意见形成的方法，通过专家会议的形式，形成治疗方案的推荐意见。

F.2　专家共识和推荐方案的形成过程

由项目组确定出席专家会议的专家组成员，专家会议的主要任务是确定循证的推荐意见。出席专家会议的专家组包括方法学专家、中西医临床专家、患者及护理人员。专家共识会议采用面对面的形式。

专家组对每一个推荐意见，分别就其证据、患者价值观和意愿、针灸干预措施的利弊关系、针灸干预成本等方面进行评审与讨论。专家填写推荐意见表决表，采用德尔菲法（Delphi Method）进行表决，筛选推荐意见，最终确定推荐意见。

附 录 G

(资料性)

专家意见征集过程、结果汇总及处理

本指南获取意见汇总处理表

阶段	序号	章条编号	意见内容	提出单位	处理意见	处理结果
提案立项阶段			无			
工作组草案阶段	1	概述和临床特点	关于尿潴留的中医介绍内容过多	项目组专家	接受	删掉部分中医介绍内容
	2	推荐意见	手术刀口以及手术范围内，一般不进行针刺和艾灸的操作。这一点需要在指南中进行说明	项目组专家	接受	已做说明
	3	推荐意见	指南框架，建议按照引起术后尿潴留的病因来写。一般有四个主要的原因：疼痛、麻醉、神经损伤，以及紧张焦虑不习惯卧床排便。在此基础上，再按照虚实辨证、轻重程度等进行分层次的推荐	项目组专家	部分接受	紧张焦虑不习惯卧床排便这一点没有文献支持，因此没有接受，其他按照意见调整了框架
	4	推荐意见	针灸预防术后尿潴留，意义不大，而且证据不充分，建议简单在指南中提一下就可以	项目组专家	接受	简化相关内容
	5	推荐意见	关于腹部腧穴长毫针斜刺，危险性较大，而且是在手术切口范围，要准确把握好操作方法的撰写要求	项目组专家	接受	已说明
	6	推荐意见	关于各种针灸干预措施，应该将各自疗法的优势、作用特点写完整	项目组专家	接受	已说明
征求意见阶段	1	针灸治疗术后尿潴留	建议改为促进逼尿肌收缩	广安门医院	接受	接受
	2	针灸治疗术后尿潴留	建议改为针刺轻刺激、灸法等	广安门医院	将艾灸、穴位贴敷都作为弱推荐，但是推荐意见保留	将艾灸、穴位贴敷都作为弱推荐，但是推荐意见保留
	3	针灸治疗术后尿潴留	建议改为针刺轻刺激、灸法等	广安门医院	推荐意见及建议保留	推荐意见及建议保留
	4	针灸预防术后尿潴留	建议改为针刺轻刺激、灸法等	广安门医院	接受	接受

续 表

阶段	序号	章条编号	意见内容	提出单位	处理意见	处理结果
送审阶段	1	摘要	“应根据引起尿潴留的原因，分别选取不同的治疗方案，达到不同的治疗目的”，把“治疗方案”改成“针灸治疗方案”	广安门医院	接受	接受
	2	摘要	“由于膀胱和神经损伤引起的尿潴留，应以促进损伤膀胱和神经的修复及反射弧的重建为主要目的。”建议删掉“膀胱”	广安门医院	接受	接受
	3	摘要	在原则中，补充针刺时机	广安门医院	接受	接受
	4	摘要	推荐方案中，重复的词句比较多，建议可以设立小标题的形式精简	广安门医院	接受	接受
	5	摘要	“对于久病、年老、体虚的虚证术后尿潴留患者，建议采用灸法治疗。”建议改成“对于久病、年老等虚证术后尿潴留患者，建议采用灸法治疗”	广安门医院	接受	接受
	6	概述 1	西医定义没有参考文献	广安门医院	接受	接受
	7	针灸治疗和推荐方案 1.1.1（1）	补充参考文献	广安门医院	接受	接受
	8	1.4 针灸干预时机	补充完善针灸干预时机，这点非常重要	广安门医院	接受	接受
	9	推荐方案 1	“配合远端取穴并采用间歇动留针法，针尖刺到膀胱壁的各层组织”间歇动留针法是个新名词，需要明确描述，该方法针尖刺到膀胱壁的各层组织，风险较大，建议删掉	广安门医院	接受	接受
	10	治疗原则 1.2	针灸治疗术后尿潴留，还应根据患者的虚实辨证选取相应的针灸方法。对于久病、年老、体虚的虚证患者，建议配合采用灸法、穴位贴敷等刺激性弱的方法为主（该类病人也应以针刺治疗为主?）	安徽中医药大学	专家共识认为，对于虚证患者，难以接受针刺治疗或刺激强度大的治疗方法者，在采用热敷、听流水声等常规疗法的基础上，配以艾灸或穴位贴敷等无创性治疗方法。对于能够接受针刺治疗者，辅以针刺治疗	意见保留

续 表

阶段	序号	章条编号	意见内容	提出单位	处理意见	处理结果
送审阶段	11	针灸治疗和推荐方案 1.1.1（2）	由于疼痛引起的尿潴留，当在治疗尿潴留同时，缓解疼痛	安徽中医药大学	接受	接受
	12	针灸治疗和推荐方案 1.1.1（4）	其他原因引起的尿潴留，如精神紧张、不习惯卧床排便等，在采用针灸治疗同时，注意针对病因治疗。具体方法可参照针灸治疗麻醉所致尿潴留的推荐方案（因本指南是治疗尿潴留，应将尿潴留治疗加以强调）	安徽中医药大学	接受	接受
	13	推荐方案	针灸治疗麻醉导致的术后尿潴留推荐方案：取穴：中极、关元、水道、三阴交、足三里（个人建议将足三里取消，非针对性特异性治疗）	安徽中医药大学	不接受	不接受
	14	推荐方案	隔物灸法治疗中“施灸结束后，去除灰泥，整理床位”，建议此句去除，与其他保持要求及文风一致	安徽中医药大学	接受	接受
	15	推荐方案	实按灸中利尿穴非常用经外奇穴，应注意	安徽中医药大学	接受	接受
	16	流程图	虚证提供治疗方法，实证没有治疗方法	安徽中医药大学	临床上多为虚证少有实证，且未有相关文献报道实证的术后尿潴留人群，所以缺乏相关的治疗方法，因此没有写明	不接受
报批阶段			无			

附　录　H

（资料性）

本指南编制过程中召开的历次会议

H.1　第一次专家咨询会会议纪要

时间：2016 年 6 月 21 日。

地点：中国中医科学院针灸研究所 321 会议室。

参会人员：

张鹏，副主任医师，朝阳医院泌尿科；

刘志顺，主任医师，中国中医科学院广安门医院针灸科；

刘慧林，主任医师，北京市中医医院针灸科；

高寅秋，副主任医师，中国中医科学院广安门医院麻醉科；

杨金洪、胡静、武晓冬、国瑶、赵宏、聂文彬等课题组人员。

主题：讨论课题的研究内容和指南框架。

H.2　针灸治疗术后尿潴留临床实践指南推荐方案专家咨询会会议纪要

时间：2017 年 4 月 28 日下午。

地点：中国中医科学院针灸研究所 319 会议室。

参加人员：赵吉平、焦拥政、刘向春、彭唯娜、高寅秋、周玮、陆永辉、杨金洪以及课题组人员。

主题：讨论指南框架、指南推荐方案、针灸干预措施细节。

参 考 文 献

［1］国家中医药管理局．中医病证诊断疗效标准［M］．南京：南京大学出版社，1994：27 - 28.

［2］刘朝晖，赵亚红．子宫颈癌患者术后泌尿系统并发症分析［J］．中国妇产科临床杂志，2005，6（1）：13 - 15

［3］Miller EA，Amundsen CL，Toh KL，et al. Preope rative urodynamic evaluation map predict voiding dys function in women underogoing pubovaginal sling［J］．JUrol，2003，169（6）：2234 - 2237.

［4］Steniaberg B J，Finamore P S，Sastry D N，et al. Postoperative urinary retention following vaginalmesh procedures for the treatment of pelvic organprolapsed［J］．Int Urogynecol J，2010，21（12）：1491 - 1498.

［5］张东铭，王玉成．盆底与肛门病学［M］．贵阳：贵州科学技术出版社，2004：664.

［6］Toyonaga T，Matsushima M，Sogawa N，et al. Postoperative urinary retention after surgery for benign anorectal disease：potential risk factors and strategy for prevention. International journal of colorectal disease 2006；21（7）：676 - 682.［PUBMED：16552523］

［7］安彩萍，常翠芳，赵文洁，等．妇科术后尿潴留的病因及针灸治疗进展［J］．中国针灸，2013，卷缺失（11）：1052 - 1056.

［8］Donald EG，Griesdale，MD，et al. Risk factors for urinary retention after hip or knee replacement：acohort study［J］．Can Anesth，2011，12（58）：1097 - 1104.

［9］贺必梅，潘飞鹏．椎管内麻醉患者术后尿潴留相关因素的研究［J］．实用医学杂志，2014（18）：2970 - 2972.

［10］Sarasin SM，Walton MJ，Singh HP，et al. Can a urinary tract symptom score predict the development of postoperative urinary retention in patients undergoing lower limb arthroplasty under spinal anaesthesia? A prospective study. Annals of the Royal College of Surgeons of England，2006，88（4）：394 - 398.［PUBMED：16834862］

［11］陈贤璟，宋一一，蔡良知，等．尿动力学因素对子宫颈癌广泛性子宫切除术后尿潴留的影响［J］．中华妇产科杂志，2010，45（9）：677 - 681.

［12］周锦梅，汤春辉．宫颈癌根治术后尿潴留相关因素分析［J］．齐齐哈尔医学院学报，2010，31（20）：3236 - 3238.

［13］用文明，徐根贤．手术并发症学［M］北京：中国中医药出版社，1999：87 - 88.

［14］Hansen BS，reide，Warland A M. et al. Risk factors of post-operative urinary rention in hospital lised patients［J］．Acts Anaesthesiol Scand，2011，55（55）：545 - 548.

［15］Dreijer B，Moller M H，Bartholdy J. Post-operative urinary rention in a general surgical population［J］．EurJ Anaesthesiol，2011，28（3）：190 - 194.

［16］Negro C L，Muir G H. Chronic urinary retention in men：how we define it，and how does it affect treatment outcome［J］．BJU Int，2012，110（11）：1590 - 1594.

［17］吴阶平．吴阶平泌尿外科学［M］．济南：山东科学技术出版社，2008：1244 - 1245.

［18］Feliciano T，Montero J，Mccarthy M，et al. Arero-spective，descriptive，explor studya evaluating incidence of postoperative urinary retention after spinalanesthesia and its effect on PACU discharge［J］．J

Perianesth Nurs，2008，23（6）：394－400.
[19] 曲本琦，于霞，魏小丽．针刺治疗妇科盆腔手术后尿潴留40例［J］．山东中医杂志，2007，26（2）：111－112.
[20] 陈涤瑕，杨湛，徐碧泉．621例宫颈癌根治术的泌尿道并发症［J］．中华肿瘤杂志，1989，11（2）：67－69.
[21] 王朋．关元穴为主治疗尿潴留的理论探讨及临床应用体会［D］北京：北京中医药大学，2006.
[22] 李娜．电针结合药物热敷治疗肛肠疾病术后尿潴留的临床疗效观察［D］．广州．广州中医药大学，2014.
[23] Lijun，Jianqiao，Fang，et al. Clinical curative effect of fuzi-cake-separated moxibustion for preventing dysuria after operation for lower limb fracture［J］．J Tradit Chin Med，2014，34（5）：544－549.
[24] 冯子轩．电针白环俞预防肛门病术后排尿困难的临床研究［D］．长春中医药大学，2010.
[25] 杨文婷．宫颈癌术后排尿功能障碍电针介入时机与机制研究［D］．北京中医药大学，2012.
[26] 黄东一，章薇，葛卫军．针刺干预对TURP术后排尿障碍影响的临床观察［C］．中国针灸学会，2010：7.
[27] 丁晓虹，王潇，吕晓宇，等．头体联合针刺与治脊疗法预防性治疗宫颈癌术后尿潴留的临床研究［J］．广州中医药大学学报，2015，32（6）：1031－1034.
[28] 沈志全．针刺治疗宫颈癌术后尿潴留的临床疗效观察［D］．河北医科大学，2015.
[29] 傅云其．长毫针深斜刺关元穴治疗尿潴留症的临床观察［J］．中国针灸，2013，33（12）：1071－1075.
[30] 徐悦涛，张栋梁，孙迎斌．针灸疗法治疗肛肠术后尿潴留30例临床观察［J］．河北中医，2014（2）：253－254.
[31] 孙嘉伟．针刺治疗肛肠病术后排尿障碍的临床疗效观察［D］．山东中医药大学，2008.
[32] 王俊荣，杨晓霞，张秀萍，等．针刺配合按摩治疗术后尿潴留的临床观察［J］．国际中医中药杂志，2010，32（4）：323－323.
[33] 王朝辉，许娜，龙天雷，等．针刺治疗手术后尿潴留临床疗效的Meta分析［J］．时珍国医国药，2015（11）：2815－2816.
[34] 陈林，陈朝晖，张瑞芳，等．灸法治疗肛肠术后尿潴留临床研究［J］．中国针灸，2013，33（1）：17－19.
[35] 蔺玉芳．艾灸治疗肛肠病术后尿潴留的临床观察［J］．中药药理与临床，2015（1）：326－327.
[36] 邓影雪，许兵，叶小雨．艾灸曲骨穴解除骨科术后尿潴留的临床疗效研究［J］．护士进修杂志，2015（20）：1837－1839.
[37] 张利娟，张广清，张卫英，等．艾灸治疗术后尿潴留随机对照试验的系统评价［J］．现代中西医结合杂志，2016，v.25（8）：816－821.
[38] Tan Z N，Zhu X L，LI B Y，et al. Meta-analysis of effectiveness of moxibustion in treatment of postoperative urinary retention［J］．World Journal of Acupuncture-moxibustion，2016，26（1）：64－70.
[39] 李宁，何洪波，王成伟．悬灸法治疗痔瘘术后尿潴留临床观察［J］．中国针灸，2010，30（7）：571－573.

[40] 石泽亚. 神阙穴隔物灸治疗胆石病术后尿潴留的护理研究 [D]. 中南大学, 2010.

[41] 马长江. 艾灸神阙穴配合耳穴贴压法治疗术后尿潴留的临床研究 [D]. 长春中医药大学, 2009.

[42] 黄晓萍, 王金存. 雷火灸在肛肠病术后尿潴留中的护理干预 [J]. 实用临床医药杂志, 2015, 19 (18): 169-170.

[43] 孙彦辉, 黄鸿翔, 孙永辉, 等. 实按灸治疗肛肠病术后尿潴留 40 例疗效观察 [J]. 新中医, 2011 (10): 97-98.

[44] Gu X D, Wang J, Yu P, et al. Effects of electroacupuncture combined with clean intermittent catheterization on urinary retention after spinal cord injury: a single blind randomized controlled clinical trial [J]. International Journal of Clinical & Experimental Medicine, 2015, 8 (10): 19757-19763.

[45] 林春莲. 电针治疗术后尿潴留的临床研究 [D]. 长春中医药大学, 2012.

[46] 陈新华, 方华瑾, 苏琴. 中医穴位电疗技术在痔术后尿潴留病人中的临床应用 [J]. 浙江中医药大学学报, 2012, 36 (6): 710-712.

[47] 李娜. 电针结合药物热敷治疗肛肠疾病术后尿潴留的临床疗效观察 [D]. 广州中医药大学, 2014.

[48] 王佳. 针刺治疗脊髓损伤导致的慢性尿潴留的系统评价和 Meta 分析 [D]. 中国中医科学院, 2016.

[49] 孙嘉伟. 针刺治疗肛肠病术后排尿障碍的临床疗效观察 [D]. 山东中医药大学, 2008.

[50] 易伟民, 李建军, 陆晓楣, 等. 电针干预对广泛性子宫切除术后膀胱功能的影响 [J]. 中国针灸, 2008, 28 (9): 653-655.

[51] 彭建民. 不同针刺法治疗肛肠疾病术后尿潴留的疗效比较 [J]. 国际医药卫生导报, 2009, 15 (7): 86-87.

[52] 朱雪飞, 黄蒂娜. 电针配合温灸治疗妇科盆腔肿瘤术后尿潴留 30 例 [J]. 福建中医药, 2011, 42 (5): 43-43.

[53] 彭海东, 孙华, 赵圣佳. 电针配合隔姜灸治疗宫颈癌根治术后尿潴留疗效观察 [J]. 上海针灸杂志, 2009, 28 (4): 195-196.

[54] 邹学敏, 魏雪飞, 应征, 等. 早期艾条温和灸预防混合痔术后尿潴留的临床研究 [J]. 护理研究, 2014 (18): 2182-2184.

[55] 王玉连, 刘姝君. 艾灸刺激对肛肠病术后尿潴留预防作用的临床观察 [J]. 世界中西医结合杂志, 2013, 8 (10): 1034-1036.

[56] Bian X M, Lv L, Lin W B, et al. Moxibustion Therapy at CV4 Prevents Postoperative Dysuria after Procedure for Prolapse and Hemorrhoids. [J]. Evidence-based complementary and alternative medicine: eCAM, 2013 (2013): 756095.

[57] 冯伟峰. 我院天灸药物穴位贴敷预防 PPH 术后尿潴留的临床研究 [D]. 广州中医药大学, 2012.

[58] 江春蕾. 五苓散穴位贴敷防治 PPH 术后尿潴留的临床研究 [D]. 北京中医药大学, 2014.

ICS 11.020
C 05

团 体 标 准

T/CAAM 0010—2019

循证针灸临床实践指南 目赤痛

Evidence - based guidelines of clinical practice with acupuncture and moxibustion
Swelling and pain of eyes

2019-11-13 发布 2019-12-31 实施

中 国 针 灸 学 会 发布

前　　言

《循证针灸临床实践指南・病症》包括痞满、胁痛、腱鞘炎所致疼痛、下肢静脉曲张所致胀痛、术后尿潴留、目赤痛、踝关节扭伤后疼痛、牙痛等病症的针灸临床实践指南。

本文件为《循证针灸临床实践指南　目赤痛》。

本文件的附录 A 为规范性附录，附录 B、附录 C、附录 D、附录 E、附录 F、附录 G、附录 H 为资料性附录。

本文件按照 GB/T 1. 1—2009 给出的规则起草。

本文件由中国针灸学会提出。

本文件由中国针灸学会标准化工作委员会归口。

本文件起草单位：北京中医药大学东直门医院、中国中医科学院针灸研究所。

本文件主要起草人：赵吉平、陈晟、武晓冬、王军、郭盛楠、白鹏、王朋、谭程、张佳佳、杨超、侯学思、程璐。

本文件专家组成员：赵京生、何丽云、吴中朝、高树中、杨骏、贾春生。

本文件审议专家：喻晓春、麻颖、贾春生、景向红、刘存志、赵京生、房緊恭、彭维娜、董国锋、储浩然、徐斌、陈泽林、孙建华。

请注意本文件的某些内容可能涉及专利。本文件的发布机构不承担识别这些专利的责任。

引　言

《循证针灸临床实践指南》是根据针灸临床优势，针对特定临床情况，参照古代文献、名医经验以及现代最佳临床研究证据，结合患者价值观和意愿，系统研制的帮助临床医生和患者做出恰当针灸处理的指导性意见。

《循证针灸临床实践指南》制定的总体思路：在针灸实践与临床研究的基础上，遵循循证医学的理念与方法，紧紧围绕针灸临床的特色优势，综合专家经验、目前最佳证据以及患者价值观，将国际公认的证据质量评价与推荐方案分级规范与古代、现当代针灸专家临床证据相结合，最终通过专家共识，形成推荐的意见。《循证针灸临床实践指南》旨在制定出能保障针灸临床疗效和安全性，并具有科学性与实用性的针灸临床实践指导性意见。

《循证针灸临床实践指南》推荐等级主要采用世界卫生组织（WHO）等推荐的GRADE系统，即推荐分级评价、制定与评估系统，证据质量分为A、B、C、D四级，推荐方案分为强推荐与弱推荐两级。

◇证据质量分级（GRADE分级）

证据质量高：　A

证据质量中：　B

证据质量低：　C

证据质量极低：　D

◇推荐强度等级

强推荐：用1代表，是推荐方案估计变化可能性较小、个性化程度低；

弱推荐：用2代表，是推荐方案估计变化可能性较大、个性化程度高、患者价值观差异较大。

针灸优势病种的选择是《循证针灸临床实践指南》制定过程中的首要问题。针灸尽管被应用于500多种病症，但单用针灸可以治疗的疾病只是一小部分，常常在改善疾病某一症状上发挥优势，具有起效快、疗程短的特点。因此，中国针灸学会在广泛调研与征集专家意见的基础上，筛选出临床实践与研究积累丰富、操作简便、起效快的痞满、胁痛、腱鞘炎所致疼痛、下肢静脉曲张所致胀痛、术后尿潴留、目赤痛、踝关节扭伤后疼痛、牙痛8种优势病症，进行了《循证针灸临床实践指南》的立项、制定工作。每项指南均由行业内知名专家牵头，在包括标委会委员在内的业内专家的指导下，历经3年时间才完成研制工作。《循证针灸临床实践指南·病症》为该8种常见病症针灸临床实践指南的合订本，是用于指导和规范该8种病症在临床上可选用哪些针灸疗法的规范性文件。

区别于针灸技术操作规范、针灸疗法循证临床实践指南、针灸养生保健服务规范，本指南以临床“症状”的快速改善为目标，注重穴位选择与刺灸方法的结合以及效果的评估，将针灸技术操作规范、针灸疗法与临床病症相衔接，指导临床医师根据不同病症恰当选择具有治疗优势的针灸疗法，使针灸更好地为人民大众健康服务。

《循证针灸临床实践指南·病症》的编写，凝聚着全国针灸标准化科研人员和管理人员的辛勤汗水，是参与研制各方集体智慧的结晶，是辨证论治的个体化诊疗模式与循证医学有机结合的创造性探

索。《循证针灸临床实践指南・病症》在研制过程中，得到了四川大学华西临床医学院循证医学与临床流行病学中心吴泰相教授、兰州大学循证医学中心刘雅莉副教授在方法学上的大力支持和帮助，在此深表感谢。同时，还要感谢各位专家的通力合作。

循证针灸临床实践指南　目赤痛

1　摘要

1.1　治疗原则

针灸治疗目赤痛，总的原则遵循“急则治其标，缓则治其本”，一般治疗3~7天为1个疗程，对于由细菌或病毒感染引起的急性结膜炎或角膜炎初期出现的目赤痛，一般治疗1~2个疗程，轻症1~2次症状即可消失。对于由过敏性结膜炎或急性结膜、角膜炎等迁延不愈引起的慢性、反复发作性的目赤痛，需连续治疗2~3个疗程。

建议根据症状的缓急确定治疗原则。对于发病急、病程短的目赤痛，遵循“急则治其标”的原则，以疏风泄热为法，可先取单穴采用刺络放血法治疗，若不效宜多穴配合治疗；对于病程较长、反复发作者，遵循“标本兼治”的原则，一方面疏风清热以消除症状，另一方面调和气血以缩短病程、预防再发。

1.2　主要推荐意见

推荐意见	推荐级别
毫针刺法适用于治疗各种眼部疾患出现的目赤痛	强推荐
刺络放血法适用于急性眼部疾患引起的目赤痛	强推荐
对于急性目赤痛，单穴刺络放血有显著效果，可取耳尖、太阳、大椎或耳背静脉	强推荐
对于慢性目赤痛，采用毫针刺法，以风池、合谷及眼周腧穴为主，配合循经远端取穴，应注意针刺方向	强推荐
灸法可用于体弱或畏针者的急性或慢性目赤痛的治疗	强推荐
耳针法适用于急性结膜炎、角膜炎引起的目赤痛	强推荐
锋钩针钩割法可在重症目赤痛时尝试使用	弱推荐

2　简介

2.1　本指南制定的目标

本指南制定的目标是为临床医生提供治疗目赤痛的高质量针灸方案。

2.2　本指南制定的目的

本指南制定的目的在于规范目赤痛的针灸治疗方案，为临床提供在一般情况下适用于目赤痛大多数患者的临床实践策略，以提高针灸治疗本病的安全性和有效性。在本标准使用时，应考虑到地区、患病人群的特殊性及临床实际情况。

2.3　本指南的适用人群

本指南的适用人群主要为执业中医师、执业助理中医师、医学院校的教师和学生、针灸科学研究者。

2.4　本指南的适用环境

本指南应用的目标环境包括国内各级医院针灸科门诊部或住院部、有针灸专业医师的社区医院、有针灸专业的大学或学院、各针灸相关的科研及评价机构。

2.5　本指南适用的疾病范围

本指南适用于由急性或慢性结膜炎、电光性眼炎、角膜炎等引起的目赤痛的针灸治疗。对于全身性疾病过程中出现目赤痛症状者，在治疗原发病的基础上，也可参考本标准进行针灸治疗。

3 概述

3.1 定义

3.1.1 中医

目赤痛（swelling and pain of eyes）或称目赤肿痛，是以白睛红赤、羞明多泪、涩痛或痛痒皆作为主症的常见眼科疾病，也可以是多种疾病的一个症状，“天行赤眼”（俗称“红眼病”）“暴风客热”等均属此范畴。

目赤痛作为症状之一，首见于《素问·气交变大论》：“岁金太过，燥气流行，肝木受邪。民病两胁下少腹痛，目赤痛，眦疡。”隋·巢元方在《诸病源候论·小儿杂病诸候·目赤痛候》中提出其病因主要因于肝热：“肝气通于目。脏内客热，与胸膈痰饮相搏，熏渍于肝，肝热气冲发于目，故令目赤痛也，甚则生翳。”《普济方·卷七十一·眼目门·目赤肿痛》中指出发病源于风热交作：“夫目赤肿痛者，以心肺壅滞，积热不散，邪气毒气，干于足厥阴之经，风热交作，上攻于目及两睑间，故其色赤而肿痛”。《审视瑶函·卷三·运气原证·目痛》指出天行赤眼具有自愈性，一般自然病程为7～14天：“此症目赤痛……若感染轻而本源清，邪不胜正者，七日自愈。盖火数七，故七日火气尽而愈，七日不愈，而有二七者，乃再传也。二七不退者，必其触犯及本虚之故，须防变生他症矣……”

清·林之翰在《四诊抉微·望诊·察目部》中提出，目赤痛多与羞明多泪并见，证分虚实：“凡目赤痛，必多羞明，此亦有二：热壅则恶热，明光能助邪热，故见明则躁也；血虚胆汁少，则不能运精华以敌阳光，故见明则怯也。”

《灵枢·热病》载“目中赤痛，从内眦始，取之阴跻”。《普济方》载“夫目赤肿痛者……宜祛风邪，蠲热气，疏瀹壅滞”。《张氏医通·卷八·七窍门上·目痛》载暴风客热“此肺经受毒风不散，热攻眼中，致令白睛浮肿……宜服泻肝汤”。从不同角度提出治疗思路。

《中医病证诊断疗效标准》（1994，国家中医药管理局）中“暴风客热”和“天行赤眼”皆可在病程中出现“目赤痛”的症状。其中，暴风客热是因风热之邪突然侵目，白睛猝然红赤，生眵流泪的眼病，相当于某些急性卡他性结膜炎和过敏性结膜炎，分为风重于热、热重于风和风热俱盛三个证型。天行赤眼，是因外染天行疫疠之气，白睛红赤，相互传染易引起流行的眼病，相当于流行性角膜结膜炎、流行性出血性结膜炎等，分为风热外袭、热毒炽盛两个证型。另外，由于临床上“痛”与“痒”有时难以截然分开，并可出现由痒转痛，因此“时复症”亦可纳入研究范畴。时复症，是因时邪与湿热交阻，发病时白睛红赤，奇痒难忍，每年至期而发，过期乃愈，呈周期性反复发作的眼病，相当于春季卡他性结膜炎等病，分为风热挟湿和湿热壅盛两个证型。

3.1.2 西医

结膜炎是眼科的常见病、多发病，可由细菌、病毒、衣原体、真菌感染所致，亦可由变态反应引起。结膜充血和结膜分泌物是各种结膜炎的共同特点和基本变化，常见症状有异物感、灼热感、流泪及痒感，还会出现结膜水肿、乳头、滤泡增生、假膜、结膜下出血和耳前淋巴结肿大等体征。除局部表现外，分泌物的细菌学检查对明确致病微生物的类型和对药物的敏感性具有重要价值。

细菌性结膜炎是由革兰阴性菌、革兰阳性菌或抗酸菌引起的结膜化脓性炎症，常见的致病菌包括嗜血杆菌属、链球菌、奈瑟菌以及衣原体。病毒性结膜炎是由各种病毒引起的炎症性疾病，通常发病缓和，但其中急性出血性结膜炎是一种高度传染性疾病，特点是结膜下出血，眼睑突然肿胀、充血、发红，及眼部疼痛，这种流行性结膜炎是由肠道病毒70型（ev-70）引起的，也是由柯萨奇病毒A24变种（CA24v）引起的，生物流行在亚洲出现频繁。过敏性结膜炎是由致敏物质引起的过敏反应[1]。其中，春季卡他性结膜炎是季节性很强的一种过敏性结膜炎，每于春末夏初发病，秋末天寒则减轻或消失。

3.2 发病率及人群分布情况

结膜炎可发生于世界各地、累及所有年龄、各个社会阶层和不同性别人群，国外有研究指出，尽管目前尚无可靠的各种结膜炎发病率和患病率的数据，但被认为是患者能够自动就诊的最常见原因[2]。结膜炎很少引起永久性视力丧失或组织损伤，但是尽管没有相关文献记录，但患者因结膜炎而丧失的工作时间、医疗随访代价、诊断试验和所用药物造成的经济影响也是不可忽视的[3,4]。

4 临床特点

4.1 病史

初诊患者需明确以下病史：眼部体征和症状（如痒、分泌物增多、刺激感、疼痛、畏光、视物模糊）；症状持续时间；单眼或双眼表现；分泌物的特点；近期与感染性结膜炎患者接触史；眼部外伤史（机械性、化学性或紫外线）；角膜接触镜使用情况（如接触镜类型、卫生及使用方法）；眼部病史（如以往结膜炎发作史和眼部手术史）；全身疾病相关的症状和体征（如泌尿生殖系统分泌物异常、排尿困难、上呼吸道感染、皮肤和黏膜病灶）；过敏、哮喘和湿疹史；局部和全身药物的应用情况；全身病史（如免疫系统损伤状态、以往全身病史）；个人史（如吸烟、职业和爱好、旅行、冶游史）[5]。

4.2 症状及体征

4.2.1 症状

感染性结膜炎症（包括细菌性结膜炎、病毒性结膜炎）主要表现为眼部异物感、刺痒、畏光、流泪等；免疫性结膜炎（过敏性结膜炎）主要表现为眼部奇痒和畏光。

4.2.2 体征

结膜充血水肿，结膜充血的特点是表层血管充血，以穹隆部明显，向角膜缘方向充血逐渐减轻，这些表层血管可随结膜机械性移动而移动，并于局部滴用肾上腺素后充血消失。急性细菌性结膜炎结膜囊常有大量脓性分泌物，假膜形成或伴有全身症状如发热、不适等；病毒性结膜炎还可见眼睑水肿，大量结膜滤泡，常伴有耳前淋巴结肿大；免疫性结膜炎还可见结膜乳头增生，似铺路的卵圆石样，角巩膜缘的增生结节和角膜上皮损害。另外，结膜分泌物也是各种急性结膜炎共有的体征，分泌物可为脓性、黏液脓性或浆液性。最常引起脓性分泌物的病原体是淋球菌和脑膜炎球菌，由于黏液脓性分泌物可紧紧黏住睫毛，从而使睑缘黏在一起，患者晨间醒来可出现睁眼困难，提示可能为细菌性感染或衣原体感染。病毒性结膜炎分泌物呈水样或浆液性，免疫性结膜炎分泌物呈黏稠丝状[6]。

4.3 辅助检查

4.3.1 眼科基本检查

主要包括视力、眼压、裂隙灯检查、结膜刮片细胞学检查和血常规检查。病毒性结膜炎可导致角膜损害，部分患者会出现病毒性角膜炎，最常见的为上皮细胞点状脱落，荧光素钠染色后裂隙灯下为绿色细小点状黄色荧光，呈散在、群集或排列成线状和片状，重症者可发生小片状上皮细胞下及基质浅层混浊而影响视力。免疫性结膜炎用结膜刮片细胞学检查，可在分泌物涂片和结膜刮片中见大量嗜酸性粒细胞，部分患者血清 IgE 升高。

4.3.2 病原学检查

结膜囊分泌物涂片。细菌涂片、细菌培养和药敏试验对于治疗有一定指导意义[7]。

5 诊断标准

5.1 中医诊断标准及分型

5.1.1 诊断标准

5.1.1.1 暴风客热

a）骤然发病，胞睑红肿，白睛红赤，甚则白睛赤肿隆起，高于黑睛，多眵。治不及时，易致黑睛边缘生翳。

b）睑内面红赤，粟粒丛生，严重者可见附有灰白色伪膜，易于擦去，但又复生。

c）患眼沙涩，灼痛，刺痒，畏光，眵泪胶黏，可伴恶寒发热，鼻塞流涕等症。

5.1.1.2 天行赤眼

a）白睛红赤，或见白睛溢血呈点、呈片，胞睑红肿，黑睛可见星翳。耳前或颌下可扪及肿核。

b）眼沙涩，灼痛，畏光流泪，甚者热泪如汤，或眵清稀。

c）起病迅速，邻里相传，易成流行。

5.1.1.3 时复症

a）眼部检查，睑结膜型见上睑结膜充血污浊，肥大乳头呈铺路石状排列，不侵犯穹隆部结膜，球结膜型，结膜污浊充血，常见于睑裂部，角膜缘成灰黄色胶样隆起，严重者可见角膜点状混浊，甚则角膜溃疡。眵呈白色，黏丝状。

b）周期性反复发作，春季发病，夏季加重，秋冬缓解，有自愈趋向。

c）结膜刮片可见嗜酸性细胞或嗜酸性颗粒。

d）多见于儿童及青少年，男性较多，常双眼发病。

e）有条件者做致敏原检查。

5.1.2 辨证分型

5.1.2.1 暴风客热

a）风重于热

胞睑微红，白睛红赤，痒涩并作，羞明多泪，伴见头痛鼻塞，恶风发热。舌红，苔薄白，脉浮数。

b）热重于风

胞睑红肿，白睛红赤壅肿，热泪如汤。或眵多胶结，怕热畏光，口干溺黄。舌红，苔黄，脉数。

c）风热俱盛

胞睑红肿，白睛红赤壅肿，睑内面或有伪膜。患眼沙涩，灼热，疼痛。舌红，苔黄，脉数。

5.1.2.2 天行赤眼

a）风热外袭

白睛红赤，沙涩灼热，羞明流泪，眵多清稀，头额胀痛。舌红，苔薄白或薄黄，脉象浮数。

b）热毒炽盛

胞睑红肿，白睛赤肿，白睛溢血，黑睛生星翳。羞明刺痛，热泪如汤，口渴引饮，溲赤便结。舌红，苔黄，脉数。

5.1.2.3 时复症

a）风热夹湿

痒如虫行，白睛红赤污浊，黑睛与白睛交界处，有黄褐色胶样隆起，眼睑胶黏。舌红，苔薄，脉数。

b）湿热壅盛

眼痒难忍，沙涩流泪，睑内卵石样，白睛红赤，色泽污秽或兼黑睛边缘胶样隆起，甚则黑睛起翳疼痛，畏光流泪。舌红，苔薄黄腻，脉数。

注1：以上中医诊断参照 ZY/T 001.8—94 中相关中医病证诊断标准。

注2：推荐方案参照起病缓急给出建议，上述“暴风客热”“天行赤眼”属急性，“时复症”属慢性。

5.2 西医诊断标准

5.2.1 病史

5.2.1.1 病史问诊收集信息

a）症状和体征（如：痒、分泌物、刺激、疼痛、畏光和视力模糊）；

b）症状持续时间；

c）病情加重的因素；

d）单眼或双眼发病；

e）分泌物的特点；

f）近期是否与感染患者接触；

g）外伤（机械性、化学性、紫外线辐射）；

h）角膜接触镜佩戴史（镜片类型，卫生情况和清洁剂）；

i）和全身性疾病相关的潜在症状和体征（例如泌尿生殖道分泌物、排尿困难、上呼吸道感染、皮肤和黏膜病变）；

j）过敏、哮喘、湿疹；

k）局部和全身药物使用史。

5.2.1.2 眼部病史

包括以前是否有结膜炎病史或眼部手术史。

5.2.1.3 需要考虑记录的病史

a）免疫缺陷状态（如人类免疫缺陷病毒，化学治疗和免疫抑制剂）；

b）既往全身疾病（如特应性疾病，Stevens-Johnson 综合征、癌症）。

5.2.1.4 个人史

包括患者的生活方式，比如吸烟习惯、职业和爱好、旅行经历和性生活等相关信息。

5.2.2 检查

5.2.2.1 视力测量

远视力：常用国际标准视力表，自上而下分为 12 行，被检者距视力表 5m，使 1.0 这一行与被检眼在同一高度，两眼分别检查，把能分辨的最小视标记录下来。视力的计算公式为 $V = d/D$（V 为视力，d 为实际看见某视标的距离，D 为正常眼看见该视标的距离）。

近视力：常用标准视力表，被检眼距视标 30cm 测定，在充足的照明下，分别查左眼和右眼，自上而下逐行认读视标，直到不能分辨的一行为止，前一行标明的视力即代表患者的实际视力。

5.2.2.2 外眼检查

a）局部淋巴结病变，特别是耳前淋巴结；

b）皮肤：玫瑰痤疮、湿疹、皮脂溢的体征；

c）眼睑和附属器的异常：水肿、脱色素、错位、松弛、溃疡、结节、出血斑和肿瘤；

d）结膜：充血的类型、结膜下出血、球结膜水肿、瘢痕样改变、包块和分泌物。

5.2.2.3 裂隙灯活体显微镜检查

a）睑缘：炎症、溃疡、分泌物、结节和水疱、血性碎屑和角化；

b）睫毛：睫毛缺失、结痂、皮屑、虫卵、虱；

c）泪小点和泪道：突起、分泌物；

d）睑结膜和穹隆部结膜：乳头、滤泡的存在及大小；瘢痕样改变：包括缩短和睑球粘连；膜和假膜；溃疡；出血；异物；团块；眼睑松弛；

e）球结膜/角巩膜缘：滤泡、水肿、结节、球结膜水肿、乳头、溃疡、瘢痕、囊泡、出血、异物、上方增厚角化；

f）角膜：上皮缺损；点状角膜病变和树枝状上皮性角膜炎；丝状病变；溃疡；浸润，包括上皮下浸润和泡性浸润；血管化；角膜后沉着物；

g）前房/虹膜：炎症反应；粘连；透光度降低；

h）染色情况：结膜或角膜的损伤部位可被荧光素染色。

5.2.3 诊断性试验

5.2.3.1 培养

对可疑感染性新生儿结膜炎应当进行细菌培养，在所有年龄组中，复发或重症化脓性结膜炎，或药物治疗无效的结膜炎病例，进行培养也有助于诊断。

5.2.3.2 病毒诊断性试验

病毒培养和免疫诊断试验并不是常规的诊断试验。一种发现抗原的快速的、诊室内施行的免疫诊断试验对于诊断腺病毒性结膜炎是有用的，对其他病毒也可行，但是能否用于眼部标本尚未得到确证。

5.2.3.3 衣原体诊断性试验

当怀疑为成人或新生儿衣原体结膜炎时，可通过实验室方法确诊。目前已有以免疫学为基础的诊断试验，包括：直接免疫荧光法和酶联免疫吸附试验。对于生殖系统的标本，多数可以通过聚合酶链反应（PCR）来检测，但目前针对结膜的衣原体类型的检测能力尚且有限，眼部衣原体 PCR 检测易出现假阳性，使临床诊断的准确性受到影响。

5.2.3.4 涂片/细胞学检查

当怀疑为感染性新生儿结膜炎、慢性复发性结膜炎和所有年龄段中怀疑为淋菌奈瑟菌性结膜炎时，应该取分泌物涂片做细胞学检查和特殊染色（如革兰染色、吉姆萨染色）。

5.2.3.5 活检

对于常规治疗无效的结膜炎，结膜活检可能会有意义。由于这类结膜炎不排除肿瘤的可能，直接活检可以挽救视力和生命。

5.2.3.6 共焦显微镜

作为一种非侵入性工具来评估一些类型的结膜炎（如特应性的、SLK）是有用的。

5.2.3.7 血液检查

对于即使当时没有发现甲状腺疾病的 SLK 患者，也需要做甲状腺功能检查。

注：所有患者在接诊过程中要定期进行综合眼科医疗评价，如果患者有提示为结膜炎的症状和体征，综合眼科医疗评价要延迟到病情缓解再进行。最初的病情评价包括综合眼科医疗评价的有关方面[8]。

6 针灸治疗概况

6.1 现代文献

一般根据导致目赤痛的起病之缓急采用不同的治疗原则。对于细菌性结膜炎、流行性出血性结膜炎等眼部急性炎症性疾病所致目赤痛，针灸治疗的优势在于显效迅速，可有效消除局部刺激症状、促使白睛红肿消退，并缩短病程，临床上多配合抗生素或抗病毒药物局部使用。由于基本病机为风热毒邪蕴结目窍，治疗上侧重于疏风泄热解毒、消肿止痛，因此常用刺络放血或刺络拔罐法，亦可采用毫针刺法、药线灸法、锋钩针割治法及穴位注射法。对于由多种致敏物质诱发的过敏性结膜炎所致的目赤痛，大多呈慢性病程，发作有季节性规律，通常以毫针刺法为主。

6.2 古代文献

古代文献中记载针灸治疗目赤肿痛的常用腧穴与现代用穴有相似之处，但也有差别。除现代常用的四白、太冲穴外，古代医家常用曲池、后溪、大赫、肓俞、商曲、石关、通谷、申脉、脑户等腧穴，主要集中在手足太阳经、手阳明经和足少阴经上。古代文献中有关针灸治疗目赤痛的记载过于简略，大多是在腧穴主治下列出有关功效。《普济方·针灸门》“目痛”及“目赤”中分述了目急痛赤肿、目赤肿痛、目痛赤、目赤涩暴痛、目赤肿痛、目赤痛从内眦始、风赤眼及目痒赤相应的针灸处方，但是很少涉及刺灸法和辨证施治的内容，对于暴风客热、天行赤眼等疾病没有针灸治疗的专论。

6.3 名医经验

名医经验的文献记载中，针灸治疗目赤痛多以对症治疗为主。对于急性发病者，多只采用对症取穴；对于症状较重或慢性、难治性者，则结合辨证施治，取穴以眼部腧穴与远端取穴相结合。治疗方法主要包括毫针刺法、刺络放血法、耳针法、灸法、穴位注射法及穴位贴敷法等。

7 针灸治疗和推荐方案

7.1 针灸治疗的原则和方法

7.1.1 治疗总则

针灸治疗目赤痛的总原则：疏风泄热，消肿止痛。

对于细菌或病毒感染引起的结膜炎急性起病时，以眼部具有疏散头面部风热作用的腧穴为主；对于过敏性结膜炎引起的慢性、反复发作的结膜充血、目痒痛，以眼部腧穴为主配合辨证选穴。

7.1.2 选穴处方原则

针灸治疗目赤痛建议根据起病缓急及病程长短确定治疗原则。对于急性起病者，遵循“急则治其标”的原则，以疏风清热解毒、消肿止痛为法，选取具有清利头面部郁热作用的腧穴，可先取单侧、单穴治疗。对于病程较长、反复发作者，遵循“标本兼治”的原则，以眼部腧穴为主疏风泄热以消除症状，同时辨证取穴以调和气血。

7.1.3 刺灸方法

对于急性发病多采用刺络放血法或毫针泻法等，旨在迅速缓解症状、缩短病程。对于慢性疾病迁延不愈者，则多采用毫针，施予虚补实泻之法。

7.1.4 针灸频率及疗程

对于急性发病的目赤痛，宜每日治疗 1 ~2 次，轻者 1 日即愈，不愈者可连续治疗 3 ~7 天为 1 个疗程，一般 1 个疗程内即可痊愈。对于慢性、反复发作者，每日治疗 1 次，7 日为 1 个疗程，需连续治疗 1 ~2 个疗程。

7.1.5 针灸干预时机

急性感染性结膜炎通常起病急，一般 1 ~2 天症状即可达到高峰，应当早期治疗。变应性结膜炎通常呈季节性发作，可于症状初现时或发作前进行干预。

7.2 主要结局指标

7.2.1 临床有效性评价

根据 2002 年《中药新药临床研究指导原则（试行）》[10]第十五章眼科疾病中“外眼症状与体征轻重分级表”以及“急性卡他性结膜炎症状分级量化表”进行细化评分，根据其综合临床表现积分的变化进行疗效评价，采用“临床痊愈”“显效”“有效”“无效”进行描述。

7.2.2 生活质量评价

目前针灸治疗目赤痛对于生活质量改善情况的文献数目极少，尚未发现关于针灸治疗目赤痛患者生活质量评价的报道。

7.2.3 实验室指标评价

对于引起目赤痛的最主要原因——结膜炎来讲，其诊断主要依据病史、发病缓急、临床表现进行判断，需要确定病原学诊断时可采用病原学检查、分泌物涂片、结膜囊刮片、血清学检查来确定。目前尚未发现针灸治疗结膜炎患者的实验室指标评价相关报道。

7.2.4 卫生经济学评价

根据检索到的文献，目前尚未发现关于针灸治疗结膜炎或目赤痛卫生经济学的研究和报道。

7.2.5 不良反应及安全性评价

局部血肿为主要不良反应，常见针孔局部小块青紫，为局部小血管出血所致，一般不做特殊处理，不影响继续治疗。

7.3 注意事项

对于奈瑟淋球菌或沙眼衣原体感染的结膜炎，应用全身抗生素进行治疗；对于因高血压、强直性脊柱炎等全身疾病而出现目赤痛症状者，应专科系统诊治。

7.4 患者的自我护理

对于传染性结膜炎的患者需要进行严格的隔离、消毒，禁止进入公共浴池及游泳场所，患者及家属应做好防护措施，如加强个人卫生，勤洗手，避免以手揉眼睛及不用公共面具等。对于免疫性结膜炎患者，需告知患者本病季节性强，一般不会发生严重的视力障碍，且有自愈性，注意避免揉搓眼睛及接触花粉等致敏物质，经常晾晒床上用品，若使用糖皮质激素等药物，应定期观察眼压变化。

7.5 推荐方案

7.5.1 概述

临床研究证明，针灸疗法对目赤痛有缩短病程、减轻症状严重程度的作用，针灸治疗目赤痛以疏风散热为基本治则；以对症选穴为主，局部和远端选穴相结合。

7.5.2 刺络放血法

刺血法是通过三棱针点刺或皮肤针叩刺出血，能够疏风泄热，消肿止痛，从而迅速减轻或消除结膜充血及眼部刺激症状，有效缩短病程。

方案一：取耳尖。

耳尖是经外奇穴，也是耳穴之一，位于耳郭上方，当折耳向前，耳郭上方的尖端，具有祛风清热之效。同时，刺络放血疗法亦具有泄热、消肿、止痛之效，而耳尖放血相比其他耳穴更易于定位、可操作性更强，适用于各种原因引起的目赤痛，尤其适用于眼部急性炎症性疾病引起者。

取穴：耳尖。

操作：患者取端坐位，先轻轻按揉患侧耳郭使之充血，用75%酒精常规消毒皮肤，押手拇、食指夹捏以固定耳郭上端，刺手持三棱针，对准耳尖穴迅速点刺，针尖刺入1~3mm，以双手拇、食指轻挤针眼四周，边挤边用75%酒精棉球吸去血滴，直至血液颜色由深红色转为淡红色，最后以无菌干棉球压迫止血。症状轻者可选单侧耳尖交替放血，症状重者需双侧耳尖同时放血。

疗程：每日1~2次，轻者1次症状即可消失，若1次未效可连续治疗5~7天为1个疗程。一般治疗1个疗程。

注意事项：严格消毒局部皮肤，以免引起感染。切忌刺深，以免伤及耳软骨。

『推荐』

推荐建议：本方案适用于急性结膜炎及角膜炎初期出现的目赤肿痛，可以迅速消除眼部刺激症状，促使结膜充血消退，有效缩短病程。一般点刺患侧耳尖，症状较重者可双侧同时使用。[GRADE 1C]

解释：本标准小组共纳入相关文献6篇，其中RCT 5篇[11-15]，系统评价1篇[16]，经综合分析，形成证据体发现，对于急性细菌性结膜炎、流行性出血性结膜炎、流行性角膜结膜炎等引起的目赤痛，初起时耳尖穴放血配合抗生素制剂点眼或口服，与单纯使用药物相比，在缩短疗程、减轻症状方面更具有优势。但纳入的文献偏倚风险高，文献设计质量低、不一致性、不精确性而降低证据等级，最终证据质量等级为低。

方案二：取耳尖、太阳。

太阳为经外奇穴，位于头部，眉梢与目外眦之间，向后约一横指的凹陷中，擅长清泄眼部郁热；耳尖为治疗眼疾的效穴，二穴配合可达疏风清热、泻火解毒之效。二穴易于定位，操作简便。

取穴：耳尖、太阳。

操作：患者取端坐位，太阳穴常规消毒，押手拇、食、中指捏住待刺部位，刺手持三棱针在太阳穴处快速点刺2~3下，深度约2mm，以双手拇、食指轻挤穴周，边挤边用75%酒精棉球吸去血滴；

或用玻璃罐吸拔于太阳穴处，留罐 3～5 分钟。耳尖点刺放血操作同上。

疗程：每日 1～2 次，轻者，治疗 1 次症状即可消失，1～2 次未效者可连续治疗 5～7 天为 1 个疗程。一般治疗 1 个疗程。

注意事项：点刺太阳穴可对准浅层静脉血管，使血流出而避免聚在皮下引起血肿[17]。

『推荐』

推荐建议：本方案适用于急性结膜炎及角膜炎初期出现的目赤肿痛，具有迅速缓解疼痛、促使结膜充血消退的作用，而且可以改善角膜炎患者预后。[GRADE 1C]

解释：本标准小组共纳入文献 3 篇，其中 RCT 2 篇[18,19]，同期非随机对照 1 篇[20]，经综合分析，形成证据体发现，耳尖、太阳穴刺络放血治疗急性结膜炎、流行性结膜炎等导致的目赤肿痛配合抗生素制剂局部用药，较之单纯使用抗生素滴眼液或口服清热解毒中药，疗效更佳。但纳入的文献偏倚风险高，文献设计质量低、不一致性、不精确性而降低评级，最终证据质量等级为低。

方案三：取耳尖、太阳、攒竹。

攒竹为足太阳膀胱经腧穴，在面部，眉头凹陷中，额切迹处。《针灸甲乙经》记载："头风痛……目如欲脱……目系急、瘛疭，攒竹主之。"主治太阳经风热为患。该处方中，耳尖、太阳均可单独用于治疗急性目赤痛或发病初期，再配合局部腧穴攒竹，对于症状消除效果更佳。

取穴：耳尖、太阳、攒竹。

操作：患者取端坐位，攒竹局部皮肤常规消毒。点刺时，押手以穴位为中心捏皮肤，刺手持三棱针快速点刺，边挤边用 75% 酒精棉球吸去血滴，直至血液颜色由深红色转为淡红色，最后以无菌干棉球压迫止血。耳尖、太阳点刺放血操作同上。

疗程：每日 1 次，轻者 1 次症状即可消失，若 1 次未效可连续治疗 5 日为 1 个疗程。一般需治疗 1～2 个疗程。

注意事项：放血前先按揉穴位局部皮肤使充血，以便针刺后挤出血滴，操作后以干棉球按压，以免止血不利，血液聚集在皮下出现局部瘀青。

『推荐』

推荐建议：本方案适用于急性结膜炎引起的目赤肿痛，具有迅速缓解疼痛、促使结膜充血消退的作用。[GRADE 1C]

解释：本标准小组共纳入文献 1 篇[21]，为 RCT，经综合分析，形成证据体发现，采用本方案治疗眼部急性炎症性疾病引起的目赤痛，可减轻症状，缩短病程，较口服清热类中药或抗病毒西药，疗效更佳。但纳入的文献偏倚风险高，文献设计质量低、不一致性、不精确性而降低证据等级，最终证据质量等级为低。

方案四：取耳尖、大椎。

大椎穴为督脉腧穴，是督脉与手足三阳经的交会穴，位于脊柱区，第 7 颈椎棘突下凹陷中，后正中线上。穴位居上属阳，有向上向外之性，故既能解表疏风散热，又可疏泄清解里热，是治疗热证之要穴。大椎与耳尖作为基本穴位组合，可单独应用，也可配合眼周腧穴或合谷、井穴（少商、少泽），应用于细菌或病毒引起的急性结膜炎。

取穴：大椎、耳尖。

操作：患者取端坐位，局部皮肤常规消毒，点刺大椎时，押手以穴位为中心捏起皮肤，刺手持三棱针快速点刺后，双手拇、食指挤血数滴至血色转为淡红，然后用干棉球拭净。或将玻璃罐吸拔于大椎穴处，留罐 3～5 分钟。耳尖点刺放血操作同上。

疗程：每日1~2次，轻者，治疗1次症状即可消失，若1次未效者，可连续治疗5~7天为1个疗程。一般治疗1个疗程。

注意事项：放血前先按揉穴位局部皮肤使充血，以便针刺后挤出血滴，不宜刺入过深，以免伤及韧带。

『推荐』

推荐建议：本方案适用于急性结膜炎引起的目赤肿痛，中医辨证属风热证者尤宜。具有迅速缓解疼痛、促使结膜充血消退的作用。用于角膜炎初期时，大椎采用穴位划割法。[GRADE 1C]

解释：本标准小组共纳入文献9篇，其中，同期非随机对照试验2篇[22,23]，病例系列7篇[24-30]，经综合分析，形成证据体发现，采用本处方治疗眼部急性炎症性疾病引起的目赤痛，可改善症状、缩短病程。但纳入的文献偏倚风险高，文献设计质量低、不一致性、不精确性而降低证据等级，最终证据质量等级为低。

方案五：取耳背静脉、目1、目2穴。

此为耳穴放血法治疗方案。十二经脉皆与耳有直接或间接的密切联系，刺激相关耳穴有调和气血、通经止痛的作用，采用点刺放血对于清热疏风、消肿止痛效果更好。

取穴：耳背静脉、目1、目2穴。

操作：患者取坐位，先轻轻按揉耳郭使之充血，75%酒精常规消毒皮肤，押手拇、食指夹捏以固定耳背皮肤，刺手持三棱针，对准耳背静脉迅速点刺，针尖刺入1~3mm，以双手拇、食指轻挤针眼四周，边挤边用75%酒精棉球吸去血滴，挤出6~10滴血，以无菌干棉球压迫止血；然后以押手置于耳郭背侧以固定，刺手持梅花针于耳穴目1、目2叩刺至微微出血，最后以无菌干棉球压迫止血。选用单侧耳穴治疗，每日1次，双耳交替。

疗程：每日1次，轻者1次即愈，若1次未效可连续治疗3~5天为1个疗程。一般治疗1个疗程。

注意事项：按照GB/T 13734—2008，目1即耳穴“屏间前”，定位：在屏间切迹前方耳屏最下部，即耳屏2区下缘处；目2即耳穴“屏间后”，定位：在屏间切迹后方对耳屏前下部，即对耳屏1区下缘处。眼区即耳穴“眼”，定位：在耳垂正面中央部，即耳垂5区。耳穴点刺刺破皮肤出血即可，刺之过深则伤及软骨，引起疼痛，甚者引发感染。

『推荐』

推荐建议：本方案适用于急性结膜炎、角膜炎等引起的结膜充血、目痒或涩痛，可减轻症状、缩短病程。[GRADE 2D]

解释：本标准小组共纳入相关文献1篇[31]，为RCT，经综合分析，形成证据体发现，耳穴刺血对于急性目赤肿痛较西药抗生素或抗病毒制剂局部用药在缩短病程、减轻症状方面更具有优势。但纳入的文献偏倚风险高，文献设计质量低、不一致性、不精确性及存在发表偏倚而降低证据等级，最终证据质量等级为极低。

7.5.3 毫针刺法

方案一：取太阳、合谷。

太阳为经外奇穴，本病病位在目，太阳位于目旁，可宣泄眼部郁热；合谷为手阳明经原穴，具有疏散头面部风热之效。二穴合用，共奏清利头目之效。

取穴：太阳、合谷。

操作：患者取坐位，穴区皮肤常规消毒。选用长度25mm（1寸）毫针，太阳斜刺0.5寸左右，合谷直刺0.5寸左右，行捻转泻法，留针30分钟，留针期间可每隔5分钟行针1次以加强刺激。快速出针，不按针孔，太阳穴出血为佳。

疗程：每日2次，2天为1个疗程。一般需1～2个疗程。

『**推荐**』

> 推荐建议：本方案适用于急性结膜炎引起的目赤肿痛，取穴方便、患者痛苦小，可迅速缓解疼痛、促使结膜充血消退。［GRADE 1D］

解释：本标准小组共纳入文献1篇[32]，为RCT，治疗急性卡他性结膜炎，针刺对症治疗与局部使用羟苄唑滴眼液相比，针刺治疗更具优势，因纳入的文献偏倚风险高，文献设计质量低、不一致性、不精确性及存在发表偏倚而降低证据等级，最终证据质量等级为低。

方案二：取太阳、合谷、太冲。

太冲为肝经原穴，肝主风主动，主疏泄，与合谷相配，一气一血，一升一降，称“开四关”。太阳、合谷、太冲作为穴位组合，常与井穴（少商、少泽）或眼周腧穴配合，应用于细菌或病毒引起的急性结膜炎，亦可用于慢性卡他性结膜炎。

取穴：太阳、合谷、太冲。

操作：患者取坐位，皮肤常规消毒。选用长度25mm（1寸）毫针，太阳斜刺0.5寸左右，合谷、太冲直刺0.5寸左右，行捻转泻法，留针30分钟，留针期间可每隔5分钟行针1次以加强刺激。快速出针，不按针孔，太阳穴出血为宜。或太阳穴采用三棱针点刺放血。

疗程：每日2次，一般2天即可痊愈，不愈可继续治疗2天。

『**推荐**』

> 推荐建议：既可用于急性炎症引起的目赤肿痛，又可用于慢性、反复发作性者；对于慢性过敏性结膜炎，还可改善眼周痒感等伴随症状。［GRADE 1C］

解释：本标准小组共纳入文献5篇，其中同期非随机对照1篇[33]，病例系列4篇[26,35-38]，经综合分析，形成证据体发现，采用本处方治疗眼部急性炎症引起的目赤痛或过敏性因素引起的慢性目赤痛，可减轻症状、缩短病程。但纳入的文献偏倚风险高，文献设计质量低、不一致性、不精确性而降低证据等级，最终证据质量等级为低。

方案三：取睛明、四白、阳白、太阳。

取穴：主穴：睛明、四白、阳白、太阳。配穴：尺泽、外关、头维、风池、曲池、合谷、光明、太冲、足三里、三阴交。每次取主穴，再加配穴2～3穴；或进行随证配穴：风邪袭目配头维、光明；外感风热配外关、风池、曲池；湿热蕴目配足三里、曲池；肝胆热盛配合谷、太冲、尺泽；阴虚火旺配三阴交。均双侧取穴。

操作：患者取仰卧位，皮肤常规消毒。选用长度40mm的毫针，针刺睛明时嘱患者闭目，医者押手轻轻固定眼球，刺手持针，于眶缘和眼球之间缓慢直刺0.5寸，不宜提插捻转，以防刺破血管引起血肿；四白、太阳直刺0.3～0.5寸，阳白平刺0.3～0.5寸，头维向后平刺0.5～0.8寸，风池向鼻尖方向斜刺0.8～1.2寸，余穴均直刺1寸左右。施平补平泻手法，留针20分钟。

疗程：每日1次，连续7天为1个疗程，治疗2个疗程。

『**推荐**』

> 推荐建议：本方案适用于变应性结膜炎发作期出现结膜充血、目痒或涩痛等局部刺激症状，也可用于发作前预防性治疗，可减轻症状，并有一定的预防发作的作用。［GRADE 2C］

解释：本标准小组共纳入相关文献 1 篇[38]，为病例系列研究。经综合分析，形成证据体发现，针刺联合中药祛风止痒方（黄芪、荆芥、牡丹皮、防风、蒺藜、生地黄、蝉蜕、地肤子等）治疗变应性结膜炎较富马酸依美斯汀滴眼液，在改善眼部感觉异常等症状及减轻结膜水肿、充血、分泌物等体征方面具有优势，且不良反应少而轻。因纳入的文献偏倚风险高，文献设计质量低、不一致性、不精确性及存在发表偏倚而降低证据等级，最终证据质量等级为极低。但结合专家共识意见，给予推荐。

7.5.4 毫针刺法配合刺血法

方案一：取臂臑、太阳、眼周腧穴

臂臑为手阳明大肠经腧穴，位于臂部，曲池上 7 寸，三角肌前缘处。本组腧穴可用于治疗急性结膜炎、电光性眼炎、异物尘埃等入眼引起的目赤肿痛。

取穴：臂臑、太阳、眼周腧穴（睛明、四白等）。

操作：臂臑采用毫针刺法，循经向上斜刺 1.5～2 寸，并行捻转手法；太阳穴采用毫针泻法，出针后挤出血 3～5 滴；眼周腧穴可取睛明、四白等，毫针刺 0.2 寸，不行提插、捻转等手法。

疗程：每日 1 次，若 1 次未效，症状缓解但未痊愈者，以 3 天为 1 个疗程，连续治疗 2 个疗程。

『推荐』

> 推荐建议：本方案用于多种原因导致的急性目赤肿痛，可有效减轻症状、缩短病程。[GRADE 2C]

解释：本标准小组共纳入相关文献 2 篇[39,40]，均为病例系列研究，经综合分析，形成证据体发现，针刺可有效减轻急性结膜炎引起的眼部疼痛、球结膜充血肿胀等症状，因纳入文献设计质量极低、样本量少，无明确量—效关系，最终证据质量等级为极低。但结合专家共识意见，给予推荐。

方案二：取合谷、睛明、太阳、太冲、陷谷、足三里。

取穴：主穴：合谷、睛明、太阳、太冲、陷谷、足三里。配穴：外感风热配少商、上星；肝胆火盛配风池、侠溪。

操作：患者取坐位，穴区皮肤常规消毒。选用长度 40～50mm 的毫针，针刺睛明时嘱患者仰首闭目，术者以押手拇、食指固定患者眼球，刺手持针直刺 0.2～3 寸；陷谷穴向内下斜刺，透向涌泉穴，以在涌泉穴皮肤处触到针尖为宜；风池穴向鼻尖方向斜刺 0.8～1.2 寸；合谷、太冲、侠溪均直刺 0.5～1 寸，用泻法；少商、太阳、上星以三棱针点刺放血。留针 30 分钟。

疗程：每日 1 次，7 天为 1 个疗程。一般需治疗 1～2 个疗程。

『推荐』

> 推荐建议：本方案适用于急性结膜炎、角膜炎等引起的结膜充血、目痒或涩痛，可减轻症状、缩短病程。[GRADE 2C]

解释：本标准小组共纳入相关文献 1 篇[41]，为 RCT，治疗多种眼科急性炎症性疾病引起的目赤肿痛，针刺治疗配合局部使用抗生素或抗病毒眼药水/膏与中药内服疗效相当，因纳入的文献偏倚风险高，文献设计质量低、不一致性、不精确性及存在发表偏倚而降低证据等级，最终证据质量等级为低。但结合专家共识意见，给予推荐。

7.5.5 灸法

方案一：壮医药线点灸

壮医药线点灸是用壮药泡制的苎麻线，点燃后直接灼灸患者体表的穴位以治疗疾病的一种方法，它通过药线点灸的刺激，疏通“龙路”“火路”气机，调气解毒，使人体各部恢复正常功能。

取穴：经穴：攒竹、鱼腰、睛明、曲池、手三里、合谷、风池、大椎。

耳穴：耳尖、神门、眼。

操作：采用标准Ⅱ号线（直径0.7mm，长度30cm）施灸，医者以右手拇指、食指夹持药线的一端，并露出线头1~2cm，在酒精灯上点燃，然后吹灭明火，使之成圆珠状炭火，随即将此火星对准穴位，顺应腕和拇指的屈曲动作，拇指指腹稳重而敏捷地将有火星线头点压于穴位上，一次按压为1壮，一穴灸1~2壮，采用中等力度，一次按压时间为1秒。

疗程：初诊连续点灸2次（间隔10~15分钟），以后每天1次，5次（即4天）为1个疗程。

注意事项：点灸眼周穴位时，嘱患者闭目，以免火花飘入眼内。眼周穴位灸后，患者会出现大量流泪，将分泌物冲刷而出，属正常现象。

『推荐』

> 推荐建议：本方案适用于急性结膜炎、角膜炎等引起的目赤肿痛，尤其适于惧怕针刺治疗者。[GRADE 2C]

解释：本标准小组共纳入相关文献2篇[42,43]，其中RCT 1篇，同期非随机对照试验1篇。经综合分析，形成证据体发现，壮医药线点灸治疗流行性出血性结膜炎（红眼病）相比西药抗生素及抗病毒滴眼液治疗，在缓解眼部疼痛、球结膜水肿以及提高角膜荧光素染色的阴性率方面更具优势，因纳入的文献偏倚风险高，文献设计质量低、不一致性、不精确性及存在发表偏倚而降低证据等级，最终证据质量等级为低。但结合专家共识意见，给予推荐。

方案二：隔核桃壳眼镜灸

取穴：眼部。

操作：灸器制作：将大核桃破成半圆形核桃壳，作为施灸隔物；用铁丝制成眼镜框形，镜框外在鼻托处再固定一长铁丝，向前水平伸出，弯至双眼中央位置，成钩形，高约2cm，钩长约2.5cm，作插艾卷段使用，然后用胶布将周围铁丝缠绕，防止烫伤；艾卷段长2~3cm；菊花水：取菊花约5g与核桃皮壳2对，放入500mL容器中，加300mL开水，盖好浸泡10分钟备用。施灸方法：患者取坐位，灸前将浸泡好的核桃壳球面朝外，套在眼镜框圈内，再插上艾卷段，点燃一端后，将眼镜腿挂在耳根，施灸，每次1~2段，每日1~2次。灸时以患侧眼区有温热感为宜。若感到热烫，可调节眼镜框与眼睛的距离。

疗程：每次灸2~3cm艾卷段1~2段，每日1~2次，轻者1~2天即愈，重者1周内治愈。

注意事项：注意施灸情况，以防艾火脱落烧伤面部或烧坏衣物。

『推荐』

> 推荐建议：用于急性结膜炎发病1~3天以内，本法散热均匀，可发挥灸法的温热走窜、消炎止痛和菊花清头明目、清热解毒的双重功效，在减轻结膜充血、水肿、疼痛方面疗效确切；此外，对视疲劳引起类似症状也有较好疗效。[GRADE 2D]

解释：本标准小组共纳入相关文献1篇[44]，为病例系列研究，经综合分析，形成证据体发现，隔核桃壳眼镜灸可以减轻球结膜水肿、眼周疼痛、流泪等症状，因纳入的文献偏倚风险高，文献设计质量低、不一致性、不精确性及存在发表偏倚而降低证据等级，最终证据质量等级为极低。结合专家共识意见，建议酌情使用。

7.5.6 锋钩针刺法

锋钩针是新九针之一，是山西省针灸研究所师怀堂将古九针之一的锋针与民间流传的钩针综合为一体的针具。其特点是：既可起到锋针刺络放血的作用，又可通过转动针身，割断皮下软组织起到松解粘连的作用。临床常用的锋钩针刺法有点刺、挑刺、刺络。

取穴：太阳。

操作：患者取侧卧位，常规消毒后，用押手食中二指绷紧穴位周围的皮肤，刺手执笔式拿针，对准穴位快速刺入0.5寸，稍待片刻，上下钩割5~6次（可听到割断皮下纤维的声音），然后持针不动，留针3~5分钟再钩割5~6次，按进针方向倒退出针，并挤压放血4~5滴。双侧取穴施治。

疗程：每日1次，一般2~5次治愈。

注意事项：上下提插幅度不宜太大，以免针头拔出体外。钩割时用力要均匀，避免使用暴力，且时间不宜过长。

『推荐』

推荐建议：本方案适用于急性结膜炎、角膜炎等初起出现结膜充血及眼部刺激症状较重者的治疗。[GRADE 2D]

解释：本标准小组共纳入相关文献1篇[45]，为RCT，经综合分析，形成证据体发现，锋钩针于穴位处钩割配合局部抗生素制剂点眼，在迅速减轻症状方面效果明显，若将锋钩针针头磁化疗效更佳。因纳入的文献偏倚风险高，文献设计质量低、不一致性、不精确性及存在发表偏倚而降低证据等级，最终证据质量等级为极低。结合专家共识意见，建议酌情使用。

8　本指南利益冲突声明

本指南在制定过程中，得到北京中医药大学、北京中医药大学东直门医院的资助。所有资助、参与研讨会及编写工作的专家、工作组成员与相关单位或机构均不存在利益冲突。

9　本指南获取途径及应用于实践的方式

本指南可在全国针灸标准化技术委员会网站、中国中医科学院针灸研究所网站、中国针灸学会网站下载使用。

10　本指南实施中的有利因素和不利因素

10.1　有利因素

a）本病症可见于多种致病因素引起的急慢性结膜炎、角膜炎，是患者就诊于眼科的常见主诉，临床发生率高。中医辨证分型与风热密切相关，而针刺具有快速疏风泄热、消肿止痛之效，故临床应用较广泛，需求量高。

b）随着循证思想在临床中的普及，越来越多的一线针灸医生、眼科医生等更愿意参考循证临床实践指南来解决临床问题。

c）针灸疗法治疗目赤痛操作简便、安全，能快速缓解患者眼部的不适，临床接受度高。

10.2　不利因素

a）目赤痛最常见于急性结膜炎，后者多数有自愈倾向，患者可能自行使用药物治疗或待其自愈，针灸治疗的社会认知度较低。

b）推荐方案涉及刺血法、毫针法、艾灸法等一种或多种治疗方法联合，每种方案都有其优势和适宜情况，如何在临床中平衡利弊并结合患者意愿和价值观择宜而用，尚需一定时间解决。

11　本指南的局限和不足

本指南的制定小组由临床专家、统计学专家组成，但尚且缺少病人代表，不能完全体现患者的选择和偏好，具有一定的局限性。

本指南在检索过程中，发现缺乏与病证相关的卫生经济学内容，之后若有相关文献或报道，应尽快更新指南在这部分的内容。

12 本指南更新计划

本指南计划每5年更新一次，在更新期间如果出现相关研究的重大发现或颠覆性结果出现，随时进行更新。

附 录 A

(规范性)

本指南专家组成员和编写组成员

A.1 专家组成员

姓名	性别	学历/职称	工作单位	课题中的分工
赵京生	男	硕士/研究员	中国中医科学院针灸研究所	文献检索、文本编制指导
何丽云	女	博士/主任医师	中国中医科学院临床基础医学研究所	临床评价方法学指导
吴中朝	男	博士/教授	中国中医科学院针灸医院	文献检索方案的制定和临床治疗方案的推荐
高树中	男	硕士/教授	山东中医药大学	文献检索方案的制定和临床治疗方案的推荐
杨 骏	男	硕士/教授	安徽中医药大学第一附属医院	文献检索方案的制定和临床治疗方案的推荐
贾春生	男	博士/教授	河北中医学院针灸学院	文献检索方案的制定和临床治疗方案的推荐

A.2 编写组成员

	姓名	性别	学历/职称	工作单位	课题中的分工
组长	赵吉平	女	硕士/主任医师	北京中医药大学东直门医院	课题负责人，负责指南的起草、组织专家、征求专家意见
起草组	陈 晟	男	博士/副主任医师	北京中医药大学东直门医院	组织小组会议、征求专家意见、文献检索及数据提取
	武晓冬	女	博士/研究员	中国中医科学院针灸研究所	提供证据、推荐等级论证以及文献检索方法学支持
	王 军	男	博士/主任医师	北京中医药大学东直门医院	提供证据、推荐等级论证以及文献检索方法学支持
	郭盛楠	女	博士/副编审	中国中医科学院针灸研究所	文献检索及整理、文本撰写
	白 鹏	男	博士/主任医师	北京中医药大学第三附属医院	文献检索及整理、提取数据
	王 朋	女	博士/副主任医师	北京中医药大学东直门医院	文献检索及整理、提取数据
	谭 程	女	博士/副主任医师	北京中医药大学东直门医院	文献检索及整理、提取数据
	张佳佳	女	硕士/主治医师	北京中医药大学东直门医院	文献检索及整理、提取数据
	杨 超	男	博士/主治医师	北京中医药大学东直门医院	文献检索及整理、提取数据
	侯学思	女	博士/主治医师	首都医科大学附属北京中医医院	文献检索及整理、提取数据及文献评价
	程 璐	女	硕士研究生	北京中医药大学东直门医院	文献检索及整理、提取数据及文献评价

附 录 B

（资料性）

临床问题

基于适用人群、干预措施、对照、结局和卫生经济学等方面的考虑，由指南编写委员会提出本指南要解决的临床问题，以医患问卷调查的形式，进一步对临床问题进行筛选，指南制定小组以 PICO 原则产生临床问题，按照 4 个要素进行分级，最终经编写委员会讨论，确定临床关键问题如下。

PICO 项目	PICO 结果
研究对象	急慢性结膜炎、电光性眼炎、急性角膜结膜炎等引起的目赤痛症状
干预措施	各种针灸疗法
对照措施	阳性药物、安慰针、不同针灸疗法
结局指标	痊愈率、治疗时间、症状积分

B.1 目赤痛的定义

B.2 可出现目赤痛症状的相关疾病

B.3 目赤痛的中医病因病机

B.4 目赤痛的辨证分型

B.5 目赤痛的西医发病机制

B.6 目赤痛相关疾病的诊断要点

B.7 针灸治疗目赤痛的适宜人群

B.8 针灸治疗的原则

B.9 常用的针灸治疗手段

B.10 针灸最佳干预时机

B.11 针灸取穴

B.12 针灸操作

B.13 疗程

B.14 疗效及评价指标

B.15 禁忌证

B.16 患者依从性

B.17 各种注意事项

B.18 卫生经济学评价

B.19 支持指南推荐方案的文献质量

B.20 指南推荐方案的推荐等级

附 录 C

（资料性）

检索范围、检索策略、纳排标准及结果

C.1 检索范围

C.1.1 古代文献

以电子检索为主，检索《中华医典》（光盘版），检索有关目赤痛的条目。

C.1.2 近现代医家专著

C.1.2.1 近代医家专著目录

黄竹斋的《针灸经穴图考》

承淡安的《中国针灸治疗学》《针灸治疗实验集》《中国针灸学》《铜人经穴图考》《针灸精华》

夏少泉的《针灸薪传集》

朱琏的《新针灸学》

黄石屏的《针灸诠述》

陆瘦燕的《陆瘦燕针灸论著医案选》

孙秉彝的《针灸传真》

C.1.2.2 现代医家专著目录

鲁之俊的《新编针灸学》

胡慧的《中医临床家·杨甲三》

程莘农的《中国针灸学》

贺普仁的《针灸治痛》《针具针法》《针灸歌赋临床应用》《毫针疗法图解》《火针疗法图解》《三棱针疗法图解》《针灸三通法的临床应用》

韩济生的《针刺镇痛原理》

石学敏的《石学敏针灸临证集验》《中国针灸奇术》《当代针灸治疗学》

田从豁的《针灸医学验集》《中国灸法集粹》《针灸百病经验（西文版）》《古代针灸医案释按》《针灸经验辑要》《田从豁临床经验》

注：以上目录是按照总课题组提供的近现代医家专著检索目录，以电子检索为主，辅以手工检索，检索出的有关目赤痛的条目。

C.1.3 数据库

C.1.3.1 中文数据库

中国生物医学文献数据库（CBM，1979.1～2016.4）、中国期刊全文数据库（中国知网 CNKI，1979.1～2016.4）、中国科技期刊数据库（维普 VIP，1989.1～2016.4）、万方中华医学会期刊数据库（1998.1～2016.4），其中中国知网包括中国期刊文献数据库、重要会议全文数据库、硕博学位论文数据库。

C.1.3.2 外文数据库

PubMed（1970.1～2016.4）、EMbase（1980.1～2016.4）、Cochrane Library（1949.1～2016.4）。

C.2 检索策略

C.2.1 中文文献

#1 天行赤眼

#2 红眼病

#3 结膜炎

#4 角膜炎

#5 目赤肿痛

#6 目赤痛

#7 #1 or #2 or #3 or #4 or #5 or #6

#8 针刺 or 针灸疗法 or 灸法 or 刺血疗法 or 电针 or 火针疗法 or 激光针刺

#9 皮肤针疗法 or 梅花针疗法 or 头针 or 眼针 or 手足针 or 腕踝针 or 面针 or 舌针 or 耳针

#10 耳穴贴压 or 温针疗法 or 微波针刺 or 皮内针 or 水针 or 放血疗法 or 三棱针疗法

#11 蜂针 or 穴位疗法 or 穴位按压 or 点穴 or 敷脐 or 拔罐 or 走罐 or 闪罐 or 针药并用

#12 #8 or #9 or #10 or #11

#13 #7 and #12

C.2.2 英文文献

#1 conjunctivitis

#2 keratitis

#3 swelling and pain of eye OR sore red swollen eyes

#4 #1 OR #2 OR #3

#5 acupuncture therapy

#6 moxibustion

#7 acupuncture OR needling OR electroacupuncture OR dry needle OR hydro-acupuncture OR skin needle

#8 transcutaneous electrical acupoint stimulation OR auricular OR fire needle OR bloodletting therapy OR acupressure OR acupoint

#9 #5 OR #6 OR #7 OR #8

#10 #4 AND #9

C.3 文献的纳入排除标准

C.3.1 文献的纳入标准

C.3.1.1 研究对象

以“目赤痛”（“结膜充血”及“眼部疼痛/烧灼感/羞明多泪”）为主要临床表现的眼科疾病。患者年龄、性别、地域、人种不限。

C.3.1.2 干预措施

采用针灸疗法（针刺、艾灸、电针、拔罐、刺血、耳穴、穴位注射、针刀、穴位贴敷等），或针药结合（在随机对照临床试验中，试验组和对照组的药物在同一研究中必须相同）。

C.3.1.3 研究类型

截至 2016 年 4 月在正式期刊上发表的会议论文及学位论文中的随机对照试验、非随机同期对照试验、病例系列，语种不限。

C.3.1.4 终点指标

治愈率，痊愈所需治疗时间（天/次数）。

C.3.2 文献的排除标准

a）头颅外伤、脑血管病或肝肾、造血系统严重的原发性疾病导致的结膜充血或眼部痛痒；

b）“目赤痛”仅作为伴随症状或辨证的一部分，无针对性治疗的穴位或穴组，或未交待具体的样本量及失访信息，或针灸治疗方案（如穴位处方等）信息不全；

c）针灸疗法未作为主要治疗手段或者合并使用 2 种及以上针灸相关疗法；

d）多病种研究，结果数据合并统一。

C.4 检索结果

C.4.1 现代文献检索结果

最终检索文献1260篇（中文文献877篇，英文文献383篇），经过阅读标题、摘要以及全文，筛检、排除后，最终获得可能为RCT文献16篇，同期非随机对照试验25篇，病例系列96篇，系统评价/meta分析2篇。

C.4.2 古代文献检索结果

关于“目赤痛”记载295条，“目赤肿痛”203条，“天行赤眼”22条，“暴风客热”63条。以下文献中有关于治疗目赤痛的腧穴记载：

著作	治疗目赤痛用穴
《针灸甲乙经》	后溪、曲池
《针灸集成》	大赫、肓俞、商曲、石关、通谷
《普济方》	曲池、后溪、脑户、申脉、太冲、阳谷、昆仑、曲泉、阳溪、液门、前谷、人中
《针灸聚英》	四白、横骨、大赫、气穴、肓俞、商曲、石关、阴都、通谷、幽门、目窗、申脉
《针灸资生经》	攒竹、昆仑、太渊、阳溪、液门、内关、目窗、大陵、申脉、太冲、曲泉、阳谷、睛明、后溪、瞳子髎、人中、当阳
《针灸大成》	四白、横骨、大赫、气穴、四满、肓俞、商曲、石关、阴都、通谷、幽门、目窗
《类经图翼》	大赫、肓俞、商曲、石关、通谷
《针灸问答》	横骨、大赫、气穴、四满、肓俞、商曲、石关、阴都、通谷、幽门、目窗
《针方六集》	幽门、石关、商曲、肓俞、气穴、大赫、横骨、外关、足临泣、申脉、后溪
《古今医统大全》	大赫、肓俞、商曲、石关、通谷
《医学入门》	巨髎
《医学纲目》	曲池、后溪
《备急千金要方》	阳溪、阳谷、曲泉、太冲、昆仑
《外台秘要》	曲池、后溪、脑户
《针经指南》	申脉、后溪
《明目至宝》	太阳

C.4.3 近现代医家专著检索结果

检索近现代医家专著，有关针灸疗法治疗目赤痛的记录总结如下。

书名（作者）	治则治法	取穴	操作
《中国针灸学》（承淡安）	用诱导法调整局部血行	风池、攒竹、睛明、太阳、合谷、光明	中刺激之针治
《中国针灸治疗学》（承淡安）	无	眼暴赤肿痛：神庭、上星、绝骨、前顶、百会、光明、地五会	神庭、上星、绝骨、前顶、百会：俱微刺出血；光明：针入三四分，留捻2分钟；地五会：针入三四分，留捻2分钟
		眼赤暴痛而不肿：合谷、手三里、太阳、睛明	合谷：针入5分，留捻2分钟；手三里：针入4分，留捻1分钟；太阳：针入3分，留捻1分钟，刺出血；睛明：针入3分，留捻1分钟

续 表

书名（作者）	治则治法	取穴	操作
《针灸薪传集》（承淡安）	无	目赤肿痛：太阳、睛明、合谷、耳背紫络或合谷、光明、太阳、委中	太阳：出血；睛明、合谷针；耳背紫络上出血，甚者委中出血。黄连酒点之（黄连一两，高粱酒十两，泡一月滤过几次，去渣，点目有奇效）或去合谷加攒竹。又法：合谷、光明，针；太阳、委中，俱出血
		目痛如脱红而羞明：八关、尺泽、委中、太阳	八关（即十指间歧缝处），出血；尺泽、委中、太阳，俱出血。服止痛药
《新针灸学·结合膜炎》（朱琏）	无	丝竹空、瞳子髎、阳白、太阳、鱼腰、睛明、四白、大陵、合谷、曲池、迎香、阳溪、地五会、足三里、颔厌、天柱、风池、大椎、身柱、肝俞、脾俞、胃俞、大肠俞、凤眼（在拇指第一指骨和第二指骨关节横纹桡侧端）、光明等。可以取全身性与局部穴位、远隔部位与邻近部位穴位相结合	用抑制法二型手法
《中国针灸学·目赤肿痛》（程莘农）	疏风清热	睛明、风池、太阳、合谷、行间 配穴：风热配外关，肝胆火旺配太冲	针用泻法，太阳点刺出血
《毫针疗法图解·目赤肿痛》（贺普仁）	疏风清热，清肝利胆，消肿定痛	主穴：风池、合谷、睛明、太阳 配穴：外感风热加曲池、少商；肝胆火盛加太冲、侠溪，肿痛明显加耳尖、内迎香	泻法为主。耳尖、内迎香三棱针点刺放血。风池向对侧鼻尖斜刺 0.5 ~ 0.8 寸，使针感向眼睛扩散为佳。合谷、睛明、太冲直刺 0.5 ~1 寸，刺睛明时紧靠眼眶缓慢进针，不宜提插捻转，出针后以棉球压迫片刻，以防出血。太阳斜刺 1 寸左右，少商浅刺，侠溪斜刺 0.5 ~ 0.8 寸
《三棱针疗法图解·目赤肿痛》（贺普仁）	散风清热解毒，疏泄肝胆明目	耳尖。风热毒邪配风池、合谷；肝胆火盛配睛明、行间	耳尖穴以三棱针快速点刺放血。若单眼患病，放血时要取患侧耳尖穴；若双目皆有病，则双侧耳尖穴均放血。余穴用毫针采用泻法。每日 1 次。
《针灸治痛》《针灸三通法临床应用·结膜炎》（贺普仁）	清热解毒，通络明目	耳尖、太阳、内迎香、背部痣点、眼睑内侧等	挑选 2 ~3 个穴位，锋针速刺放血
《针具针法·急性结膜炎》（贺普仁）	疏风清热，凉血解毒	耳尖穴、内迎香	以锋针速刺法放血

续 表

书名（作者）	治则治法	取穴	操作
《针灸歌赋临床应用·目赤肿痛》（贺普仁）	外感风热：散风清热	攒竹、睛明、丝竹空、太阳、鱼尾	太阳放血，余穴可泻
	肝胆热盛：清利肝胆	迎香、临泣、太冲、合谷	泻法
《当代针灸治疗学·目赤肿痛》（石学敏）	风热客表：疏风解表清热	合谷、风池、太阳、少商、睛明。发热目痛加大椎、瞳子髎	睛明穴用31号毫针，用压入式进针法，直刺0.5~1寸，产生针感即可。余穴均用泻法
	阳毒火盛：清热凉血解毒	大椎、上星、睛明、太阳、少商、合谷、行间。心烦加神道、心俞	睛明针法同上，余穴用泻法
	肝肺郁热：泻肝清肺	太冲、少商、睛明、瞳子髎、侠溪。头痛目眩加肝俞、风池；胸胁苦满加内关、膈俞	少商点刺出血，睛明刺法同上，膈俞穴针后拔罐。余穴均用泻法
	阴虚火旺：滋阴清热	睛明、丝竹空、攒竹、尺泽、三阴交、太溪。口鼻干燥加承浆、迎香；咽喉干痛加照海、天突	睛明刺法同上，余穴均用平补平泻法
	无	三棱针：太阳、攒竹、丝竹空、上星、少商、大椎、委中	每次酌选3~5个穴，用三棱针点刺出血。阴虚火旺者慎用
		耳针：眼、肝、肺、耳尖、心、目1、目2	用手指将耳尖按揉充血，用粗毫针刺耳尖，捻刺1分钟许，出针后用手挤出血数滴。余穴用毫针强刺激
		针挑：大椎穴及其旁开0.5寸，或太阳、印堂、耳背血管	在大椎穴及其旁开0.5寸处挑治，或太阳、印堂、耳背血管处，用针挑刺出血
		灸法：耳尖	艾卷温和灸，使之产生热感而不灼痛，每次15分钟
《中国针灸奇术·目痒之辨证论治》（石学敏）	风邪袭目：祛风止痒	风池、攒竹、头维、太阳	风池直刺1~1.5寸，攒竹、太阳、头维皆针尖向眼区方向针刺或平刺3~5分钟，诸穴行捻转手法，平补平泻，得气后留针10分钟，每日1次。痒甚者于太阳、头维点刺放血
	风热壅目：清热散风，通络止痒	风池、太阳、四白、合谷、瞳子髎、地五会、少商	风池、太阳刺法同前，四白、瞳子髎针尖向眼区方向斜刺3~5分，合谷直刺0.5~1寸，地五会直刺3~5分，合谷行捻转提插泻法，余穴皆行捻转之泻法，少商点刺放血。得气后留针10分钟，每日1次
	湿热蕴目：清热化湿止痒	承浆、丰隆、足三里、曲池、太阳	太阳刺法同前；承浆直刺0.5~1寸，不施手法；丰隆、曲池行捻转提插之平补平泻法，足三里行补法。得气后均留针10~20分钟

续 表

书名（作者）	治则治法	取穴	操作
《中国针灸奇术·目痒之辨证论治》（石学敏）	肝血虚少：补肝养目，息风止痒	肝俞、血海、百会、风池、瞳子髎	风池、瞳子髎同前，肝俞、血海直刺0.5～1寸，行捻转补法；百会向前平刺0.5～1寸，行捻转补法。均留针10～20分钟，每日1次
《中国针灸奇术·目痒之其他疗法》（石学敏）	清除壅滞，活血通络，散风止痒	胞睑内面	结膜行常规冲洗消毒和表面麻醉后，翻转胞睑，用三棱针或手术刀片在胞睑内面轻点刺，若有颗粒，将其刺破，使出血少许。手法轻重适度，不可过深，点刺10～30下后擦净血液，使用抗生素眼药，包术眼12小时。若需要10日后再施术，一眼不宜超过3次
《中国针灸奇术·电光性眼炎之毫针刺法》（石学敏）	泻热止痛	风池、四白、合谷、睛明	风池直刺1～1.5寸，行捻转提插泻法，以针感向头顶及眼眶放射为度，不留针；四白穴针尖向上刺3～5分，行捻转之泻法，操作1分钟，不留针；睛明直刺0.5～1寸，行小幅度提插手法（雀啄），以针感传及全部眶区、眼痛减轻为度，不留针，出针宜缓，以防出血；合谷直刺0.5寸，行捻转之泻法1分钟，不留针；太阳穴以三棱针点刺放血1～3滴
《中国针灸奇术·电光性眼炎之毫针刺法》（石学敏）	无	耳尖	将耳轮向耳屏对折，此时耳轮最上端即为耳尖穴。常规消毒穴位后，用三棱针点刺，放出或挤出血液一滴
《针灸医学验集·急性结膜炎及结膜变态反应病》（田从豁）	无	毫针：主穴：睛明、内睛明、瞳子髎、攒竹、丝竹空、合谷、申脉；配穴：太阳、阳白、鱼腰、风池、少商；经验穴：步愈甲（督脉3～5椎间）	弱刺激或中等刺激泻法，不留针，或留针10～15分钟，每日1次，5次为1疗程。针刺眼周穴位应选用31～32号毫针。少商用三棱针或粗毫针点刺出血
		灸法：患眼对侧耳郭上部（相当于耳尖穴处）	按艾卷温和灸法操作，以患者施灸处有温热感为度。每次10～15分钟，一般1次即可
		耳针：眼、肝、耳尖、耳背血管、耳垂眼区	取耳背明显之血管，以三棱针尖刺出血。或用26号毫针刺耳尖，先用手将耳尖部按揉充血，进针捻转1分钟左右，出针后用手挤出豆大1～2滴血。可取双耳，也可取单侧，两侧交替用，每日1～2次。也有取耳垂眼区过敏点，用26号毫针捻刺1分钟左右，出针后挤出少许血滴，同时针刺肝区过敏点，留针30分钟左右，每日1次

续 表

书名（作者）	治则治法	取穴	操作
《针灸医学验集·急性结膜炎及结膜变态反应病》（田从豁）	无	梅花针：1 组：眉弓、上下眼睑、前额、颞侧部；2 组：眼眶周围、颞侧部	两组均每日治疗 1 次，3 次为 1 疗程
		刺血治疗：太阳、鱼腰、耳后静脉	毫针或三棱针点刺太阳穴，然后拔罐 1～3 分钟。鱼腰点刺之后，用手挤捏，出血少许；耳后静脉放血法：以手揉耳郭，使之充血，耳后树枝状小静脉怒张，以三棱针刺小静脉，出血数滴。以上两法可单用，也可合用，每日 1 次，连续 1～3 次
《针灸医学验集·电光性眼炎》（田从豁）	无	毫针：主穴：睛明、丝竹空、瞳子髎、太阳、合谷；配穴：四白、阳白、攒竹、鱼腰、风池、光明	针刺以速刺进针法，中等刺激，留针 20～30 分钟或更长时间
		穴位注射：瞳子髎、支沟	0.5%～1%盐酸普鲁卡因 4mL，按穴位封闭操作常规进行注射，每穴注药 1mL，每日 1～2 次，注射后患者闭目半小时～1 小时
《古代针灸医案释按·目赤》（田从豁）	无	上星至百会、攒竹、丝竹空、眉际	上星至百会连以铍针刺四五十刺，攒竹、丝竹空、上兼眉际一十刺，出血
《中国灸法集粹》（田从豁）	疏泄风热	主穴：合谷、风池、太阳、少商、量眼穴 配穴：肝俞、胆俞、上星、大陵、足三里、光明、行间等	艾卷温和灸：每次选用 2～4 个穴位，每穴每次施灸 5～15 分钟，每日灸治 1 次，3 次为 1 疗程； 艾卷雀啄灸：选用穴位、灸治时间及疗程同上； 毛茛草敷灸：取鲜毛茛草适量，与食盐少许共捣如膏状，制成黄豆大或绿豆大药丸数粒，备用，敷灸时取药丸 1 粒，敷于少商或合谷穴处，待局部起疱后将药丸去掉，水疱不必挑破，左眼患病敷右侧穴位，右眼患病敷左侧穴位，双眼患病两侧穴位均取； 代赭石敷灸：代赭石 2 份，生石膏 1 份，上药共研细末，贮瓶备用。治疗时取药末适量，加水调如泥膏状，敷于太阳穴处，胶布固定，每日 1～2 次

C.4.4 文献筛选结果

按照课题组讨论后所确定的纳入及排除标准，获得系统评价 1 篇；对可能的随机对照试验（RCT）文献进行筛选，并通过电话或邮件联系作者，确定研究的真实性并了解相关需要的信息，获得随机对照试验（RCT）文献 14 篇；另外，结合专家意见，纳入同期非随机对照试验 5 篇、病例系列研究 16 篇，排除随机对照试验（RCT）文献 1 篇；最终共纳入相关文献 35 篇。

附 录 D
（资料性）
疗效评价指标分级

GRADE 为指南提供了一个证据质量评价的体系，也为指南中的推荐强度评级提供了一种系统方法。GRADE 方法的最佳应用有赖于就备选方案对患者所有重要结局的影响进行系统评价。现指南即将进入文献评估阶段，故需首先确定各结局指标重要性。

根据结局指标的客观性及对患者的实际临床意义，并结合目赤痛的临床特点，需将结局指标分为关键指标、重要而非关键指标以及重要性有限指标三类，用 1 ~ 9 的数字给结果赋值（7 ~ 9 为关键，4 ~ 6 为重要，1 ~ 3 为重要性有限）。从 9 到 1，其结局指标的重要性依次递减。

由于本病具有自限性，且以结膜充血、眼部疼痛或痒涩为主，目前纳入标准均根据结膜及患者主观感觉将患者的治疗结局进行评价，均采用治愈、有效、无效的等级评价，但半数以上文献未标注疗效标准的出处。

D.1 外眼症状与体征轻重分级表

症状与体征	轻	中	重
疼痛	轻微疼痛	明显疼痛	疼痛难忍
羞明（畏光）	畏光欲眯眼	畏光眯眼	畏光不敢睁眼
流泪	流泪较少	流泪明显	流泪不止
眼眵	内眦少量积眵	较多积眵	甚多，擦之即生
目痒	微痒可忍	微痒揉眼	痒极难忍
眼干涩	偶有干涩	常有干涩不爽	干涩难忍
黑睛星翳（点状）	稀疏可数≤1/4 面积	密集难数≤2/4 面积	弥漫成片大于 2/4 面积
黑睛生翳（条片状）	破损≤1/4 黑睛面积	≤2/4 黑睛面积	>2/4 黑睛面积
白睛抱轮红	黑睛周围淡红	黑睛周围深红而宽	白睛全部红赤
白睛结膜充血	白睛淡红	白睛红赤	白睛红赤肿胀
白睛溢血	点状出血可数	点片状出血≤1/3	出血成片 >1/3
眼睑红肿	微红肿	红肿明显	胞肿如桃
眼内滤泡或乳头	稀疏局限占睑内面积≤1/3	较密集面积≤2/3	稠密成片占面积 >2/3

D.2 急性卡他性结膜炎症状分级量化表

症状	轻	中	重
白睛红赤	白睛微红	白睛红赤	白睛赤肿
睑内红赤	睑内微红	睑内红赤	睑内红赤甚
胞睑红肿	胞睑轻微红肿	胞睑红肿明显	胞睑红肿焮热或上下睑红肿如杯覆
目痒	微痒痛	痒时用手揉眼	痒极难忍

续　表

症状	轻	中	重
目痛	轻微疼痛	明显疼痛	疼痛难忍
生眵	微生眵，呈黏液性	眼眵较多，呈脓性	眵多擦之即有，呈脓性
流泪	少许流泪	流泪明显	热泪如汤
羞明畏光	畏光欲眯眼	畏光眯眼	畏光难睁眼
头痛	轻微头痛	头痛明显	头痛难忍
鼻塞	微鼻塞	鼻塞能通气	鼻塞不通
恶风	微恶风	恶风	遇风则恶
发热	低热	中度发热	高热
口干	口微干	口干饮水	口渴思饮
便秘	大便干，每日一行	大便秘结，2~3 日一行	大便艰难，3 日以上一行
便赤	小便微黄	小便黄	小便黄赤

附　录　E
（资料性）
文献质量评估结论

E. 1　证据概要表

Author（s）： hxs

Date： 2016 - 12 - 19

Question： Should 耳尖太阳放血 vs 氧氟沙星滴眼液 be used for 目赤肿痛？

Settings： 南阳市中医医院

Bibliography： . 针刺 for 目赤肿痛 . Cochrane Database of Systematic Reviews ［Year］，Issue ［Issue］ .

Quality assessment							No of patients		Effect		Quality	Importance
No of studies	Design	Risk of bias	Inconsistency	Indirectness	Imprecision	Other considerations	耳尖太阳放血	氧氟沙星滴眼液	Relative (95.0% CI)	Absolute		
治愈率												
1	randomised trials	serious	no serious inconsistency	no serious indirectness	serious[1]	none	20/30 (66.7%)	15/30 (50.0%)	RR 1.33 (0.82 to 1.7)	165 more per 1000 (from 90 fewer to 350 more)	⊕⊕○○ LOW	CRITICAL
								50.0%		165 more per 1000 (from 90 fewer to 350 more)		

[1] 可信区间宽。效应量的可信区间跨过 RR 为 1.0 的等效线

Author (s): hxs

Date: 2016 - 12 - 19

Question: Should 针刺 vs 中药 be used for 目赤肿痛?

Settings: 上海市黄浦区中心医院中医门诊部

Bibliography: . 针刺 for 目赤肿痛 . Cochrane Database of Systematic Reviews [Year], Issue [Issue].

Quality assessment							No of patients		Effect		Quality	Importance
No of studies	Design	Risk of bias	Inconsistency	Indirectness	Imprecision	Other considerations	针刺	中药	Relative (95.0% CI)	Absolute		
治愈率												
1	randomised trials	serious[1]	no serious inconsistency	no serious indirectness	serious[2]	none	21/30 (70.0%)	20/30 (66.7%)	RR 1.05 (0.66 to 1.31)	33 more per 1000 (from 227 fewer to 207 more)	⊕⊕○○ LOW	CRITICAL
								66.7%		33 more per 1000 (from 227 fewer to 207 more)		

[1] 无隐蔽分组。治疗 1 ~ 2 疗程，可能因为早期获益而终止

[2] 可信区间较宽。可信区间跨过 RR 为 1.0 的等效线，提示针刺和中药疗效相当。不推荐

Author (s): hxs

Date: 2016 - 12 - 19

Question: Should 壮医药线点灸 vs 羟苄唑 + 诺氟沙星点眼 be used for 目赤肿痛?

Settings: 广西中医学院第一附属医院

Bibliography: . 针刺 for 目赤肿痛 . Cochrane Database of Systematic Reviews [Year], Issue [Issue].

Quality assessment							No of patients		Effect		Quality	Importance
No of studies	Design	Risk of bias	Inconsistency	Indirectness	Imprecision	Other considerations	壮医药线点灸	羟苄唑 + 诺氟沙星点眼	Relative (95.0% CI)	Absolute		
治愈率												
1	randomised trials	serious[1]	no serious inconsistency	no serious indirectness	no serious imprecision	reporting bias[2]	94/120 (78.3%)	68/120 (56.7%)	RR 1.38 (1.19 to 1.52)	215 more per 1000 (from 108 more to 295 more)	⊕⊕○○ LOW	CRITICAL
								56.7%		215 more per 1000 (from 108 more to 295 more)		

[1] 隐蔽分组不详

[2] 基金支持

Author（s）: hxs

Date: 2016 - 12 - 19

Question: Should 针药 vs 中药 be used for 单纯疱疹性角膜炎？

Settings: 陕西中医学院附属医院

Bibliography: . 针刺 for 目赤肿痛 . Cochrane Database of Systematic Reviews［Year］, Issue［Issue］.

Quality assessment							No of patients		Effect		Quality	Importance
No of studies	Design	Risk of bias	Inconsistency	Indirectness	Imprecision	Other considerations	针药	中药	Relative (95.0% CI)	Absolute		
治愈率												
1	randomised trials	serious[1]	no serious inconsistency	no serious indirectness	serious[2]	none	20/34 (58.8%)	18/34 (52.9%)	RR 1.45 (1.01 to 1.7)	238 more per 1000 (from 5 more to 371 more)	⊕⊕○○ LOW	CRITICAL
								52.9%		238 more per 1000 (from 5 more to 370 more)		
痊愈天数（Better indicated by lower values）												
1	randomised trials	serious[1]	no serious inconsistency	serious[3]	serious[2]	none	34	34	-	MD 11.5 lower (12.46 to 10.54 lower)	⊕○○○ VERY LOW	CRITICAL

[1] 隐蔽分组不详。部分患者可能因早期获益而提前结束治疗

[2] 可信区间宽

[3] 间接证据

Author（s）: hxs

Date: 2016－12－19

Question: Should 耳尖放血＋重组人干扰素 vs 重组人干扰素 be used for 目赤肿痛?

Settings: 广州市珠海区石溪中医医院

Bibliography: . 针刺 for 目赤肿痛 . Cochrane Database of Systematic Reviews ［Year］, Issue ［Issue］ .

Quality assessment							No of patients		Effect		Quality	Importance
No of studies	Design	Risk of bias	Inconsistency	Indirectness	Imprecision	Other considerations	耳尖放血＋重组人干扰素	重组人干扰素	Relative (95.0% CI)	Absolute		
治愈率												
1	randomised trials	serious[1]	no serious inconsistency	no serious indirectness	serious[2]	none	126/128 (98.4%)	114/127 (89.8%)	RR 1.1 (1.04 to 1.11)	90 more per 1000 (from 36 more to 99 more)	⊕⊕○○ LOW	CRITICAL
								89.8%		90 more per 1000 (from 36 more to 99 more)		
症状体征积分（Better indicated by lower values）												
1	randomised trials	serious[1]	no serious inconsistency	no serious indirectness	serious[2]	none	128	12	-	MD 8.1 lower (9.34 to 6.86 lower)	⊕○○○ VERY LOW	CRITICAL

[1] 隐蔽分组不详

[2] 可信区间较宽

Author（s）：hxs
Date：2016－12－19
Question：Should 耳尖放血＋无环鸟苷、环丙沙星 vs 无环鸟苷＋环丙沙星 be used for 流行性角膜结膜炎？
Settings：广东省佛山市中医院
Bibliography：. 针刺 for 目赤肿痛 . Cochrane Database of Systematic Reviews ［Year］，Issue ［Issue］.

Quality assessment							No of patients		Effect		Quality	Importance
No of studies	Design	Risk of bias	Inconsistency	Indirectness	Imprecision	Other considerations	耳尖放血＋无环鸟苷、环丙沙星	无环鸟苷＋环丙沙星	Relative（95.0% CI）	Absolute		
治愈率												
1	randomised trials	serious[1]	no serious inconsistency	no serious indirectness	serious[2]	none	49/62（79.0%）	30/62（48.4%）	RR 1.63（1.31 to 1.84）	305 more per 1000（from 150 more to 406 more）	⊕⊕○○ LOW	CRITICAL
								48.4%		305 more per 1000（from 150 more to 407 more）		

[1] 隐蔽方案不详
[2] 可信区间较宽

Author（s）：hxs
Date：2016－12－19
Question：Should 耳尖放血＋无环鸟苷、滴宁眼水 vs 无环鸟苷、滴宁眼水 be used for 流行性出血性结膜炎？
Settings：广东省佛山市中医院
Bibliography：. 针刺 for 目赤肿痛 . Cochrane Database of Systematic Reviews ［Year］，Issue ［Issue］.

Quality assessment							No of patients		Effect		Quality	Importance
No of studies	Design	Risk of bias	Inconsistency	Indirectness	Imprecision	Other considerations	耳尖放血＋无环鸟苷、滴宁眼水	无环鸟苷、滴宁眼水	Relative（95.0% CI）	Absolute		
治疗天数（Better indicated by lower values）												
1	randomised trials	serious[1]	no serious inconsistency	serious[2]	serious	none	110	50	-	MD 5 lower（5.67 to 4.33 lower）	⊕○○○ VERY LOW	CRITICAL

[1] 用治疗天数衡量疗效
[2] 可信区间较宽

Author（s）： hxs

Date： 2016－12－19

Question： Should 耳背静脉＋耳穴放血 vs 氯霉素滴眼液 be used for 流行性出血性结膜炎？

Settings： 辽宁省盘锦市第一医院

Bibliography： . 针刺 for 目赤肿痛 . Cochrane Database of Systematic Reviews ［Year］，Issue ［Issue］.

Quality assessment							No of patients		Effect		Quality	Importance
No of studies	Design	Risk of bias	Inconsistency	Indirectness	Imprecision	Other considerations	耳背静脉＋耳穴放血	氯霉素滴眼液	Relative (95.0% CI)	Absolute		
平均治愈时间（天）（Better indicated by lower values）												
1	randomised trials	serious[1]	no serious inconsistency	serious[2]	serious[3]	none	100	100	–	not pooled	⊕○○○ VERY LOW	CRITICAL

[1] 隐蔽分组不详。可能因早期获益而提前终止

[2] 使用每天痊愈的人数，且数据不完整。疗效标准不明确，仅为痊愈标准

[3] 试验组采用发病第1天就诊，治疗后痊愈天数，而对照组从发病5日患者统计疗效

Author（s）： hxs

Date： 2016－12－19

Question： Should 耳垂眼区穴注＋无环鸟苷吗啉双胍 vs 无环鸟苷吗啉双胍 be used for 流行性出血性结膜炎？

Settings： 浙江台州黄岩中医院

Bibliography： . 针刺 for 目赤肿痛 . Cochrane Database of Systematic Reviews ［Year］，Issue ［Issue］.

Quality assessment							No of patients		Effect		Quality	Importance
No of studies	Design	Risk of bias	Inconsistency	Indirectness	Imprecision	Other considerations	耳垂眼区穴注＋无环鸟苷吗啉双胍	无环鸟苷吗啉双胍	Relative (95.0% CI)	Absolute		
1疗程5d治愈率												
1	randomised trials	serious[1]	no serious inconsistency	serious[1]	serious[2]	none	26/50 (52.0%)	10/50 (20.0%)	RR 2.6 (1.54 to 3.62)	320 more per 1000 (from 108 more to 524 more)	⊕⊕○○ LOW	CRITICAL
								20.0%		320 more per 1000 (from 108 more to 524 more)		

[1] 采用不同天数的治愈率评价

[2] 可信区间较宽

Author（s）：hxs

Date：2016 - 12 - 19

Question：Should 太阳穴 - 磁化锋钩针 vs 太阳穴普通锋钩针 be used for 急性结膜炎？

Settings：山西省阳高县人民医院

Bibliography：. 针刺 for 目赤肿痛 . Cochrane Database of Systematic Reviews［Year］，Issue［Issue］.

<table>
<tr><th colspan="7">Quality assessment</th><th colspan="2">No of patients</th><th colspan="2">Effect</th><th rowspan="2">Quality</th><th rowspan="2">Importance</th></tr>
<tr><th>No of studies</th><th>Design</th><th>Risk of bias</th><th>Inconsistency</th><th>Indirectness</th><th>Imprecision</th><th>Other considerations</th><th>太阳穴 - 磁化锋钩针</th><th>太阳穴普通锋钩针</th><th>Relative (95.0% CI)</th><th>Absolute</th></tr>
<tr><td colspan="13">治愈率</td></tr>
<tr><td rowspan="2">1</td><td rowspan="2">randomised trials</td><td rowspan="2">serious[1]</td><td rowspan="2">no serious inconsistency</td><td rowspan="2">serious[2]</td><td rowspan="2">serious[3]</td><td rowspan="2">none</td><td>167/412 (40.5%)</td><td>128/292 (43.8%)</td><td rowspan="2">RR 0.92 (0.76 to 1.09)</td><td>35 fewer per 1000 (from 105 fewer to 39 more)</td><td rowspan="2">⊕○○○ VERY LOW</td><td rowspan="2">CRITICAL</td></tr>
<tr><td></td><td>43.8%</td><td>35 fewer per 1000 (from 105 fewer to 39 more)</td></tr>
<tr><td colspan="13">1 次治疗痊愈率</td></tr>
<tr><td rowspan="2">1</td><td rowspan="2">randomised trials</td><td rowspan="2">serious[1]</td><td rowspan="2">no serious inconsistency</td><td rowspan="2">serious[2]</td><td rowspan="2">serious[3]</td><td rowspan="2">none</td><td>95/412 (23.1%)</td><td>37/292 (12.7%)</td><td rowspan="2">RR 2.07 (1.37 to 3.12)</td><td>104 more per 1000 (from 39 more to 185 more)</td><td rowspan="2">⊕○○○ VERY LOW</td><td rowspan="2">CRITICAL</td></tr>
<tr><td></td><td>12.7%</td><td>104 more per 1000 (from 39 more to 185 more)</td></tr>
<tr><td colspan="13">[1] 隐蔽分组不详。疗程信息不全，可能因早期获益而终止
[2] 疗效标准出处不详
[3] 可信区间较宽</td></tr>
</table>

Author（s）: hxs

Date: 2016－12－19

Question: Should 耳尖太阳刺血 vs 中药 be used for 传染性结膜炎？

Settings: 山东省青州市中医院

Bibliography: . 针刺 for 目赤肿痛 . Cochrane Database of Systematic Reviews［Year］, Issue［Issue］.

Quality assessment							No of patients		Effect		Quality	Importance
No of studies	Design	Risk of bias	Inconsistency	Indirectness	Imprecision	Other considerations	耳尖太阳刺血	中药	Relative (95.0% CI)	Absolute		
治愈率												
1	randomised trials	very serious[1]	no serious inconsistency	no serious indirectness	serious[2]	none	51/65 (78.5%)	42/59 (71.2%)	RR 1.1 (0.87 to 1.25)	71 more per 1000 (from 93 fewer to 178 more)	⊕○○○ VERY LOW	CRITICAL
								71.2%		71 more per 1000 (from 93 fewer to 178 more)		

[1] 随机及隐蔽分组不详

[2] 可信区间较宽

Author（s）: hxs

Date: 2016－12－19

Question: Should 耳尖放血 vs 氯霉素/卡那霉素滴眼液 be used for 目赤肿痛？

Settings: 北京通县木材厂医务室

Bibliography: . 针刺 for 目赤肿痛 . Cochrane Database of Systematic Reviews［Year］, Issue［Issue］.

Quality assessment							No of patients		Effect		Quality	Importance
No of studies	Design	Risk of bias	Inconsistency	Indirectness	Imprecision	Other considerations	耳尖放血	氯霉素/卡那霉素滴眼液	Relative (95.0% CI)	Absolute		
痊愈率（特效）												
1	randomised trials	very serious[1]	no serious inconsistency	serious[2]	serious	none	28/30 (93.3%)	8/55 (14.5%)	RR 6.44 (5.06 to 6.8)	791 more per 1000 (from 591 more to 844 more)	⊕○○○ VERY LOW	CRITICAL
								14.6%		794 more per 1000 (from 593 more to 847 more)		

[1] 随机及隐蔽分组不详

[2] No explanation was provided

Author（s）: hxs

Date: 2016－12－19

Question: Should 耳尖放血＋滴眼液 vs 滴眼液 be used for 急性结膜炎？

Settings: 成都市第一人民医院

Bibliography: . 针刺 for 目赤肿痛 . Cochrane Database of Systematic Reviews［Year］, Issue［Issue］.

Quality assessment							No of patients		Effect		Quality	Importance
No of studies	Design	Risk of bias	Inconsistency	Indirectness	Imprecision	Other considerations	耳尖放血＋滴眼液	滴眼液	Relative (95.0% CI)	Absolute		
治愈率												
1	randomised trials	very serious[1]	no serious inconsistency	no serious indirectness	serious[2]	none	40/60 (66.7%)	17/60 (28.3%)	RR 2.35 (1.69 to 2.87)	382 more per 1000 (from 196 more to 530 more)	⊕⊕○○ LOW	CRITICAL
								28.3%		382 more per 1000 (from 195 more to 529 more)		

[1] 随机方法及隐蔽分组不清

[2] 可信区间较宽

Author（s）: hxs

Date: 2016－12－19

Question: Should 耳尖太阳攒竹放血＋点眼 vs 口服病毒灵＋点眼 be used for 急性传染性结膜炎？

Settings: 山西省广陵县中医医院

Bibliography: . 针刺 for 目赤肿痛 . Cochrane Database of Systematic Reviews［Year］, Issue［Issue］.

Quality assessment							No of patients		Effect		Quality	Importance
No of studies	Design	Risk of bias	Inconsistency	Indirectness	Imprecision	Other considerations	耳尖太阳攒竹放血＋点眼	口服病毒灵＋点眼	Relative (95.0% CI)	Absolute		
治愈率												
1	randomised trials	serious[1]	no serious inconsistency	no serious indirectness	serious	none	86/120 (71.7%)	26/120 (21.7%)	RR 3.3 (2.69 to 3.78)	498 more per 1000 (from 366 more to 602 more)	⊕⊕○○ LOW	CRITICAL
								21.7%		499 more per 1000 (from 367 more to 603 more)		

[1] 隐蔽分组不详

Author（s）: hxs

Date: 2016－12－19

Question: Should 针刺＋祛风止痒方 vs 富马酸依美斯汀滴眼液 be used for 变应性结膜炎？

Settings: 江苏省泰州市姜堰中医院

Bibliography: . 针刺 for 目赤肿痛 . Cochrane Database of Systematic Reviews［Year］, Issue［Issue］.

Quality assessment							No of patients		Effect		Quality	Importance
No of studies	Design	Risk of bias	Inconsistency	Indirectness	Imprecision	Other considerations	针刺＋祛风止痒方	富马酸依美斯汀滴眼液	Relative (95.0% CI)	Absolute		
治愈率												
1	randomised trials	serious[1]	no serious inconsistency	no serious indirectness	serious[2]	none	48/60 (80.0%)	30/60 (50.0%)	RR 1.6 (1.21 to 2.12)	300 more per 1000 (from 105 more to 560 more)	⊕⊕○○ LOW	CRITICAL
								50.0%		300 more per 1000 (from 105 more to 560 more)		

[1] 隐蔽分组不详

[2] 可信区间较宽

E.2 结果总结表

耳尖太阳放血 compared to 氧氟沙星滴眼液 for 目赤肿痛

Patient or population：patients with 目赤肿痛
Settings：南阳市中医医院
Intervention：耳尖太阳放血
Comparison：氧氟沙星滴眼液

Outcomes	Illustrative comparative risks* (95.0% CI)		Relative effect (95.0% CI)	No of Participants (studies)	Quality of the evidence (GRADE)	Comments
	Assumed risk	Corresponding risk				
	氧氟沙星滴眼液	耳尖太阳放血				
治愈率	Study population		RR 1.33 (0.82 to 1.7)	60 (1 study)	⊕⊕⊖⊖ low[1]	
	500 per 1000	665 per 1000 (410 to 850)				
	Moderate					
	500 per 1000	665 per 1000 (410 to 850)				

* The basis for the assumed risk (e. g. the median control group risk across studies) is provided in footnotes. The corresponding risk (and its 95.0% confidence interval) is based on the assumed risk in the comparison group and the relative effect of the intervention (and its 95.0% CI).
CI：Confidence interval；RR：Risk ratio

GRADE Working Group grades of evidence
High quality：Further research is very unlikely to change our confidence in the estimate of effect.
Moderate quality：Further research is likely to have an important impact on our confidence in the estimate of effect and may change the estimate.
Low quality：Further research is very likely to have an important impact on our confidence in the estimate of effect and is likely to change the estimate.
Very low quality：We are very uncertain about the estimate.

[1] 可信区间宽。效应量的可信区间跨过 RR 为 1.0 的等效线

针刺 vs 中药 for 目赤肿痛

Patient or population：patients with 目赤肿痛
Settings：上海市黄浦区中心医院中医门诊部
Intervention：针刺
Comparison：中药

Outcomes	Illustrative comparative risks* （95.0% CI） Assumed risk 中药	Corresponding risk 针刺	Relative effect （95.0% CI）	No of Participants （studies）	Quality of the evidence （GRADE）	Comments
治愈率	Study population		RR 1.05 （0.66 to 1.31）	60 （1 study）	⊕⊕⊖⊖ low[1,2]	
	667 per 1000	700 per 1000 （440 to 873）				
	Moderate					
	667 per 1000	700 per 1000 （440 to 874）				

* The basis for the assumed risk （e. g. the median control group risk across studies） is provided in footnotes. The corresponding risk （and its 95.0% confidence interval） is based on the assumed risk in the comparison group and the relative effect of the intervention （and its 95.0% CI）.
CI：Confidence interval；RR：Risk ratio

GRADE Working Group grades of evidence
High quality：Further research is very unlikely to change our confidence in the estimate of effect.
Moderate quality：Further research is likely to have an important impact on our confidence in the estimate of effect and may change the estimate.
Low quality：Further research is very likely to have an important impact on our confidence in the estimate of effect and is likely to change the estimate.
Very low quality：We are very uncertain about the estimate.

[1] 无隐蔽分组。治疗 1～2 疗程，可能因为早期获益而终止
[2] 可信区间较宽。可信区间跨过 RR 为 1.0 的等效线，提示针刺和中药疗效相当。不推荐

壮医药线点灸 vs 羟苄唑＋诺氟沙星点眼 for 目赤肿痛

Patient or population：patients with 目赤肿痛
Settings：广西中医学院第一附属医院
Intervention：壮医药线点灸
Comparison：羟苄唑＋诺氟沙星点眼

Outcomes	Illustrative comparative risks*（95.0% CI）		Relative effect（95.0% CI）	No of Participants（studies）	Quality of the evidence（GRADE）	Comments
	Assumed risk	Corresponding risk				
	羟苄唑＋诺氟沙星点眼	壮医药线点灸				
治愈率	Study population		RR 1.38（1.19 to 1.52）	240（1 study）	⊕⊕⊖⊖ low[1,2]	
	567 per 1000	782 per 1000（674 to 861）				
	Moderate					
	567 per 1000	700 per 1000（675 to 862）				

*The basis for the assumed risk（e. g. the median control group risk across studies）is provided in footnotes. The corresponding risk（and its 95.0% confidence interval）is based on the assumed risk in the comparison group and the relative effect of the intervention（and its 95.0% CI）.
CI：Confidence interval；RR：Risk ratio

GRADE Working Group grades of evidence
High quality：Further research is very unlikely to change our confidence in the estimate of effect.
Moderate quality：Further research is likely to have an important impact on our confidence in the estimate of effect and may change the estimate.
Low quality：Further research is very likely to have an important impact on our confidence in the estimate of effect and is likely to change the estimate.
Very low quality：We are very uncertain about the estimate.

[1] 隐蔽分组不详
[2] 基金支持

针药 vs 中药 for 单纯疱疹角膜炎

Patient or population：patients with 单纯疱疹性角膜炎
Settings：陕西中医学院附属医院
Intervention：针药
Comparison：中药

Outcomes	Illustrative comparative risks* （95.0% CI） Assumed risk 中药	Corresponding risk 针药	Relative effect （95.0% CI）	No of Participants （studies）	Quality of the evidence （GRADE）	Comments
治愈率	Study population		RR 1.45 （1.01 to 1.7）	68 （1 study）	⊕⊕⊖⊖ low[1,2]	
	529 per 1000	768 per 1000 （535 to 900）				
	Moderate					
	529 per 1000	767 per 1000 （534 to 899）				
痊愈天数		The mean 痊愈天数 in the intervention groups was 11.5 lower （12.46 to 10.54 lower）		68 （1 study）	⊕⊖⊖⊖ very low[1,2,3]	

*The basis for the assumed risk（e.g. the median control group risk across studies）is provided in footnotes. The corresponding risk（and its 95.0% confidence interval）is based on the assumed risk in the comparison group and the relative effect of the intervention（and its 95.0% CI）.
CI：Confidence interval；RR：Risk ratio

GRADE Working Group grades of evidence
High quality：Further research is very unlikely to change our confidence in the estimate of effect.
Moderate quality：Further research is likely to have an important impact on our confidence in the estimate of effect and may change the estimate.
Low quality：Further research is very likely to have an important impact on our confidence in the estimate of effect and is likely to change the estimate.
Very low quality：We are very uncertain about the estimate.

[1] 隐蔽分组不详，部分患者可能因早期获益而提前结束治疗
[2] 可信区间宽
[3] 间接证据

耳尖放血＋重组人干扰素 compared to 重组人干扰素 for 目赤肿痛

Patient or population：patients with 目赤肿痛
Settings：广州市珠海区石溪中医医院
Intervention：耳尖放血＋重组人干扰素
Comparison：重组人干扰素

Outcomes	Illustrative comparative risks* （95.0% CI） Assumed risk 重组人干扰素	 Corresponding risk 耳尖放血＋重组人干扰素	Relative effect （95.0% CI）	No of Participants （studies）	Quality of the evidence （GRADE）	Comments
治愈率	Study population		RR 1.1 （1.04 to 1.11）	255 （1 study）	⊕⊕⊖⊖ low[1,2]	
	898 per 1000	987 per 1000 （934 to 996）				
	Moderate					
	898 per 1000	988 per 1000 （934 to 997）				
症状体征积分		The mean 症状体征积分 in the intervention groups was 8.1 lower （9.34 to 6.86 lower）		140 （1 study）	⊕⊕⊖⊖ very low[1,2]	

* The basis for the assumed risk （e. g. the median control group risk across studies） is provided in footnotes. The corresponding risk （and its 95.0% confidence interval） is based on the assumed risk in the comparison group and the relative effect of the intervention （and its 95.0% CI）.
CI：Confidence interval；RR：Risk ratio

GRADE Working Group grades of evidence
High quality：Further research is very unlikely to change our confidence in the estimate of effect.
Moderate quality：Further research is likely to have an important impact on our confidence in the estimate of effect and may change the estimate.
Low quality：Further research is very likely to have an important impact on our confidence in the estimate of effect and is likely to change the estimate.
Very low quality：We are very uncertain about the estimate.

[1] 隐蔽分组不详
[2] 可信区间较宽

耳尖放血 + 无环鸟苷、环丙沙星 compared to 无环鸟苷 + 环丙沙星 for 流行性角膜结膜炎

Patient or population：patients with 流行性角膜结膜炎
Settings：广东省佛山市中医院
Intervention：耳尖放血 + 无环鸟苷、环丙沙星
Comparison：无环鸟苷 + 环丙沙星

Outcomes	Illustrative comparative risks* (95.0% CI)		Relative effect (95.0% CI)	No of Participants (studies)	Quality of the evidence (GRADE)	Comments
	Assumed risk	Corresponding risk				
	无环鸟苷 + 环丙沙星	耳尖放血 + 无环鸟苷、环丙沙星				
治愈率	Study population		RR 1.63 (1.31 to 1.84)	124 (1 study)	⊕⊕⊖⊖ low[1,2]	
	484 per 1000	789 per 1000 (634 to 890)				
	Moderate					
	484 per 1000	789 per 1000 (634 to 891)				

* The basis for the assumed risk (e. g. the median control group risk across studies) is provided in footnotes. The corresponding risk (and its 95.0% confidence interval) is based on the assumed risk in the comparison group and the relative effect of the intervention (and its 95.0% CI).
CI：Confidence interval；RR：Risk ratio

GRADE Working Group grades of evidence
High quality：Further research is very unlikely to change our confidence in the estimate of effect.
Moderate quality：Further research is likely to have an important impact on our confidence in the estimate of effect and may change the estimate.
Low quality：Further research is very likely to have an important impact on our confidence in the estimate of effect and is likely to change the estimate.
Very low quality：We are very uncertain about the estimate.

1 隐蔽方案不详
2 可信区间较宽

耳尖放血 + 无环鸟苷、滴宁眼水 compared to 无环鸟苷、滴宁眼水 for 流行性出血性结膜炎

Patient or population：patients with 流行性出血性结膜炎
Settings：广东省佛山市中医院
Intervention：耳尖放血 + 无环鸟苷、滴宁眼水
Comparison：无环鸟苷、滴宁眼水

Outcomes	Illustrative comparative risks*（95.0% CI）		Relative effect（95.0% CI）	No of Participants（studies）	Quality of the evidence（GRADE）	Comments
	Assumed risk	Corresponding risk				
	无环鸟苷、滴宁眼水	耳尖放血 + 无环鸟苷、滴宁眼水				
治疗天数		The mean 治疗天数 in the intervention groups was 5 lower（5.67 to 4.33 lower）		160（1 study）	⊕⊝⊝⊝ very low[1,2]	

* The basis for the assumed risk（e. g. the median control group risk across studies）is provided in footnotes. The corresponding risk（and its 95.0% confidence interval）is based on the assumed risk in the comparison group and the relative effect of the intervention（and its 95.0% CI）.
CI：Confidence interval

GRADE Working Group grades of evidence
High quality：Further research is very unlikely to change our confidence in the estimate of effect.
Moderate quality：Further research is likely to have an important impact on our confidence in the estimate of effect and may change the estimate.
Low quality：Further research is very likely to have an important impact on our confidence in the estimate of effect and is likely to change the estimate.
Very low quality：We are very uncertain about the estimate.

[1] 用治疗天数衡量疗效
[2] 可信区间较宽

耳背静脉 + 耳穴放血 compared to 氯霉素滴眼液 for 流行性出血性结膜炎						
Patient or population：patients with 流行性出血性结膜炎 Settings：辽宁省盘锦市第一医院 Intervention：耳背静脉 + 耳穴放血 Comparison：氯霉素滴眼液						
Outcomes	Illustrative comparative risks*（95.0% CI）		Relative effect（95.0% CI）	No of Participants（studies）	Quality of the evidence（GRADE）	Comments
	Assumed risk	Corresponding risk				
	氯霉素滴眼液	耳背静脉 + 耳穴放血				
平均治愈时间（天）	See comment	See comment	Not estimable	200 （1 study）	⊕⊖⊖⊖ very low[1,2,3]	
* The basis for the assumed risk（e. g. the median control group risk across studies）is provided in footnotes. The corresponding risk（and its 95.0% confidence interval）is based on the assumed risk in the comparison group and the relative effect of the intervention（and its 95.0% CI）. CI：Confidence interval						
GRADE Working Group grades of evidence High quality：Further research is very unlikely to change our confidence in the estimate of effect. Moderate quality：Further research is likely to have an important impact on our confidence in the estimate of effect and may change the estimate. Low quality：Further research is very likely to have an important impact on our confidence in the estimate of effect and is likely to change the estimate. Very low quality：We are very uncertain about the estimate.						
[1] 隐蔽分组不详。可能因早期获益而提前终止 [2] 使用每天痊愈的人数，且数据不完整。疗效标准不明确，仅为痊愈标准 [3] 试验组采用发病第 1 天就诊，治疗后痊愈天数，而对照组从发病 5 日患者统计疗效						

耳垂眼区穴注+无环鸟苷吗啉双呱 compared to 无环鸟苷吗啉双呱 for 流行性出血性结膜炎

Patient or population：patients with 流行性出血性结膜炎
Settings：浙江台州黄岩中医院
Intervention：耳垂眼区穴注+无环鸟苷吗啉双呱
Comparison：无环鸟苷吗啉双呱

Outcomes	Illustrative comparative risks* （95.0% CI）		Relative effect (95.0% CI)	No of Participants (studies)	Quality of the evidence (GRADE)	Comments
	Assumed risk	Corresponding risk				
	无环鸟苷吗啉双呱	耳垂眼区穴注+无环鸟苷吗啉双呱				
1 疗程 5d 治愈率	Study population		RR 2.6 (1.54 to 3.62)	100 (1 study)	⊕⊕⊖⊖ low[1,2]	
	200 per 1000	520 per 1000 (308 to 724)				
	Moderate					
	200 per 1000	520 per 1000 (308 to 724)				

* The basis for the assumed risk（e. g. the median control group risk across studies）is provided in footnotes. The corresponding risk（and its 95.0% confidence interval）is based on the assumed risk in the comparison group and the relative effect of the intervention（and its 95.0% CI）.
CI：Confidence interval；RR：Risk ratio

GRADE Working Group grades of evidence
High quality：Further research is very unlikely to change our confidence in the estimate of effect.
Moderate quality：Further research is likely to have an important impact on our confidence in the estimate of effect and may change the estimate.
Low quality：Further research is very likely to have an important impact on our confidence in the estimate of effect and is likely to change the estimate.
Very low quality：We are very uncertain about the estimate.

1 采用不同天数的治愈率评价
2 可信区间较宽

太阳穴－磁化锋钩针 compared to 太阳穴普通锋钩针 for 急性结膜炎

Patient or population：patients with 急性结膜炎
Settings：山西省阳高县人民医院
Intervention：太阳穴－磁化锋钩针
Comparison：太阳穴普通锋钩针

Outcomes	Illustrative comparative risks* （95.0% CI） Assumed risk 太阳穴普通锋钩针	Corresponding risk 太阳穴－磁化锋钩针	Relative effect （95.0% CI）	No of Participants （studies）	Quality of the evidence （GRADE）	Comments
痊愈率	Study population		RR 0.92 （0.76 to 1.09）	704 （1 study）	⊕⊕⊖⊖ low[1,2,3]	
	438 per 1000	403 per 1000 （333 to 478）				
	Moderate					
	438 per 1000	403 per 1000 （333 to 477）				
1次治疗痊愈率	Study population		RR 2.07 （1.37 to 3.12）	704 （1 study）	⊕⊕⊖⊖ low[1,2,3]	
	127 per 1000	231 per 1000 （166 to 312）				
	Moderate					
	127 per 1000	231 per 1000 （166 to 312）				

* The basis for the assumed risk （e. g. the median control group risk across studies） is provided in footnotes. The corresponding risk （and its 95.0% confidence interval） is based on the assumed risk in the comparison group and the relative effect of the intervention （and its 95.0% CI）.
CI：Confidence interval；RR：Risk ratio；OR：Odds ratio；

GRADE Working Group grades of evidence
High quality：Further research is very unlikely to change our confidence in the estimate of effect.
Moderate quality：Further research is likely to have an important impact on our confidence in the estimate of effect and may change the estimate.
Low quality：Further research is very likely to have an important impact on our confidence in the estimate of effect and is likely to change the estimate.
Very low quality：We are very uncertain about the estimate.

1 隐蔽分组不详。疗程信息不全，可能因早期获益而终止
2 疗效标准出处不详
3 可信区间较宽

耳尖太阳刺血 compared to 中药 for 传染性结膜炎

Patient or population：patients with 传染性结膜炎
Settings：山东省青州市中医院
Intervention：耳尖太阳刺血
Comparison：中药

Outcomes	Illustrative comparative risks*（95.0% CI）		Relative effect（95.0% CI）	No of Participants（studies）	Quality of the evidence（GRADE）	Comments
	Assumed risk	Corresponding risk				
	中药	耳尖太阳刺血				
痊愈率	Study population		RR 1.1（0.87 to 1.25）	124（1 study）	⊕⊖⊖⊖ low[1,2]	
	712 per 1000	783 per 1000（619 to 890）				
	Moderate					
	712 per 1000	783 per 1000（619 to 890）				

* The basis for the assumed risk（e. g. the median control group risk across studies）is provided in footnotes. The corresponding risk（and its 95.0% confidence interval）is based on the assumed risk in the comparison group and the relative effect of the intervention（and its 95.0% CI）.
CI：Confidence interval；RR：Risk ratio

GRADE Working Group grades of evidence
High quality：Further research is very unlikely to change our confidence in the estimate of effect.
Moderate quality：Further research is likely to have an important impact on our confidence in the estimate of effect and may change the estimate.
Low quality：Further research is very likely to have an important impact on our confidence in the estimate of effect and is likely to change the estimate.
Very low quality：We are very uncertain about the estimate.

1 随机及隐蔽分组不详
2 可信区间较宽

耳尖放血 compared to 氯霉素/卡那霉素滴眼液 for 目赤肿痛

Patient or population：patients with 目赤肿痛
Settings：北京通县木材厂医务室
Intervention：耳尖放血
Comparison：氯霉素/卡那霉素滴眼液

Outcomes	Illustrative comparative risks* （95.0% CI）		Relative effect (95.0% CI)	No of Participants (studies)	Quality of the evidence (GRADE)	Comments
	Assumed risk	Corresponding risk				
	氯霉素/卡那霉素滴眼液	耳尖放血				
痊愈率（特效）	Study population		RR 6.44 (5.06 to 6.8)	85 (1 study)	⊕⊖⊖⊖ low[1,2]	
	145 per 1000	937 per 1000 (736 to 989)				
	Moderate					
	146 per 1000	940 per 1000 (739 to 993)				

* The basis for the assumed risk（e. g. the median control group risk across studies）is provided in footnotes. The corresponding risk（and its 95.0% confidence interval）is based on the assumed risk in the comparison group and the relative effect of the intervention（and its 95.0% CI）.
CI：Confidence interval；RR：Risk ratio

GRADE Working Group grades of evidence
High quality：Further research is very unlikely to change our confidence in the estimate of effect.
Moderate quality：Further research is likely to have an important impact on our confidence in the estimate of effect and may change the estimate.
Low quality：Further research is very likely to have an important impact on our confidence in the estimate of effect and is likely to change the estimate.
Very low quality：We are very uncertain about the estimate.

[1] 随机及隐蔽分组不详
[2] No explanation was provided

耳尖放血 + 滴眼液 compared to 滴眼液 for 急性结膜炎

Patient or population：patients with 急性结膜炎
Settings：成都市第一人民医院
Intervention：耳尖放血 + 滴眼液
Comparison：滴眼液

Outcomes	Illustrative comparative risks* （95. 0% CI）		Relative effect （95. 0% CI）	No of Participants （studies）	Quality of the evidence （GRADE）	Comments
	Assumed risk 滴眼液	Corresponding risk 耳尖放血 + 滴眼液				
痊愈率	Study population		RR 2. 35 （1. 69 to 2. 87）	120 （1 study）	⊕⊕⊖⊖ low[1,2]	
	283 per 1000	666 per 1000 （479 to 813）				
	Moderate					
	283 per 1000	665 per 1000 （478 to 812）				

* The basis for the assumed risk（e. g. the median control group risk across studies）is provided in footnotes. The corresponding risk（and its 95. 0% confidence interval）is based on the assumed risk in the comparison group and the relative effect of the intervention（and its 95. 0% CI）.
CI：Confidence interval；RR：Risk ratio

GRADE Working Group grades of evidence
High quality：Further research is very unlikely to change our confidence in the estimate of effect.
Moderate quality：Further research is likely to have an important impact on our confidence in the estimate of effect and may change the estimate.
Low quality：Further research is very likely to have an important impact on our confidence in the estimate of effect and is likely to change the estimate.
Very low quality：We are very uncertain about the estimate.

1 随机方法及隐蔽分组不清
2 可信区间较宽

耳尖太阳攒竹放血 + 点眼 compared to 口服病毒灵 + 点眼 for 急性传染性结膜炎

Patient or population：patients with 急性传染性结膜炎
Settings：山西省广陵县中医医院
Intervention：耳尖太阳攒竹放血 + 点眼
Comparison：口服病毒灵 + 点眼

Outcomes	Illustrative comparative risks* (95.0% CI)		Relative effect (95.0% CI)	No of Participants (studies)	Quality of the evidence (GRADE)	Comments
	Assumed risk	Corresponding risk				
	口服病毒灵 + 点眼	耳尖太阳攒竹放血 + 点眼				
痊愈率	Study population		RR 3.3 (2.69 to 3.78)	240 (1 study)	⊕⊕⊝⊝ low[1]	
	217 per 1000	715 per 1000 (583 to 819)				
	Moderate					
	217 per 1000	716 per 1000 (584 to 820)				

* The basis for the assumed risk (e. g. the median control group risk across studies) is provided in footnotes. The corresponding risk (and its 95.0% confidence interval) is based on the assumed risk in the comparison group and the relative effect of the intervention (and its 95.0% CI).
CI：Confidence interval；RR：Risk ratio

GRADE Working Group grades of evidence
High quality：Further research is very unlikely to change our confidence in the estimate of effect.
Moderate quality：Further research is likely to have an important impact on our confidence in the estimate of effect and may change the estimate.
Low quality：Further research is very likely to have an important impact on our confidence in the estimate of effect and is likely to change the estimate.
Very low quality：We are very uncertain about the estimate.

[1] 隐蔽分组不详

针刺＋祛风止痒方 compared to 富马酸依美斯汀滴眼液 for 变应性结膜炎

Patient or population：patients with 变应性结膜炎
Settings：江苏省泰州市姜堰中医院
Intervention：针刺＋祛风止痒方
Comparison：富马酸依美斯汀滴眼液

Outcomes	Illustrative comparative risks*（95.0% CI）		Relative effect（95.0% CI）	No of Participants（studies）	Quality of the evidence（GRADE）	Comments
	Assumed risk	Corresponding risk				
	富马酸依美斯汀滴眼液	针刺＋祛风止痒方				
治愈率	Study population		RR 1.6（1.21 to 2.12）	120（1 study）	⊕⊕⊖⊖ low[1,2]	
	500 per 1000	800 per 1000（605 to 1000）				
	Moderate					
	500 per 1000	800 per 1000（605 to 1000）				

* The basis for the assumed risk（e. g. the median control group risk across studies）is provided in footnotes. The corresponding risk（and its 95.0% confidence interval）is based on the assumed risk in the comparison group and the relative effect of the intervention（and its 95.0% CI）.
CI：Confidence interval；RR：Risk ratio

GRADE Working Group grades of evidence
High quality：Further research is very unlikely to change our confidence in the estimate of effect.
Moderate quality：Further research is likely to have an important impact on our confidence in the estimate of effect and may change the estimate.
Low quality：Further research is very likely to have an important impact on our confidence in the estimate of effect and is likely to change the estimate.
Very low quality：We are very uncertain about the estimate.

1 隐蔽分组不详
2 可信区间较宽

附 录 F

（资料性）

指南推荐方案的形成过程

F.1 确定指南推荐方案框架

临床上，目赤痛又称目赤肿痛，是以白睛红赤肿痛、羞明多泪为主要临床表现的病证，为多种眼部疾患中的一个急性症状，具有传染性和流行性，常见于西医学急性结膜炎（如细菌性结膜炎、流行性出血性结膜炎），也可见于慢性结膜炎（如过敏性结膜炎），上述疾病均有一定的自愈倾向，针灸治疗均可迅速缓解症状、缩短疗程，可以形成指南加以推广应用。感染性角膜病是世界范围内仅次于白内障的致盲眼病，预后差，尽管发病早期也可出现白睛红赤等症状，但同时伴有视力下降，裂隙灯显微镜可见睫状充血、角膜浸润等征象，故不在本指南讨论范畴。

F.2 文献的检索与筛选

中英文数据库的检索，按照一定的检索策略，检索目标文献，按照文献纳入和排除标准对文献进行筛选，并通过电话或邮件联系作者，确定研究的真实性，了解相关详细信息。

古代文献、近现代专家专著或经验证据的检索，以电子检索为主，结合手工检索，务必搜集全所有专著文献。

F.3 决定结局指标重要程度分级

项目专家组成员根据所有结局对患者的重要程度，区分关键结局和重要但非关键结局。采用9级分级判断结局的重要程度。7－9级为决策必须考虑的关键重要结局；4－6级代表重要但非关键结局；1－3级为不太重要的结局。

F.4 文献质量评估

提取纳入RCT的相关数据，利用Cochrane Handbook 5.0推荐的“偏倚风险评估”工具对纳入研究进行方法学质量评价；然后采用Cochrane Review Manager软件对不同针灸相关疗法治疗目赤痛的有效性进行Meta分析；最后应用GRADE系统推荐分级方法对系统评价结果进行证据质量评估。GRADE软件将证据质量分为高、中、低、极低4级，本指南建议采用字母描述法（ABCD四个级别）。

F.5 推荐意见的形成

根据文献证据质量，在充分考虑到干预措施的利弊关系、患者意愿价值观、费用等情况下，通过专家问卷或会议的形式，形成不同具体针灸疗法的推荐。

在决定推荐的具体针灸疗法后，按照不同目标人群、疾病的不同阶段、不同的治疗原则与针灸方法、疗效评价指标等因素，将现代文献、古代文献及医家经验证据进行归类，再合并形成证据群。在充分考虑到针灸疗法的安全性、实用性及可推广性后，通过专家共识的方法，形成初步推荐意见。

推荐强度反映了对一项干预措施是否利大于弊的确定程度。推荐方案的强度分为强推荐、弱推荐两个层次。项目组用“强推荐”表示确信相关的干预措施利大于弊。用“弱推荐”表示干预措施有可能利大于弊，但把握不大。

决定推荐强度的关键因素有四个：第一个关键因素是在充分权衡不同治疗方案利弊基础上的利弊平衡。第二个关键因素是证据质量。第三个关键因素是患者价值观和意愿的不确定或多变性。第四个关键因素是费用。成本比其他因素更易受时间、地理区域影响而变化。

F.6 推荐方案初稿形成

由起草组综合各治疗方案及其推荐意见，形成指南推荐方案初稿。

F.7 修订推荐方案

项目组组织推荐方案的修订及完善工作。采用会议、函审等多种形式，进行多轮次专家咨询，根据指南的适用范围及临床实际使用情况，对指南的推荐方案进行修订和完善。

F.8 确定推荐方案终稿

项目组召开扩大的项目组专家委员会会议，遵循罗伯特会议规则，以会审的形式确定推荐方案终稿。

附　录　G

（资料性）

专家意见征集过程、结果汇总及处理

G.1　发放专家调查问卷

在全国范围内共发放专家调查问卷50份，收回42份，同意以上推荐方案者38份，提出建议者4份，具体建议及处理结果如下：

表 G.1　意见汇总表

指南名称：　　负责起草单位：　　承办人：　　电话：84013147

循证针灸临床实践指南：目赤痛　　赵吉平　　刘保延　　共　页　第　页

2017年2月15日填写

序号	指南章条编号	意见内容	处理意见	备注
1	7.5 推荐方案	规范针灸治疗疗程	鉴于引起目赤痛的疾病严重程度不一、所处阶段不同，采纳专家意见并予以修改	
2	7.5 推荐方案	穴位贴敷法建议不予推荐	穴位贴敷法未获得具体贴敷处方，且原文献中尚需与中药配合使用，采纳专家意见删除该条方案，可在补充高质量的文献后，再考虑列入推荐方案	
3	7.5 推荐方案	耳针疗法建议调整顺序	耳针疗法取穴为耳背静脉、目1、目2，虽治疗部位属于耳穴，但治疗方法为在此三个部位点刺放血，故调整顺序至刺血疗法下更为合适	

G.2　召开循证针灸临床实践指南专家论证会

2017年12月2日总课题组召开循证针灸临床实践指南专家论证会，根据总课题组及专家的建议和意见，对推荐方案再次进行修改，处理结果如下：

表 G.2　意见汇总表

指南名称：　　负责起草单位：　　承办人：　　电话：84013147

循证针灸临床实践指南：目赤痛　　赵吉平　　刘保延　　共　页　第　页

2017年1月7日填写

序号	指南章条编号	意见内容	处理意见	备注
1	1.1 治疗总则	针对性应更加明确，具体分为急性和慢性两套方案	采纳总课题组的意见，在针灸治疗总则部分明确发病缓急、病程相应的干预措施，并在推荐方案中再次明确	
2	7.5 推荐方案	球结膜放血在临床中的安全性及操作规范有待商榷，建议不予推荐“三棱针球结膜划割法”	采纳专家意见并删除该条推荐方案	
3	7.5 推荐方案	耳穴“眼处”进行穴位注射、行针并放血在临床中的操作规范有待商榷，建议不予推荐“穴位注射法”	采纳专家意见并删除该条推荐方案	

G.3 召开针灸团体标准项目技术审查会

2019年第三批针灸团体标准项目技术审查会，根据总课题组及专家的建议和意见，对推荐方案再次进行修改，处理结果如下：

表 G.3 意见汇总表

指南名称：循证针灸临床实践指南：日赤痛　　负责起草单位：赵吉平　　承办人：喻晓春　　电话：84013147　　共 页　第 页

2019年7月10日填写

序号	指南章条编号	意见内容	处理意见	备注
1	7.5 推荐方案	灸法方案一的壮医药线灸，是否合适。药线灸不一定是壮医，是否可以把“壮医”去掉。标准2号线是什么没有说明	采纳总课题组的意见，改壮医药线灸为药线灸，并删除2号线的说法	
2	7.5 推荐方案	所有治疗方法最好都加上操作时的注意事项	采纳专家意见并添加相关注意事项	
3	7.5 推荐方案	锋钩针疗法，是否要作为“法”提出来。例如：穴位划割法如何理解。是否不写“法”更好	经各位专家商讨、统一后，仍以法立此项推荐方案	

附 录 H

（资料性）

会议纪要

H.1 针灸团体标准项目《循证针灸临床实践指南》课题启动及培训会

时间：2016年4月21日。

地点：中国中医科学院针灸研究所会议室。

参加人员：刘保延院长、景向红副所长、武晓冬秘书长、吴泰相教授、赵吉平教授、刘雅莉副教授、侯学思博士，总课题组及各分课题组成员。

主持人：武晓冬秘书长。

会议内容：

中国针灸学会标准化工作委员会对于针灸团体标准的总体要求；

介绍指南的编制特点和关键技术；

介绍指南编写的文献评估和证据合并方法；

介绍前两批循证针灸临床实践指南的研制经验与体会。

H.2 《循证针灸临床实践指南 目赤痛》编写启动会会议纪要

时间：2016年4月30日。

地点：北京中医药大学东直门医院针灸教研室。

参加人员：赵吉平、陈晟、武晓冬、王军、郭盛楠、白鹏、王朋、张佳佳、谭程、侯学思、程璐、周清辰、王雷、温志宏、孙旖旎、吴江昀。

主持人：赵吉平教授。

会议内容：

目赤痛指南编写进度安排

第一阶段：5月1日~6月30日，完成指南框架，确定指南体例，检索古今中外文献资料；

第二阶段：7月1日~8月31日，完成文献的评价、数据提取及合成工作；

第三阶段：9月1日~10月31日，完成项目组内指南草案；

第四阶段：11月1日~12月31日，完成指南征求意见稿、专家咨询及问卷调查；

第五阶段：次年1月1日~3月31日，完成指南送审稿及编制说明的撰写；

第六阶段：4月1日~6月30日，完成指南研制工作。

第一阶段工作安排

确定文献查阅的关键词，共分为三组，

第一组：天行赤眼 or 红眼病 or 结膜炎 or 角膜炎 or 目赤肿痛 or 目赤痛；

第二组：针刺 or 针灸疗法 or 灸法 or 刺血疗法 or 电针 or 火针疗法 or 激光针刺 or 皮肤针疗法 or 梅花针疗法 or 头针 or 眼针 or 手足针 or 腕踝针 or 面针 or 舌针 or 耳针 or 耳穴贴压 or 温针疗法 or 微波针刺 or 皮内针 or 水针 or 放血疗法 or 三棱针疗法 or 蜂针 or 穴位疗法 or 穴位按压 or 点穴 or 敷脐 or 拔罐 or 走罐 or 闪罐 or 针药并用；

第三组：合并前2组检索所得文献。

文献查阅任务分排

武晓冬教授：负责古代文献查阅整理，周清辰协助查阅工作；

王军主任医师：负责现代文献80年以前文献摘要的查阅工作，王雷协助查阅工作；

陈晟副主任医师：负责 Cochrane 图书馆外文文献查阅，温志宏协助查阅工作。

自各数据库建库起至 2016 年 4 月 30 日现代中外文文献摘要分别由以下同学进行电子数据库检索；

第一组：张佳佳、孙旖旎；

第二组：谭程、吴江昀；

第三组：侯学思、程璐。

采用 NoteExpress 软件进行文献管理，5 月 31 日前将查重后的文献摘要导出，发给侯学思。

侯学思汇总后，分为四份分别发给王军主任医师、白鹏主任医师、王朋副主任医师、陈晟副主任医师，四位老师仔细阅读文献，剔除与“目赤痛”无关的文献，总结文献特点，准备第二次编写小组讨论会。

由侯学思负责查阅“目赤痛”相关疾病及其相应的中西医诊断标准及疗效评价标准，并向小组主要成员通过邮件发放。

感谢各位老师、同学在百忙之中参加指南第一次组内会议，暨指南小组启动会，祝我们的团队合作愉快!

H.3 针灸团体标准研制方法培训班结业暨针灸指南文本框架研讨会

时间：2016 年 5 月 18 日。

地点：中国中医科学院针灸研究所会议室。

参加人员：刘保延院长、喻晓春副所长、景向红副所长、赵宏副院长、武晓冬秘书长、吴泰相教授、赵吉平教授、刘雅莉副教授、侯学思博士，总课题组及各分课题组成员。

主持人：武晓冬秘书长。

会议内容：

指南制定方法探讨；

指南推荐方案框架；

团体标准针灸实践指南内容的规范与细化；

指南编写经验与体会交流。

H.4 针灸团体标准研制方法培训班

时间：2016 年 4 月 21 日～5 月 18 日。

地点：中国中医科学院针灸研究所会议室。

参加人员：中国临床试验注册中心创始人吴泰相教授、兰州大学循证医学中心刘雅莉副教授、本课题组成员侯学思，总课题组及其他课题组成员。

主讲人：吴泰相教授、刘雅莉副教授。

会议内容：

系统学习用于证据评价的 GRADE 评价体系，并应用其指导指南的证据评估。

期间召开多次小组会议就指南编制的各个环节系统学习并讨论。

H.5 《循证针灸临床实践指南　目赤痛》框架及疗效评价标准的确定讨论会

时间：2016 年 6 月 20 日。

地点：北京中医药大学东直门医院针灸科四诊室。

参加人员：赵吉平、陈晟、王军、白鹏、王朋、张佳佳、谭程、侯学思、程璐、周清辰、王雷、温志宏、孙旖旎、吴江昀。

主持人：赵吉平教授。

会议内容：

目赤痛相关疾病确定及针灸治疗现状概括；

确定本课题组指南编写框架；

根据目前检索的文献，结合临床实际，确立结局指标。

H. 6 《循证针灸临床实践指南　目赤痛》框架及疗效评价标准的确定讨论会

时间：2016 年 10 月 31 日。

地点：北京中医药大学东直门医院针灸科四诊室。

参加人员：赵吉平、王军、白鹏、王朋、陈晟、郭盛楠、张佳佳、谭程、侯学思、程璐、周清辰、王雷、温志宏。

主持人：赵吉平教授

会议内容：

本课题组指南编写草案研讨；

完成专家意见问卷的设计。

H. 7　中国针灸学会标准化工作委员会 2016 学术年会（指南课题汇报会）

时间：2016 年 12 月 22 ~ 23 日。

地点：北京京东宾馆。

参加人员：国家标准化管理委员会农食部干部李桂军，国家中医药管理局政策法规与监督司干部陈沛沛，刘保延院长，喻晓春副所长，东贵荣教授，刘炜宏教授，刘清国教授，赵吉平教授，本课题组成员侯学思、程璐，各分课题组负责人及成员。

主持人：刘保延院长。

会议内容：

16 项循证针灸临床实践指南课题组做中期工作汇报，汇报工作进度；

专家指出各指南课题组目前存在的问题及共性问题；

专家及各课题组研讨提出进一步工作建议。

共性的问题与建议包括：

文献质量低，如何在低质量文献的情况下制定推荐方案；文献质量高低的判定应是一个观念问题，不仅仅 RCT 是高质量文献，如果临床观察类文献及个案报道的治疗方案可以解决病人关注的问题，也可作为较好的证据。

指南要能指导临床应用，如不能指导临床应用，指南便无效，因此，指南制定一定从指导临床的角度出发。

规范的疗效评价指标。

疾病指南的推荐方案与技术类的推荐方案能否对应，是一个值得考虑的问题。

在症状/疾病指南中涉及的操作技术内容，如属于 22 个针灸技术操作规范，可直接引用。

在技术指南中涉及的疾病，关于疾病的定义、诊断标准、评价标准，如已有指南并且内容相似，则直接引用；涉及疾病的分类方法（如按系统分、按疾病性质分、按脏腑分、按部位分等），当根据不同疾病特点来确定，各课题组根据具体情况研究。

H. 8 《循证针灸临床实践指南　目赤痛》修改讨论会

时间：2017 年 1 月 15 日。

地点：北京中医药大学东直门医院针灸科四诊室。

参加人员：赵吉平、王军、白鹏、王朋、陈晟、张佳佳、谭程、侯学思、程璐、周清辰、王雷、温志宏。

主持人：赵吉平教授。

会议内容：

针对年会专家意见对指南草案进行修改；

汇总专家意见问卷，对指南推荐方案进行补充、完善。

H.9 《Evidences from Clinical Trails of the Chinese Medicine》数据分析和证据评价培训及研讨会

时间：2017 年 3 月 24 ~ 26 日。

地点：上海中医药大学张江校区。

参加人员：刘保延院长、商洪才教授、吴泰相教授、刘保成副研究员，本课题组成员侯学思、其他课题组成员。

主持人：刘保成副研究员。

会议内容：

数据分析和证据评价方法的规范化培训；

讨论编写进展，分析国内指南制定现状；

各课题组就指南初稿中存在的问题进行交流和讨论，形成初步共识，即在 GRADE 评估基础上，根据所研究疾病的特点进行证据合并，并充分结合专家意见形成推荐意见。

H.10 《循证针灸临床实践指南　目赤痛》征求意见稿讨论会

时间：2017 年 4 月 12 日。

地点：北京中医药大学东直门医院针灸科医生办公室。

参加人员：赵吉平、王燕平、王军、白鹏、王朋、赵琪、陈晟、郭盛楠、张佳佳、谭程、侯学思、程璐、周清辰。

主持人：赵吉平教授。

会议内容：

《循证针灸临床实践指南：目赤痛》征求意见稿汇报；

针对目前存在问题，集中讨论并征求专家意见。

对指南中存在的问题进行讨论：

围绕对目赤痛的针灸推荐方案的形成时该如何推荐、应怎样进行归类的问题开展讨论。目前目赤痛的疾病范围包括：急性或慢性结膜炎、电光性眼炎、角膜炎初期。常用腧穴包括耳尖、太阳、攒竹、大椎、合谷等。刺灸法操作主要包括刺血法、毫针刺法、耳针疗法、穴位注射法等。经小组讨论认为：可以根据刺灸方法的不同进行分类推荐。

针对各类文献关于针灸操作规范不统一的问题，除特殊操作方法外，尽量根据《针灸技术操作规范》进行统一。

H.11 《循证针灸临床实践指南　目赤痛》征求意见稿第二次讨论会

时间：2017 年 8 月 15 日。

地点：北京中医药大学东直门医院针灸科医生办公室。

参加人员：赵吉平、王燕平、王军、白鹏、王朋、陈晟、郭盛楠、张佳佳、谭程、王子辰、侯学思、程璐、曲舒涵。

主持人：赵吉平教授。

会议内容：

《循证针灸临床实践指南　目赤痛》征求意见稿（修改稿）汇报；

对指南制定、修改过程中存在的问题和处理方案进行总结；

规范文本表述，由侯学思、程璐、曲舒涵对文稿进行校对。

H.12　中国针灸学会 2017 年学术年会（循证针灸临床实践指南专家论证会）

时间：2017 年 12 月 2 日。

地点：北京龙城丽宫国际酒店一层会议室。

参加人员：刘保延院长、武晓冬秘书长、本课题组负责人赵吉平教授、成员郭盛楠、侯学思、程璐、曲舒涵、贾一凡、秦佳欣、总课题组及其他课题组成员。

主持人：刘保延院长。

会议内容：

指南研究进展及推荐方案汇报；

再次针对各课题组指南制定过程中存在的问题进行讨论；

总课题组提出要求，尽快完善指南送审稿。

针对本课题，与会专家提出意见和建议如下：

考虑安全性及操作的可推广性，建议不予推荐“三棱针球结膜划割法”；

因具体处方不详，结合临床的可操作性，建议不予推荐“穴位贴敷法”；

总课题组整理并采纳专家意见，进一步修改指南。

H. 13 中国针灸学会标准化工作委员会第三批针灸团体标准项目技术审查会

时间：2019 年 6 月 27 日。

地点：中国中医科学院针灸研究所。

参与人员：喻晓春秘书长、景向红所长、本课题组负责人赵吉平教授、成员程璐、总课题组及其他课题组成员。

主持人：由喻晓春主任委员、贾春生副主任委员、麻颖副研究员共同主持。

会议内容：

推进在研的痞满、胁痛、腱鞘炎所致疼痛、下肢静脉曲张所致胀痛、术后尿潴留、目赤痛、踝关节扭伤后疼痛、牙痛 8 种病症针灸临床实践指南项目与 2 项针灸疗法团体标准项目的研制工作；

再次针对各课题组指南制定过程中存在的问题进行讨论；

总课题组提出要求，尽快完善指南报批稿。

针对本课题，与会专家提出意见和建议如下：

灸法方案一的壮医药线灸提法不够妥善，药线灸不一定是壮医，是否可以把壮医去掉。标准 2 号线是什么没有说明。

不同疗法都需备注注意事项。

穴位划割法，以“法”为主的话，是否还要提出来。例如：穴位划割法如何理解。是否不写“法”更好。大椎划割法临床上是否普遍应用。

按统稿意见修改完善。

参 考 文 献

[1] conjunctivitis. MeSH of PubMed [DB]. Year introduced，1986.

[2] Chiang YP，Wang F，Javitt JC. Office visits to ophthalmologists and other physicians for eye care among the U. S. population，1990. Public Health Rep 1995；110：147 – 153.

[3] Smith AF，Waycaster C. Estimate of the direct and indirect annual cost of bacterial conjunctivitis in the United States. BMC Ophthalmol 2009；9：13.

[4] Zegans ME，Sanchez PA，Likosky DS，et al. Clinical features，outcomes，and costs of a conjunctivitis outbreak caused by the ST448 strain of Streptococcus pneumoniae. Cornea 2009；28：503 – 509.

[5] 中华医学会眼科学分会．几种主要眼病临床指南总结（二）[J]．中华眼科杂志，2006，11：1051 – 1056.

[6] 赵堪兴，杨培增．眼科学 [M]．8 版．北京：人民卫生出版社，2013.

[7] 黎晓新，王宁利．眼科学 [M]．北京：人民卫生出版社，2015.

[8] 美国眼科学会 编；中华医学会眼科学分会 编译．眼科临床指南 [M]．2 版．北京：人民卫生出版社，2013：515 – 551.

[9] 倪至臻，李丁霞，周景炜．针刺治疗目赤肿痛临床疗效观察 [J]．上海针灸杂志，2003，6：21 – 22.

[10] 郑筱萸．中药新药临床研究指导原则（试行）[M]．北京：中国医药科技出版社，2002.

[11] 王丽明，叶静，张广庆．耳尖放血疗法治疗流行性出血性结膜炎 110 例临床观察 [J]．新中医，2003，35（6）：44

[12] 樊敏．耳尖穴放血辅助治疗急性结膜炎的循证护理研究 [J]．医药前沿，2012（36）：88 – 89.

[13] 赵斌斌．耳尖放血治疗“红眼病”的临床研究 [J]．针灸临床杂志，2011，27（11）：10 – 12.

[14] 赵广智．耳尖穴点刺放血治疗传染性结膜炎疗效观察 [J]．中级医刊，1989，24（12）：50 – 51.

[15] 朱海，张广庆，龙心光，等．耳尖放血疗法对流行性角膜结膜炎的临床观察 [J]．中医外治杂志，2004，13（6）：32 – 33.

[16] 张全爱，孙晓慧，李邦伟．耳尖放血疗法治疗急性结膜炎疗效系统评价 [A]．浙江大学、嘉兴学院．2012 浙江省针灸学会年会暨学术交流会论文汇编 [C]．浙江大学嘉兴学院，2012：5.

[17] 李学武．太阳穴刺法心得 [J]．北京中医药大学学报，1996，19（3）：28 – 30.

[18] 杨兆梅，刘序君，宗先祯．耳尖太阳穴放血治疗传染性结膜炎临床分析 [J]．中医外治杂志，1994，3（2）：21.

[19] 于小普，耿若君．耳尖和太阳穴放血治疗目赤肿痛临床疗效观察 [J]．中医临床研究，2015，7（7）：93 – 94.

[20] 刘艳荣，项广珍，马荣，等．干扰素配合穴位点刺放血治疗流行性角结膜炎临床观察 [J]．承德医学院学报，2001（4）：302.

[21] 白峻峰，吴德福．三棱针放血治疗急性传染性结膜炎 120 例观察 [J]．中国针灸，1997（3）：169 – 170.

[22] 李继平，针罐治愈红眼病 [J]．中国针灸，1989（5）：52.

[23] 周谢春，针罐结合治疗红眼病 100 例 [J]．湖北省卫生职工医学院学报，1992（1）：63.

[24] 徐金辉，毛力剑，穴位刺血疗法治疗病毒性结膜炎 [J]．临床军医杂志，2006，34（6）：698.

[25] 李玉贤，陈延辉，武亮．针刺放血治疗天行赤眼 68 例总结 [J]．针灸临床杂志，2001，17（1）：9.

[26] 夏晟．针刺结合自配眼药点眼治疗急性结膜炎 80 例临床观察 [C]．中国针灸学会与大韩针灸师协会缔结姊妹学会十周年暨全国针灸新疗法新技术现场演示和疑难病症针灸治疗经验交流会，中国贵阳，2002：105－106.
[27] 唐锐，针刺加拔罐治疗流行性急性结膜炎 [J]．中国中医眼科杂志，1992 (2)：17.
[28] 李洪立，尹建廷．点刺放血治疗急性结膜炎 [J]．中国中医眼科杂志，1994，4 (1)：37－38.
[29] 陈家鼎，毛雪丹，张春浓．两种疗法治疗急性结膜炎充血消退情况对比观察 [C]．浙江省第十九届农村卫生改革与发展学术会议，中国浙江绍兴，2011.
[30] 冯元起，穴位划割疗法治疗角膜炎 668 例 [J]．人民军医，1996 (6)：29－30.
[31] 裴良才，崔玉今．耳穴刺血疗法治疗流行性出血性结膜炎 100 例 [J]．中国针灸，1996 (7)：26.
[32] 张朝晖．针刺治疗急性卡他性结膜炎 30 例疗效分析 [J]．江苏中医，1996，17 (3)：27－28.
[33] 丁金榜，针刺治疗红眼病 54 例临床报道．陕西中医函授，1989 (1)：16－17.
[34] 杜素琳，李云平．针灸治疗急性结膜炎 52 例 [J]．河北中医药学报，1997 (2)：41.
[35] 张宏乾，田丙州，三棱针点刺穴位放血治疗急性结膜炎 128 例疗效观察 [J]．河南中医药学刊，1997，12 (5)：23－24.
[36] 王侃，针刺治疗非洲流行性出血性结膜炎 142 例临床报告 [J]．甘肃中医，1994 (4)：26－27.
[37] 赵廷涛，针刺结合放血治疗春季卡他性结膜炎 50 例 [J]．中国针灸，2006，26 (10)：693.
[38] 徐秀华，徐宏芳，陈粉扣．祛风止痒方联合针刺治疗变应性结膜炎 30 例临床观察 [J]．河北中医，2014，36 (6)：880－881，887.
[39] 成春桂，针刺治疗结膜炎 14 例 [J]．上海针灸杂志，1988 (2)：47－48.
[40] 张长生，针刺治疗急性眼病 242 例 [J]．湖南中医杂志，1990 (2)：37，34.
[41] 倪至臻，李丁霞，周景炜．针刺治疗目赤肿痛临床疗效观察 [J]．上海针灸杂志，2003，22 (6)：21－22.
[42] 黄贵华，黄瑾明，李婕，等．壮医药线点灸治疗急性出血性结膜炎疗效观察 [J]．广西中医药，2011，34 (3)：47－48.
[43] 黄瑾明．壮医药线点灸疗法治疗红眼病 [J]．广西中医药，1992，15 (1)：45.
[44] 石小玲．隔核桃灸治疗暴露性结膜炎 60 例 [J]．辽宁中医药大学学报，2009，11 (2)：112.
[45] 吕岗，吕峰．磁化锋钩针治疗流行性急性结膜炎 412 例疗效观察 [J]．中国针灸，1996，16 (5)：22.

ICS 11.020
C 05

团 体 标 准

T/CAAM 0011—2019

循证针灸临床实践指南 踝关节扭伤后疼痛

Evidence - based guidelines of clinical practice with acupuncture and moxibustion
Pain after ankle sprain

2019-11-13 发布 2019-12-31 实施

中 国 针 灸 学 会 发布

前　言

《循证针灸临床实践指南·病症》包括痞满、胁痛、腱鞘炎所致疼痛、下肢静脉曲张所致胀痛、术后尿潴留、目赤痛、踝关节扭伤后疼痛、牙痛等病症的针灸临床实践指南。

本文件为《循证针灸临床实践指南　踝关节扭伤后疼痛》。

本文件的附录A为规范性附录，附录B、附录C、附录D、附录E、附录F、附录G、附录H、附录I为资料性附录。

本文件按照GB/T 1.1—2009给出的规则起草。

本文件由中国针灸学会提出。

本文件由中国针灸学会标准化工作委员会归口。

本文件起草单位：南京中医药大学。

本文件主要起草人：徐斌、陈昊、邝心颖、王欣君、曹震宇、庄艺、徐文韬、胡轩铭。

本文件专家组成员：喻晓春、赵京生、赵吉平。

本文件审议专家：喻晓春、麻颖、武晓冬、贾春生、景向红、刘存志、赵京生、赵吉平、房緊恭、彭维娜、董国锋、储浩然、陈泽林、孙建华。

请注意本文件的某些内容可能涉及专利。本文件的发布机构不承担识别这些专利的责任。

引　言

《循证针灸临床实践指南》是根据针灸临床优势，针对特定临床情况，参照古代文献、名医经验以及现代最佳临床研究证据，结合患者价值观和意愿，系统研制的帮助临床医生和患者做出恰当针灸处理的指导性意见。

《循证针灸临床实践指南》制定的总体思路：在针灸实践与临床研究的基础上，遵循循证医学的理念与方法，紧紧围绕针灸临床的特色优势，综合专家经验、目前最佳证据以及患者价值观，将国际公认的证据质量评价与推荐方案分级规范与古代、现当代针灸专家临床证据相结合，最终通过专家共识，形成推荐的意见。《循证针灸临床实践指南》旨在制定出能保障针灸临床疗效和安全性，并具有科学性与实用性的针灸临床实践指导性意见。

《循证针灸临床实践指南》推荐等级主要采用世界卫生组织（WHO）等推荐的 GRADE 系统，即推荐分级评价、制定与评估系统，证据质量分为 A、B、C、D 四级，推荐方案分为强推荐与弱推荐两级。

◇证据质量分级（GRADE 分级）

证据质量高：　A

证据质量中：　B

证据质量低：　C

证据质量极低：　D

◇推荐强度等级

强推荐：用 1 代表，是推荐方案估计变化可能性较小、个性化程度低；

弱推荐：用 2 代表，是推荐方案估计变化可能性较大、个性化程度高、患者价值观差异较大。

针灸优势病种的选择是《循证针灸临床实践指南》制定过程中的首要问题。针灸尽管被应用于 500 多种病症，但单用针灸可以治疗的疾病只是一小部分，常常在改善疾病某一症状上发挥优势，具有起效快、疗程短的特点。因此，中国针灸学会在广泛调研与征集专家意见的基础上，筛选出临床实践与研究积累丰富、操作简便、起效快的痞满、胁痛、腱鞘炎所致疼痛、下肢静脉曲张所致胀痛、术后尿潴留、目赤痛、踝关节扭伤后疼痛、牙痛 8 种优势病症，进行了《循证针灸临床实践指南》的立项、制定工作。每项指南均由行业内知名专家牵头，在包括标委会委员在内的业内专家的指导下，历经 3 年时间才完成研制工作。《循证针灸临床实践指南·病症》为该 8 种常见病症针灸临床实践指南的合订本，是用于指导和规范该 8 种病症在临床上可选用哪些针灸疗法的规范性文件。

区别于针灸技术操作规范、针灸疗法循证临床实践指南、针灸养生保健服务规范，本指南以临床“症状”的快速改善为目标，注重穴位选择与刺灸方法的结合以及效果的评估，将针灸技术操作规范、针灸疗法与临床病症相衔接，指导临床医师根据不同病症恰当选择具有治疗优势的针灸疗法，使针灸更好地为人民大众健康服务。

《循证针灸临床实践指南·病症》的编写，凝聚着全国针灸标准化科研人员和管理人员的辛勤汗水，是参与研制各方集体智慧的结晶，是辨证论治的个体化诊疗模式与循证医学有机结合的创造性探

索。《循证针灸临床实践指南·病症》在研制过程中，得到了四川大学华西临床医学院循证医学与临床流行病学中心吴泰相教授、兰州大学循证医学中心刘雅莉副教授在方法学上的大力支持和帮助，在此深表感谢。同时，还要感谢各位专家的通力合作。

循证针灸临床实践指南　踝关节扭伤后疼痛

1　摘要

1.1　治疗原则

踝关节扭伤后疼痛的针灸治疗原则为消肿止痛，改善关节功能。选穴以局部腧穴为主，可配合对侧或远端腧穴。

1.2　主要推荐意见

推荐意见	推荐级别
1.2.1　踝关节扭伤后疼痛 不论分期均可推荐使用针灸疗法	强推荐
1.2.2　急性期 推荐立即以 RICE 原则处理，并尽快使用针灸疗法以消肿止痛；疼痛严重者，可以适当配合口服或外涂止痛药物	强推荐
1.2.3　急性期疼痛 可以选择刺络放血、毫针刺法等，以局部选穴为主，也可选取对侧或远端腧穴，配合患踝活动	弱推荐
1.2.4　恢复期 推荐使用针灸结合康复疗法，缓解局部症状，促进关节功能恢复	弱推荐
1.2.5　恢复期疼痛 可以选择温针灸等疗法，以局部选穴为主	弱推荐
1.2.6　慢性期 推荐使用针灸结合康复疗法，改善关节活动度，增加关节稳定性，防止复发	弱推荐
1.2.7　慢性期疼痛 可以选择温针灸、火针、电针等疗法，以局部选穴为主；如仍有轻度肿胀，可配合刺络放血	弱推荐

2　简介

2.1　本指南制定的目标

根据循证临床实践指南的方法学要求，制定一部符合临床实际和针灸临床特点的针灸治疗踝关节扭伤后疼痛的临床实践指南。

2.2　本指南制定的目的

制定本指南旨在规范踝关节扭伤后疼痛的针灸治疗方案，为临床提供在一般情况下适用于大多数患者的临床实践策略，提高踝关节扭伤后疼痛针灸治疗的安全性和有效性，在本标准使用时应考虑到地区、人群的特殊性及临床的具体实际情况。

2.3　本指南的适用人群

执业（助理）医师（包括经规范中医药培训的临床类别医师）、护理人员、医学院校从事中医药教育的老师和学生、中医药科研机构相关人员。

2.4　本指南的应用环境

本指南的应用环境包括国内各级医院针灸科门诊部或住院部、有针灸专业医师的社区医院、有针灸专业的大学或学院、各针灸相关的科研及评价机构。

2.5　本指南适用的疾病范围

本指南主要适用于病灶处没有开放性伤口的 Grade Ⅰ级和 Grade Ⅱ级踝关节扭伤后疼痛患者的针灸治疗。

3 概述

3.1 定义

3.1.1 西医

踝关节扭伤是临床上常见的一种损伤，由于剧烈运动，不当负重，跌仆损伤，外在力量过度牵拉扭转等原因导致踝关节过度内翻或外翻所致踝关节周围韧带、肌腱、关节囊等软组织损伤。临床主要表现为踝关节肿胀疼痛，伤处皮肤见青紫色瘀斑，活动受限等，X线检查需排除骨折、脱臼。

3.1.2 中医

中医称本病为踝缝伤筋，属于“筋病”范畴。早在《素问·五脏生成》就有记载：“诸筋者，皆属于节。”唐代医家王冰认为“筋气之坚结者，皆络于骨节之间”。可见古代医家所记载的筋是骨节部位附着的有形之物，是西医学中关节囊、滑囊、肌腱、韧带、肌筋膜及软骨等组织的总称。清代医家高士谦进一步细分：“大筋连于骨内，小筋络于骨外。”明确概括筋的主要作用是连接关节与骨骼，并且支持肢体的运动。

中医学认为，外伤是踝关节扭伤的主要病因。《杂病源流犀烛·跌仆闪挫源流》记载：“忽然闪挫，必气为之震，震则激，激则壅，壅则气之周流一身者，忽因所壅而聚在一处……气聚在何处，则血亦凝在何处”“跌仆闪挫，卒然身受，由外及内，气血俱伤病也”。可见外伤之后，踝关节局部筋肉受损，血脉破裂，血不循经溢于脉外，留伏经络之间，血瘀不能生新，阻塞脉络，气机运行不畅而形成踝关节损伤。《素问·阴阳应象大论》又曰：“气伤痛，形伤肿。”气以痛为用，气伤则滞，不通则痛；筋肉血脉有形实质受损则局部血液瘀滞，形成肿胀。故而筋脉受损，气滞血瘀是踝关节扭伤的主要病机。

3.2 发病率及人群分布情况

踝关节是人体负重最大的关节，也是最易受伤的关节。踝关节扭伤发病率高，在全身各关节韧带损伤中居首位[1]。据统计，普通人群中，踝关节扭伤的年化发病率为200/10万~700/10万[2-5]。本病多见于活动量较大的青壮年男性，运动员更是好发人群。

踝关节扭伤临床上一般分为内翻扭伤和外翻扭伤两大类，以前者多见。扭伤后患者踝部疼痛明显，肿胀瘀斑，各方向主动活动受限，行走困难。多数患者对本病重视不够，扭伤后仅休息、冰敷，并不积极诊治，等急性症状基本缓解后，就开始正常的学习、工作、运动。据统计，大约55%的踝关节扭伤患者伤后没有得到专业的治疗[6]。故而有55%~72%的急性扭伤患者可能在伤后6周~18个月内受到伤后残余症状的影响，出现反复扭伤[7]。更有10%~40%的扭伤患者会迁延形成慢性踝关节不稳[8-10]。不仅如此，踝关节急性损伤还可以导致骨质或软组织的异常，长久以往可能发展成为踝关节撞击综合征[11]。骨关节炎及关节退行性病变的可能性也会显著增加[12]。

综上，踝关节扭伤是临床常见病、多发病，可见于任何年龄阶段，但主要为青壮年与运动员。此病虽小，但如果失治误治，容易导致后期反复肿胀疼痛，残余功能活动障碍，迁延形成慢性踝关节不稳，甚至引起踝关节撞击综合征、创伤性关节炎及关节退行性改变，严重影响人们健康与日常生活工作。

4 临床特点

4.1 发病原因、病史

西医学认为，踝关节扭伤多由于跑跳、踏空、高空坠地或道路不平时，或运动中不慎跌倒，踝关节处于跖屈位，突然遭受内翻或外翻暴力所致。

中医学认为，本病是由外伤引起踝部经筋、络脉及筋肉损伤，以致经气运行受阻、气血壅滞局部所致。

4.2 症状及体征

踝关节扭伤主要临床表现为：疼痛、局部肿胀、皮下瘀血和关节运动受限。

踝关节扭伤发生后，即可出现损伤部位的骤然疼痛，以外踝下方以及前下方为主。疼痛程度依损伤轻重与体位而不同。一般情况下，检查可见伤处有局限性压痛点，踝关节跖屈位加压，使足内翻或外翻时疼痛加重。

踝关节扭伤发生后，患踝可立刻出现局部肿胀和皮下瘀血，并进行性加重，这是损伤部位毛细血管破裂出血、组织液渗出的表现，以伤后2~3日尤为明显。皮下瘀血常出现在损伤部位的下方、远侧，多为青紫色。

关节运动受限可发生于踝关节各个方向，以屈伸及内翻活动为甚。严重者因疼痛可惧怕行走，不敢负重，足部不敢着地而出现跛行。

4.3 检查

4.3.1 踝关节前抽屉试验

常用体格检查方法之一，主要判断胫腓前韧带、前关节囊和跟腓韧带的结构是否完整。检查者一手稳定患者小腿下方，另一手握住跟骨，使踝关节跖屈20°，将骨与距骨向前拉出，若患足出现过多前移（伴有摩擦音），为前抽屉试验阳性，说明存在胫腓前韧带的撕裂。

4.3.2 距骨倾斜试验

常用体格检查方法之一，主要判断胫腓前韧带、前关节囊和跟腓韧带的结构是否完整。患者坐位，踝关节自然跖屈10°~20°，检查者一手稳定胫骨下端内侧（内踝区），另一只手于后足应用内翻压力使踝关节内翻，若出现内翻较健侧明显加大为距骨倾斜试验阳性，说明存在跟腓韧带的撕裂。

4.3.3 X片检查和踝关节MRI

是帮助诊断踝关节扭伤的重要辅助检查。踝关节正、侧位X片和MRI检查未见患踝存在撕脱骨折、关节脱位、韧带完全断裂、关节间隙增宽等情况。

5 诊断标准

5.1 西医诊断标准及分期

5.1.1 西医诊断标准

Grade Ⅰ：无功能缺失，无韧带松弛（即前抽屉试验和距骨倾斜试验阴性），少量或无出血，无压痛点，总踝关节运动减少5°或更少，肿胀0.5cm或更少；MRI提示无韧带断裂。

Grade Ⅱ：部分功能缺失，前抽屉试验阳性（涉及距腓前韧带），距骨倾斜试验阴性（不涉及跟腓韧带），出血，有压痛点，总踝关节运动减少大于5°但小于10°，肿胀大于0.5cm但小于2.0cm；MRI提示韧带部分断裂。

Grade Ⅲ：几乎丧失所有功能，前抽屉试验和距骨倾斜试验均为阳性，出血，强烈的压痛点，总踝关节运动减少大于10°，肿胀大于2.0cm。三级损伤可进一步划分，前抽屉运动3mm或以下为ⅢA，运动大于3mm为ⅢB；MRI提示韧带完全断裂。

注：以上诊断标准依据2013年美国物理治疗学会骨科学组临床指南《踝关节的稳定性和运动协调障碍：踝关节韧带扭伤》和我国2002年由国家食品药品监督管理局制定的《中药新药临床研究指导原则》。临床医生在明确踝关节内翻或外翻损伤史后，根据患者疼痛、压痛点、韧带松弛、局部肿胀、皮下出血、关节活动度和行走不便等进行诊断。

5.1.2 分期

5.1.2.1 急性期

患者踝关节扭伤后3天内，患踝局部仍持续出血，肿胀疼痛明显，可进行性加重。

5.1.2.2 恢复期

患者踝关节扭伤后3天~2周，患踝局部出血停止，肿胀开始消退，受损组织自我修复，可发生轻度粘连。

5.1.2.3 慢性期

患者踝关节扭伤2周后，患踝处肿胀明显消退，但可残留轻度肿胀；局部组织弹性减弱、关节活动范围减少，关节负重能力降低，皮温低。部分患者会出现踝关节不稳，甚至平衡功能部分缺失、本体感觉障碍等。

注：以上分期依据2013年美国物理治疗学会骨科学组临床指南《踝关节的稳定性和运动协调障碍：踝关节韧带扭伤》，并结合临床实际确定。

5.2 中医诊断标准及分型

5.2.1 诊断标准

5.2.1.1 足少阳经筋及阳跷脉证

以足外踝周围肿胀疼痛或压痛明显（踝关节外侧副韧带损伤），足内翻疼痛加剧。

5.2.1.2 足太阴经筋及阴跷脉证

以足内踝周围肿胀或压痛明显（踝关节内侧副韧带损伤），足外翻疼痛加剧。

注：以上诊断标准参照ZY/T 001.9—94，结合针灸临床实际与专家经验进行辨位归经。

5.2.2 分型

5.2.2.1 急性期

急性期踝关节疼痛，活动时加剧，局部明显肿胀及皮下瘀斑，关节活动受限；舌红边有瘀点，脉弦，为气滞血瘀证。

5.2.2.2 慢性期

慢性期踝关节持续隐痛，轻度肿胀，或可触及硬结，步行欠力；舌淡，苔薄，脉弦细，为筋脉失养证。

6 针灸治疗概况

6.1 现代文献

6.1.1 针灸治疗方法

针灸治疗踝关节扭伤后疼痛的主要方法有毫针刺法、放血疗法、温针疗法、火针疗法、电针疗法、灸法、筋结点刺法、耳穴疗法、董氏奇穴法、耳体针结合疗法、头体针结合疗法、穴位注射法、针灸结合康复疗法等。同时，古代刺法如恢刺、齐刺、傍针刺、巨刺、缪刺、豹纹刺、赤风迎源等治疗踝关节扭伤后疼痛也报道较多。

6.1.2 经络选择

针灸治疗踝关节扭伤后疼痛，选取的经脉以足少阳、足阳明、足太阳和足太阴经筋，以及阴跻脉、阳跻脉为多。

6.1.3 穴位选择

临床应用中以局部选穴为主，配合对侧和远端取穴。局部选穴以阿是穴、丘墟、解溪、昆仑、申脉、照海、悬钟、三阴交等为主；对侧选穴以对侧阿是穴、丘墟和上肢阳池为主，远端选穴以阳陵泉、足三里、委中等为主。董氏奇穴中的小节穴，耳穴中的踝穴也经常使用。

6.1.4 疗效评价

结合现有的文献及专家调研结果，针灸治疗踝关节扭伤的评估指标以治疗的有效率，止痛、消肿、关节活动度改变为主。随着循证医学方法引入针灸研究领域，国内外开始对针灸治疗踝关节扭伤的确切疗效进行评估。目前，已有4篇系统评价初步评估了针灸治疗踝关节扭伤的有效性和安全性，其中1篇是Cochrane系统评价，提示针灸治疗踝关节扭伤的证据不足[13-16]。这可能归咎于相应系统评价纳入原始研究证据治疗较低，且检索时间陈旧，未能及时补充现有最新证据。因此，现有的系统评价证据质量较低，不能为当前的临床提供最新的证据。

6.2 古代文献

古代文献中记载针灸治疗踝关节扭伤后疼痛常用腧穴与现代文献有相似之处，但也有很大不同。本标准编写工作组检索了《中华医典》光盘，古代文献中未发现以踝关节扭伤后疼痛为对象的针灸治疗专门记载。但有关于“踝痛”“踝肿”“脚痛”“脚肿”“脚伤”“足痛”“足肿”“足闪”“足伤”等描述。我们以这些描述作为检索词，共检索出古代文献106篇，经人工查重后纳入有效文献77篇，治疗以局部病灶取穴为主，涉及经络以足太阳膀胱经、足少阳胆经、足阳明胃经和足厥阴肝经为多，选用穴位频次较高的腧穴有申脉、昆仑、丘墟、太冲、委中等。

6.3 名医经验

我们根据中国针灸学会标准化工作委员会和全国针灸标准化技术委员会推荐的现当代名医经验书籍，纳入有效文献31篇，发现现当代名医治疗踝关节扭伤后疼痛，与古代文献记载相似。选取频次最多的经脉仍是足太阳膀胱经、足少阳胆经和足阳明胃经等，提及最多的腧穴有昆仑、阿是穴、丘墟和解溪等。在此基础上，还强调了对应点的选择，如对侧丘墟、上肢阳池等，以保护患踝。同时，现有的名医经验也反映出针灸在踝关节扭伤后疼痛的治疗中，止痛及消肿效果显著，但关节活动改善方面，优势不明显，临床常和现代康复疗法结合。

7 针灸治疗和推荐方案

7.1 针灸治疗原则和方法

7.1.1 治疗原则

针灸治疗踝关节扭伤后疼痛的总原则是消肿止痛，改善关节功能。

7.1.2 选穴处方特点

针灸治疗踝关节扭伤后疼痛建议根据患者病程长短及损伤部位来确定治疗原则和治疗处方。对于踝关节扭伤急性期的患者，治疗以镇痛消肿为主，选穴以局部腧穴为主，可配合对侧或远端腧穴；对于踝关节扭伤恢复期和慢性期的患者，治疗以缓解局部症状，改善关节活动度，增强关节稳定性，防止复发为主，以局部腧穴配合辨证选穴。

7.1.3 常用腧穴

针灸治疗踝关节扭伤后疼痛最常选用解溪、丘墟、申脉、昆仑、悬钟和阿是穴等。

7.1.4 刺灸方法

对于踝关节扭伤急性期疼痛，多采用刺络放血或毫针刺法等刺激强度较大的方法，旨在迅速镇痛消肿；对于踝关节扭伤恢复期和慢性期，则多采用针灸结合康复疗法改善关节活动度，增加关节稳定性，防止复发；对于疼痛，恢复期可采用温针灸，慢性期可采用电针、温针灸和火针等疗法，如仍有轻度肿胀，可配合刺络放血。

7.1.5 针灸频率及疗程

对于踝关节扭伤急性期，宜每日治疗1～2次，连续治疗5天为1个疗程，由于本病有自愈倾向，一般1个疗程内即可痊愈。对于恢复期和慢性期患者，每日或隔日治疗1次，连续治疗2周为1个疗程。

7.1.6 针灸干预时机

踝关节扭伤属于筋伤类疾病，外伤是主要病因。其起病急骤，一般1～2天肿胀疼痛到达高峰，宜尽早针灸治疗。恢复期和慢性期仍残留轻度肿胀，疼痛迁延不愈，关节活动障碍，可针灸配合康复疗法综合干预。

7.2 主要结局指标

7.2.1 临床有效性评估指标

针灸治疗踝关节扭伤临床有效性的主要评估指标为临床有效率、疼痛视觉模拟量表评分（Visual Analogue Scale，VAS）、踝关节扭伤症状积分（Ankle Symptoms Index，ASI）、美国足踝外科协会

（American Orthopaedic Foot and Ankle Society，AOFAS）踝－后足评分量表等。

7.2.2 临床优效性评估指标

针灸治疗踝关节扭伤后疼痛临床优效性的主要评估指标为止痛起效时间、肿胀消退时间、恢复正常活动时间等。根据检索到的文献，目前尚未发现关于针灸治疗踝关节扭伤后疼痛临床优效性评估的研究和报道。

7.2.3 生活质量评价

根据检索到的文献，目前尚未发现关于针灸治疗踝关节扭伤后疼痛对于生活质量改善情况的研究和报道。

7.2.4 卫生经济学评估

根据检索到的文献，目前尚未发现关于针灸治疗踝关节扭伤后疼痛卫生经济学的研究和报道。

7.2.5 不良反应及安全性评价

拔罐时间久而出现水疱为针灸疗法治疗踝关节扭伤后疼痛的主要不良反应，以毫针刺破，碘酒涂擦消毒后而愈，不影响继续治疗[19]。

7.3 注意事项

7.3.1 操作注意事项

a）对初次接受针灸者，要做好解释工作，解除恐惧心理。在针灸过程中，应密切观察患者的神态。

b）在使用电针进行治疗时，调节输出量应缓慢，开机时输出强度应逐渐从小到大，切勿突然增大，以免发生意外，且电针刺激强度不宜过大。

c）在使用刺络放血进行治疗时，医生须避免直接接触患者血液，注意避免伤及大动脉，所出血液应做无害化处理。

d）所有针灸操作应选择在有条件的医院进行，全程需注意无菌操作规范，防止感染。

7.3.2 禁忌证

大病体弱、贫血、醉酒、过饥、过饱、处于兴奋状态或疲劳状态的患者，既往或目前有严重循环系统、呼吸系统、血液系统、消化系统、内分泌系统、神经系统、免疫系统疾病及恶性肿瘤的患者，穴位局部感染及外伤者，凝血功能障碍患者，均应禁止施针灸治疗。

7.4 患者的自我护理

踝关节扭伤急性期，患者应立刻遵循 RICE 原则（即休息 Rest、冰敷患处 Ice、局部制动加压 Compression、患肢抬高 Elevation）来处理患踝，防止受伤组织受损加重或重复受损，减少出血量。尤其需注意的是，冰敷（怕冻伤皮肤的话可垫一块湿毛巾或绷带，没有冰块可用冷毛巾代替）时间一般 20 分钟左右，患部有麻木感即可停止。然后休息 2 小时再冰敷 1 次。在受伤后的 48 小时内，可以每隔 1～2 小时冰敷 20 分钟。冰敷结束后，要及时对患踝采用弹性绷带包扎，避免再次损伤，并减少肿胀和出血。切记要包扎牢靠但不要过紧，防止过紧造成患踝麻木、疼痛或皮肤苍白。

踝关节扭伤恢复期和慢性期，患者可在患踝局部热敷，拄拐减轻踝关节负担，并配合康复疗法加强关节稳定性。习惯性踝关节扭伤患者，平时可穿高帮鞋以保护支持踝关节。

7.5 推荐方案

7.5.1 RICE 原则处理

『推荐』

踝关节扭伤患者急性期，推荐尽快使用 RICE 原则（即休息 Rest、冰敷患处 Ice、局部制动加压 Compression、患肢抬高 Elevation）进行处理，防止二次损伤。[GRADE 1B]

解释：本指南小组参考了 2013 年美国物理治疗学会骨科学组临床指南《踝关节的稳定性和运动

协调障碍：踝关节韧带扭伤》指出的在踝关节扭伤的72小时内，应尽快进行RICE原则处理，即休息（Rest）、冰敷患处（Ice）、局部制动加压（Compression）、患肢抬高（Elevation）。伤后休息，可减轻韧带负担，避免二次伤害，防止损伤加重。伤后立即冰敷，可引起局部血管收缩以控制出血和渗出，减慢组织代谢，还可减轻炎症反应和肌肉痉挛。冰敷后的加压包扎，亦可减轻患肢肿胀。抬高患肢可促进静脉和淋巴回流，促进愈合。

现有的证据体经GRADE评价后最终质量等级为中等，结合专家建议、患者意愿、资源消耗等，给予强推荐。

7.5.2 针灸疗法

临床研究证明，针灸疗法治疗踝关节扭伤后疼痛有缓解症状、改善功能等作用，选穴以局部腧穴为主，可配合对侧或远端腧穴，以消肿止痛为基本治疗原则。

『**推荐**』

> 推荐建议：踝关节扭伤后疼痛，不论分期均可推荐使用针灸疗法，可以较好地消肿止痛。［GRADE 1D］

解释：本指南小组纳入了系统评价2篇[13,15]，RCT 26篇，其中8篇RCT评估了针灸疗法和不治疗[17-21]，10篇评估了针灸疗法和药物[22-31]，8篇评估了针灸疗法和康复疗法[28,32-37]。经综合分析形成证据体发现，针灸疗法与不治疗、药物疗法及康复疗法相比，具有较好的镇痛消肿效应，是使用广泛的治疗方法。选穴以局部腧穴为主，也可配合对侧选穴或远端选穴。常用穴位为阿是穴、丘墟、申脉、昆仑、解溪和董氏奇穴等。针刺方法涉及毫针刺法、刺络拔罐、电针、温针灸、火针、古代刺法（如恢刺、豹纹刺、赤凤迎源）、穴位注射等。

现有的证据体因纳入文献设计质量低、间接性、不一致性、不精确性及存在发表偏倚，经GRADE评价后最终质量等级为极低。结合专家建议、患者意愿、资源消耗等，给予强推荐。

7.5.3 刺络放血法

踝关节扭伤属于中医筋伤类疾病，外伤是主要病因。急性扭伤后，患者局部肿胀、疼痛明显，影响关节活动。触诊找寻患者压痛点，或肿胀处，或怒张之静脉，通过三棱针点刺或皮肤针叩刺，放出瘀血或组织液，可以迅速减轻患踝局部压力，并减轻疼痛，有效缩短病程。该方法易于定位，操作简便，适用于踝关节扭伤急性期或仍有肿胀的慢性期患者。

取穴：阿是穴。

操作：患者取坐位，损伤部位以75%酒精或碘伏常规消毒，刺手持三棱针（或一次性采血针、皮肤针等），对准患踝压痛点、肿胀处及怒张之静脉迅速点刺或叩刺，针尖刺入1～3mm，使局部出血3～5滴，出血不明显者可加拔罐10min加速出血，起罐后以无菌干棉球擦去放出之瘀血，并加压止血。

疗程：每日或隔日治疗1次，连续治疗5～7日为1个疗程。一般治疗1个疗程。

注意事项：严格消毒患踝处皮肤，以免引起感染。切忌刺深，防止再次损伤局部组织。

『**推荐**』

> 推荐建议：踝关节扭伤患者慢性期疼痛的针灸治疗，可以选择刺络放血法，取穴以局部阿是穴为主。［GRADE 2D］

解释：本指南小组纳入了2篇RCT，其中1篇评估了刺血法和西药[25]，1篇评估了刺血法和常规针刺疗法[44]。经综合分析形成证据体发现，刺血法与西药、常规针刺疗法相比，具有较好的镇痛消肿效应，对踝关节扭伤慢性期疼痛但仍留有肿胀的患者来说，是较好的针灸疗法。但现有的证据体因纳入文献设计质量低、间接性、不一致性、不精确性及存在发表偏倚，经GRADE评价后最终质量等级为极低。结合专家建议、患者意愿等，给予弱推荐。

7.5.4 毫针刺法

方案一：患踝对侧小节穴

小节穴属于董氏奇穴中的一个，位于大指本节掌骨旁赤白肉际上，握拳取穴。是根据手足对应关系所发现的一个治疗踝关节扭伤或踝关节肿痛的特效穴。针刺小节穴并配合活动，可快速减轻患踝疼痛。

取穴：小节穴。

操作：患者取坐位，选取患踝对侧小节穴，皮肤常规消毒。选取 0.25mm×40mm（1.5 寸）毫针，刺手持针，针尖斜向内进针 20～32mm。得气后，一边捻针，一边指导患者活动患侧脚踝，再留针 10 分钟，随即出针。

疗程：每日治疗 1 次，3 次为 1 个疗程。一般治疗 1 个疗程。

『**推荐**』

> 推荐建议：踝关节扭伤患者急性期疼痛的针灸治疗，可以选择毫针刺法，取穴以对侧或远端腧穴为主，并配合活动患踝。[GRADE 2D]

解释：本指南小组纳入了 1 篇 RCT，评估了单刺对侧小节穴和理筋手法[35]，结果显示针刺对侧小节穴与理筋手法相比，具有较好的镇痛消肿效应，且可以保护患踝，防止进一步韧带损伤，可以作为踝关节扭伤急性期疼痛的推荐针灸疗法。但现有的证据体因纳入文献设计质量低、间接性、不精确性及存在发表偏倚，经 GRADE 评价后最终质量等级为极低。结合专家建议、患者意愿等，给予弱推荐。

方案二：解溪、昆仑、申脉、照海、丘墟等

踝关节扭伤后，在患踝局部选取经穴是常规的针刺疗法，是局部选穴的典型代表。古代文献描述最多，且全国高等中医药院校规划教材《针灸学》和《针灸治疗学》等有所记载。根据疼痛部位，多以足三阳经经穴为主。

取穴：解溪、昆仑、申脉、照海、丘墟等。

操作：患者取坐位，选取解溪、昆仑、申脉、照海、丘墟等穴，皮肤常规消毒。选取 0.25mm×25mm（1 寸）毫针，刺手持针，快速刺入 0.3～0.8 寸。出现针感后，施以捻转泻法强刺激，每隔 5 分钟行针 1 次，留针 30 分钟后起针。

疗程：每日治疗 1 次，5 次为 1 个疗程。一般治疗 1 个疗程。

『**推荐**』

> 推荐建议：踝关节扭伤患者急性期疼痛的针灸治疗，可以选择毫针刺法，取穴以局部腧穴为主，施以捻转泻法。[GRADE 2D]

解释：本指南小组纳入了 7 篇 RCT，2 篇评估了常规针刺和不治疗[19,20]，2 篇评估了常规针刺和西药[27,29]，2 篇评估了常规针刺和康复疗法[34,36]，1 篇评估了常规针刺和中药[20]。经综合分析形成证据体发现，常规针刺疗法与不治疗、西药、康复疗法和中药相比，具有较好的镇痛消肿效应。但局部施以强刺激手法，有可能进一步损伤韧带，需谨慎行针。并且现有的证据体因纳入文献设计质量低、间接性、不一致性、不精确性及存在发表偏倚，经 GRADE 评价后最终质量等级为极低。结合专家建议、患者意愿等，给予弱推荐。

7.5.5 温针灸

毫针留针时，针柄上置艾绒或艾条的施灸方法，称为温针灸。它适用于既需要针又需要灸的病证。温针灸具有温经通络，行气活血的作用。该方法既有针刺作用，又有艾灸作用，且操作简便，适用于踝关节扭伤恢复期和慢性期疼痛患者。

取穴：阿是穴。

操作：患者取坐位，选取阿是穴，皮肤常规消毒。选取0.25mm×45mm（1.5寸）毫针，刺手持针，快速直刺0.3~0.8寸。出现针感后，施以捻转泻法强刺激。再在针尾缠绕1cm左右的艾条，点燃，以局部红晕为度。待燃尽后，可再灸1壮。30分钟后，除去艾灰并起针。

疗程：每日治疗1次，2周为1个疗程。一般治疗1个疗程。

注意事项：在灸治过程中，要谨防艾灰掉落烫伤。如果过热，可用小纸片遮挡，防止烫伤。

『推荐』

> 推荐建议：踝关节扭伤患者恢复期疼痛的针灸治疗，可以选择温针灸，以局部腧穴为主。[GRADE 2D]

解释：本指南小组纳入了1篇RCT，评估了温针灸与常规针刺疗法[43]在踝关节扭伤慢性期的应用。结果发现，温针灸与常规针刺疗法相比，具有较好的消肿止痛，改善功能的作用。2周以上的慢性期患者已属于陈旧性踝关节扭伤，重点在于关节活动度的改善，并增强关节稳定性，防止扭伤复发。温针灸既具有针刺作用，又具有艾灸作用，且热力集中深达病变部位，是踝关节扭伤慢性期疼痛的常用针灸疗法。但现有的证据体因纳入文献设计质量低、间接性、不精确性及存在发表偏倚，经GRADE评价后最终质量等级为极低。结合专家建议、患者意愿等，给予弱推荐。

7.5.6　火针

火针是用火烧红的针尖迅速刺入穴内，以治疗疾病的一种方法。《灵枢·官针》云："焠刺者，刺燔针则取痹也。"说明火针具有行气活血、温经散寒、通经活络、消瘀散结作用，用于风寒筋脉急挛引起的痹痛。火针适用于踝关节扭伤慢性期疼痛的患者。

取穴：阿是穴。

操作：患者取仰卧位，取肿胀明显的阿是穴，皮肤常规消毒，选取0.25mm×45mm（1.5寸）毫针，刺手持针，烧红后迅速向穴位直刺0.2~0.5寸，随即出针。

疗程：隔日1次，2周为1疗程。一般治疗1个疗程。

『推荐』

> 推荐建议：踝关节扭伤患者慢性期疼痛的针灸治疗，可以选择火针，以局部腧穴为主。[GRADE 2D]

解释：本指南小组纳入了1篇RCT，评估了火针与常规针刺疗法[44]在踝关节扭伤慢性期的应用。结果发现，火针与常规针刺疗法相比，具有较好的消肿止痛、改善功能的作用。2周以上的慢性期患者已属于陈旧性踝关节扭伤，会出现关节疼痛时轻时重，症状反复，或于阴雨天气时加重。治疗当以活血通络止痛，祛风散寒除湿。火针兼具针与灸的双重作用，具有行气活血、温经散寒、通经活络、消瘀散结作用，且可以促进慢性软组织损伤引起的粘连瘢痕吸收。火针是踝关节扭伤慢性期疼痛的常用针灸疗法。但现有的证据体因纳入文献设计质量低、间接性、不精确性及存在发表偏倚，经GRADE评价后最终质量等级为极低。结合专家建议、患者意愿等，给予弱推荐。

7.5.7　电针

电针是在针刺得气后，在针上通接近人体生物电的微量电流，通过针和电两种刺激相结合，达到防治疾病的一种方法。临床中电针常用于治疗各种痛证。它既可降低神经应激功能，也可抑制运动神经和感觉神经，从而达到镇痛和缓解肌肉、血管痉挛的作用。电针适用于踝关节扭伤慢性期持续疼痛的患者。

取穴：解溪、昆仑、太溪和阿是穴等。

操作方法：患者取坐位，取患踝局部解溪、昆仑、太溪和阿是穴等，皮肤常规消毒，选取0.25mm×40mm（1.5寸）毫针，刺手持针，直刺进针0.3~0.8寸。得气后，选解溪配昆仑，太溪配阿是穴2组穴位接通电针仪，选用疏密波，频率2/100Hz，强度以患者耐受为度，留针30分钟，随即出针。

疗程：每日治疗1次，2次为1个疗程。一般治疗1个疗程。

『推荐』

> 推荐建议：踝关节扭伤患者慢性期疼痛的针灸治疗，可以选择电针，以局部腧穴为主。[GRADE 2D]

解释：本指南小组纳入了3篇RCT，其中2篇评估了电针与西药[24,26]，1篇评估了电针与常规针刺疗法[43]在踝关节扭伤慢性期的应用。经综合分析形成证据体发现，电针与西药、常规针刺疗法相比，具有较好的消肿止痛、活血化瘀的作用。尤其电针疏密波能够增强局部代谢，促进气血循环，改善组织营养，消除炎性水肿，从而加速关节功能恢复。火针是踝关节扭伤慢性期疼痛的常用针灸疗法。但现有的证据体因纳入文献设计质量低、间接性、不一致性、不精确性及存在发表偏倚，经GRADE评价后最终质量等级为极低。结合专家建议、患者意愿等，给予弱推荐。

7.5.8 针灸结合康复疗法

踝关节扭伤的主要临床症状是疼痛、肿胀、瘀斑和关节活动障碍。众多文献表明，针灸疗法在踝关节扭伤各期中均具有较好的止痛及消肿效果。但在恢复期和慢性期的关节活动功能改善方面，优势不明显，临床上常与现代康复疗法结合应用。

取穴：局部腧穴：解溪、昆仑、申脉、照海、丘墟和阿是穴等；远端腧穴：足三里、阳陵泉等。

操作：患者取坐位，取患踝局部解溪、昆仑、申脉、照海、丘墟和阿是穴等，皮肤常规消毒，选取0.25mm×25mm（1寸）毫针，刺手持针，直刺进针0.3~0.8寸。取患踝远端足三里、阳陵泉等穴，皮肤常规消毒，选取0.25mm×40mm（1.5寸）毫针，刺手持针，直刺进针0.5~1寸。得气后，施以捻转泻法强刺激，每隔5分钟行针1次，留针30分钟后起针。

疗程：每日治疗1次，2次为1个疗程。一般治疗1个疗程。

『推荐』

> 推荐建议：踝关节扭伤患者恢复期和慢性期疼痛的针灸治疗，可以选择针灸结合康复疗法，以局部腧穴为主。[GRADE 2D]

解释：本指南小组纳入了4篇RCT，评估了针灸结合康复疗法与单纯康复疗法在踝关节扭伤中的应用[45-48]。经综合分析形成证据体发现，针灸结合康复疗法与单纯康复疗法相比，具有较好的消肿止痛、改善关节活动的作用。其中这里的康复疗法主要指的是物理疗法，能够增强受损局部组织营养代谢，改善血液循环，消除炎性水肿等，从而加速关节功能恢复。针灸结合康复疗法是踝关节扭伤恢复期和慢性期疼痛的常用针灸疗法。但现有的证据体因纳入文献设计质量低、间接性、不一致性、不精确性及存在发表偏倚，经GRADE评价后最终质量等级为极低。结合专家建议、患者意愿等，给予弱推荐。

8 本指南利益冲突声明

本指南所有参与人员声明无相关利益冲突。

9 本指南获取途径及将推荐方案应用于实践的方式

本指南获取途径有电子版和纸质版两种。电子版将于中国针灸学会标准化工作委员会和全国针灸标准化技术委员会的官网上发表公布，纸质版将由中国中医药出版社出版公布。并依托中国针灸学会平台在临床进行推广应用。

10 本指南实施中的有利因素与不利因素

10.1 有利因素

本指南有利因素是依托中国针灸学会平台，可以对全国众多中医医院针灸科、推拿科和中医科等进行宣讲推广应用。

10.2 不利因素

本指南不利因素是免费获取渠道较少，只能在线阅读，对于西医院相关科室推广存在一定局限性。

11 本指南的局限与不足

a）目前针灸治疗踝关节扭伤的临床报道与研究以中文文献居多，质量普遍不高，且重复性验证研究较少，故而指南制作过程中，纳入研究方法学偏倚较大，证据稳定性不足，在临床变异较大；

b）本指南制定涉及针灸学、康复医学和方法学专家和人员，尚缺乏骨科、急诊科等专家和人员，且目前缺乏针灸治疗踝关节扭伤的患者价值偏好和卫生经济学数据支持，因此在临床推广上具有一定的局限与不足。

12. 本指南更新计划

本指南计划3年后更新，我们将在2023年12月31日前，通过检索新的临床研究，应用循证医学和GRADE方法学，对针灸治疗踝关节扭伤证据体进行补充，完成指南更新。

附　录　A

（规范性）

本部分专家组成员和编写组成员

表 A.1　本部分专家组成员信息表

姓名	性别	职称	研究方向	任务分工	工作单位
赵吉平	女	主任医师	针灸临床研究	指南的针灸意见指导	北京中医药大学 东直门医院
赵京生	男	研究员	针灸文献研究	指南的针灸意见指导	中国中医科学院 针灸研究所
林枫	男	副教授 副主任医师	康复临床研究	指南的康复意见指导	南京医科大学
朱红军	男	副主任医师	康复临床研究	指南的康复意见指导	苏州大学 第一附属医院
吴泰相	男	教授	循证医学研究	指南的方法学指导	四川大学 中国循证医学中心
刘雅丽	女	副教授	循证医学研究	指南的方法学指导	兰州大学 循证医学中心
拜争刚	男	教授	循证医学研究	指南的方法学指导	南京理工大学 循证社会科学与健康研究中心

表 A.2　本部分编写组成员信息表

	姓名	性别	学历/职称	研究方向	任务分工	工作单位
组长	徐斌	男	医学博士/ 研究员	针灸临床研究	课题负责人，指南文本起草人	南京中医药大学
	陈昊	男	医学博士/ 讲师	针灸的循证方法学研究	方法学人员，负责指南的制定方法学，证据体的制作，指南文本起草人	南京中医药大学
起草组	邝心颖	女	医学博士/ 副教授	循证医学研究	方法学人员，负责指南的制定方法学，证据体的制作	四川大学 中国循证医学中心
	王欣君	男	医学博士/ 副教授/	针灸临床研究	针灸临床专家，提供针灸治疗踝关节扭伤的临床咨询	南京中医药大学
	曹震宇	男	医学硕士/ 讲师	康复临床研究	康复医学临床专家，提供康复疗法踝关节扭伤的临床咨询	南京中医药大学
	庄艺	女	医学博士/ 讲师	针灸临床研究	文献检索，文献数据提取，文献质量评价，制作系统评价证据体	南京中医药大学
	徐文韬	男	医学博士 讲师	针灸临床研究	文献检索，文献数据提取，文献质量评价，制作系统评价证据体	南京中医药大学
	胡轩铭	男	医学博士/ 主治医师	针灸临床研究	文献检索，文献数据提取，文献质量评价，制作系统评价证据体	南京市中医院

附　录　B

（资料性）

临床问题

我们通过初步检索文献，针对针灸治疗踝关节扭伤后疼痛的临床特点，初步形成若干临床问题。并通过发放调查问卷，向临床医师和患者两个层面对我们初步提出的临床问题进行分析，最终形成本标准需要解决的临床问题，如下所示：

B. 1　踝关节扭伤如何进行即时处理

B. 2　踝关节扭伤的基础治疗是什么

B. 3　针灸干预踝关节扭伤的时机是何时

B. 4　不同分期的踝关节扭伤疼痛是否均可以用针灸治疗

B. 5　治疗踝关节扭伤的具体针刺干预方法（针刺方法、手法、选穴及强度参数）是什么

B. 6　我们是否可以单独使用针灸进行干预治疗

B. 7　针灸治疗踝关节扭伤的适用范围和不良反应是什么

B. 8　针灸治疗踝关节扭伤的优势是什么

附 录 C

（资料性）

检索范围、检索策略及结果

C.1 检索范围

检索范围分为古代文献、现当代名家经验和现代研究三大部分。

C.2 检索策略

C.2.1 古代文献

通过检索《中华医典》光盘，检索古代文献中有关针灸治疗踝关节扭伤后疼痛的相关记载。

检索主要词为："足痛""足肿""足伤""足闪""脚痛""脚肿""脚伤""脚闪""踝痛""踝肿""踝伤""踝闪"。

C.2.2 现当代名家经验

按照《针灸临床实践指南制定方法》中推荐的现当代针灸名家书目，检索现当代针灸名家治疗踝关节扭伤后疼痛的相关记载。

C.2.3 现代研究

通过检索中英文主流数据库 CNKI、万方、CBM、维普、Pubmed、Embase、Cochrane library，检索当前针灸治疗踝关节扭伤后疼痛的临床研究。检索时间为数据库建立至 2018 年 4 月 30 日。

针灸疗法限定为：毫针、电针、刺络放血、拔罐、艾灸、温针灸、皮肤针、三棱针、筋针、火针、耳针、穴位注射等。

中文检索词为："毫针、电针、刺络放血、拔罐、艾灸、温针灸、皮肤针、三棱针、筋针、火针、耳针、穴位注射" AND "扭伤、筋、软组织伤、挫伤、损伤、筋伤" AND "足、踝" AND "临床研究" 为主。

英文检索词以 "acupuncture, electroacupuncture, cupping, bleeding therapy, moxibustion, fire needle, warm needling, acupoint injection, auriculotherapy" AND "Ankle Sprain" AND "clinical study" 为主。

采用主题词和自由词结合的检索方法。

C.3 检索结果

C.3.1 古代文献

表 C.1 古代文献检索结果汇总

古籍	古文	提及经脉	提及穴位	刺灸方法
《黄帝内经素问集注》	是以手足痛者。独取于少阴阳明	足阳明胃经		
《针灸集成》	昆仑在足外踝后五分跟骨上陷中细动脉应手针三分留七呼灸三壮：主治腰尻、脚气、足腨肿痛不能步立……兼申脉、太溪善疗足肿之迍（玉龙赋），能住喘愈脚气（灵光赋），治腰尻痛、足痛不能履地、肩背拘急	足太阳膀胱经	昆仑、申脉、太溪	灸七壮
《扁鹊神应针灸玉龙经》	中封为经金。在踝内前一寸。斜行小脉上，伸足仰趾取。治疟寒热，腹痛寒疝，足痛步难，草鞋风	足厥阴肝经	中封	

续 表

古籍	古文	提及经脉	提及穴位	刺灸方法
《普济方·针灸》	完骨在耳后入发际四分，足太阳少阳之会，灸三壮，主头风，耳后痛，烦心，足痛不收	足少阳胆经	完骨	灸三壮
	侠溪二穴水也，在足小指次指岐骨间，本节前陷中，灸三壮，针三分……治胸胁支满，寒热汗不出……疟，足痛	足少阳胆经	侠溪二穴	灸三壮 针三分
	临泣二穴木也，在足小指次指本节后间陷中，去侠溪一寸半，灸三壮，针二分。……治胸中满……足外使痛	足少阳胆经	临泣二穴	灸三壮 针二分
针灸资生经		足太阳膀胱经	仆参	
	侠溪、主疟足痛	足少阳胆经	侠溪	
西方子明堂灸经	侠溪二穴在足小趾次趾二歧骨间本节前陷中。灸三壮。主胸胁支满疟，足痛	足少阳胆经	侠溪二穴	灸三壮
针灸大成	人病腹心闷……足痛……可刺足阳明胃经井厉兑，足次指爪甲上与肉交者韭许。刺一分，行六阴数，左取右，食顷已	足阳明胃经	厉兑	
	人病胸胁足痛……可刺足少阳胆井窍阴，在次指与肉交者如韭叶许。刺一分，行六阴数，各一痏，左病右取，如食顷已。灸可三壮	足少阳胆经	足窍阴	灸可三壮
	痰多足痛与疮疡，气蛊胸腿疼难止，冲阳、公孙一刺康。可刺足阳明胃经原（原者，冲阳穴，胃脉所过为原，足跗上五寸，骨间动脉），复刺足太阴脾经络（络者，公孙穴，去足大趾本节后一寸，内踝前，别走阳明）	足阳明胃经	冲阳	
类经图翼	昆仑在足外踝后五分，跟骨上陷中，细动脉应手……刺三分，留七呼，灸三壮。神农经云：治腰尻痛，足痛不能履地，肩背拘急，可灸七壮	足太阳膀胱经	昆仑	可灸七壮。
针灸问答	梁丘膝上二寸量，三壮三分主治看，膝脚腰疼兼冷痹，乳肿足痛屈伸难。（注：梁丘穴，在膝上二寸，两筋间。三壮，三分。主治膝脚腰痛，冷痹不仁，足寒，乳肿等症。）	足阳明胃经	梁丘	三壮 三分
勉学堂针灸集成	昆仑在外踝后五分、跟骨上陷中，细动脉应手。针三分、留七呼，灸三壮。主治腰尻，脚气，足腨肿痛不能步立……兼申脉、太溪，善疗足肿之迍。（《玉龙赋》）能住喘，愈脚气（《灵光赋》）治腰尻痛、足痛不能履地、肩背拘急，可灸七壮（《神农经》）	足太阳膀胱经	昆仑	针三分 留七呼 灸三壮
医学入门	地机膝下五寸，大骨后，伸足取之。针入三分，灸三壮。主……足痛……阴陵泉膝下内侧辅骨下陷中，曲膝取之。针入五分，禁灸。主……足痛腰痛侠溪足小指、四指本节前歧骨陷中。针三分，灸三壮。主……疟足痛	足太阴脾经、足少阳胆经	地机、阴陵泉、侠溪	
备急千金要方	昆仑主脚如结，踝如别。阴陵泉主足痹痛。京骨承山承筋商丘主脚挛（又云：承山、承筋主脚胫酸，脚急跟痛，脚筋急痛兢兢。）……然谷主足不能安，胫酸不能久立。……京骨然谷肾俞主足痛。	足太阳膀胱经、足太阴脾经、足少阴肾经	昆仑、京骨、承山、承筋、商丘、然谷、肾俞	
外台秘要	完骨……主……足痛不收	足少阳胆经	完骨	灸三壮
黄帝内经太素	足太阴之筋……其病足大趾支，内踝痛，转筋痛……治在燔针劫刺，以知为数，以痛为输	足太阴脾经	阿是穴	燔针劫刺
针灸集成	太冲在行间后寸半横距陷谷一寸少针三分留十呼灸三壮。主治……踝痛治寒湿脚气痛行步难可灸三壮（《神农经》）	足厥阴肝经	太冲	灸三壮

续 表

古籍	古文	提及经脉	提及穴位	刺灸方法
普济方·针灸	如绕外踝痛。兼刺丝络二穴。如绕内踝痛。兼刺大都二穴。针入三分	足厥阴肝经	丝络、大都	
类经图翼	太冲在足大指本节后二寸……主治虚劳呕血……胻酸踝痛	足厥阴肝经	太冲	刺三分 留十呼 灸三壮
勉学堂针灸集成	太冲在行间后寸半、横距陷谷一寸少。针三分、留十呼，灸三壮。主治……踝痛治寒湿脚气痛行步难，可灸三壮。（《神农经》）	足厥阴肝经	太冲	可灸三壮
子午流注说难	太冲（俞穴）、行间上二寸陷中。证治虚劳呕血……胻酸踝痛针灸针入三分。灸三壮	足厥阴肝经	太冲	针入三分 灸三壮
针灸大全	犊鼻治疗风邪疼，住喘脚痛昆仑愈	足太阳膀胱经	昆仑	
凌门传授铜人指穴	商丘解溪丘墟，脚痛堪追	足少阴脾经、足阳明胃经、足少阳胆经	商丘、解溪、丘墟	
凌门传授铜人指穴	脚痛膝肿针三里。悬钟二陵三阴交。更向太冲须引气。指头麻木自轻飘	足阳明胃经、足少阳胆经、足少阴脾经、足厥阴肝经	足三里、悬钟、阳陵泉、阴陵泉、三阴交、太冲	
针灸神书	头疼眉擂腰脚痛，鼻衄须知破伤风，先针后溪并申脉，呼吸补泻妙神功	手太阳小肠经、足太阳膀胱经	后溪、申脉	呼吸补泻
针灸甲乙经	痿厥寒，足腕不收，躄，坐不能起，髀枢脚痛，丘墟主之	足少阳胆经	丘墟	
针灸集成	腰脚痛取委中昆仑人中阴市（纲目）	足太阳膀胱经、督脉、足阳明胃经	委中、昆仑、人中、阴市	
针灸集成	又治腰连胯痛。又治脚肿脚痛，须兼悬钟、阳陵、阴陵、三阴交、太冲行气，并治指头麻木	足少阳胆经、足太阴脾经、足厥阴肝经	悬钟、阳陵、阴陵、三阴交、太冲	
针灸集成	申脉在金门直下脚边上针三分留七呼灸三壮 主治……脚痛……	足太阳膀胱经	申脉	针三分留七呼灸三壮
普济方·针灸	阴谷肾合膝后分。脚痛难移好用针。小腹急痛并漏下。小便黄赤建中寻	足厥阴肝经	阴谷	
普济方·针灸	丘墟在足外廉踝下……主目视不明……脚痛	足少阳胆经	丘墟	灸三壮
普济方·针灸	承筋二穴一名腨肠，一名直肠。在腨肠中央陷中，灸三壮禁针……治寒痹转筋……脚腨酸重……足烦肿痛，转筋急痛……脚挛脚胫酸，脚急跟痛，脚筋急痛兢兢……瘈疭脚酸，脚痛如折，脚腨酸痛	足太阳膀胱经	承筋二穴一名腨肠。一名直肠。	灸三壮禁针针三分
普济方·针灸	疗脚痛不可举。下重脚痿。穴仆参承山	足太阳膀胱经	仆参、承山	
针灸聚英	条口下廉上一寸。举足取之……主足麻木……脚痛胻肿	足阳明胃经	条口	铜人。针五分。明堂。八分。灸三壮

续 表

古籍	古文	提及经脉	提及穴位	刺灸方法
针灸聚英	申脉（即阳跻）外踝下五分陷中。容爪甲白肉际。阳跻脉所出……主风眩，腰脚痛	足太阳膀胱经	申脉	铜人。针三分。素注。留七呼。灸三壮。甲乙。七呼。刺腰痛篇注。留七呼
针灸资生经	丘墟、主髀枢脚痛	足少阳胆经	丘墟	
针灸大成	条口：下廉上一寸，举足取之……主足麻木……脚痛胻肿	足阳明胃经	条口	
针灸大成	申脉即阳跻：外踝下五分陷中，容爪甲白肉际，前后有筋，上有踝骨，下有软骨，其穴居中……主风眩。腰脚痛，胻酸不能久立，如在舟中	足太阳膀胱经	申脉	
针灸逢源	中脉（即阳跻）：在足外踝下五分陷中容爪甲许白肉际阳跷脉所生……治风眩牙疼昼发之痫胻酸腰脚痛	足太阳膀胱经	申脉	
类经图翼	又治腰连胯痛。又治脚肿脚痛，须兼悬钟、阳陵、阴陵、三阴交、太冲行气，并治指头麻木	足阳明胃经	足三里、悬钟、阳陵、阴陵、三阴交、太冲	
类经图翼	申脉在足外踝下五分陷中，容爪甲许白肉际。阳跻脉所生。……主治风眩癫疾，腰脚痛，膝胻寒酸不能坐立，如在舟车中	足太阳膀胱经	申脉	
针灸问答	申脉外踝下五分，三壮三分何病寻，主治风眩腰脚痛，胻酸气逆癫病针	足太阳膀胱经	申脉	
针灸问答	中渎在膝上五寸，髀外分肉间陷中，五壮五分何病主，筋痹不仁此穴寻	足少阳胆经	中渎	五壮五分
勉学堂针灸集成	治腰连胯痛，治脚肿脚痛，须兼悬钟、阳陵、阴陵、三阴交、太冲行气，并治指头麻木		悬钟、阳陵、阴陵、三阴交、太冲	
勉学堂针灸集成	申脉在金门直下、脚边上……主治风眩……腰脚痛			
针方六集	条口二穴，主膝胫寒酸，缓纵不收，湿痹麻木，足下热，不能久立，脚痛胻肿，转筋	足阳明胃经	条口	
子午流注针经	阴谷肾合膝后分，脚痛难移好用针，小腹急痛并漏下，小便黄赤建时寻	足少阴肾经	阴谷	
古今医统大全	条口在下廉上一寸，举足取之。【主治】足膝麻木脚痛	足阳明胃经	条口	
古今医统大全	申脉即阳跻在外踝下五分陷中，容爪甲白肉际，阳跻脉所出。【主治】风眩腰脚痛	足太阳膀胱经	申脉	
医学纲目	足腕不用痿躄，坐不起，髀脚痛：光明（沿皮五分）丘墟（直五分）	足少阳胆经	光明（沿皮五分）丘墟（直五分）	
医学纲目	外踝红肿痛：申脉（半寸泻）	足太阳膀胱经	申脉	
医学纲目	脚背红肿：太冲丘墟冲阳（弹针出血）临泣	足厥阴肝经、足少阳胆经、足阳明胃经	太冲丘墟冲阳（弹针出血）临泣	

续 表

古籍	古文	提及经脉	提及穴位	刺灸方法
医学纲目	痿厥寒足，腕不收躄，坐不能起，髀枢脚痛，丘墟主之	足少阳胆经	丘墟	
备急千金要方	丘墟主腕不收，坐不得起，髀枢脚痛	足少阳胆经	丘墟	
外台秘要	丘墟在足外廉踝下如前陷者中去临泣三寸……主目视不明……腰胁痛脚酸转筋……髀枢脚痛	足少阳胆经	丘墟	灸三壮
医心方	丘虚二穴 在足外踝下如前陷者中，去临泣三寸……主：胸胁痛……髀枢脚痛	足少阳胆经	丘墟	刺入五分 留七呼 灸三壮
续名医类案	王执中母氏常久病，夏中脚忽肿，旧传夏不理足，不敢着艾。谩以针置火中令热，于三里穴刺之微见血，凡数次其肿如去。执中素患脚痛肿，见此奇效，亦以火针刺之，翌日肿亦消，后常灸。凡治此当先三里，而后之阳跻等穴也	足阳明胃经、足太阳膀胱经	足三里、申脉	火针
普济方·针灸	昆仑二穴火也……脚如结。踝如裂又云。上昆仑治恶血风气肿痛脚肿	足太阳膀胱经	昆仑	灸三壮。炷如小麦。针三分
普济方·针灸	治腰脚肿痛，久困宿疹，亦皆立已（资生经），穴委中，刺出血	足太阳膀胱经	委中	刺出血
普济方·针灸	疗脚痛不可举，下重脚痿，穴仆参承山	足太阳膀胱经	仆参、承山	
针灸大成	脚肿：承山昆仑然谷委中下廉髋骨风市	足太阳膀胱经、足少阴肾经、足少阳胆经	承山、昆仑、然谷、委中、下廉、髋骨、风市	
针灸大成	脚腕酸：委中昆仑	足太阳膀胱经	委中、昆仑	
神应经	脚肿：承山昆仑然谷委中下廉髋骨风市	足太阳膀胱经、足少阴肾经、足少阳胆经	承山、昆仑、然谷、委中、下廉、髋骨、风市	
神应经	脚腕疼：委中昆仑	足太阳膀胱经	委中、昆仑	
类经图翼	（腰脚肿痛，刺出血）昆仑（七壮）	足太阳膀胱经	昆仑	灸七壮
古今医统大全	昆仑二穴，在外踝后、跟骨上陷中……治腰脚肿痛	足太阳膀胱经	委中、昆仑	
针方六集	承山二穴，主腰股膝腨足踝肿痛	足太阳膀胱经	承山	
扁鹊神应针灸玉龙经	阳辅为经火……治胃弱减食足肿	足少阳胆经	阳辅	
针灸聚英	太溪昆仑申脉，最疗足肿之迍	足少阴肾经、足太阳膀胱经	太溪、昆仑、申脉	
刺灸心法要诀	解溪穴，主治风气面浮，腹胀，足肿……针五分，留五呼，灸三壮	足阳明胃经	解溪	针五分 留五呼 灸三壮
刺灸心法要诀	申脉穴，主治昼发痓证，足肿牙疼。针三分，留七呼，灸三壮。灸不及针	足太阳膀胱经	申脉	针三分 留七呼 灸三壮 灸不及针
针灸大成	申脉主昼发痓，足肿，牙痛	足太阳膀胱经	申脉	

续 表

古籍	古文	提及经脉	提及穴位	刺灸方法
类经图翼	合昆仑、申脉，善疗足肿之迍	足太阳膀胱经	昆仑、申脉	
子午流注针经	阳辅胆经四寸间，筋挛骨痛足肿寒，风痹不仁依此用，神针一刺不须难	足少阳胆经	阳辅	
黄帝内经素问集注	是以手足痛者。独取于少阴阳明	足阳明胃经		

共检索出古代文献106篇，经人工查重后纳入有效文献76篇。治疗以局部选穴为主，涉及最多的经脉为足太阳膀胱经、足少阳胆经、足阳明胃经、足厥阴肝经、足少阴肾经和足太阴脾经。提及最多的腧穴为申脉、昆仑、丘墟、太冲、委中等。

C.3.2 现当代名家经验

表 C.2 现当代名家经验汇总表

书籍	作者	描述	提及经脉	提及穴位	刺灸方法
中国针灸治疗学	承淡安	足腕痛：昆仑、太溪、申脉、丘墟、商丘、照海、太冲、解溪针灸之	足太阳膀胱经、足少阴肾经、足太阴脾经、足厥阴肝经、足阳明胃经	昆仑、太溪、申脉、丘墟、商丘、照海、太冲、解溪	
		脚肿：承山、昆仑、然谷、委中、下廉、风市针灸之	足太阳膀胱经、足少阴肾经、手阳明大肠经、足少阳胆经	承山、昆仑、然谷、委中、下廉、风市	
		脚腕酸：委中、昆仑针灸之	足太阳膀胱经	委中、昆仑	
		足酸麻：太溪，针入三分，留捻一分钟，再灸三壮。昆仑：针入三分，留捻二分钟，再灸五壮	足少阴肾经、足太阳膀胱经	太溪、昆仑	
中国针灸学		足腕痛：昆仑、太溪、申脉、丘墟、商丘、照海、太冲、解溪针灸之	足太阳膀胱经、足少阴肾经、足太阴脾经、足厥阴肝经、足阳明胃经	昆仑、太溪、申脉、丘墟、商丘、照海、太冲、解溪	
		脚肿：承山、昆仑、然谷、委中、下廉、风市针灸之	足太阳膀胱经、足少阴肾经、手阳明大肠经、足少阳胆经	承山、昆仑、然谷、委中、下廉、风市	
		脚腕酸：委中、昆仑针灸之	足太阳膀胱经	委中、昆仑	
针灸薪传集	张玉萍	足痿躄：承山、昆仑、飞扬。又法：环跳、风市、阳陵	足太阳膀胱经、足少阳胆经	承山、昆仑、飞扬 环跳、风市、阳陵泉	
		足背红肿：丘墟、八风	足少阳胆经、经外奇穴	丘墟、八风	
绘图针灸传真	赵熙；孙秉彝	足不能行：丘墟、行间、昆仑、太冲	足少阳胆经、足厥阴肝经、足太阳膀胱经	丘墟、行间、昆仑、太冲	
		脚背红肿痛：太冲、临泣、行间、内庭	足厥阴肝经、足少阳胆经、足阳明胃经	太冲、临泣、行间、内庭	
中国针灸学概要	针灸学概要编辑小组编	治法：舒筋活络。取局部穴为主（或用阿是穴），根据经络分布，配取远端腧穴。针灸并用。商丘、三阴交。方解：多在病痛局部及循经远端取穴，针灸并用，以温通筋络，流畅气血，消肿止痛	足太阴脾经	阿是穴、商丘、三阴交	针灸并用

续 表

书籍	作者	描述	提及经脉	提及穴位	刺灸方法
中国针灸学概要	北京中医学院等编	治法：取阿是穴为主，舒筋活络；也可根据经络分布取局部配远道腧穴。远道用针，局部针灸并用。阿是穴、解溪、丘墟、昆仑。方义：多在病痛局部及循经远道取穴，以通调经络。局部加灸，增强温运气血，消肿止痛之力。参考：局部扭伤，可取用针刺病变部位相对应的一侧。针时令病人将患侧关节活动，促使疼痛减轻或消失。本病是指软组织损伤	足阳明胃经、足少阳胆经、足太阳膀胱经	阿是穴、解溪、丘墟、昆仑、对侧阿是穴	远道用针，局部针灸并用
中国针灸学	程莘农	治法：取阿是穴为主，并根据经络分布取局部与远道腧穴。远道用针，局部针灸并用。以舒筋活络，消肿止痛。阿是穴、解溪、丘墟、昆仑。方义：本病多在病痛局部及循经远道取穴，以达行气血通经络的目的，局部加灸，增强温运气血，消肿止痛之功，以促进损伤组织功能的恢复。参考：本病是指软组织损伤。局部扭伤，可取用针刺病变部位相对应的一侧。针时令病人将患侧关节活动，促使疼痛减轻或消失	足阳明胃经、足少阳胆经、足太阳膀胱经	阿是穴、解溪、丘墟、昆仑、对侧阿是穴	远道用针，局部针灸并用
针灸治痛	贺普仁	软组织损伤：治疗原则：疏通经络、活血化瘀、消肿止痛。治疗方法：多采用左病右治，右病左治，上病下治，下病上治的治疗方法		对侧阿是穴	
灸具灸法	贺普仁	治疗原则：通经活络，活血止痛。取穴：扭伤处。灸法：艾条回旋灸，30 分钟。药线点灸。选用 2 号药线点燃后去火焰，只要有火星对准穴位，顺应腕和拇指屈曲动作，拇指稳重而敏捷地将火星直接点于穴位上，以按火灭为一壮。临床上以被扭伤肿痛面积的大小，取局梅穴点灸为主。局梅穴指按局部肿块的形状大小及其周边和中部选取一组穴位，此组穴位呈梅花形，故名局梅穴。每处点灸 1～2 次，然后再点灸邻近穴位 1～4 次，每天治疗 1 次，3 次为 1 个疗程，3 次无效可停用		阿是穴、局梅穴	艾条回旋灸、药线点灸
针灸三通法临床应用	贺普仁	治疗原则：通经活络，活血止痛。取穴：扭伤处对侧相应处阿是穴，或病灶邻近处取穴。刺法：以毫针刺之，留针 30 分钟；或以火针刺之，用留针法，留针 10 分钟或速刺亦可。缪刺		阿是穴、对侧阿是穴	毫针、火针、缪刺

续　表

书籍	作者	描述	提及经脉	提及穴位	刺灸方法
毫针疗法图解	贺普仁	治疗原则：舒筋活络，消肿定痛，扶助正气，活血散瘀。取穴：新伤：对侧相应反应点。陈伤：血海、足三里、阿是穴。刺法：对侧反应点进针后，边捻转边嘱患者活动患侧关节，深度因关节不同而有别。陈伤者针刺阿是穴，并用艾条温和灸患部。血海、足三里直刺1~1.5寸，施以补法。方义：根据人体对称的特点和经络交叉流注的理论，取对侧相应反应点，具有宁神止痛的作用，还可避免肿痛时针刺局部引起感染的可能性。陈伤者、针刺及艾灸局部，疏通局部气血，且取血海、足三里扶助正气，凉血活血而止痛。按语：针灸治疗扭伤效果较好，止痛效果显著	足太阴脾经、足阳明胃经	新伤：对侧阿是穴。 陈伤：血海、足三里、阿是穴	刺法：对侧反应点进针后，边捻转边嘱患者活动患部关节，深度因关节不同而有别 艾条温和灸患部
火针疗法图解	贺普仁	治疗原则：行气活血，祛瘀止痛。取穴：新伤：对侧相应处阿是穴。陈伤：血海、曲池、足三里、阿是穴。刺法：新伤以中粗火针，速刺法；点刺对侧相应处，点刺后留针10分钟。陈伤，毫针平补平泻，留针30分钟；火针点刺局部，或艾灸局部。方义：左右交叉取穴即源于“巨刺”“缪刺”法。因经络循环周身，左右对称，可互通气血，故新伤者取对侧阿是穴以行气活血，又无损害伤处之弊。血海活血，曲池散邪，足三里补气，诸穴共济推动气血运行而祛瘀止痛之功。按语：针灸治疗扭伤效果较好，止痛效果显著。新伤者，火针点刺对侧相应处阿是穴，常能一次而愈	足太阴脾经、足阳明胃经、手阳明大肠经	新伤：对侧阿是穴 陈伤：血海、曲池、足三里阿是穴	新伤以中粗火针，速刺法；点刺对侧相应处，点刺后留针10分钟 陈伤毫针平补平泻，留针30分钟；火针点刺局部，或艾灸局部
石学敏针灸学	石学敏	治疗原则：疏经通络。处方：解溪、丘墟对侧相应压痛点。方解：以循经近刺和远刺相结合的原则选穴，以达到行气血，通经络的目的。也可用缪刺法，即左病针右，右病针左，针与患部相应的腧穴或压痛点的相应部位，同样可以达到疏经止痛，恢复运动功能的作用。操作：针施泻法，久病可针后施灸。如扭伤时间短，患部运动功能出现障碍时，宜针患肢之对侧相应穴，针刺得气后，让患者立即活动患肢关节，疗效尤为迅速。阻力针法是在患者疼痛最明显的体位，最显著的压痛点施针，雀啄2~3分钟，不留针。同时让患者活动患部。出针后，疼痛常立即缓解。［耳针疗法］常用穴：患部相应点、神门。操作：中等刺激，捻针时让患者同时运动受伤的患部关节。每日1次	足阳明胃经、足少阳胆经	解溪、丘墟、对侧阿是穴。	针施泻法，久病可针后施灸

续 表

书籍	作者	描述	提及经脉	提及穴位	刺灸方法
针灸医学验集	田从豁	毫针治疗：针刺取穴：以受损伤的局部或邻近穴位为主，配合相应的远端循经取穴。针刺方法：快速进针，大幅度捻转，强刺激泻法为主，或施以透天凉手法，每日一次，每次留针 10～20 分钟，间歇运针 1～2 次，6 次为 1 疗程。也可以针后施灸，或用三棱针点刺放血，加拔火罐等。注意事项：针刺前应明确诊断，排除骨、关节的器质性病变。表皮有创伤处，不宜针刺。血肿处不得深刺		阿是穴	快速进针，大幅度捻转，强刺激泻法为主，或施以透天凉手法。每日一次，每次留针 10～20 分钟，间歇运针 1～2 次，6 次为 1 疗程。也可以针后施灸，或用三棱针点刺放血，加拔火罐等
		电针治疗：选用穴位：主穴：后溪、人中、绝骨、委中、阳陵泉。踝部扭伤配解溪、太溪、三阴交等。还可以配压痛点。操作方法：用密波 5 分钟后改为疏密波，电流量由中等逐渐增加到强刺激，以病人能耐受为度，每日 1～2 次，每次 10～30 分钟，10 次为 1 疗程，疗程间隔 3～5 天	足阳明胃经、足少阴肾经、足太阴脾经	解溪、太溪、三阴交、阿是穴	电针，用密波 5 分钟后改为疏密波，电流量由中等逐渐增加到强刺激，以病人能耐受为度，每日 1～2 次，每次 10～30 分钟，10 次为 1 疗程，疗程间隔 3～5 天
中国灸法集粹		治疗原则：温经通络、活血化瘀、理气止痛为主，多取病变局部腧穴。选用穴位：主穴：病变局部阿是穴（压痛点）。配穴：解溪、商丘、丘墟、昆仑	足阳明胃经、足太阴脾经、足少阳胆经、足太阳膀胱经	阿是穴、解溪、商丘、丘墟、昆仑	艾炷隔姜灸；艾炷隔椒醋饼灸；隔姜硫黄灸；艾炷瘢痕灸；艾炷无瘢痕灸；艾卷温和灸；针上加灸；斑蝥敷灸

共检索出现当代名家经验 31 篇，发现现当代名家治疗踝关节扭伤后疼痛与古代文献记载相似。选取频次最多的经脉仍是足太阳膀胱经、足少阳胆经和足阳明胃经等，提及最多的腧穴有昆仑、阿是穴、丘墟和解溪等。在此基础上，部分医家还特别强调了对应点的选择，如健侧丘墟、阿是穴，上肢阳池等，以保护患踝。同时，现有的名家经验也反映针灸在踝关节扭伤后疼痛的治疗中，止痛及消肿效果显著，但关节活动改善方面，优势不明显，临床常和现代康复疗法相结合。

C.3.3 现代研究

经检索及软件查重后，有中文相关文献 807 篇，英文相关文献仅有 1 篇 Cochrane 系统评价。再对照文献纳入标准阅读标题和摘要后，最终纳入现代文献 73 篇，其中中文文献 72 篇，英文文献 1 篇；临床研究文献 71 篇，系统评价文献 2 篇。

附 录 D

（资料性）

疗效评价指标分级

我们通过发放调查问卷，向临床医师和患者咨询了他们最关注的关键结局指标，采用 GRADE 系统方法学对这些结局指标进行了综合性评价，并进行重要程度分级，其中 1～3 分不重要，4～6 分重要，7～9 分非常关键。结果如下：

表 D.1 疗效评价指标的重要性分级

疗效评价指标	分级
疼痛评分	8
关节活动度	8
生活质量评价	7
恢复正常活动时间	7
肿胀消退时间	7
止痛的起效时间	7
有效率	7

随后我们初步检索文献，总结目前有关踝关节扭伤后疼痛的疗效评价指标主要包括以下四项：

D.1 有效率

D.1.1 治愈

踝关节肿痛消失，关节稳定，踝关节活动功能正常，或治疗后改善率 >90%。

D.1.2 显效

踝关节疼痛减轻，略有肿胀，关节基本稳定，步行基本正常，酸痛消失，或治疗后改善率 >70%。

D.1.3 有效

踝关节疼痛减轻，轻度肿胀或皮下瘀斑，关节欠稳，步行欠力，有酸痛，或治疗后改善率 >30%。

D.1.4 无效

踝关节疼痛无改善，关节不稳定，活动受限，或治疗后改善率 <30%。

注：以上根据国家中医药管理局《中医病证诊疗标准》（1994 年）制定的标准，结合踝关节生理功能特点，疗效标准拟定。

D.2 疼痛评价

主要采用视觉模拟量表评分（Visual Analogue Scale，VAS），为 0～10 分，由患者依其疼痛程度自行划分。

D.3 踝关节扭伤症状积分（Ankle Symptoms Index，ASI）

D.3.1 关节疼痛指数

a）没有疼痛，记为 0 分。

b）轻度疼痛：患者可以意识到，当活动后偶出现疼痛，在运动剧烈时疼痛明显，在休息后疼痛减轻，不影响日常工作休息，睡眠不受干扰，记为 1 分。

c）中度疼痛：患者持续疼痛，日常活动后疼痛可以忍受，偶服止痛药，轻度影响日常工作休息，睡眠偶受影响，记为 2 分。

d）重度疼痛：患者关节活动痛、静止痛均有，难以忍受，频繁服用止痛药，严重影响日常工作休息，入睡因疼痛不能，记为3分。

D.3.2 关节功能指数

a）关节功能活动正常，自行做各种活动，长距离步行没有限制，肢体上下楼梯正常，不用辅助工具，记为0分。

b）关节功能轻度受限，关节活动度>2/5，自行完成日常活动，步行距离可达到1000米，上下楼梯需要扶手，用手杖，记为1分。

c）关节功能中度受限，关节活动度=1/5~2/5，只能勉强完成日常活动，步行距离很短，仅能够室内活动，仅用健侧上下台阶，记为2分。

d）关节功能严重受限，关节活动度<1/5，无法从事日常活动，不用拐杖不能活动，无法上下楼梯，必须使用助行器，记为3分。

D.3.3 关节肿胀

a）关节形状正常，记为0分。

b）关节软组织肿胀，低于骨性标志，凹陷轮廓隆起，记为1分。

c）关节周围凹陷消失，和骨突相平，皮纹消失，记为2分。

d）关节肿胀明显高出骨突部，甚至可有张力性水疱，记为3分。

D.3.4 关节红热

a）没有关节红热，记为0分。

b）仔细观察关节处皮色，略红，与健侧相应部位相比，局部皮温略高，记为1分。

c）观察关节处皮色，有发红，与健侧相应部位相比，局部皮温增高，记为2分。

d）观察关节处皮色，有明显发红，与健侧相应部位相比，局部皮温明显增高，记为3分。

D.3.5 局部压痛

a）没有压痛记为0分；

b）局部稍有压痛记为1分；

c）局部显著压痛记为2分；

d）局部剧烈压痛记为3分。

注：包括关节疼痛、肿胀、红热、压痛、关节障碍等，每项依据病情程度分为0~3分，分数越高程度越重。

D.4 美国足踝外科协会（American Orthopaedic Foot and Ankle Society，AOFAS）踝-后足评分量表

表D.2 踝-后足评分量表

项目		得分（分）
疼痛（40分）		
无	40	
轻度，偶见	30	
中度，常见	20	
重度，持续	10	
功能和自主活动、支撑情况（10分）		
不受限，不需支撑	10	
日常活动不受限，娱乐活动受限，需扶手杖	7	
日常活动严重受限，需扶车、扶拐、轮椅、支架	0	

续 表

项目		得分（分）
最大步行距离（10 分）		
>6 个街区（约 1200 米）	5	
4～6 个街区（800～1200 米）	4	
1～3 个街区（200～600 米）	2	
<1 个街区（200 米）	0	
地面步行（5 分）		
任何地面无困难	5	
走不平地面、楼梯、斜坡、爬梯时有困难	3	
走不平地面、楼梯、斜坡、爬梯很困难	0	
异常步态（8 分）		
无，轻微	8	
明显	4	
显著	0	
前后活动（屈曲加伸展）（8 分）		
正常或轻度受限（≥30°）	8	
中度受限（15°～29°）	4	
重度受限（<15°）	0	
后足活动（内翻加外翻）（6 分）		
正常或轻度受限（75%～100% 正常）	6	
中度受限（25%～74% 正常）	3	
重度受限（<25%）	0	
踝－后足稳定性（前后，内翻－外翻）（8 分）		
稳定	8	
明显的不稳定	0	
足部对线（10 分）		
优：跖行足，踝－后足排列正常	10	
良：跖行足，踝－后足明显排列成角，无症状	5	
差：非跖行足，踝－后足严重对线，有症状	0	
总分		
优：90～100 分；良：75～89 分；可：50～74 分；差：50 分以下		

此外，其余的部分关键结局指标，如生活质量评价、恢复正常活动时间、肿胀消退时间、止痛的起效时间等现有文献并没有太多涉及，有待新证据出现后，在更新版的指南中再次研究。

附 录 E

（资料性）

文献的纳入排除标准

E.1 纳入标准

E.1.1 研究对象

以踝关节扭伤为主要研究疾病的文献。

E.1.2 干预措施

采用针灸疗法（毫针、电针、刺络放血、拔罐、艾灸、温针灸、皮肤针、三棱针、筋针、火针、耳针、穴位注射等），或针药结合，针灸与康复疗法结合等。

E.1.3 研究类型

截至2018年4月30日在正式期刊上发表的文章及会议论文、学位论文中的随机对照试验研究，语言限制为中英文。

E.1.4 终点指标

有效率、疼痛、踝关节扭伤症状积分、美国足踝外科协会踝－后足评分量表等。

E.2 排除标准

a）重复发表的研究。

b）不能获得全文及有效数据的研究。

c）针灸疗法未作为主要治疗手段或者合并使用2种以上针灸相关疗法的研究。

附　录　F

（资料性）

文献质量评估结论

F.1　证据概要表（Evidence profile）

F.1.1　推荐1（针灸疗法与非针灸疗法比较）

F.1.1.1　针灸疗法与不治疗相比

Quality assessment							No of patients		Effect		Quality	Importance
No of studies	Design	Risk of bias	Inconsistency	Indirectness	Imprecision	Other considerations	Acupuncture therapy	No treatment	Relative (95.0% CI)	Absolute		
Effectiveness (follow - up 6 weeks)												
8	randomised trials	serious[1]	serious[2]	serious[3]	serious[4]	reporting bias	269/295 (91.2%)	173/293 (59%)	RR 1.54 (1.39 to 1.71)	319 more per 1000 (from 230 more to 419 more)	⊕○○○ VERY LOW	CRITICAL
								68.3%		369 more per 1000 (from 266 more to 485 more)		
Effectiveness - Immediate effectiveness (follow - up 2 weeks)												
7	randomised trials	serious[1]	serious[2]	serious[3]	serious[4]	reporting bias	219/245 (89.4%)	133/243 (54.7%)	RR 1.63 (1.44 to 1.85)	345 more per 1000 (from 241 more to 465 more)	⊕○○○ VERY LOW	CRITICAL
								56.7%		357 more per 1000 (from 249 more to 482 more)		
Effectiveness - Recent effectiveness (follow - up 6 weeks)												
1	randomised trials	serious[1]	no serious inconsistency	serious[3]	serious[4]	reporting bias	50/50 (100.0%)	40/50 (80.0%)	RR 1.25 (1.08 to 1.44)	200 more per 1000 (from 64 more to 352 more)	⊕○○○ VERY LOW	CRITICAL
								80.0%		200 more per 1000 (from 64 more to 352 more)		
VAS (follow - up 6 weeks; Better indicated by lower values)												
5	randomised trials	serious[1]	serious[2]	serious[3]	serious[4]	reporting bias	222	220	-	MD 1.09 lower (1.17 to 1.01 lower)	⊕○○○ VERY LOW	CRITICAL
VAS - Immediate VAS (follow - up 6 weeks; Better indicated by lower values)												
5	randomised trials	serious[1]	serious[2]	serious[3]	serious[4]	reporting bias	172	170	-	MD 0.62 lower (0.7 to 0.53 lower)	⊕○○○ VERY LOW	CRITICAL

续 表

Quality assessment							No of patients		Effect		Quality	Importance
No of studies	Design	Risk of bias	Inconsistency	Indirectness	Imprecision	Other considerations	Acupuncture therapy	No treatment	Relative (95.0% CI)	Absolute		
VAS – Recent VAS (follow – up 6 weeks; Better indicated by lower values)												
1	randomised trials	serious[1]	no serious inconsistency	serious[3]	serious[4]	reporting bias	50	50	–	MD 3.92 lower (4.13 to 3.71 lower)	⊕○○○ VERY LOW	CRITICAL
Ankle symptom index (follow – up 1 week; Better indicated by lower values)												
4	randomised trials	serious[1]	serious[2]	serious[3]	serious[4]	reporting bias	122	120	–	MD 2.28 lower (2.61 to 1.95 lower)	⊕○○○ VERY LOW	CRITICAL
Pain index (follow – up 1 week; Better indicated by lower values)												
2	observational studies	serious[1]	serious[2]	serious[3]	serious[4]	reporting bias	60	60	–	MD 0.15 lower (0.31 lower to 0 higher)		CRITICAL
Swelling index (follow – up 6 weeks; Better indicated by lower values)												
5	randomised trials	serious[1]	serious[2]	serious[3]	serious[4]	reporting bias	222	220	–	MD 0.6 lower (0.71 to 0.49 lower)	⊕○○○ VERY LOW	CRITICAL
Swelling index – Immediate swelling index (follow – up 6 weeks; Better indicated by lower values)												
5	randomised trials	serious[1]	serious[2]	serious[3]	serious[4]	reporting bias	172	170	–	MD 0.56 lower (0.68 to 0.45 lower)	⊕○○○ VERY LOW	CRITICAL
Swelling index – Recent swelling index (follow – up 6 weeks; Better indicated by lower values)												
1	randomised trials	serious[1]	no serious inconsistency	serious[3]	serious	reporting bias	50	50	–	MD 0.79 lower (1.07 to 0.51 lower)	⊕○○○ VERY LOW	CRITICAL
Red and hot index (follow – up 1 week; Better indicated by lower values)												
2	randomised trials	serious[1]	serious[2]	serious[3]	serious[4]	reporting bias	60	60	–	MD 0.32 higher (0.04 to 0.59 higher)	⊕○○○ VERY LOW	
Tender index (follow – up 1 week; Better indicated by lower values)												
4	randomised trials	serious[1]	serious[2]	serious[3]	serious[4]	reporting bias	122	120	–	MD 0.71 lower (0.85 to 0.58 lower)	⊕○○○ VERY LOW	CRITICAL
Joint activity disorder index (follow – up 1 week; Better indicated by lower values)												
2	randomised trials	serious[1]	serious[2]	serious[3]	serious[4]	reporting bias	60	60	–	MD 0.11 lower (0.35 lower to 0.12 higher)	⊕○○○ VERY LOW	CRITICAL
Function activity (follow – up 5 days; Better indicated by lower values)												
2	randomised trials	serious[1]	no serious inconsistency	serious[3]	serious[4]	reporting bias	62	60	–	MD 1.52 lower (1.69 to 1.35 lower)	⊕○○○ VERY LOW	CRITICAL

续 表

Quality assessment							No of patients		Effect		Quality	Importance
No of studies	Design	Risk of bias	Inconsistency	Indirectness	Imprecision	Other considerations	Acupuncture therapy	No treatment	Relative (95.0% CI)	Absolute		
AOFAS (follow – up 6 weeks; Better indicated by lower values)												
2	randomised trials	serious[1]	serious[2]	serious[3]	serious[4]	reporting bias	142	142	–	MD 30.61 higher (29.34 to 31.88 higher)	⊕○○○ VERY LOW	CRITICAL
AOFAS – Immediate AOFAS (follow – up 6 weeks; Better indicated by lower values)												
2	randomised trials	serious[1]	serious[2]	serious[3]	serious[4]	reporting bias	92	92	–	MD 25.84 higher (23.99 to 27.69 higher)	⊕○○○ VERY LOW	
AOFAS – Recent AOFAS (follow – up 6 weeks; Better indicated by lower values)												
1	randomised trials	serious[1]	no serious inconsistency	serious[3]	serious[4]	reporting bias	50	50	–	MD 34.9 higher (33.15 to 36.65 higher)	⊕○○○ VERY LOW	CRITICAL

[1] Most of the studies had high risk of bias.
[2] The heterogeneity was high.
[3] Not all the acupuncture therapies had included.
[4] We had a wide 95.0% CI.

F.1.1.2 针灸疗法与西药治疗相比

Quality assessment							No of patients		Effect		Quality	Importance
No of studies	Design	Risk of bias	Inconsistency	Indirectness	Imprecision	Other considerations	Acupuncture therapy	Medication	Relative (95.0% CI)	Absolute		
Effectiveness (follow – up 4 weeks)												
7	randomised trials	serious[1]	no serious inconsistency	serious[2]	serious[3]	reporting bias	291/329 (88.4%)	224/296 (75.7%)	RR 1.16 (1.08 to 1.26)	121 more per 1000 (from 61 more to 197 more)	⊕○○○ VERY LOW	CRITICAL
								75.0%		120 more per 1000 (from 60 more to 195 more)		
Effectiveness – Acupuncture therapy vs Diclofenac (follow – up 4 weeks)												
5	randomised trials	serious[1]	no serious inconsistency	serious[2]	serious[3]	reporting bias	230/249 (92.4%)	157/216 (72.7%)	RR 1.27 (1.16 to 1.38)	196 more per 1000 (from 116 more to 276 more)	⊕○○○ VERY LOW	CRITICAL
								72.7%		196 more per 1000 (from 116 more to 276 more)		
Effectiveness – Acupuncture therapy vs Dimethyl sulfoxide (follow – up 1 week)												
1	randomised trials	serious[1]	no serious inconsistency	serious[2]	serious[3]	reporting bias	33/50 (66.0%)	40/50 (80.0%)	RR 0.82 (0.65 to 1.05)	144 fewer per 1000 (from 280 fewer to 40 more)	⊕○○○ VERY LOW	CRITICAL
								80.0%		144 fewer per 1000 (from 280 fewer to 40 more)		

续 表

Quality assessment							No of patients		Effect		Quality	Importance
No of studies	Design	Risk of bias	Inconsistency	Indirectness	Imprecision	Other considerations	Acupuncture therapy	Medication	Relative (95.0% CI)	Absolute		
Effectiveness – Acupuncture vs Glucocorticoid (follow – up 3 weeks)												
1	randomised trials	serious[1]	no serious inconsistency	serious[2]	serious[3]	reporting bias	28/30 (93.3%)	27/30 (90.0%) 90.0%	RR 1.04 (0.89 to 1.21)	36 more per 1000 (from 99 fewer to 189 more) 36 more per 1000 (from 99 fewer to 189 more)	⊕○○○ VERY LOW	CRITICAL
VAS (follow – up 4 weeks; Better indicated by lower values)												
6	randomised trials	serious[1]	serious[4]	serious[2]	serious[3]	reporting bias	295	274	–	MD 1.04 lower (1.2 to 0.87 lower)	⊕○○○ VERY LOW	CRITICAL
Ankle symptom index (follow – up 2 weeks; Better indicated by lower values)												
3	randomised trials	serious[1]	no serious inconsistency	serious[2]	serious[3]	reporting bias	131	132	–	MD 2.03 lower (2.42 to 1.64 lower)	⊕○○○ VERY LOW	CRITICAL
Swelling index (follow – up 2 weeks; Better indicated by lower values)												
4	randomised trials	serious[1]	serious[4]	serious[2]	serious[3]	reporting bias	180	164	–	MD 0.59 lower (0.78 to 0.4 lower)	⊕○○○ VERY LOW	CRITICAL
Joint activity disorder index (follow – up 2 weeks; Better indicated by lower values)												
3	randomised trials	serious[1]	no serious inconsistency	serious[2]	serious[3]	reporting bias	131	132	–	MD 0.39 lower (0.6 to 0.18 lower)	⊕○○○ VERY LOW	CRITICAL
Swelling reduce number (follow – up 4 weeks)												
1	randomised trials	serious[1]	no serious inconsistency	serious[2]	serious[3]	none	84/85 (98.8%)	78/80 (97.5%) 97.5%	OR 2.15 (0.19 to 24.23)	13 more per 1000 (from 94 fewer to 24 more) 13 more per 1000 (from 94 fewer to 24 more)		CRITICAL
AOFAS (follow – up 4 weeks; Better indicated by lower values)												
1	randomised trials	serious[1]	no serious inconsistency	serious[2]	serious[3]	reporting bias	49	48	–	MD 10.59 higher (9.9 to 11.28 higher)	⊕○○○ VERY LOW	CRITICAL
Symptoms and signs score (follow – up 4 weeks; Better indicated by lower values)												
1	randomised trials	serious[1]	no serious inconsistency	serious[2]	serious[3]	none	85	80	–	MD 0.86 lower (1.3 to 0.42 lower)		CRITICAL

[1] Most of the studies had high risk of bias.
[2] Not all the acupuncture therapies had included.
[3] We had a wide 95.0% CI.
[4] The heterogeneity was high.

F. 1. 1. 3 针灸疗法与康复疗法相比

Quality assessment							No of patients		Effect		Quality	Importance
No of studies	Design	Risk of bias	Inconsistency	Indirectness	Imprecision	Other considerations	Acupuncture therapy	Rehabilitation	Relative (95. 0% CI)	Absolute		
Effectiveness (follow - up 6 weeks)												
8	randomised trials	serious[1]	serious[2]	serious[3]	serious[4]	reporting bias	357/368 (97. 0%)	330/366 (90. 2%)	RR 1. 08 (1. 04 to 1. 12)	72 more per 1000 (from 36 more to 108 more)	⊕○○○ VERY LOW	CRITICAL
								93. 2%		75 more per 1000 (from 37 more to 112 more)		
VAS (follow - up 3 weeks; Better indicated by lower values)												
3	randomised trials	serious[1]	serious[2]	serious[3]	serious[4]	reporting bias	85	85	-	MD 0. 42 lower (0. 63 to 0. 2 lower)	⊕○○○ VERY LOW	CRITICAL
Swelling index (follow - up 2 weeks; Better indicated by lower values)												
2	randomised trials	serious[1]	serious[2]	serious[3]	serious[4]	reporting bias	55	55	-	MD 0. 23 higher (0. 03 lower to 0. 49 higher)	⊕○○○ VERY LOW	CRITICAL
Tender index (follow - up 2 weeks; Better indicated by lower values)												
1	randomised trials	serious[1]	no serious inconsistency	serious[3]	serious[4]	reporting bias	35	35	-	MD 0. 57 lower (0. 91 to 0. 23 lower)	⊕○○○ VERY LOW	CRITICAL
Joint activity disorder index (follow - up 3 days; Better indicated by lower values)												
1	randomised trials	serious[1]	no serious inconsistency	serious[3]	serious[4]	reporting bias	20	20	-	MD 0. 5 lower (0. 87 to 0. 13 lower)	⊕○○○ VERY LOW	CRITICAL

[1] Most of the studies had high risk of bias.
[2] The heterogeneity was high.
[3] Not all the acupuncture therapies had included.
[4] We had a wide 95. 0% CI.

F. 1. 2 推荐2（急性期，针灸疗法与非针灸疗法的比较）

F. 1. 2. 1 针灸疗法与不治疗相比

Quality assessment							No of patients		Effect		Quality	Importance
No of studies	Design	Risk of bias	Inconsistency	Indirectness	Imprecision	Other considerations	Acupuncture therapy	No treatment in acute phase	Relative (95. 0% CI)	Absolute		
Effectiveness (follow – up 2 weeks)												
4	randomised trials	serious[1]	serious[2]	serious[3]	serious[4]	reporting bias	127/143 (88. 8%)	67/141 (47. 5%)	OR 7. 21 (4. 06 to 12. 81)	392 more per 1000 (from 311 more to 445 more)	⊕○○○ VERY LOW	CRITICAL
								30. 0%		456 more per 1000 (from 335 more to 546 more)		
VAS (follow – up 5 days; Better indicated by lower values)												
2	randomised trials	serious[1]	no serious inconsistency	serious[3]	serious[4]	reporting bias	62	60	–	MD 6. 9 lower (7. 25 to 6. 56 lower)	⊕○○○ VERY LOW	CRITICAL
Ankle symptom index (follow – up 5 days; Better indicated by lower values)												
2	randomised trials	serious[1]	no serious inconsistency	serious[3]	serious[4]	reporting bias	62	60	–	MD 6. 66 lower (7. 21 to 6. 1 lower)	⊕○○○ VERY LOW	CRITICAL
Swelling index (follow – up 5 days; Better indicated by lower values)												
2	randomised trials	serious[1]	no serious inconsistency	serious[3]	serious[4]	reporting bias	62	60	–	MD 1. 56 lower (1. 78 to 1. 33 lower)	⊕○○○ VERY LOW	
Tender index (follow – up 5 days; Better indicated by lower values)												
2	randomised trials	serious[1]	no serious inconsistency	serious[3]	serious[4]	reporting bias	62	60	–	MD 1. 73 lower (1. 92 to 1. 54 lower)	⊕○○○ VERY LOW	CRITICAL
Function activity (follow – up 5 days; Better indicated by lower values)												
2	randomised trials	serious[1]	no serious inconsistency	serious[3]	serious[4]	reporting bias	62	60	–	MD 1. 54 lower (1. 71 to 1. 37 lower)	⊕○○○ VERY LOW	CRITICAL

1 Most of the studies had high risk of bias.
2 The heterogeneity was high.
3 Not all the acupuncture therapies had included.
4 We had a wide 95. 0% CI.

F.1.2.2 针灸疗法与西药治疗相比

Quality assessment							No of patients		Effect		Quality	Importance
No of studies	Design	Risk of bias	Inconsistency	Indirectness	Imprecision	Other considerations	Acupuncture therapy	Medication in acute phase	Relative (95.0% CI)	Absolute		
Effectiveness (follow - up 1 weeks)												
2	randomised trials	serious[1]	serious[2]	serious[3]	serious	reporting bias	80/99 (80.8%)	64/82 (78.0%)	OR 1.07 (0.53 to 2.18)	11 more per 1000 (from 127 fewer to 105 more)	⊕○○○ VERY LOW	CRITICAL
								77.5%		12 more per 1000 (from 129 fewer to 107 more)		
VAS (follow - up 3 weeks; Better indicated by lower values)												
4	randomised trials	serious[1]	serious[2]	serious[3]	serious[4]	reporting bias	180	164	-	MD 0.81 lower (0.99 to 0.62 lower)	⊕○○○ VERY LOW	CRITICAL
Ankle symptom index (follow - up 3 weeks; Better indicated by lower values)												
3	randomised trials	serious[1]	no serious inconsistency	serious[3]	serious[4]	reporting bias	131	132	-	MD 2.03 lower (2.42 to 1.64 lower)	⊕○○○ VERY LOW	CRITICAL
Swelling index (follow - up 3 weeks; Better indicated by lower values)												
4	randomised trials	serious[1]	serious[2]	serious[3]	serious[4]	reporting bias	180	164	-	MD 0.59 lower (0.78 to 0.4 lower)	⊕○○○ VERY LOW	CRITICAL
Joint activity disorder index (follow - up 3 weeks; Better indicated by lower values)												
3	randomised trials	serious[1]	no serious inconsistency	serious[3]	serious[4]	reporting bias	131	132	-	MD 0.39 lower (0.6 to 0.18 lower)	⊕○○○ VERY LOW	CRITICAL

[1] Most of the studies had high risk of bias.
[2] The heterogeneity was high.
[3] Not all the acupuncture therapies had included.
[4] We had a wide 95.0% CI.

F.1.2.3 针灸疗法与康复疗法相比

Quality assessment							No of patients		Effect		Quality	Importance
No of studies	Design	Risk of bias	Inconsistency	Indirectness	Imprecision	Other considerations	Acupuncture therapy	Rehabilitation in acute phase	Relative (95.0% CI)	Absolute		
Effectiveness (follow - up 6 weeks)												
3	randomised trials	serious[1]	no serious inconsistency	serious[2]	serious[3]	reporting bias[4]	199/200 (99.5%)	191/198 (96.5%)	OR 7.69 (0.92 to 64.3)	31 more per 1000 (from 3 fewer to 35 more)	⊕○○○ VERY LOW	CRITICAL
								100.0%		-		

[1] Most of the studies had high risk of bias.
[2] Not all the acupuncture therapies had included.
[3] We had a wide 95.0% CI.

F. 1. 3 推荐 3（急性期，针灸疗法之间的比较）

F. 1. 3. 1 特殊针灸疗法与常规针刺疗法相比

Quality assessment							No of patients		Effect		Quality	Importance
No of studies	Design	Risk of bias	Inconsistency	Indirectness	Imprecision	Other considerations	Single specific acupuncture therapy	Regular acupuncture in acute phase	Relative (95.0% CI)	Absolute		
Effectiveness (follow - up 1 weeks)												
2	randomised trials	serious[1]	no serious inconsistency	serious[2]	serious[3]	reporting bias	65/67 (97.0%)	63/67 (94.0%)	OR 2.12 (0.36 to 12.41)	31 more per 1000 (from 90 fewer to 55 more)	⊕○○○ VERY LOW	CRITICAL
								94.4%		29 more per 1000 (from 85 fewer to 51 more)		
VAS (follow - up 2 weeks; Better indicated by lower values)												
3	randomised trials	serious[1]	serious[4]	serious[2]	serious[3]	reporting bias	111	111	-	MD 0.43 lower (0.65 to 0.2 lower)	⊕○○○ VERY LOW	CRITICAL
Ankle symptom index (follow - up 5 days; Better indicated by lower values)												
1	randomised trials	serious[1]	no serious inconsistency	serious[2]	serious[3]	reporting bias	31	31	-	MD 0.48 lower (1.33 lower to 0.37 higher)	⊕○○○ VERY LOW	CRITICAL
Swelling index (follow - up 2 weeks; Better indicated by lower values)												
3	randomised trials	serious[1]	no serious inconsistency	serious[2]	serious[3]	reporting bias	111	111	-	MD 0.24 lower (0.41 to 0.07 lower)	⊕○○○ VERY LOW	CRITICAL
Joint activity disorder index (follow - up 2 weeks; Better indicated by lower values)												
1	randomised trials	serious[1]	no serious inconsistency	serious[2]	serious[3]	reporting bias	44	44	-	MD 0.05 lower (0.48 lower to 0.38 higher)	⊕○○○ VERY LOW	CRITICAL
Tender index (follow - up 5 days; Better indicated by lower values)												
1	randomised trials	serious[1]	no serious inconsistency	serious[2]	serious[3]	reporting bias	31	31	-	MD 0.13 higher (0.16 lower to 0.42 higher)	⊕○○○ VERY LOW	CRITICAL
Function activity (follow - up 5 days; Better indicated by lower values)												
1	randomised trials	serious[1]	no serious inconsistency	serious[2]	serious[3]	reporting bias	31	31	-	MD 0.16 lower (0.42 lower to 0.1 higher)	⊕○○○ VERY LOW	CRITICAL
Symptoms and signs score (follow - up 1 week; Better indicated by lower values)												
1	randomised trials	serious[1]	no serious inconsistency	serious[2]	serious[3]	reporting bias	36	36	-	MD 0.02 higher (0.65 lower to 0.69 higher)	⊕○○○ VERY LOW	CRITICAL

[1] Most of studies had high risk of bias.
[2] Not all the acupuncture therapies were included.
[3] We had a wide 95.0% CI.
[4] The heterogeneity was high.

F.1.3.2 综合针灸疗法与常规针刺疗法相比

Quality assessment							No of patients		Effect		Quality	Importance
No of studies	Design	Risk of bias	Inconsistency	Indirectness	Imprecision	Other considerations	Synthetic acupuncture therapy	Regular acupuncture in acute phase	Relative (95.0% CI)	Absolute		
Effectiveness (follow - up 16 days)												
2	randomised trials	serious[1]	no serious inconsistency	serious[2]	serious[3]	reporting bias	101/110 (91.8%)	80/106 (75.5%)	OR 3.59 (1.6 to 8.05)	162 more per 1000 (from 76 more to 206 more)	⊕OOO VERY LOW	CRITICAL
								70.8%		189 more per 1000 (from 87 more to 243 more)		
VAS (follow - up 16 days; Better indicated by lower values)												
2	randomised trials	serious[1]	no serious inconsistency	serious[2]	serious[3]	reporting bias	110	106	-	MD 0.13 lower (0.41 lower to 0.16 higher)	⊕OOO VERY LOW	CRITICAL
Swelling index (follow - up 1 week; Better indicated by lower values)												
1	randomised trials	serious[1]	no serious inconsistency	serious[2]	serious[3]	reporting bias	30	30	-	MD 0.71 lower (1.42 lower to 0 higher)	⊕OOO VERY LOW	CRITICAL
Joint activity disorder index (follow - up 1 week; Better indicated by lower values)												
1	randomised trials	serious[1]	no serious inconsistency	serious[2]	serious[3]	reporting bias	30	30	-	MD 0.12 lower (0.9 lower to 0.66 higher)	⊕OOO VERY LOW	CRITICAL

[1] Most of studies had high risk of bias.
[2] Not all the acupuncture therapies were included.
[3] We had a wide 95.0% CI.

F.1.4 推荐4（恢复期，针灸疗法与康复疗法的比较）

F.1.4.1 针灸疗法与康复疗法相比

Quality assessment							No of patients		Effect		Quality	Importance
No of studies	Design	Risk of bias	Inconsistency	Indirectness	Imprecision	Other considerations	Acupuncture therapy	Rehabilitation in recovery phase	Relative (95.0% CI)	Absolute		
Effectiveness (follow - up 5 days)												
1	randomised trials	serious[1]	no serious inconsistency	serious[2]	serious[3]	reporting bias	21/26 (80.8%)	12/23 (52.2%)	OR 3.85 (1.08 to 13.75)	286 more per 1000 (from 19 more to 416 more)	⊕OOO VERY LOW	CRITICAL
								52.2%		286 more per 1000 (from 19 more to 416 more)		

[1] Most of studies had high risk of bias.
[2] Not all the acupuncture therapies were included.
[3] We had a wide 95.0% CI.

F.1.5 推荐5（慢性期，针灸疗法与非针灸疗法的比较）

F.1.5.1 针灸疗法与西药治疗相比

Quality assessment							No of patients		Effect		Quality	Importance
No of studies	Design	Risk of bias	Inconsistency	Indirectness	Imprecision	Other considerations	Acupuncture therapy	Medication in chronic phase	Relative (95.0% CI)	Absolute		
Effectiveness												
3	randomised trials	serious[1]	no serious inconsistency	serious[2]	serious[3]	reporting bias	102/115 (88.7%)	68/104 (65.4%)	OR 4.07 (2.01 to 8.26)	231 more per 1000 (from 138 more to 286 more)	⊕○○○ VERY LOW	CRITICAL
								66.7%		224 more per 1000 (from 134 more to 276 more)		
AOFAS (follow – up 4 weeks; Better indicated by lower values)												
1	randomised trials	serious[1]	no serious inconsistency	serious[2]	serious[3]	reporting bias	49	48	–	MD 10.59 higher (9.9 to 11.28 higher)	⊕○○○ VERY LOW	CRITICAL

[1] Most of the studies had high risk of bias.
[2] Not all the acupuncture therapies had included.
[3] We had a wide 95.0% CI.

F.1.5.2 针灸结合康复疗法与单纯康复疗法相比

Quality assessment							No of patients		Effect		Quality	Importance
No of studies	Design	Risk of bias	Inconsistency	Indirectness	Imprecision	Other considerations	Acupuncture therapy as an add – on	Rehabilitation in chronic phase	Relative (95.0% CI)	Absolute		
Effectiveness (follow – up 30 days)												
2	randomised trials	serious[1]	no serious inconsistency	serious[2]	serious[3]	reporting bias	63/65 (96.9%)	31/65 (47.7%)	OR 34.51 (7.78 to 153.14)	492 more per 1000 (from 400 more to 516 more)	⊕○○○ VERY LOW	CRITICAL
								47.8%		491 more per 1000 (from 399 more to 515 more)		

[1] Most of the studies had high risk of bias.
[2] Not all the acupuncture therapies had included.
[3] We had a wide 95.0% CI.

F.1.6 推荐6（慢性期，针灸疗法之间的比较）

F.1.6.1 特殊针灸疗法与常规针灸疗法相比

Quality assessment							No of patients		Effect		Quality	Importance
No of studies	Design	Risk of bias	Inconsistency	Indirectness	Imprecision	Other considerations	Single specific acupuncture therapy	Regular acupuncture in chronic phase	Relative (95.0% CI)	Absolute		
Effectiveness (follow-up 4 weeks)												
4	randomised trials	serious[1]	no serious inconsistency	serious[2]	serious[3]	reporting bias	151/157 (96.2%)	128/150 (85.3%)	OR 4.6 (1.79 to 11.82)	111 more per 1000 (from 59 more to 132 more)	⊕○○○ VERY LOW	CRITICAL
								78.3%		160 more per 1000 (from 83 more to 194 more)		
VAS (follow-up 4 weeks; Better indicated by lower values)												
3	randomised trials	serious[1]	serious[4]	serious[2]	serious[3]	reporting bias	125	120	-	MD 1.15 lower (1.22 to 1.08 lower)	⊕○○○ VERY LOW	CRITICAL
Range of motion (follow-up 2 weeks; Better indicated by lower values)												
2	randomised trials	serious[1]	serious[4]	serious[2]	serious[3]	reporting bias[5]	65	60	-	MD 1.29 higher (1.24 to 1.35 higher)	⊕○○○ VERY LOW	CRITICAL
AOFAS (follow-up 2 weeks; Better indicated by lower values)												
2	randomised trials	serious[1]	serious[4]	serious[2]	serious[3]	reporting bias	65	60	-	MD 6.51 higher (6.24 to 6.78 higher)	⊕○○○ VERY LOW	CRITICAL

[1] Most of studies had high risk of bias.
[2] Not all the acupuncture therapies were included.
[3] We had a wide 95.0% CI.
[4] The heterogeneity was high.

F.1.6.2 综合针灸疗法与常规针灸疗法相比

Quality assessment							No of patients		Effect		Quality	Importance
No of studies	Design	Risk of bias	Inconsistency	Indirectness	Imprecision	Other considerations	Synthetic acupuncture therapy	Regular acupuncture in chronic phase	Relative (95.0% CI)	Absolute		
Effectiveness (follow-up 2 weeks)												
1	randomised trials	serious[1]	no serious inconsistency	serious[2]	serious[3]	reporting bias	82/83 (98.8%)	55/62 (88.7%)	OR 10.44 (1.25 to 87.2)	101 more per 1000 (from 20 more to 111 more)	⊕○○○ VERY LOW	CRITICAL
								88.7%		101 more per 1000 (from 21 more to 112 more)		

[1] Most of studies had high risk of bias.
[2] Not all the acupuncture therapies were included.
[3] We had a wide 95.0% CI.

F. 2 结果总结表（Summary of finding tables，SOF）

F. 2. 1 推荐 1（针灸疗法与非针灸疗法比较）

F. 2. 1. 1 针灸疗法与不治疗相比

Acupuncture therapy compared to no treatment for ankle sprain						
Patient or population：patients with ankle sprain Settings： Intervention：Acupuncture therapy Comparison：no treatment						
Outcomes	Illustrative comparative risks*（95.0% CI） Assumed risk No treatment	 Corresponding risk Acupuncture therapy	Relative effect（95.0% CI）	No of Participants（studies）	Quality of the evidence（GRADE）	Comments
Effectiveness Follow－up：6 weeks	Study population		RR 1.54（1.39 to 1.71）	588（8 studies）	⊕⊖⊖⊖ very low[1,2,3,4]	
	590 per 1000	909 per 1000（821 to 1000）				
	Moderate					
	683 per 1000	1000 per 1000（949 to 1000）				
Effectiveness － Immediate effectiveness Follow－up：2 weeks	Study population		RR 1.63（1.44 to 1.85）	488（7 studies）	⊕⊖⊖⊖ very low[1,2,3,4]	
	547 per 1000	892 per 1000（788 to 1000）				
	Moderate					
	567 per 1000	924 per 1000（816 to 1000）				
Effectiveness － Recent effectiveness Follow－up：6 weeks	Study population		RR 1.25（1.08 to 1.44）	100（1 study）	⊕⊖⊖⊖ very low[1,3,4]	
	800 per 1000	1000 per 1000（864 to 1000）				
	Moderate					
	800 per 1000	1000 per 1000（864 to 1000）				
VAS Follow－up：6 weeks		The mean vas in the intervention groups was 1.09 lower（1.17 to 1.01 lower）		442（5 studies）	⊕⊖⊖⊖ very low[1,2,3,4]	

续 表

Outcomes	Illustrative comparative risks * (95.0% CI) Assumed risk No treatment	 Corresponding risk Acupuncture therapy	Relative effect (95.0% CI)	No of Participants (studies)	Quality of the evidence (GRADE)	Comments
VAS - Immediate VAS Follow - up: 6 weeks		The mean vas - immediate vas in the intervention groups was 0.62 lower (0.7 to 0.53 lower)		342 (5 studies)	⊕⊖⊖⊖ very low[1,2,3,4]	
VAS - Recent VAS Follow - up: 6 weeks		The mean vas - recent vas in the intervention groups was 3.92 lower (4.13 to 3.71 lower)		100 (1 study)	⊕⊖⊖⊖ very low[1,3,4]	
Ankle symptom index Follow - up: 1 week		The mean ankle symptom index in the intervention groups was 2.28 lower (2.61 to 1.95 lower)		242 (4 studies)	⊕⊖⊖⊖ very low[1,2,3,4]	
Pain index Follow - up: 1 week		The mean pain index in the intervention groups was 0.15 lower (0.31 lower to 0 higher)		120 (2 studies)		
Swelling index Follow - up: 6 weeks		The mean swelling index in the intervention groups was 0.6 lower (0.71 to 0.49 lower)		442 (5 studies)	⊕⊖⊖⊖ very low[1,2,3,4]	
Swelling index - Immediate swelling index Follow - up: 6 weeks		The mean swelling index - immediate swelling index in the intervention groups was 0.56 lower (0.68 to 0.45 lower)		342 (5 studies)	⊕⊖⊖⊖ very low[1,2,3,4]	
Swelling index - Recent swelling index Follow - up: 6 weeks		The mean swelling index - recent swelling index in the intervention groups was 0.79 lower (1.07 to 0.51 lower)		100 (1 study)	⊕⊖⊖⊖ very low[1,3]	
Red and hot index Follow - up: 1 week		The mean red and hot index in the intervention groups was 0.32 higher (0.04 to 0.59 higher)		120 (2 studies)	⊕⊖⊖⊖ very low[1,2,3,4]	
Tender index Follow - up: 1 week		The mean tender index in the intervention groups was 0.71 lower (0.85 to 0.58 lower)		242 (4 studies)	⊕⊖⊖⊖ very low[1,2,3,4]	
Joint activity disorder index Follow - up: 1 week		The mean joint activity disorder index in the intervention groups was 0.11 lower (0.35 lower to 0.12 higher)		120 (2 studies)	⊕⊖⊖⊖ very low[1,2,3,4]	
Function activity Follow - up: 5 days		The mean function activity in the intervention groups was 1.52 lower (1.69 to 1.35 lower)		122 (2 studies)	⊕⊖⊖⊖ very low[1,3,4]	
AOFAS Follow - up: 6 weeks		The mean aofas in the intervention groups was 30.61 higher (29.34 to 31.88 higher)		284 (2 studies)	⊕⊖⊖⊖ very low[1,2,3,4]	

续 表

Outcomes	Illustrative comparative risks * (95.0% CI) Assumed risk No treatment	Corresponding risk Acupuncture therapy	Relative effect (95.0% CI)	No of Participants (studies)	Quality of the evidence (GRADE)	Comments
AOFAS – Immediate AOFAS Follow – up: 6 weeks		The mean aofas – immediate aofas in the intervention groups was 25.84 higher (23.99 to 27.69 higher)		184 (2 studies)	⊕⊖⊖⊖ very low[1,2,3,4]	
AOFAS – Recent AOFAS Follow – up: 6 weeks		The mean aofas – recent aofas in the intervention groups was 34.9 higher (33.15 to 36.65 higher)		100 (1 study)	⊕⊖⊖⊖ very low[1,3,4]	
Clinical course		The mean clinical course in the intervention groups was 3.25 higher (0.73 to 5.77 higher)		16 (1)	See comment	

* The basis for theassumed risk (e.g. the median control group risk across studies) is provided in footnotes. The corresponding risk (and its 95.0% confidence interval) is based on the assumed risk in the comparison group and the relative effect of the intervention (and its 95.0% CI).
CI: Confidence interval; RR: Risk ratio

GRADE Working Group grades of evidence
High quality: Further research is very unlikely to change our confidence in the estimate of effect.
Moderate quality: Further research is likely to have an important impact on our confidence in the estimate of effect and may change the estimate.
Low quality: Further research is very likely to have an important impact on our confidence in the estimate of effect and is likely to change the estimate.
Very low quality: We are very uncertain about the estimate.

[1] Most of the studies had high risk of bias.
[2] The heterogeneity was high.
[3] Not all the acupuncture therapies had included.
[4] We had a wide 95.0% CI.

F. 2. 1. 2 针灸疗法与西药治疗相比

Acupuncture therapy compared to medication for ankle sprain

Patient or population: patients with ankle sprain
Settings:
Intervention: Acupuncture therapy
Comparison: medication

Outcomes	Illustrative comparative risks* (95.0% CI) Assumed risk Medication	 Corresponding risk Acupuncture therapy	Relative effect (95.0% CI)	No of Participants (studies)	Quality of the evidence (GRADE)	Comments
Effectiveness Follow-up: 4 weeks	Study population		RR 1.16 (1.08 to 1.26)	625 (7 studies)	⊕⊖⊖⊖ very low[1,2,3]	
	757 per 1000	878 per 1000 (817 to 954)				
	Moderate					
	750 per 1000	870 per 1000 (810 to 945)				
Effectiveness - Acupuncture therapy vs Diclofenac Follow-up: 4 weeks	Study population		RR 1.27 (1.16 to 1.38)	465 (5 studies)	⊕⊖⊖⊖ very low[1,2,3]	
	727 per 1000	923 per 1000 (843 to 1000)				
	Moderate					
	727 per 1000	923 per 1000 (843 to 1000)				
Effectiveness - Acupuncture therapy vs Dimethyl sulfoxide Follow-up: 1 week	Study population		RR 0.82 (0.65 to 1.05)	100 (1 study)	⊕⊖⊖⊖ very low[1,2,3]	
	800 per 1000	656 per 1000 (520 to 840)				
	Moderate					
	800 per 1000	656 per 1000 (520 to 840)				
Effectiveness - Acupuncture vs Glucocorticoid Follow-up: 3 weeks	Study population		RR 1.04 (0.89 to 1.21)	60 (1 study)	⊕⊖⊖⊖ very low[1,2,3]	
	900 per 1000	936 per 1000 (801 to 1000)				
	Moderate					
	900 per 1000	936 per 1000 (801 to 1000)				

续 表

Outcomes	Illustrative comparative risks * (95.0% CI) Assumed risk Medication	Corresponding risk Acupuncture therapy	Relative effect (95.0% CI)	No of Participants (studies)	Quality of the evidence (GRADE)	Comments
VAS Follow – up: 4 weeks		The mean vas in the intervention groups was 1.04 lower (1.2 to 0.87 lower)		569 (6 studies)	⊕⊖⊖⊖ very low[1,2,3,4]	
Ankle symptom index Follow – up: 2 weeks		The mean ankle symptom index in the intervention groups was 2.03 lower (2.42 to 1.64 lower)		263 (3 studies)	⊕⊖⊖⊖ very low[1,2,3]	
Swelling index Follow – up: 2 weeks		The mean swelling index in the intervention groups was 0.59 lower (0.78 to 0.4 lower)		344 (4 studies)	⊕⊖⊖⊖ very low[1,2,3,4]	
Joint activity disorder index Follow – up: 2 weeks		The mean joint activity disorder index in the intervention groups was 0.39 lower (0.6 to 0.18 lower)		263 (3 studies)	⊕⊖⊖⊖ very low[1,2,3]	
Swelling reduce number Follow – up: 4 weeks	Study population		OR 2.15 (0.19 to 24.23)	165 (1 study)	See comment	
	975 per 1000	988 per 1000 (881 to 999)				
	Moderate					
	975 per 1000	988 per 1000 (881 to 999)				
AOFAS Follow – up: 4 weeks		The mean aofas in the intervention groups was 10.59 higher (9.9 to 11.28 higher)		97 (1 study)	⊕⊖⊖⊖ very low[1,2,3]	
Symptoms and signs score Follow – up: 4 weeks		The mean symptoms and signs score in the intervention groups was 0.86 lower (1.3 to 0.42 lower)		165 (1 study)	See comment	

* The basis for the assumed risk (e. g. the median control group risk across studies) is provided in footnotes. The corresponding risk (and its 95.0% confidence interval) is based on the assumed risk in the comparison group and the relative effect of the intervention (and its 95.0% CI).
CI: Confidence interval; RR: Risk ratio; OR: Odds ratio

GRADE Working Group grades of evidence
High quality: Further research is very unlikely to change our confidence in the estimate of effect.
Moderate quality: Further research is likely to have an important impact on our confidence in the estimate of effect and may change the estimate.
Low quality: Further research is very likely to have an important impact on our confidence in the estimate of effect and is likely to change the estimate.
Very low quality: We are very uncertain about the estimate.

[1] Most of the studies had high risk of bias.
[2] Not all the acupuncture therapies had included.
[3] We had a wide 95.0% CI.
[4] The heterogeneity was high.

F. 2. 1. 3　针灸疗法与康复疗法相比

Acupuncture therapy compared to rehabilitation for ankle sprain

Patient or population: patients with ankle sprain
Settings:
Intervention: Acupuncture therapy
Comparison: rehabilitation

Outcomes	Illustrative comparative risks* (95.0% CI) Assumed risk Rehabilitation	 Corresponding risk Acupuncture therapy	Relative effect (95.0% CI)	No of Participants (studies)	Quality of the evidence (GRADE)	Comments
Effectiveness Follow - up: 6 weeks	Study population		RR 1.08 (1.04 to 1.12)	734 (8 studies)	⊕⊖⊖⊖ very low[1,2,3,4]	
	902 per 1000	974 per 1000 (938 to 1000)				
	Moderate					
	932 per 1000	1000 per 1000 (969 to 1000)				
VAS Follow - up: 3 weeks		The mean vas in the intervention groups was 0.42 lower (0.63 to 0.2 lower)		170 (3 studies)	⊕⊖⊖⊖ very low[1,2,3,4]	
Swelling index Follow - up: 2 weeks		The mean swelling index in the intervention groups was 0.23 higher (0.03 lower to 0.49 higher)		110 (2 studies)	⊕⊖⊖⊖ very low[1,2,3,4]	
Tender index Follow - up: 2 weeks		The mean tender index in the intervention groups was 0.57 lower (0.91 to 0.23 lower)		70 (1 study)	⊕⊖⊖⊖ very low[1,3,4]	
Joint activity disorder index Follow - up: 3 days		The mean joint activity disorder index in the intervention groups was 0.5 lower (0.87 to 0.13 lower)		40 (1 study)	⊕⊖⊖⊖ very low[1,3,4]	

* The basis for the assumed risk (e. g. the median control group risk across studies) is provided in footnotes. The corresponding risk (and its 95.0% confidence interval) is based on the assumed risk in the comparison group and the relative effect of the intervention (and its 95.0% CI).
CI: Confidence interval; RR: Risk ratio

GRADE Working Group grades of evidence
High quality: Further research is very unlikely to change our confidence in the estimate of effect.
Moderate quality: Further research is likely to have an important impact on our confidence in the estimate of effect and may change the estimate.
Low quality: Further research is very likely to have an important impact on our confidence in the estimate of effect and is likely to change the estimate.
Very low quality: We are very uncertain about the estimate.

[1] Most of the studies had high risk of bias.
[2] The heterogeneity was high.
[3] Not all the acupuncture therapies had included.
[4] We had a wide 95.0% CI.

F. 2. 2　推荐 2（急性期，针灸疗法与非针灸疗法的比较）

F. 2. 2. 1　针灸疗法与不治疗相比

Acupuncture therapy compared to no treatment in acute phase for ankle sprain						
Patient or population: patients with ankle sprain Settings: Intervention: Acupuncture therapy Comparison: no treatment in acute phase						
Outcomes	Illustrative comparative risks * (95.0% CI) Assumed risk No treatment in acute phase	 Corresponding risk Acupuncture therapy	Relative effect (95.0% CI)	No of Participants (studies)	Quality of the evidence (GRADE)	Comments
Effectiveness Follow - up: 2 weeks	Study population		OR 7.21 (4.06 to 12.81)	284 (4 studies)	⊕⊖⊖⊖ very low[1,2,3,4]	
	475 per 1000	867 per 1000 (786 to 921)				
	Moderate					
	300 per 1000	756 per 1000 (635 to 846)				
VAS Follow - up: 5 days		The mean vas in the intervention groups was 6.9 lower (7.25 to 6.56 lower)		122 (2 studies)	⊕⊖⊖⊖ very low[1,3,4]	
Ankle symptom index Follow - up: 5 days		The mean ankle symptom index in the intervention groups was 6.66 lower (7.21 to 6.1 lower)		122 (2 studies)	⊕⊖⊖⊖ very low[1,3,4]	
Swelling index Follow - up: 5 days		The mean swelling index in the intervention groups was 1.56 lower (1.78 to 1.33 lower)		122 (2 studies)	⊕⊖⊖⊖ very low[1,3,4]	
Tender index Follow - up: 5 days		The mean tender index in the intervention groups was 1.73 lower (1.92 to 1.54 lower)		122 (2 studies)	⊕⊖⊖⊖ very low[1,3,4]	
Function activity Follow - up: 5 days		The mean function activity in the intervention groups was 1.54 lower (1.71 to 1.37 lower)		122 (2 studies)	⊕⊖⊖⊖ very low[1,3,4]	
* The basis for the assumed risk (e. g. the median control group risk across studies) is provided in footnotes. The corresponding risk (and its 95.0% confidence interval) is based on the assumed risk in the comparison group and the relative effect of the intervention (and its 95.0% CI). CI: Confidence interval; OR: Odds ratio						

续 表

GRADE Working Group grades of evidence High quality: Further research is very unlikely to change our confidence in the estimate of effect. Moderate quality: Further research is likely to have an important impact on our confidence in the estimate of effect and may change the estimate. Low quality: Further research is very likely to have an important impact on our confidence in the estimate of effect and is likely to change the estimate. Very low quality: We are very uncertain about the estimate.
[1] Most of the studies had high risk of bias. [2] The heterogeneity was high. [3] Not all the acupuncture therapies had included. [4] We had a wide 95.0% CI.

F. 2. 2. 2 针灸疗法与西药治疗相比

Acupuncture therapy compared to medication in acute phase for ankle sprain

Patient or population: patients with ankle sprain
Settings:
Intervention: Acupuncture therapy
Comparison: medication in acute phase

Outcomes	Illustrative comparative risks* (95.0% CI) Assumed risk Medication in acute phase	Corresponding risk Acupuncture therapy	Relative effect (95.0% CI)	No of Participants (studies)	Quality of the evidence (GRADE)	Comments
Effectiveness Follow - up: 1 week	Study population		OR 1.07 (0.53 to 2.18)	181 (2 studies)	⊕⊖⊖⊖ very low[1,2,3]	
	780 per 1000	792 per 1000 (653 to 886)				
	Moderate					
	775 per 1000	787 per 1000 (646 to 882)				
VAS Follow - up: 3 weeks		The mean vas in the intervention groups was 0.81 lower (0.99 to 0.62 lower)		344 (4 studies)	⊕⊖⊖⊖ very low[1,2,3,4]	
Ankle symptom index Follow - up: 3 weeks		The mean ankle symptom index in the intervention groups was 2.03 lower (2.42 to 1.64 lower)		263 (3 studies)	⊕⊖⊖⊖ very low[1,3,4]	
Swelling index Follow - up: 3 weeks		The mean swelling index in the intervention groups was 0.59 lower (0.78 to 0.4 lower)		344 (4 studies)	⊕⊖⊖⊖ very low[1,2,3,4]	
Joint activity disorder index Follow - up: 3 weeks		The mean joint activity disorder index in the intervention groups was 0.39 lower (0.6 to 0.18 lower)		263 (3 studies)	⊕⊖⊖⊖ very low[1,3,4]	

* The basis for the assumed risk (e. g. the median control group risk across studies) is provided in footnotes. The corresponding risk (and its 95.0% confidence interval) is based on the assumed risk in the comparison group and the relative effect of the intervention (and its 95.0% CI).
CI: Confidence interval; OR: Odds ratio

GRADE Working Group grades of evidence
High quality: Further research is very unlikely to change our confidence in the estimate of effect.
Moderate quality: Further research is likely to have an important impact on our confidence in the estimate of effect and may change the estimate.
Low quality: Further research is very likely to have an important impact on our confidence in the estimate of effect and is likely to change the estimate.
Very low quality: We are very uncertain about the estimate.

[1] Most of the studies had high risk of bias. [2] The heterogeneity was high. [3] Not all the acupuncture therapies had included. [4] We had a wide 95.0% CI.

F.2.2.3　针灸疗法与康复疗法相比

Acupuncture therapy compared to rehabilitation in acute phase for ankle sprain						
Patient or population: patients with ankle sprain Settings: Intervention: Acupuncture therapy Comparison: rehabilitation in acute phase						
Outcomes	Illustrative comparative risks* (95.0% CI) Assumed risk Rehabilitation in acute phase	 Corresponding risk Acupuncture therapy	Relative effect (95.0% CI)	No of Participants (studies)	Quality of the evidence (GRADE)	Comments
Effectiveness Follow-up: 6 weeks	Study population		OR 7.69 (0.92 to 64.3)	398 (3 studies)	⊕⊖⊖⊖ very low[1,2,3,4]	
	965 per 1000	995 per 1000 (962 to 999)				
	Moderate					
	1000 per 1000	1000 per 1000 (1000 to 1000)				
* The basis for the assumed risk (e.g. the median control group risk across studies) is provided in footnotes. The corresponding risk (and its 95.0% confidence interval) is based on the assumed risk in the comparison group and the relative effect of the intervention (and its 95.0% CI). CI: Confidence interval; OR: Odds ratio						
GRADE Working Group grades of evidence High quality: Further research is very unlikely to change our confidence in the estimate of effect. Moderate quality: Further research is likely to have an important impact on our confidence in the estimate of effect and may change the estimate. Low quality: Further research is very likely to have an important impact on our confidence in the estimate of effect and is likely to change the estimate. Very low quality: We are very uncertain about the estimate.						
[1] Most of the studies had high risk of bias. [2] Not all the acupuncture therapies had included. [3] We had a wide 95.0% CI.						

F. 2. 3 推荐 3（急性期，针灸疗法之间的比较）

F. 2. 3. 1 特殊针灸疗法与常规针刺疗法相比

Single specific acupuncture therapy compared to regular acupuncture in acute phase for ankle sprain						
Patient or population: patients with ankle sprain Settings: Intervention: Single specific acupuncture therapy Comparison: regular acupuncture in acute phase						
Outcomes	Illustrative comparative risks* (95.0% CI) Assumed risk Regular acupuncture in acute phase	Corresponding risk Single specific acupuncture therapy	Relative effect (95.0% CI)	No of Participants (studies)	Quality of the evidence (GRADE)	Comments
Effectiveness Follow - up: 1 week	Study population		OR 2.12 (0.36 to 12.41)	134 (2 studies)	⊕⊖⊖⊖ very low[1,2,3]	
	940 per 1000	971 per 1000 (850 to 995)				
	Moderate					
	944 per 1000	973 per 1000 (859 to 995)				
VAS Follow - up: 2 weeks		The mean vas in the intervention groups was 0.43 lower (0.65 to 0.2 lower)		222 (3 studies)	⊕⊖⊖⊖ very low[1,2,3,4]	
Ankle symptom index Follow - up: 5 days		The mean ankle symptom index in the intervention groups was 0.48 lower (1.33 lower to 0.37 higher)		62 (1 study)	⊕⊖⊖⊖ very low[1,2,3]	
Swelling index Follow - up: 2 weeks		The mean swelling index in the intervention groups was 0.24 lower (0.41 to 0.07 lower)		222 (3 studies)	⊕⊖⊖⊖ very low[1,2,3]	
Joint activity disorder index Follow - up: 2 weeks		The mean joint activity disorder index in the intervention groups was 0.05 lower (0.48 lower to 0.38 higher)		88 (1 study)	⊕⊖⊖⊖ very low[1,2,3]	
Tender index Follow - up: 5 days		The mean tender index in the intervention groups was 0.13 higher (0.16 lower to 0.42 higher)		62 (1 study)	⊕⊖⊖⊖ very low[1,2,3]	
Function activity Follow - up: 5 days		The mean function activity in the intervention groups was 0.16 lower (0.42 lower to 0.1 higher)		62 (1 study)	⊕⊖⊖⊖ very low[1,2,3]	

续　表

Outcomes	Illustrative comparative risks * (95.0% CI)		Relative effect (95.0% CI)	No of Participants (studies)	Quality of the evidence (GRADE)	Comments
	Assumed risk	Corresponding risk				
	Regular acupuncture in acute phase	Single specific acupuncture therapy				
Symptoms and signs score Follow – up: 1 week		The mean symptoms and signs score in the intervention groups was 0.02 higher (0.65 lower to 0.69 higher)		72 (1 study)	⊕⊖⊖⊖ very low[1,2,3]	

* The basis for the assumed risk (e.g. the median control group risk across studies) is provided in footnotes. The corresponding risk (and its 95.0% confidence interval) is based on the assumed risk in the comparison group and the relative effect of the intervention (and its 95.0% CI).
CI: Confidence interval; OR: Odds ratio

GRADE Working Group grades of evidence
High quality: Further research is very unlikely to change our confidence in the estimate of effect.
Moderate quality: Further research is likely to have an important impact on our confidence in the estimate of effect and may change the estimate.
Low quality: Further research is very likely to have an important impact on our confidence in the estimate of effect and is likely to change the estimate.
Very low quality: We are very uncertain about the estimate.

[1] Most of studies had high risk of bias.
[2] Not all the acupuncture therapies were included.
[3] We had a wide 95.0% CI.
[4] The heterogeneity was high.

F. 2. 3. 2 综合针灸疗法与常规针刺疗法相比

Synthetic acupuncture therapy compared to regular acupuncture in acute phase for ankle sprain

Patient or population: patients with ankle sprain
Settings:
Intervention: Synthetic acupuncture therapy
Comparison: regular acupuncture in acute phase

Outcomes	Illustrative comparative risks* (95.0% CI) Assumed risk Regular acupuncture in acute phase	Corresponding risk Synthetic acupuncture therapy	Relative effect (95.0% CI)	No of Participants (studies)	Quality of the evidence (GRADE)	Comments
Effectiveness Follow – up: 16 days	Study population		OR 3.59 (1.6 to 8.05)	216 (2 studies)	⊕⊖⊖⊖ very low[1,2,3]	
	755 per 1000	917 per 1000 (831 to 961)				
	Moderate					
	708 per 1000	897 per 1000 (795 to 951)				
VAS Follow – up: 16 days		The mean vas in the intervention groups was 0.13 lower (0.41 lower to 0.16 higher)		216 (2 studies)	⊕⊖⊖⊖ very low[1,2,3]	
Swelling index Follow – up: 1 week		The mean swelling index in the intervention groups was 0.71 lower (1.42 lower to 0 higher)		60 (1 study)	⊕⊖⊖⊖ very low[1,2,3]	
Joint activity disorder index Follow – up: 1 week		The mean joint activity disorder index in the intervention groups was 0.12 lower (0.9 lower to 0.66 higher)		60 (1 study)	⊕⊖⊖⊖ very low[1,2,3]	

* The basis for the assumed risk (e. g. the median control group risk across studies) is provided in footnotes. The corresponding risk (and its 95.0% confidence interval) is based on the assumed risk in the comparison group and the relative effect of the intervention (and its 95.0% CI).
CI: Confidence interval; OR: Odds ratio

GRADE Working Group grades of evidence
High quality: Further research is very unlikely to change our confidence in the estimate of effect.
Moderate quality: Further research is likely to have an important impact on our confidence in the estimate of effect and may change the estimate.
Low quality: Further research is very likely to have an important impact on our confidence in the estimate of effect and is likely to change the estimate.
Very low quality: We are very uncertain about the estimate.

[1] Most of studies had high risk of bias.
[2] Not all the acupuncture therapies were included.
[3] We had a wide 95.0% CI.

F. 2. 4　推荐 4（恢复期，针灸疗法与康复疗法的比较）

F. 2. 4. 1　针灸疗法与康复疗法相比

Acupuncture therapy compared to rehabilitation in recovery phase for ankle sprain

Patient or population: patients with ankle sprain
Settings:
Intervention: Acupuncture therapy
Comparison: rehabilitation in recovery phase

Outcomes	Illustrative comparative risks* (95.0% CI) Assumed risk Rehabilitation in recovery phase	 Corresponding risk Acupuncture therapy	Relative effect (95.0% CI)	No of Participants (studies)	Quality of the evidence (GRADE)	Comments
Effectiveness Follow - up: 5 days	Study population		OR 3.85 (1.08 to 13.75)	49 (1 study)	⊕⊖⊖⊖ very low[1,2,3]	
	522 per 1000	808 per 1000 (541 to 937)				
	Moderate					
	522 per 1000	808 per 1000 (541 to 938)				

* The basis for the assumed risk (e. g. the median control group risk across studies) is provided in footnotes. The corresponding risk (and its 95.0% confidence interval) is based on the assumed risk in the comparison group and the relative effect of the intervention (and its 95.0% CI).
CI: Confidence interval; OR: Odds ratio

GRADE Working Group grades of evidence
High quality: Further research is very unlikely to change our confidence in the estimate of effect.
Moderate quality: Further research is likely to have an important impact on our confidence in the estimate of effect and may change the estimate.
Low quality: Further research is very likely to have an important impact on our confidence in the estimate of effect and is likely to change the estimate.
Very low quality: We are very uncertain about the estimate.

[1] Most of the studies had high risk of bias.
[2] Not all the acupuncture therapies had included.
[3] We had a wide 95.0% CI.

F. 2. 5　推荐 5（慢性期，针灸疗法与非针灸疗法的比较）

F. 2. 5. 1　针灸疗法与西药治疗相比

Acupuncture therapy compared to medication in chronic phase for ankle sprain						
Patient or population: patients with ankle sprain Settings: Intervention: Acupuncture therapy Comparison: medication in chronic phase						
Outcomes	Illustrative comparative risks* (95.0% CI) Assumed risk Medication in chronic phase	 Corresponding risk Acupuncture therapy	Relative effect (95.0% CI)	No of Participants (studies)	Quality of the evidence (GRADE)	Comments
Effectiveness	Study population		OR 4.07 (2.01 to 8.26)	219 (3 studies)	⊕⊖⊖⊖ very low[1,2,3]	
	654 per 1000	885 per 1000 (792 to 940)				
	Moderate					
	667 per 1000	891 per 1000 (801 to 943)				
AOFAS Follow-up: 4 weeks		The mean aofas in the intervention groups was 10.59 higher (9.9 to 11.28 higher)		97 (1 study)	⊕⊖⊖⊖ very low[1,2,3]	
* The basis for the assumed risk (e. g. the median control group risk across studies) is provided in footnotes. The corresponding risk (and its 95.0% confidence interval) is based on the assumed risk in the comparison group and the relative effect of the intervention (and its 95.0% CI). CI: Confidence interval; OR: Odds ratio						
GRADE Working Group grades of evidence High quality: Further research is very unlikely to change our confidence in the estimate of effect. Moderate quality: Further research is likely to have an important impact on our confidence in the estimate of effect and may change the estimate. Low quality: Further research is very likely to have an important impact on our confidence in the estimate of effect and is likely to change the estimate. Very low quality: We are very uncertain about the estimate.						
[1] Most of the studies had high risk of bias. [2] Not all the acupuncture therapies had included. [3] We had a wide 95.0% CI.						

F.2.5.2 针灸结合康复疗法与单纯康复疗法相比

Acupuncture therapy as an add – on compared to rehabilitation in chronic phase for ankle sprain

Patient or population: patients with ankle sprain
Settings:
Intervention: Acupuncture therapy as an add – on
Comparison: rehabilitation in chronic phase

Outcomes	Illustrative comparative risks* (95.0% CI)		Relative effect (95.0% CI)	No of Participants (studies)	Quality of the evidence (GRADE)	Comments
	Assumed risk Rehabilitation in chronic phase	Corresponding risk Acupuncture therapy as an add – on				
Effectiveness Follow – up: 30 days	Study population		OR 34.51 (7.78 to 153.14)	130 (2 studies)	⊕⊖⊖⊖ very low[1,2,3]	
	477 per 1000	969 per 1000 (876 to 993)				
	Moderate					
	478 per 1000	969 per 1000 (877 to 993)				

* The basis for the assumed risk (e.g. the median control group risk across studies) is provided in footnotes. The corresponding risk (and its 95.0% confidence interval) is based on the assumed risk in the comparison group and the relative effect of the intervention (and its 95.0% CI).
CI: Confidence interval; OR: Odds ratio

GRADE Working Group grades of evidence
High quality: Further research is very unlikely to change our confidence in the estimate of effect.
Moderate quality: Further research is likely to have an important impact on our confidence in the estimate of effect and may change the estimate.
Low quality: Further research is very likely to have an important impact on our confidence in the estimate of effect and is likely to change the estimate.
Very low quality: We are very uncertain about the estimate.

[1] Most of studies had high risk of bias.
[2] Not all the acupuncture therapies were included.
[3] We had a wide 95.0% CI.

F. 2. 6　推荐方案（慢性期针灸疗法之间的比较）

F. 2. 6. 1　特殊针灸疗法与常规针灸疗法相比

Single specific acupuncture therapy compared to regular acupuncture in chronic phase for ankle sprain

Patient or population: patients with ankle sprain
Settings:
Intervention: Single specific acupuncture therapy
Comparison: regular acupuncture in chronic phase

Outcomes	Illustrative comparative risks* (95.0% CI) Assumed risk Regular acupuncture in chronic phase	 Corresponding risk Single specific acupuncture therapy	Relative effect (95.0% CI)	No of Participants (studies)	Quality of the evidence (GRADE)	Comments
Effectiveness Follow - up: 4 weeks	Study population 853 per 1000	964 per 1000 (912 to 986)	OR 4.6 (1.79 to 11.82)	307 (4 studies)	⊕⊖⊖⊖ very low[1,2,3]	
	Moderate 783 per 1000	943 per 1000 (866 to 977)				
VAS Follow - up: 4 weeks		The mean vas in the intervention groups was 1.15 lower (1.22 to 1.08 lower)		245 (3 studies)	⊕⊖⊖⊖ very low[1,2,3,4]	
Range of motion Follow - up: 2 weeks		The mean range of motion in the intervention groups was 1.29 higher (1.24 to 1.35 higher)		125 (2 studies)	⊕⊖⊖⊖ very low[1,2,3,4,5]	
AOFAS Follow - up: 2 weeks		The mean aofas in the intervention groups was 6.51 higher (6.24 to 6.78 higher)		125 (2 studies)	⊕⊖⊖⊖ very low[1,2,3,4]	

* The basis for the assumed risk (e. g. the median control group risk across studies) is provided in footnotes. The corresponding risk (and its 95.0% confidence interval) is based on the assumed risk in the comparison group and the relative effect of the intervention (and its 95.0% CI).
CI: Confidence interval; OR: Odds ratio

GRADE Working Group grades of evidence
High quality: Further research is very unlikely to change our confidence in the estimate of effect.
Moderate quality: Further research is likely to have an important impact on our confidence in the estimate of effect and may change the estimate.
Low quality: Further research is very likely to have an important impact on our confidence in the estimate of effect and is likely to change the estimate.
Very low quality: We are very uncertain about the estimate.

1 Most of studies had high risk of bias.
2 Not all the acupuncture therapies were included.
3 We had a wide 95.0% CI.
4 The heterogeneity was high.
5 No explanation was provided.

F. 2. 6. 2 综合针灸疗法与常规针灸疗法相比

Synthetic acupuncture therapy compared to regular acupuncture in chronic phase for ankle sprain

Patient or population: patients with ankle sprain
Settings:
Intervention: Synthetic acupuncture therapy
Comparison: regular acupuncture in chronic phase

Outcomes	Illustrative comparative risks* (95. 0% CI) Assumed risk Regular acupuncture in chronic phase	 Corresponding risk Synthetic acupuncture therapy	Relative effect (95. 0% CI)	No of Participants (studies)	Quality of the evidence (GRADE)	Comments
Effectiveness Follow - up: 2 weeks	Study population		OR 10. 44 (1. 25 to 87. 2)	145 (1 study)	⊕⊖⊖⊖ very low[1,2,3]	
	887 per 1000	988 per 1000 (908 to 999)				
	Moderate					
	887 per 1000	988 per 1000 (908 to 999)				

* The basis for the assumed risk (e. g. the median control group risk across studies) is provided in footnotes. The corresponding risk (and its 95. 0% confidence interval) is based on the assumed risk in the comparison group and the relative effect of the intervention (and its 95. 0% CI).
CI: Confidence interval; OR: Odds ratio

GRADE Working Group grades of evidence
High quality: Further research is very unlikely to change our confidence in the estimate of effect.
Moderate quality: Further research is likely to have an important impact on our confidence in the estimate of effect and may change the estimate.
Low quality: Further research is very likely to have an important impact on our confidence in the estimate of effect and is likely to change the estimate.
Very low quality: We are very uncertain about the estimate.

[1] Most of studies had high risk of bias.
[2] Not all the acupuncture therapies were included.
[3] We had a wide 95. 0% CI.

附　录　G

（资料性）

本指南推荐方案的形成过程

G.1　推荐意见的制定方法

G.1.1　确定本指南推荐方案框架

通过总项目组组织的针灸团体标准研制方法培训会和针灸指南文本框架研讨会等，基本确定《循证针灸临床实践指南·病症》推荐方案框架。随后课题组开展多次指南框架研讨会，并结合踝关节扭伤的针灸治疗概况，初步确定本指南推荐方案编写框架，并确定指南所关注的临床问题。

G.1.2　结局指标重要程度分级

通过制定临床问题的问卷，结合医生与患者的意愿对针灸治疗踝关节扭伤的关键临床问题进行修订，并通过 GRADE 方法学对结局指标的重要程度进行分级。

G.1.3　文献检索与筛选

制定文件检索策略，对中英文数据进行检索，并按照文献纳入标准和排除标准对文献进行筛选。

G.1.4　文献质量评估

提取纳入文献的相关数据，利用 Cochrane Handbook 5.0 推荐的"偏倚风险评估"工具对纳入研究进行方法学质量评价；然后采用 Review Manage 软件进行 Meta 分析；最后应用 GRADE 系统推荐分级方法对系统评价结果进行证据质量评估。

G.1.5　推荐意见的形成

根据文献证据质量，合并形成针灸治疗踝关节扭伤的综合证据体，再通过专家共识的方式，形成初步推荐意见。

G.2　专家共识和推荐方案的形成过程

根据 GRADE 系统从证据到推荐的形成方法，本课题组根据前期产生的临床问题，拟定 8 条推荐意见并形成相应证据体。邀请 14 名专家对拟定的推荐意见采用德尔菲法进行共识讨论。14 名专家包含 4 名骨科专业医师，4 名康复医学专业医师/治疗师，4 名针灸临床医师，2 名方法学家。由课题组秘书将拟定的 8 条推荐意见及其证据体情况通过电子邮件发放给 14 位专家，由专家对于 8 条推荐意见的内容及其推荐强度做出判断（见附表）。课题组秘书收集专家反馈信息后进行统计。超过 50% 的专家认为推荐意见符合临床，则确定为最终的推荐意见。超过 75% 专家支持强推荐的条目，即作为强推荐意见。超过 50% 的专家选择无明确推荐意见或选择推荐使用和推荐不使用的专家人数相当的条目，作为本轮未达成共识，由课题组进一步修改推荐意见后，再次进行第二轮共识的形成。如若第二轮仍有未形成共识的条目，则该条目不能作为最终的推荐意见，等待新证据出现后，在更新版的指南中再次讨论。

根据以上方法，本指南推荐方案德尔菲法共识形成，具体讨论记录如下：

表 G.1　踝关节扭伤后疼痛的针灸治疗推荐方案讨论记录

推荐意见	强度	是否同意	备注
踝关节扭伤患者，不论分期均可推荐使用针灸疗法，可以较好地消肿止痛	强推荐	是（12 人） 否（2 人）	12 名专家选择强推荐，2 名专家选择弱推荐，理由是现有证据质量较差，样本量较小，具有一定发表偏倚，不足以支持现有推荐意见
踝关节扭伤患者急性期，推荐尽快使用 RICE 原则进行处理，防止二次损伤	强推荐	是（14 人） 否（0 人）	14 名专家均选择强推荐

续 表

推荐意见	强度	是否同意	备注
踝关节扭伤患者急性期疼痛，在 RICE 原则处理基础上，推荐尽快使用针灸疗法，以镇痛消肿；疼痛严重者，可以适当配合口服或外涂止痛药物	强推荐	是（11 人） 否（3 人）	11 名专家选择强推荐，3 名专家选择弱推荐，理由是现有证据质量较差，样本量较小，具有一定发表偏倚，不足以支持现有推荐意见
踝关节扭伤患者急性期疼痛的针灸治疗，可以选择刺络拔罐、毫针和电针等方法，取穴以局部阿是穴、对侧或远端腧穴为主	弱推荐	是（8 人） 否（6 人）	8 名专家选择强推荐，6 名专家结合选择弱推荐，理由是现有证据质量较差，样本量较小，具有一定发表偏倚，且专家、各地区针灸疗法存在差异，患者价值偏好与意愿不同，给予弱推荐意见
踝关节扭伤患者恢复期，推荐使用针灸结合康复疗法，缓解局部症状，促进关节功能恢复	强推荐	是（13 人） 否（0 人）	13 名专家选择强推荐，1 名专家选择弱推荐，理由是现有证据质量较差，样本量较小，具有一定发表偏倚，不足以支持现有推荐意见
踝关节扭伤患者恢复期疼痛的针灸治疗，可以选择电针、温针灸等方法，以局部选穴为主，必要时适当配合口服或外涂止痛药物	弱推荐	是（7 人） 否（7 人）	7 名专家选择强推荐，7 名专家结合选择弱推荐，理由是现有证据质量较差，样本量较小，具有一定发表偏倚，且专家、各地区针灸疗法存在差异，患者价值偏好与意愿不同，给予弱推荐意见
踝关节扭伤患者慢性期，推荐使用针灸结合康复疗法，改善关节活动度，增加关节稳定性，防止复发	强推荐	是（14 人） 否（0 人）	14 名专家选择强推荐
踝关节扭伤患者慢性期疼痛的针灸治疗，可以选择火针、电针和温针灸等方法，以局部选穴为主；如仍有肿胀，可配合刺络拔罐	弱推荐	是（10 人） 否（4 人）	10 名专家选择强推荐，4 名专家结合选择弱推荐，理由是现有证据质量较差，样本量较小，具有一定发表偏倚，且专家、各地区针灸疗法存在差异，患者价值偏好与意愿不同，给予弱推荐意见

附 录 H

（资料性）

专家意见征集过程、结果汇总及处理

本指南获取意见汇总处理表

阶段	序号	章条编号	意见内容	提出单位	处理意见	处理结果
提案立项阶段	1	针灸疗法	如何确定到底纳入何种针灸疗法	南京中医药大学	指南应当围绕关注的临床问题来开展，因此需要通过问卷形式确定贴合实际的临床问题，由问题来确定关注的针灸疗法	课题组先提出一些临床问题，再通过问卷调研来确定需要纳入的针灸疗法
	2	文献检索	涉及多种疗法联合使用的文献报道如何处理	南京中医药大学	设置文献纳入和排除标准，某些多联疗法需要排除	设置文献纳入排除标准，只纳入可以评估针灸疗法临床效应的文献，某些多联疗法需要排除
	3	文献提取	古代文献和现代名医家经验如何提取信息，并评估文献质量	南京中医药大学	按照《中华医典》和中国针灸学会标准化工作委员会和全国针灸标准化技术委员会推荐的现当代名医经验书籍，对踝关节扭伤的信息进行提取并总结	这部分的证据质量较难评估，仅归纳总结后放入指南中，供使用者参考
工作组草案阶段	1	临床问卷	在临床问题的问卷调查中增加疗效结局指标的分级	南京中医药大学	疗效结局指标的分级应该由患者和临床医生来确定	设置患者和临床医生两个版本的临床问卷，均增设疗效结局指标分级，以贴合临床实际
	2	推荐方案框架	能否按照踝扭伤的症状来进行推荐，如肿胀、疼痛和关节活动障碍等	南京中医药大学	本指南着重于踝关节扭伤后疼痛的针灸处理，肿胀和关节活动障碍并不是针灸长项所在	推荐方案按踝关节扭伤的不同分期来进行推荐，且在每一个分期中体现对于疼痛的关注
征求意见阶段	1	治疗原则	踝扭伤与跷脉关系大吗？归于跷脉的依据是否充分？跷脉病症与经筋病症是否可以一致	中国中医科学院针灸研究所	跷脉与下肢足内翻、外翻关系密切，临床也确实选取申脉、照海穴来治疗踝扭伤，但与经筋病症还是有所区别	选穴仅保留足少阳、足太阴经筋局部腧穴，删除阴阳跷脉
	2	推荐2	有关RICE的原则，是否应该再慎重一下说法？如限定一下出血肿胀的情况，再确定是否选用冰敷	北京中医药大学东直门医院	咨询多名康复医师，均认为目前来说RICE原则仍是国内外关节损伤指南的首选方案，其证据等级较高，没有证据表明RICE原则会降低恢复期关节运动功能	立刻给予RICE原则院前处理，仍是有必要的，保留推荐2，给予强推荐

续 表

阶段	序号	章条编号	意见内容	提出单位	处理意见	处理结果
征求意见阶段	3	推荐4	踝扭伤急性期取局部阿是穴是否是共识?有许多专家认为，急性期患处肿胀明显，不宜局部针刺	苏州大学第一附属医院	咨询多位针灸医师，踝扭伤急性期到底取局部阿是穴、远端还是对侧腧穴，与患踝的损伤程度密切相关。患踝处出血较多、肿胀明显，宜选取局部阿是穴刺络放血以消肿，对侧或远端腧穴针刺以止痛。患踝处肿胀尚可，但因疼痛留有关节活动障碍者，宜对侧或远端腧穴针刺并配合活动患踝以促进关节活动度的恢复	保留推荐4，在正文的操作方法说明局部取穴以刺络放血为主。由于缺乏文献证据支持，给予弱推荐
	4	推荐4	急性期加压包扎时，局部选穴难以实行，那么针刺的远隔选穴原则应当如何把握，证据又在哪里	南京医科大学	咨询多位针灸医师，远隔选穴可分为对侧选取阿是穴和远端某些经验效穴两种，各家各说纷纭，且文献质量不高，故不在推荐方案中具体提出，而在正文中体现	保留推荐4，在正文的操作方法说明对侧和远端取穴的具体腧穴，如对侧阿是穴、董氏奇穴等。由于缺乏文献证据支持，给予弱推荐
	5	推荐4 推荐6 推荐8	每项推荐，要求的应该是“方案”，即取穴、干预操作、疗程等如毫针如何针刺，电针波形如何，怎样刺络放血等?但正文中未见到各种针灸方法的具体实施方案。如果没有具体操作，那给出的实际上还是原则。认为应该补充这部分	北京中医药大学东直门医院	引用文献的针灸实施方案，并咨询针灸专家，对其实施方案进行修改，但是考虑到纳入文献质量并不高，这些方案仍值得商榷，在指南中给予弱推荐	针对专家意见，我们在推荐后面具体写出了每一种针灸疗法的具体方案（包括针刺方法、特点、时机等)，给予弱推荐
	6	针灸治疗概况	本调研样本量较小，证据质量并不高，建议适度扩大调研范围，定性研究或者访谈获得患者的价值和意愿。并且在有可能的情况下，尽可能交代各种干预措施的不良反应	南京理工大学	本指南中，我们关注于针灸治疗踝扭伤的卫生经济学问题。在江苏省内小范围调研了针灸、康复以及药物治疗踝关节扭伤的基本费用情况。经综合分析，与康复、药物疗法相比，针灸疗法没有明显的经济学优势	下一步，我们将进一步在全国开展针灸治疗踝关节扭伤的卫生经济学研究，并调研患者价值意愿和价值偏好
送审阶段	1	项目名称	改为“踝关节扭伤”还是“踝关节扭伤后疼痛”，要斟酌明确	河北中医学院	本次指南针对的是疾病的症状，我们也关注踝关节扭伤疼痛这个症状，其他症状稍有提及	项目名称保留“踝关节扭伤后疼痛”
	2	治疗原则	经脉的问题可以不提，经济学方面的问题可以不提	中国中医科学院针灸研究所		完全删去经脉、经筋等，以部位来说明腧穴归类

续 表

阶段	序号	章条编号	意见内容	提出单位	处理意见	处理结果
送审阶段	3	针灸治疗概况	建议加穴位贴敷	南京中医药大学第一附属医院	穴位贴敷范围太大，且药物繁多，难以统一	在前言中说明本指南只纳入针灸疗法
	4	推荐2	推荐2与针灸无关，不建议作为推荐意见存在	中国中医科学院针灸研究所	在前言中说明本指南只纳入针灸疗法，且将RICE作为基本处理措施	删去推荐2，补充在后面
	5	推荐7	毫火针是否能和火针并列。先把火针单列出来，然后再讲毫针、粗针等	中国中医科学院针灸研究所	毫火针实质上就是火针，故统一为火针	在指南推荐方案中保留火针，在后面具体针灸方案中写清楚使用的是何种针具
报批阶段	1	诊断标准	将指南中的中医诊断标准和西医诊断标准调整顺序	中国中医药出版社		将中医和西医诊断标准调整顺序
	2	发病率	疾病的发病率应该选用国内的标准	中国中医药出版社	查找了踝关节扭伤的发病率	用国际发病率代替国外的发病率
	3	文献检索结果	古代文献检索结果太多	中国中医药出版社		将古代文献结果进行删减，只保留穴位和疾病
	4	附录	补充指南推荐方案的形成过程和意见征集过程、结果汇总及处理	中国中医药出版社	整理指南推荐方案的形成过程	在附录中补充推荐方案的形成过程，以及意见征集、汇总和处理

附 录 I

（资料性）

本指南编制过程中召开的历次会议

I.1 针灸团体标准项目《循证针灸临床实践指南·病症》课题启动及培训会

时间：2016 年 4 月 21 日。

地点：中国中医科学院针灸研究所会议室。

参加人员：刘保延院长、景向红副所长、武晓冬秘书长、吴泰相教授、刘雅丽副教授、徐斌研究员、庄艺讲师、总课题组及各分课题组成员。

主持人：武晓冬秘书长。

会议内容：

1. 中国针灸学会标准化工作委员会对于针灸团体标准的总体要求；
2. 介绍《循证针灸临床实践指南·病症》的编制特点和关键技术；
3. 介绍《循证针灸临床实践指南·病症》编写的文献评估和证据合并方法；
4. 介绍前两批循证针灸临床实践指南的研制经验与体会。

I.2 针灸团体标准研制方法培训会结业暨针灸指南文本框架研讨会

时间：2016 年 5 月 18 日。

地点：中国中医科学院针灸研究所会议室。

参加人员：刘保延院长、喻晓春所长、景向红副所长、赵宏副院长、武晓冬秘书长、吴泰相教授、刘雅丽副教授、徐斌研究员、庄艺讲师、总课题组及各分课题组成员。

主持人：武晓冬秘书长。

会议内容：

1. 《循证针灸临床实践指南·病症》制定方法探讨；
2. 《循证针灸临床实践指南·病症》推荐方案框架；
3. 团体标准针灸实践指南内容的规范与细化；
4. 《循证针灸临床实践指南》编写经验与体会交流。

I.3 针灸团体标准研制方法培训班

时间：2016 年 4 月 21 日 ~5 月 18 日。

地点：中国中医科学院针灸研究所会议室。

参加人员：中国临床试验注册中心创始人吴泰相教授、兰州大学循证医学中心刘雅丽副教授、本课题组庄艺讲师、总课题组及各分课题组成员。

主持人：吴泰相教授、刘雅丽副教授。

会议内容：

1. 系统学习用于证据评价的 GRADE 评价体系，并应用其指导指南的证据评估；
2. 期间召开多次小组会议就指南编制的各个环节系统学习并讨论。

I.4 《循证针灸临床实践指南 踝关节扭伤后疼痛》编写启动会

时间：2016 年 5 月 30 日。

地点：南京中医药大学第二临床医学院会议室。

参加人员：徐斌研究员、王欣君副教授、陈昊讲师、庄艺讲师、徐文韬讲师、胡轩铭博士。

主持人：徐斌研究员。

会议内容：

1. 踝关节扭伤指南编写进度安排

第一阶段：2016 年 6 月 1 日 ~6 月 30 日，完成指南框架，确定指南体例，文献资料的检索；

第二阶段：2016 年 7 月 1 日 ~8 月 30 日，完成指南文献评价、数据提取及合成工作；

第三阶段：2016 年 9 月 1 日 ~10 月 30 日，完成项目组内指南草案；

第四阶段：2016 年 11 月 1 日 ~11 月 30 日，完成指南征求意见稿，专家咨询及问卷调查；

第五阶段：2016 年 12 月 1 日 ~2017 年 2 月 28 日，完成指南送审稿及其编制说明；

第六阶段：2017 年 3 月 1 日 ~4 月 30 日，完成指南报批稿及其编制说明；

第七阶段：2017 年 5 月 1 日 ~6 月 30 日，完成指南研制工作，接受验收。

2. 人员安排

徐斌研究员，课题负责人，指南文本起草人；

陈昊讲师，方法学人员，负责指南的制定方法学，证据体的制作，指南文本起草人；

邝心颖副教授，方法学人员，负责指南的制定方法学，证据体的制作；

王欣君副教授，针灸临床专家，提供针灸治疗踝关节扭伤的临床咨询；

曹震宇讲师，康复医学临床专家，提供康复疗法踝关节扭伤的临床咨询；

庄艺讲师，文献检索，文献数据提取，文献质量评价，制作系统评价证据体；

徐文韬讲师，文献检索，文献数据提取，文献质量评价，制作系统评价证据体；

胡轩铭博士，文献检索，文献数据提取，文献质量评价，制作系统评价证据体。

I.5　《循证针灸临床实践指南　踝关节扭伤后疼痛》指南框架研讨会

时间：2016 年 6 月 25 日。

地点：南京中医药大学第二临床医学院会议室。

参加人员：徐斌研究员、邝心颖副教授、王欣君副教授、陈昊讲师、庄艺讲师、徐文韬讲师、胡轩铭博士。

主持人：陈昊讲师。

会议内容：

1. 踝关节扭伤的针灸治疗概况；

2. 制定结局指标医生版和患者版问卷；

3. 确定本课题组指南编写框架。

I.6　《循证针灸临床实践指南　踝关节扭伤后疼痛》疗效评价标准研讨会

时间：2016 年 7 月 25 日。

地点：南京中医药大学第二临床医学院会议室。

参加人员：徐斌研究员、王欣君副教授、陈昊讲师、庄艺讲师、徐文韬讲师、胡轩铭博士。

主持人：陈昊讲师。

会议内容：

1. 汇总文献；

2. 整理回收问卷，根据目前检索的文献，结合临床实际，确定结局指标，并对结局指标进行分级。

I.7　《循证针灸临床实践指南　踝关节扭伤后疼痛》草案研讨会

时间：2016 年 10 月 20 日。

地点：南京中医药大学第二临床医学院会议室。

参加人员：徐斌研究员、王欣君副教授、陈昊讲师、庄艺讲师、徐文韬讲师、胡轩铭博士。

主持人：陈昊讲师。

会议内容：本课题组指南编写草案研讨。

I.8　中国针灸学会标准化工作委员会 2016 年学术会议（指南课题汇报会）

时间：2016 年 12 月 22 日 ~12 月 23 日。

地点：北京京东宾馆。

参加人员：刘保延院长、喻晓春所长、景向红副所长、武晓冬秘书长、徐斌研究员、陈昊讲师、庄艺讲师、总课题组及各分课题组成员。

主持人：刘保延院长。

会议内容：

1. 16 项循证针灸临床实践指南中期工作汇报工作进度；

2. 专家指出各指南课题组目前存在的问题及共性问题；

3. 专家及各课题组研讨提出进一步工作建议。

I.9　《循证针灸临床实践指南　踝关节扭伤后疼痛》修改讨论会

时间：2017 年 1 月 10 日。

地点：南京中医药大学第二临床医学院会议室。

参加人员：徐斌研究员、王欣君副教授、陈昊讲师、庄艺讲师、徐文韬讲师、胡轩铭博士。

主持人：陈昊讲师。

会议内容：

1. 针对年会专家提出的建议与意见对指南草案进行修改；
2. 形成指南专家意见问卷的设计。

I.10 《循证针灸临床实践指南　踝关节扭伤后疼痛》初稿讨论会

时间：2017 年 6 月 2 日。

地点：南京中医药大学第二临床医学院会议室。

参加人员：徐斌研究员、王欣君副教授、陈昊讲师、庄艺讲师、徐文韬讲师、胡轩铭博士。

主持人：陈昊讲师。

会议内容：

1. 汇总专家意见问卷，对指南推荐方案进行补充与完善；
2. 形成指南初稿。

I.11 《循证针灸临床实践指南　踝关节扭伤后疼痛》征求意见稿讨论会

时间：2017 年 10 月 12 日。

地点：南京中医药大学第二临床医学院会议室。

参加人员：徐斌研究员、王欣君副教授、陈昊讲师、庄艺讲师、徐文韬讲师、胡轩铭博士。

主持人：陈昊讲师。

会议内容：

1. 对指南中存在的问题进行讨论；
2. 形成指南征求意见稿。

I.12 中国针灸学会 2017 年年会（循证针灸临床实践指南专家论证会）

时间：2017 年 12 月 2 日。

地点：北京龙城丽宫国际酒店一层会议室。

参加人员：刘保延院长、武晓冬秘书长、徐斌研究员、陈昊讲师、庄艺讲师、总课题组及各分课题组成员。

主持人：刘保延院长。

会议内容：

1. 16 项循证针灸临床实践指南研究进展及推荐方案汇报；
2. 再次针对各课题组指南制定过程中存在的问题进行讨论。

I.13 《循证针灸临床实践指南　踝关节扭伤后疼痛》征求意见稿讨论会

时间：2018 年 5 月 20 日。

地点：南京中医药大学第二临床医学院会议室。

参加人员：徐斌研究员、王欣君副教授、陈昊讲师、庄艺讲师、徐文韬讲师。

主持人：陈昊讲师。

会议内容：

1. 针对年会专家意见再修改指南征求意见稿；
2. 确定指南征求意见稿定稿。

I.14 《循证针灸临床实践指南　踝关节扭伤后疼痛》送审稿讨论会

时间：2018 年 12 月 7 日。

地点：南京中医药大学第二临床医学院会议室。

参加人员：徐斌研究员、王欣君副教授、陈昊讲师、庄艺讲师、徐文韬讲师。

主持人：陈昊讲师。

会议内容：根据专家意见修改指南，确定指南送审稿。

I.15 《循证针灸临床实践指南　踝关节扭伤后疼痛》技术审查会

时间：2019 年 6 月 27 日。

地点：中国中医科学院针灸研究所会议室。

参加人员：喻晓春副会长、景向红所长、武晓冬秘书长、15 位中针标委委员与专家、徐斌研究员、庄艺讲师、总课题组及各分课题组成员。

主持人：喻晓春副会长。

会议内容：

1. 10 项针灸团体标准项目组汇报指南送审稿；
2. 专家对指南送审稿存在的问题进行评议与投票；
3. 专家及各课题组研讨提出进一步工作建议。

I.16 《循证针灸临床实践指南　踝关节扭伤后疼痛》报批稿讨论会

时间：2019 年 7 月 20 日。

地点：南京中医药大学第二临床医学院会议室。

参加人员：徐斌研究员、王欣君副教授、陈昊讲师、庄艺讲师、徐文韬讲师、曹震宇讲师。

主持人：陈昊讲师。

会议内容：根据专家意见修改指南，确定指南报批稿。

I.17 《循证针灸临床实践指南　踝关节扭伤后疼痛》审后稿讨论会

时间：2020 年 3 月 10 日。

地点：腾讯会议。

参加人员：徐斌研究员、王欣君副教授、陈昊讲师、庄艺讲师、徐文韬讲师、曹震宇讲师。

主持人：陈昊讲师。

会议内容：根据指南审后稿意见修改指南，确定指南审后稿。

参 考 文 献

[1] Doherty C, Delahunt E, Caulfield B, et al. The incidence and prevalence of ankle sprain injury: a systematic review and meta-analysis of prospective epidemiological studies. Sports Med, 2014; 44: 123 - 140.

[2] Bridgman SA, Clement D, Downing A, et al. Population based epidemiology of ankle sprains attending accident and emergency units in the West Midlands of England, and a survey of UK practice for severe ankle sprains. Emerg Med J, 2003; 20: 508 - 510.

[3] Cooke MW, Lamb SE, Marsh J, et al. A survey of current consultant practice of treatment of severe ankle sprains in emergency departments in the United Kingdom. Emerg Med J, 2003; 20: 505 - 507.

[4] Knowles SB, Marshall SW, Bowling JM, et al. A prospective study of injury incidence among North Carolina high school athletes. Am J Epidemiol, 2006; 164: 1209 - 1221.

[5] Waterman BR, Belmont PJJr, Cameron KL, et al. Epidemiology of ankle sprain at the United States Military Academy. Am J Sports Med, 2010; 38: 797 - 803.

[6] Waterman BR, Owens BD, Davey S, et al. The epidemiology of ankle sprains in the United States. J Bone Joint Surg Am. 2010; 92: 2279 - 2284.

[7] Soboroff SH, Pappius EM, Komaroff AL. Benefits, risks, and costs of alternative approaches to the evaluation and treatment of severe ankle sprain. Clin Orthop Relat Res. 1984; (183): 160 - 168.

[8] Hølmer P, Søndergaard L, Konradsen L, et al. Epidemiology of sprains in the lateral ankle and foot. Foot Ankle Int. 1994; 15: 72 - 74.

[9] Smith RW, Reischl SF. Treatment of ankle sprain in young athletes. Am J Sports Med, 1987, 14 (6): 465 - 471.

[10] Braun BL. Effects of ankle sprain in a general clinic population 6 to 18months after medical evaluation. ArchFam Med, 1999, 8 (2): 143 - 148.

[11] Becker HP, Rosenbaum D. Chronic recurrent ligament instability onthe lateral ankle. Orthopade, 1999, 28 (6): 483 - 692.

[12] Colville MR. Surgical treatment of the unstable ankle. J Am Acad Orthop Surg, 1998, 6 (6): 368 - 377.

[13] ValderrabanoV , Leumann A, Pagenstert G, et a1. Chronic ankleinstability in sports a review for sports physicians. Sportverletz Sportschaden, 2006, 20 (4): 177 - 183.

[14] 孙磊. 宁志杰. 踝关节软组织和骨性撞击综合征. 中国矫形外科杂志, 2012, 20 (4): 382 - 384.

[15] Valderrabano V, Hintermann B, Horisber M. et al. Ligamentousposttraumatic ankle osteoarthritis. Am J Sports Med, 2006. 34 (4): 612 - 620.

[16] Kim TH, Lee MS, Kim KH, et al. Acupuncture for treating acute ankle sprains in adults. Cochrane Database Syst Rev, 2014 Jun 23 (6): CD009065.

[17] Park J, Hahn S, Park JY, et al. Acupuncture for ankle sprain: systematic review and meta - analysis. BMC Complement Altern Med. 2013 Mar 4; 13: 55.

[18] Doherty C, Bleakley C, Delahunt E, et al. Treatment and prevention of acute and recurrent ankle sprain: an overview of systematic review with meta - analysis. Br J Sports Med. 2017 Jan; 51 (2):

113 - 125.

[19] 李土芳. 针灸治疗急性踝关节扭伤疗效的系统性评价和 Meta 分析 [D]. 广州中医药大学，2016.

[20] 陈功荣，涂周林，王远德. 针灸联合刺络拔罐治疗踝关节扭伤的疗效观察 [J]. 东南国防医药，2014 (5): 533 - 534.

[21] 吴海权，柳浩然，辛续伟，等. 穴位注射疗法治疗急性踝关节内翻扭伤的临床疗效观察 [J]. 中国伤残医学，2016，24 (10): 77 - 78.

[22] 吴中山. 刺络放血治疗急性踝关节扭伤的临床研究及疗效评价 [J]. 北京中医药大学，2007.

[23] 喻坚，袁玥. 新伤药冷敷针灸综合治疗踝关节扭伤疗效观察 [J]. 海南大学学报 (自然科学版)，1996 (1): 62 - 63.

[24] 邹云滨. 恢刺阿是穴为主治疗急性踝关节扭伤随机对照研究 [D]. 广州中医药大学，2013.

[25] 莫爱群，李桂玲，萧汉达. 毫火针加刺络拔罐治疗急性踝关节扭伤疗效观察 [J]. 上海针灸杂志，2017，36 (4): 460 - 463.

[26] 党捍. 针刺配合刺络拔罐治疗急性踝关节扭伤的效果分析 [J]. 中外医学研究. 2016，14 (13): 19 - 20.

[27] 罗蔚，何思伟，陈永强. 电针治疗慢性踝关节损伤临床观察 [J]. 上海中医药杂志，2009 (10): 43 - 44.

[28] 赵天杰，王武超，杨琼. 刺血法治疗陈旧性踝扭伤遗留踝关节行走痛的疗效 [J]. 中国中医药现代远程教育，2016，14 (18): 125 - 127.

[29] 赵义造. 电针透刺治疗慢性踝关节扭伤 43 例 [J]. 上海针灸杂志，2005，24 (7): 31 - 32.

[30] 喻坚. 二甲亚砜凝胶加针灸治疗踝关节扭伤疗效观察 [J]. 海南大学学报，1999，17 (4): 374 - 375.

[31] 陈建侠，李文骞. 豹纹刺络拔罐法、痛点封闭术、U 型石膏外固定术治疗急性踝扭伤疗效比较. [J]. 北方药学，2013，10 (4): 98 - 99.

[32] 史莹莺. 赤凤逢源针刺手法治疗踝关节扭伤的研究 [J]. 中国社区医师，2015 (7): 98 - 99，101.

[33] 史莹莺. 针刺治疗急性踝关节扭伤 [J]. 中医正骨，2013，25 (4): 12 - 14.

[34] 朱波. 穴位点按配合梅花针治疗踝关节扭伤疗效观察 [J]. 湖北中医杂志，2017，39 (10): 43 - 44.

[35] 岑曦. 温针灸治疗急性踝关节扭伤的临床分析 [J]. 医药前沿，2018，8 (10): 326.

[36] 裴春勤，魏瑛. 关节对应取穴法配合运动针刺治疗急性踝关节扭伤疗效分析 [J]. 上海针灸杂志，2017，36 (4): 464 - 466.

[37] 赵其浩，陈雪茹，陈欣盈. 针刺治疗踝部扭伤 136 例 [J]. 双足与保健，2017，26 (7): 194 - 195.

[38] 杜伟斌，鲍关爱，全仁夫. 针刺小节穴配合理筋手法对踝关节扭伤镇痛消肿作用的影响 [J]. 中国针灸，2014，34 (7): 647 - 650.

[39] 阮志强. 针刺加推拿治疗急性踝关节扭伤 338 例对比观察 [J]. 宁德师专学报 (自然科学版)，1995 (2): 63 - 64.

[40] 王希琳．电针治疗踝关节外侧副韧带扭伤疗效观察［J］．现代中西医结合杂志，2005，14（2）：168.
[41] 廖志刚．缪刺法治疗急性踝关节扭伤的临床观察［J］．湖北中医药大学，2010.
[42] 詹强，陈张，崔太松，等．探穴针罐灌注疗法治疗急性踝关节扭伤疗效观察［J］．浙江中西医结合杂志，2017，27（10）：869－871.
[43] 鲍彦荣，田凤杰．针刺小节穴、踝点配合运动治疗社区急性踝关节外侧韧带扭伤疗效观察［J］．内蒙古中医药，2016，35（7）：67.
[44] 杨晶，马德元．养老穴针刺结合刺络法治疗踝关节扭伤疗效对照观察［J］．光明中医，2016，31（14）：2082－2083.
[45] 周瑞堂．温针灸压痛点治疗急性踝关节扭伤26例［J］．中医药临床杂志．2008，20（2）：174.
[46] 杨雅琴．不同针灸疗法治疗陈旧性踝关节扭伤临床观察［D］．广州中医药大学，2015.
[47] 阮炳炎．毫火针治疗陈旧性踝关节扭伤32例［J］．中国医药科学，2013（19）：107－108.
[48] 王洁磊，张振发，陈金花．针刺加理疗治疗战士踝关节扭伤80例疗效观察［J］．武警医学院学报，2012，21（1）：44－45.
[49] 张伟．针灸、理疗治疗踝关节扭伤疗效观察［J］．中外医疗，2012（7）：113.
[50] 张兰芳，吴思平．针灸联合超激光治疗急性踝关节扭伤31例临床观察［J］．江苏中医药，2016，48（7）：61－62.
[51] 杨付兵．针灸理疗治疗踝关节扭伤50例疗效观察［J］．三峡大学学报（自然科学版），2017，6：193－194.

ICS 11.020
C 05

团 体 标 准

T/CAAM 0012—2019

循证针灸临床实践指南
牙 痛

Evidence - based guidelines of clinical practice with acupuncture and moxibustion
Toothache

2019-11-30 发布 2019-12-31 实施

中 国 针 灸 学 会 发布

ICS 11.020
CCS ...

ZJ/CAAM 0012—2018

针灸临床实践指南
面肌痉挛

Evidence-based guideline of clinical practice with acupuncture and moxibustion
facial spasm

2018-12-30 发布　　　　　　　　　　2019-12-30 实施

中国针灸学会　发布

前　　言

《循证针灸临床实践指南·病症》包括痞满、胁痛、腱鞘炎所致疼痛、下肢静脉曲张所致胀痛、术后尿潴留、目赤痛、踝关节扭伤后疼痛、牙痛等病症的针灸临床实践指南。

本文件为《循证针灸临床实践指南　牙痛》。

本文件的附录A为规范性附录，附录B、附录C、附录D、附录E、附录F、附录G、附录H为资料性附录。

本文件按照GB/T 1.1—2009给出的规则起草。

本文件由中国针灸学会提出。

本文件由中国针灸学会标准化工作委员会归口。

本文件起草单位：日照市中医医院、解放军总医院。

本文件起草人：高楠、丁立钧、马良志、冉维正、夏德鹏、冯雯雯、张鹏、李岩涛、费洪钧、牟磊、陈成华。

本文件专家组成员：赵宏、高树中、孙学全、杨继国、赵吉平、胡慧、刘炜宏、彭唯娜。

本文件审议专家：喻晓春、麻颖、武晓冬、贾春生、景向红、刘存志、赵京生、赵吉平、房緊恭、彭维娜、董国锋、储浩然、徐斌、陈泽林、孙建华。

请注意本文件的某些内容可能涉及专利。本文件的发布机构不承担识别这些专利的责任。

引　言

《循证针灸临床实践指南》是根据针灸临床优势，针对特定临床情况，参照古代文献、名医经验以及现代最佳临床研究证据，结合患者价值观和意愿，系统研制的帮助临床医生和患者做出恰当针灸处理的指导性意见。

《循证针灸临床实践指南》制定的总体思路：在针灸实践与临床研究的基础上，遵循循证医学的理念与方法，紧紧围绕针灸临床的特色优势，综合专家经验、目前最佳证据以及患者价值观，将国际公认的证据质量评价与推荐方案分级规范与古代、现当代针灸专家临床证据相结合，最终通过专家共识，形成推荐的意见。《循证针灸临床实践指南》旨在制定出能保障针灸临床疗效和安全性，并具有科学性与实用性的针灸临床实践指导性意见。

《循证针灸临床实践指南》推荐等级主要采用世界卫生组织（WHO）等推荐的GRADE系统，即推荐分级评价、制定与评估系统，证据质量分为A、B、C、D四级，推荐方案分为强推荐与弱推荐两级。

◇证据质量分级（GRADE分级）

证据质量高：　A

证据质量中：　B

证据质量低：　C

证据质量极低：　D

◇推荐强度等级

强推荐：用1代表，是推荐方案估计变化可能性较小、个性化程度低；

弱推荐：用2代表，是推荐方案估计变化可能性较大、个性化程度高、患者价值观差异较大。

针灸优势病种的选择是《循证针灸临床实践指南》制定过程中的首要问题。针灸尽管被应用于500多种病症，但单用针灸可以治疗的疾病只是一小部分，常常在改善疾病某一症状上发挥优势，具有起效快、疗程短的特点。因此，中国针灸学会在广泛调研与征集专家意见的基础上，筛选出临床实践与研究积累丰富、操作简便、起效快的痞满、胁痛、腱鞘炎所致疼痛、下肢静脉曲张所致胀痛、术后尿潴留、目赤痛、踝关节扭伤后疼痛、牙痛8种优势病症，进行了《循证针灸临床实践指南》的立项、制定工作。每项指南均由行业内知名专家牵头，在包括标委会委员在内的业内专家的指导下，历经3年时间才完成研制工作。《循证针灸临床实践指南·病症》为该8种常见病症针灸临床实践指南的合订本，是用于指导和规范该8种病症在临床上可选用哪些针灸疗法的规范性文件。

区别于针灸技术操作规范、针灸疗法循证临床实践指南、针灸养生保健服务规范，本指南以临床“症状”的快速改善为目标，注重穴位选择与刺灸方法的结合以及效果的评估，将针灸技术操作规范、针灸疗法与临床病症相衔接，指导临床医师根据不同病症恰当选择具有治疗优势的针灸疗法，使针灸更好地为人民大众健康服务。

《循证针灸临床实践指南·病症》的编写，凝聚着全国针灸标准化科研人员和管理人员的辛勤汗水，是参与研制各方集体智慧的结晶，是辨证论治的个体化诊疗模式与循证医学有机结合的创造性探

索。《循证针灸临床实践指南·病症》在研制过程中，得到了四川大学华西临床医学院循证医学与临床流行病学中心吴泰相教授、兰州大学循证医学中心刘雅莉副教授在方法学上的大力支持和帮助，在此深表感谢。同时，还要感谢各位专家的通力合作。

循证针灸临床实践指南　牙痛

1　摘要

1.1　治则治法

治则：疏经通络，扶正祛邪，补虚泻实。

治法：首选毫针针刺任意1～2个经验效穴治疗各种原因导致的牙痛；若经验效穴疗效不佳可采用局部取穴配合中医辨证取穴治疗。此外，也可采用耳穴压丸法治疗各种原因导致的牙痛以及刺络放血法治疗实火牙痛。

1.2　主要推荐意见

推荐意见	推荐级别
1.2.1　毫针刺法	
a）推荐选取合谷穴治疗各种原因导致的牙痛	强推荐
b）推荐选取“牙痛点”穴治疗各种原因导致的牙痛	强推荐
c）推荐上牙痛取太阳穴透刺下关，下牙痛取太阳穴透刺颊车	强推荐
d）推荐局部取穴配合中医辨证取穴治疗。局部取下关、颊车、太阳、翳风为主；实火牙痛配以三间、内庭，虚火牙痛配以太溪、行间或太冲	强推荐
e）建议采用经筋刺法在患侧颊车、下关、耳门周围寻找敏感筋结点行针刺治疗	弱推荐
1.2.2　其他疗法	
a）建议采用耳穴压丸法治疗各种原因导致的牙痛	弱推荐
b）推荐采用刺络放血法治疗实火牙痛	强推荐

2　简介

2.1　本指南制定的目标

本指南制定的目标是为临床医生推荐实用可靠、疗效明确的牙痛针灸诊疗方案。

2.2　本指南制定的目的

规范牙痛的针灸治疗方案，提高临床疗效，为临床治疗牙痛提供可靠证据，确保治疗的安全性和有效性。包括针灸诊疗策略、针灸治疗建议、推荐方案、操作规范及注意事项等。

2.3　本指南的适用人群

本指南适用者主要为针灸从业者（包括各级医院的中医科、针灸科、口腔科医生及护理人员），中医药院校的教师及学生，针灸相关的科研工作者。

2.4　本指南适用的疾病范围

本指南适用于牙源性疾病导致的牙痛。

3　概述

3.1　定义

3.1.1　西医

国际疼痛研究学会（IASP）对疼痛的定义是：一种发生在身体特定组织上的由实际或潜在损伤所引起的主观不愉快感觉或情感体验，是一种复杂的心理活动过程。牙痛是牙齿及邻近区域的疼痛，是口腔疾病常见的症状之一，多种牙病和一些非牙源性疾病均可引起牙痛。本指南所指的牙痛为牙源性疾病所引起的牙痛，包括：急慢性牙髓炎、急性根尖周炎、牙本质过敏症、牙外伤、冠周炎、急性牙龈或牙周脓肿、干槽（症）等。

3.1.2 中医

中医将本症称为“牙痛”，又称“牙疼”“牙疼痛”“齿痛”等，其他相关病名还有“龋”“牙宣”“骨槽风”“牙咬痈”等。

《灵枢·经脉》“大肠手阳明之脉……从缺盆上颈贯颊，入下齿中……是动则病齿痛颈肿”；“胃足阳明之脉……下循鼻外，入上齿中”。手、足阳明经脉分别入下齿、上齿，大肠、胃腑积热或风邪外袭经络，郁于阳明而化火，火邪循经上炎而发牙痛。肾主骨生髓，齿为骨之余，肾阴不足，齿髓失养，虚火上炎亦可引起牙痛、齿摇。亦有多食甘酸之物，口齿不洁，垢秽蚀齿而作痛者。因此，牙痛主因是邪气瘀阻经络，主要与手阳明大肠经、足阳明胃经和足少阴肾经有关。

3.2 发病率及人群分布情况

牙源性牙痛中发病率最高的为龋病，2007 年 6 月 13 日，卫生部公布的第三次全国口腔健康流行病学抽样调查结果显示，我国 5 岁儿童乳牙龋病的患病率为 66.0%，12 岁儿童恒牙龋病的患病率为 28.9%，35 ~ 44 岁中年人龋病患病率为 88.1%，65 ~ 74 岁老年人龋病患病率为 98.4%。本次调查的结果与 1995 年第二次调查结果比较，5 岁年龄组和 12 岁年龄组龋病患病率下降，35 ~ 44 岁年龄组略有下降，65 ~ 74 岁年龄组患病率增加，严重程度有所加重。值得注意的是，5 岁和 12 岁组儿童龋齿未经治疗的比例分别达 97%、89%，中老年人群患龋的牙齿中有 78.9% ~ 91.7% 的龋齿未治疗。

4 临床特点

4.1 致病因素

牙痛是目前临床常见病、多发病之一，牙痛大多由牙龈炎和牙周炎、龋齿（蛀牙）或折裂牙而导致牙髓（牙神经）感染所引起的。不注意口腔卫生，牙齿受到食物残渣、细菌等结成的软质的牙垢和硬质的牙石所致的长期刺激，不正确的刷牙习惯，维生素缺乏等是导致牙痛的常见原因。

4.2 临床表现

4.2.1 临床症状

以牙痛为主，或伴有牙龈肿胀，咀嚼困难，口渴口臭，或时痛时止，遇冷热刺激痛，面颊部肿胀等症状。牙龈鲜红或紫红、肿胀、松软，有时龈缘有糜烂或肉芽组织增生外翻，刷牙或进食时牙龈易出血，但一般无自发性出血；患者无明显的自觉症状，有时可有发痒或发胀感。

4.2.2 体征

4.2.2.1 视诊

患者所述疼痛侧上下颌牙齿有无龋坏，应特别注意检查牙齿邻面颈部、牙齿相嵌部位、重叠处及一切隐蔽部位，义齿基牙、不良修复体边缘处的牙体组织，佩戴全冠并且冠颌面已被磨穿的牙齿。

4.2.2.2 叩诊

垂直及侧方叩诊有无不适或疼痛。

4.2.2.3 咬诊

正中、前伸及侧方颌有无早接触，有无咬合不适或咬合痛。

4.2.2.4 牙髓活力测验

包括温度测试或电活力测试。

4.2.2.5 扪诊

可疑患牙根尖部有无扪痛、肿胀等，上颌窦区及颞颌关节区有无压痛，颌下淋巴结扪诊有无疼痛。

5 诊断标准

5.1 西医诊断标准

5.1.1 诊断标准[1-3]

5.1.1.1 疼痛

牙齿自身的疼痛及病变牙齿周围牙龈的肿痛，病变牙齿对应体表的肿痛以面颊部居多。

5.1.1.2 实验室检查

单纯牙源性牙痛实验室检查多无异常，当伴有全身症状时可有白细胞计数、C反应蛋白增高，血沉增快等表现。

5.1.1.3 影像学检查

牙源性牙痛中慢性根尖周炎及牙周炎X线平片或CT检查一般表现为慢性根尖脓肿、根尖肉芽肿、根尖囊肿、致密性骨炎等征象，牙周炎常有不同程度的骨吸收表现。

注：凡因牙源性疾病导致的牙痛均属本标准的疾病范畴。

5.1.2 疾病分类

本指南所指的牙痛为牙源性疾病所引起的牙痛，包括：急慢性牙髓炎、急性根尖周炎、牙本质过敏症、牙外伤、冠周炎、急性牙龈或牙周脓肿、干槽（症）等。

5.1.3 鉴别诊断

5.1.3.1 急性化脓性上颌窦炎

疼痛的部位通常在同侧尖牙窝处，有时可出现同侧面颊和牙齿的阵发性神经痛，同侧前额、眉根和眼球后疼痛，但无额窦底部及前壁明显压痛和叩击痛。头痛晨起轻，午后或久坐时加重，主因是上颌窦内脓液平面到达自然孔开始流出，刺激开口而发生头痛，卧床半小时后，头痛可减轻。

5.1.3.2 三叉神经痛

发作常无预兆，每次疼痛发作时间由仅持续数秒到1～2分钟骤然停止。疼痛由面部、口腔或下颌的某一点开始扩散到三叉神经某一支或多支，以第二支、第三支发病最为常见，第一支者少见。其疼痛范围不超越面部中线，亦不超过三叉神经分布区域。

5.1.3.3 心源性牙痛

牙痛局部检查无阳性体征，一般有高血压、冠心病等心血管疾病史，心电图检查可有异常改变，解除心源性疾病诱因后牙痛会缓解。

5.1.3.4 白血病

初期症状可能不典型，当牙痛伴牙龈出血经常规治疗无效时，应警惕本病，建议及时做相应检查治疗。

5.2 中医诊断标准

5.2.1 参考《针灸学》[4]分型

5.2.1.1 实火牙痛

发作急骤，疼痛剧烈，伴牙龈红肿出血，口渴喜冷饮，口臭，便秘，舌红、苔黄，脉浮或洪数。

5.2.1.2 虚火牙痛

牙齿隐隐作痛，对冷、酸、辣等刺激敏感，时作时止，牙龈漫肿或有瘀斑点，午后或夜晚加重，日久不愈，可见齿龈萎缩，甚则牙齿松动。伴腰膝酸软、头晕眼花。舌质红嫩、少苔或无苔，脉细数。

5.2.2 根据《灵枢》记载的经络分型

5.2.2.1 手阳明大肠经病证

下颌牙痛，颈肿，伴目黄、口干、流鼻涕或鼻衄、喉痛、肩臂痛等。

5.2.2.2 足阳明胃经病证

上齿痛，或伴口㖞、唇疹、发热、鼻衄、喉痛、消谷善饥、尿黄或腹胀等。

5.2.2.3 手太阳小肠经病证

上齿龈及面颊肿，颈部转侧困难，伴咽喉肿痛等。

5.2.2.4 手少阳三焦经病证

齿颊痛伴耳鸣、耳聋、目黄、咽喉疼痛等。

5.2.2.5 足少阳胆经病证

下颌痛，痛连耳鬓，咽喉痛或伴口苦、善太息、胁肋痛等。

5.2.2.6 足少阴肾经病证

齿痛骨摇，伴饥不欲食、口热舌干、腰膝酸软等。

6 针灸治疗概况

6.1 现代文献

现代文献中关于单穴治疗牙痛的报道较多，包括合谷穴、太冲穴、太阳穴、“牙痛点”穴、劳宫穴、液门穴等。针灸选穴多采用近端取穴配合远端取穴，结合中医辨证加减穴位。中医证型多分为胃火牙痛、风火牙痛、虚火牙痛等类型。除毫针刺法外，还涉及其他疗法，如耳穴压丸法、刺络放血法、经筋刺法等。

6.2 古代文献

古代文献中，多描述为单穴治疗牙痛，关于不同穴位配合治疗牙痛的描述所占比例不高；其取穴多取阳明经穴如足三里、内庭、二间、合谷等，以及下关、颊车、大迎、丝竹空、耳门等局部穴位。在中医辨证取穴方面，上牙痛多取足阳明经，下牙痛多取手阳明经；但也有其他取穴法，如《望诊遵经》“下齿龋者手阳明，上齿龋者足太阳”。相对于现代文献，古代文献中对牙痛更注重灸法，且灸法涉及的穴位广泛。

6.3 名医经验

现代名医治疗牙痛，多以针灸疗法为主。对于疼痛明显的急性期患者，针灸取穴多以远端、单穴为主，强调重手法、强刺激，并配合药物口服、药物注射等治疗方法，以增强疗效，达到急性期迅速缓解患者疼痛的目的。

目前尚无针灸治疗牙痛的严重临床不良事件报道。

7 针灸治疗与推荐方案

7.1 针灸的治疗原则和方法

7.1.1 治疗原则

针灸治疗牙痛以疏经通络、扶正祛邪、补虚泻实为原则。

7.1.2 选穴处方

针灸治疗牙痛首选经验效穴治疗各种原因导致的牙痛。包括合谷、“牙痛点”、太阳透刺下关（上牙痛）、太阳透刺颊车（下牙痛）。其次，可采用局部取穴与远端取穴相结合的方式，局部取下关、颊车、太阳、翳风等。在远端，实火牙痛主要取手阳明大肠经及足阳明胃经的荥穴和输穴为主，如二间、三间、内庭、陷谷等；虚火牙痛主要取足少阴肾经配合足厥阴肝经的相关穴位为主，如太溪、行间等。

7.1.3 刺灸方法

对经验效穴多采用平补平泻手法，并可适当加大刺激量以提高止痛效果。其他穴位可根据不同的证型，实证用泻法，虚证用补法。此外，还可采用其他疗法，如耳穴压丸法、刺络放血疗法。

7.1.4 针灸介入时机及疗程间隔

针灸治疗牙痛宜早期介入，以减轻疼痛程度；一般建议 1 日 1 次，但可根据疼痛程度及疼痛持续时间，灵活增加治疗频次。

7.1.5 针灸作用优势和特点

针灸治疗牙痛疗效迅速，常有即时止痛的疗效[5-7]，又有延时镇痛及累积镇痛效应。相对于西医治疗牙痛，针灸治疗牙痛不良反应较少[8,9]。

7.2 主要结局指标

7.2.1 临床有效性评价

根据《中医病证诊断疗效标准》《现代中医耳鼻咽喉口齿科学》评价方法与标准行疗效评价，分为治愈：牙痛症状消失，咀嚼功能正常，冷热刺激痛消失；显效：牙痛症状明显减轻，咀嚼功能基本正常，有轻度冷热刺激痛；无效：牙痛症状存在，咀嚼受限，冷热刺激痛仍明显。根据《疼痛诊断治疗学》六点行为评分法行疗效评价：无痛；有疼痛但易被忽视；有疼痛，无法忽视，但不干扰日常生活；有疼痛，无法忽视，干扰注意力；有疼痛，无法忽视，所有日常生活均受影响，但能完成基本生活需求，如进食和排便等；存在剧烈疼痛，无法忽视，需休息或卧床休息。根据“VAS 疼痛程度模拟量尺”行疗效评价，采用 VAS 指数从 0（一点不痛）到 10（最大程度的疼痛），由患者在其中画出与自己疼痛程度相匹配的指数。指数 0 ~ 3 为轻度疼痛，4 ~ 7 为中度疼痛，7 ~ 10 为重度疼痛。

7.2.2 卫生经济学评价

针灸治疗牙痛可以减少止痛药物的用量，根据检索到的文献，目前尚未发现关于针灸治疗牙痛卫生经济学的研究和报道。

7.2.3 不良反应及安全性评价

局部血肿为主要不良反应，偶见针孔局部小块青紫，为局部小血管出血所致，一般不做特殊处理，不影响继续治疗。

7.3 注意事项

a）对于引起牙痛的疾病，尤其是牙髓疾病引起的牙痛，可配合口腔科辅助治疗，或在针灸止痛的基础上，建议及时针对原发病行口腔科专科诊疗，防止牙痛复发。

b）在面部行针刺手法操作时容易损伤皮下小血管，引起皮下血肿，应注意在起针后适当延长按压针孔的时间。

c）患者在饥饿、疲惫、精神过度紧张时或醉酒状态下不合作者不宜进行针刺。

d）有自发性出血倾向或损伤后出血不止的患者，不宜针刺。

e）穴位局部感染、溃烂、外伤处不宜针刺。

f）刺络放血配合拔罐疗法，尤其应注意严格无菌操作。

g）拔罐时应注意防止火焰或燃烧的酒精滴下灼伤患者。

7.4 患者的自我护理

a）注意口腔卫生，饭后漱口，至少做到早、晚各刷牙 1 次；采用正确合理的刷牙方法，保证刷牙质量。

b）避免对牙齿的过冷过热等不良刺激和机械性损伤。

c）定期口腔健康检查，及时消除影响口腔卫生的不利因素。

7.5 推荐方案

7.5.1 毫针刺法

7.5.1.1 经验效穴

古今历代医家积累了大量应用经验效穴治疗牙痛的经验，具有取穴少、见效快、操作简单的特点，本指南推荐首选毫针针刺经验效穴治疗牙痛。

方案一：毫针针刺合谷穴

合谷穴为手阳明大肠经的原穴，多用于治疗头面诸疾。毫针针刺合谷穴治疗牙痛具有良好的效果，研究显示毫针针刺远端穴位治疗牙痛，采用合谷穴优于其他穴位[4]，本法对各种原因导致的牙痛均可适用。

取穴：合谷穴（痛牙同侧或双侧）。

操作方法：取穴处常规消毒，毫针直刺约1寸，得气感向近心端放射为度，行强刺激手法，持续行针[11]与间歇行针相结合，每隔5分钟行针1次，每次行针1分钟，留针30分钟。

疗程：每日1~2次，痛止为度。

注意事项：因要采用强刺激手法，需提前和患者沟通，预防晕针。

『推荐』

推荐建议：推荐毫针针刺合谷穴治疗各种原因导致的牙痛，行强刺激手法。[GRADE 1B]

解释：纳入相关文献3篇[12-14]，其中随机对照试验2篇，非随机对照试验1篇。经综合分析，形成证据体发现，毫针针刺合谷穴具有即时镇痛、延时镇痛及累积镇痛效果，单取远端合谷穴与局部取穴相比疗效未见明显差异。因纳入文献数量较少，文献设计质量低及不精确性，证据体质量经GRADE评价后，最终证据质量等级为中。但综合利弊、患者意愿、可操作性、成本分析及专家意见，并结合临床实际，对本治疗方案行强推荐。

方案二：毫针针刺“牙痛点”穴

“牙痛点”穴为国家级名老中医殷克敬教授发现的经验效穴[15]。临床多以毫针针刺“牙痛点”穴为主治疗各种原因导致的牙痛。

取穴：“牙痛点”穴（手背部，第2、3掌骨结合处下1寸）。

操作方法：在牙痛对侧“牙痛点”穴附近按压，寻找阳性反应点，局部皮肤常规消毒，毫针针尖朝食指方向斜刺1.2寸，若反应点的疼痛性质为针刺感或扪及结节坚硬，用泻法；若反应点的疼痛性质为隐痛，或局部按压呈空虚感，则用补法。每5分钟行针1次，留针30分钟。

疗程：每日1~2次，痛止为度。

注意事项：取穴准确是针灸疗效的关键因素。应仔细寻找阳性反应点，即疼痛最敏感点或有条索状、椭圆形结节处。

『推荐』

推荐建议：推荐毫针针刺“牙痛点”穴为主治疗各种原因导致的牙痛。[GRADE 1B]

解释：本条推荐意见纳入相关现代文献1篇[15]，为随机对照试验。形成证据体发现，以“牙痛点”穴为主穴的针刺组总有效率优于常规针刺组。但因纳入文献数量较少，不精确性，证据体质量经GRADE评价后，最终证据质量等级为中。综合利弊、患者意愿、可操作性、成本分析及专家意见，并结合临床实际，对本治疗方案行强推荐。

方案三：毫针针刺太阳穴

太阳穴可疏散风热、清利头目。取太阳穴行透穴针刺法，一针调双穴，过三经；既可以调整手少阳三焦经、手太阳小肠经、足阳明胃经三经之经气，又可以加强疏通牙部壅滞之经气的作用，进而达到“通则不痛”的止痛目的。

取穴：上牙痛取太阳穴透下关穴，下牙痛取太阳穴透颊车穴。

操作方法：取患侧太阳穴，局部常规消毒，毫针先垂直刺入2~3分钟，然后将针尖朝下向颊车穴或下关穴透刺，缓慢捻转进针，后行捻转泻法，使局部有酸、胀、重感并向痛牙放散。每5分钟行针1次，留针30分钟。

疗程：每日1~2次，痛止为度。

注意事项：针感较强，需提前与患者做好沟通。

『推荐』

推荐建议：推荐采用太阳穴透穴针刺法治疗牙痛，上牙痛取太阳穴透刺下关，下牙痛取太阳穴透刺颊车。[GRADE 1D]

解释：纳入相关现代文献 3 篇[16-18]，均为病例序列研究。因纳入的文献设计质量较低，经 GRADE 评价后，最终证据质量等级为极低。但综合利弊、患者意愿、可操作性、成本分析及专家意见，并结合临床实际，对本治疗方案行强推荐。

7.5.1.2 辨证取穴

毫针针刺经验效穴疗效不佳时，可根据中医辨证选取远端穴位配合局部穴位行毫针刺法。实证用泻法，虚证用补法。

取穴：实火牙痛远端取三间、内庭为主；虚火牙痛远端取太溪、行间或太冲为主，局部取下关、颊车、太阳、翳风为主。

操作方法：取穴部位常规消毒，下关、颊车、太阳直刺约 0.5 寸，翳风直刺约 1 寸，均捻转泻法辅以刮针手法。实火牙痛取合谷、内庭直刺或斜向上刺约 1 寸，施以提插捻转泻法，泻法提插幅度约 1cm，捻转角度 180°～360°，频率约 250 次/分钟，5 分钟行针 1 次，留针时间 30～60 分钟。虚火牙痛取太溪直刺 0.5～1 寸，施以捻转补法辅以刮针手法，补法捻转角度 90°～180°，频率约 100 次/分钟，10 分钟行针 1 次，留针时间 30 分钟。

疗程：每日 1～2 次，痛止为度。

注意事项：在面部行针刺手法操作时容易损伤皮下小血管，引起皮下血肿，应注意在起针后适当延长按压针孔的时间。

『推荐』

推荐建议：毫针针刺经验效穴疗效不佳时，推荐根据中医辨证选取相应穴位行毫针刺法治疗。局部选取下关、颊车、太阳、翳风等。实火牙痛远端取三间、内庭为主；虚火牙痛远端取太溪、行间或太冲为主。实证用泻法，虚证用补法。[GRADE 1A]

解释：纳入相关文献 7 篇[5,13,19-23]，其中随机对照试验 6 篇，非随机对照试验 1 篇，所纳入文献经 GRADE 评价后，最终证据质量等级为高。综合利弊、患者意愿、可操作性、成本分析及专家意见，并结合临床实际，对本条建议行强推荐。

7.5.1.3 经筋刺法

研究表明[24]，面部活动或咀嚼食物时，咀嚼肌及其他经筋组织频繁舒张收缩，经筋线牵拉力的应力点可于耳前颞区及颧弓下缘筋区、面颊及口周筋区发生“筋性结灶”。经筋针刺可迅速解除收缩状态的筋结，起到缓筋活络、行滞消瘀的作用，从而使牙痛缓解或消失。

取穴：患侧颊车、下关、耳门附近的筋节点（着重在咬肌、翼内肌、翼外肌的附着处寻找）。

操作方法：局部常规消毒后，固定筋结，以毫针刺入筋结中间，深度 3～6mm，有酸胀得气感或针感传向患牙部位即可出针；也可间隔 5 分钟行针 1 次，留针 20 分钟，以加强针感。

疗程：每日 1 次，一般治疗 1～2 次。

注意事项：应仔细在咬肌、翼内肌、翼外肌的附着处寻找压痛敏感点及筋结点；针入如没有得气感时需退针再向筋结及其上下左右进针以搜寻针感；刺激强度应以患者能耐受为度，不宜过于剧烈。

『推荐』

推荐建议：建议依据经筋理论，在患侧颊车、下关、耳门附近寻找筋结点进行毫针针刺治疗各种原因导致的牙痛。[GRADE 2B]

解释：纳入相关现代文献2篇，其中随机对照试验1篇[14]，病例序列研究1篇[24]。结果在对牙痛的治疗中，与单取合谷穴相比，经筋针刺治疗能显著减轻牙痛的疼痛程度，两组在治愈率及总有效率方面无显著差异。因纳入的文献存在偏倚风险，证据体质量等级经GRADE评价后，最终证据质量等级为中。综合利弊、患者意愿、可操作性、成本分析及专家意见，并结合临床实际，对本治疗方案行弱推荐。

7.5.2 其他疗法

7.5.2.1 耳穴压丸法

耳与人体的脏腑和经络有密切的联系，故人体的所有生理病理变化信息均可体现于耳。运用耳穴压丸法治疗牙痛，取材方便，操作简便，副作用小，安全性高，值得推广应用。

取穴：对耳屏区、牙、胃、大肠、口、神门、颌、皮质下、三焦周围阳性反应点。

操作方法：在对耳屏区及上述穴位周围用探棒按压寻找阳性反应点（血管充盈，皮肤颜色异常，疼痛敏感处）；每次选取上述穴位3~5个，常规消毒后，将王不留行籽黏附在0.5cm×0.5cm胶布中央，贴在耳穴阳性反应点处，并适度按压，使局部有酸胀、微痛、热感；患者每日按压4~5次，尤以在痛时按压为主，按压强度以患者能耐受为度，并以患者自觉耳部发热为佳。

疗程：嘱患者每日按压4~5次，如牙痛不止可在4~5天后更换1组穴位。

注意事项：防止局部皮肤破损诱发感染，湿疹、溃疡和炎症部位禁用；对年老体弱或高血压（3级以上、高危）且不稳定者不宜行强刺激。

『推荐』

推荐建议：建议采用耳穴压丸法治疗各种原因导致的牙痛。[GRADE 2D]

解释：纳入相关现代文献9篇[25-33]。结果用耳穴压丸法治疗牙痛有效率较高。因纳入的文献设计质量低，证据体质量等级经GRADE评价后，最终证据质量等级为极低。综合利弊、患者意愿、可操作性、成本分析及专家意见，并结合临床实际，对本治疗方案行弱推荐。

7.5.2.2 刺络放血疗法

《灵枢·小针解》："菀陈则除之者，去血脉也。"刺络放血能够疏经泄热，祛瘀止痛，对各种证型牙痛均有效。

取穴：体穴：大椎、夹脊（大椎两旁各开5分处）、二间、厉兑。

耳穴：耳尖、牙。

操作方法：大椎、夹脊刺血：常规消毒大椎穴及夹脊周围皮肤，用三棱针点刺2~4mm深，再以大椎穴为中心拔罐，留罐10~15分钟。二间、厉兑刺血：患者取适当体位，在选取的穴位上常规消毒，用采血针在穴位上快速刺入1~2mm，挤出血液10滴或血色由暗红转为淡红为止。耳穴刺血：首先对耳郭进行按摩，使之充血，常规消毒后用左手将耳尖或牙穴（耳垂1区）对应处之皮肤捏紧，右手持三棱针于拇指端处露出三棱针尖约2mm，对准穴位快速点刺，挤压耳轮或耳垂皮肤使之出血，每穴放血10滴或血色变浅时停止，用酒精棉球擦净皮肤后，将消毒干棉球压在针孔处。

疗程：每日1次，一般治疗3~5次。

注意事项：每次选取体穴和耳穴共3~4穴；治疗后应保持创面的清洁干燥，以促进愈合，防止感染；耳穴刺血需控制针刺力度，以免针刺过深损伤其他组织。

『推荐』

推荐建议：推荐采用刺络放血疗法治疗实火牙痛。[GRADE 1B]

解释：纳入相关现代文献6篇[34-39]，因纳入的文献设计质量较低，证据体质量等级经GRADE评价后，最终证据质量等级为中。综合利弊、患者意愿、可操作性、成本分析及专家意见，并结合临床实际，对本治疗方案行强推荐。

8 本指南利益冲突声明

a）本指南由中国针灸学会标准化工作委员会委托日照市中医医院编写，版权归日照市中医医院所有。

b）本指南制定过程中，所有参与本指南专家研讨会的专家、指南工作组成员均已签署书面声明，与医药企业不存在指南相关的利益冲突。

c）任何个人或者机构不得未经许可，以营利为目的使用本指南相关内容。

d）对于不遵守此声明或者其他违法使用本指南内容者，将依法保留追究权等。

9 本指南获取途径及将推荐方案应用于实践的方式

可在全国针灸标准化技术委员会网站、中国中医科学院针灸研究所网站、中国针灸学会网站下载。

10 本指南实施中的有利因素和不利因素

10.1 有利因素

a）随着循证医学思想在中国针灸科医生中的普及和深入，对高质量循证指南的客观需求日益提高；

b）牙痛是临床上患者求诊很常见的症状，本指南有着很好的临床应用需求；

c）前两版针灸指南的推广应用为本次指南的实施奠定了良好基础。

10.2 不利因素

a）鉴于不同层次的临床医生对指南的重要性以及推荐意见理解的差异，全面推广、宣传和实施本指南尚需时日；

b）在口腔科推广应用本指南因专业限制有一定困难，可能会对本指南的推广和应用造成一定的影响；

c）对于晕针的患者无替代疗法。

11 本指南的局限和不足

a）适应范围较窄仅限于牙源性牙痛。

b）指南缺乏大规模临床应用验证。

c）本指南纳入的研究质量等级较低，随机对照试验偏少。

12 本指南更新计划

a）每年年底检索本年度国内外最新关于针灸治疗牙痛的文献资料，经质量评估、临床验证及相关专家论证后进行指南修改。

b）每年搜集名家经验，经质量评估、临床验证及相关专家论证后进行指南修改。

附　录　A

（规范性）

本指南专家组成员和编写组成员

A.1　专家组成员

姓名	性别	职称	工作单位	课题中的分工
赵　宏	男	主任医师	中国中医科学院针灸医院	指导指南推荐方案框架的确定
高树中	男	教授	山东中医药大学	指南方法学指导
孙学全	男	主任医师	日照市中医医院	指南适用人群确定及意见指导
杨继国	男	教授	山东中医药大学	指南方法学指导
赵吉平	女	主任医师	北京中医药大学第一临床医学院	指南方法学指导
胡　慧	女	主任医师	北京中医药大学第二临床医学院	指南方法学指导
刘炜宏	女	教授	中国中医科学院针灸研究所	指南方法学指导
彭唯娜	女	副主任医师	中国中医科学院广安门医院	指南方法学指导

A.2　编写组成员

	姓　名	性　别	职称	专业	工作单位	课题中的分工
组长	高　楠	男	主任医师	针灸	日照市中医医院	课题负责人，总体设计，组织实施
秘书	丁立钧	男	副主任医师	针灸	日照市中医医院	负责课题专家组与编写组成员间联络协调、会议记录、文档保存等
起草组	马良志	男	副主任医师	针灸	日照市中医医院	名医经验搜集整理
	冉维正	男	主治医师	针灸	解放军总医院第一医学中心	主要负责指南撰写、中英文文献检索、文献数据提取、文献质量评价等
	夏德鹏	男	住院医师	针灸	日照市中医医院	主要负责中医古籍文献检索，负责指南撰写
	冯雯雯	女	住院医师	针灸	日照市中医医院	主要负责指南撰写
	张　鹏	男	住院医师	针灸	日照市中医医院	主要负责指南撰写
	李岩涛	女	主任医师	口腔	日照市中医医院	协助指南撰写
	费洪钧	男	主任医师	影像	日照市中医医院	协助指南撰写
	牟　磊	男	副主任医师	神经内科	日照市中医医院	协助指南撰写
	陈成华	男	副主任医师	内分泌科	日照市中医医院	协助指南撰写

附 录 B

（资料性）

临床问题

基于适用人群、干预措施、对照、结局和卫生经济学等方面的考虑，由标准编写委员会提出本标准要解决的临床问题，以医患问卷（附件）调查的形式，对临床问题进行筛选。最终标准制定小组以 PICO 原则产生临床问题，按照四要素进行分解：即研究对象或研究问题（population/problem）、干预措施（intervention）、对照措施（comparator）和结局（outcome）。分解结果如下：

PICO 项目	PICO 结果
研究对象	牙痛患者
干预措施	各种针灸疗法
对照措施	安慰针、药物治疗、不同针灸疗法
结局指标	治愈率、有效率、VAS 评分、复发率

最终确立主要临床问题如下：

B.1 本指南应包含哪些西医疾病

B.2 针灸治疗哪种类型的牙痛最有效

B.3 对于牙髓疾病导致的牙痛，针灸能发挥作用的空间有多大

B.4 针灸治疗牙痛的干预时机

B.5 针灸治疗牙痛的最佳刺激量及频次

B.6 针灸治疗牙痛的最佳疗程

B.7 针灸治疗牙痛共包含哪些具体针灸干预措施

B.8 不同牙病（牙周疾病、牙髓疾病）导致的牙痛的最佳针灸治疗方法

B.9 不同证型牙痛患者的最佳针灸治疗方法

B.10 针灸治疗牙痛的过程中应如何与其他疗法（中药内服、西药口服、口腔科治疗）配合

B.11 针灸治疗牙痛的卫生经济学评价

B.12 针灸治疗牙痛的患者接受度如何

B.13 针灸治疗牙痛的即时疗效与远期疗效如何

附 录 C

(资料性)

文献检索范围、检索策略、纳排标准及文献筛选结果

C.1 检索范围

C.1.1 古代文献

参照指南方法学工作组意见，查阅先秦至清代末年的针灸专著、中医经典医籍及综合类医书58本。

C.1.2 近现代医家专著

指南方法学工作组提供的17位近现代针灸名家28本与针灸相关的著作：

黄竹斋《针灸经穴图考》

承淡安《中国针灸治疗学》《针灸治疗实验集》《中国针灸学》《铜人经穴图考》《针灸精华》《针灸薪传集》

朱 琏《新针灸学》

黄石屏《针灸诠述》

陆瘦燕《陆瘦燕针灸论著医案选》

孙秉彝《针灸传真》

鲁之俊《新编针灸》

程莘农《中国针灸学》

贺普仁《针灸三通法临床应用》《针灸治痛》

韩济生《针刺镇痛原理》《神经科学纲要》

石学敏《当代针灸治疗学》《中国针灸奇术》《石学敏针灸全集》

田从豁《百病针灸治疗经验集》《针灸医学验集》

王乐亭《金针王乐亭经验集》

黄琴峰《名医针灸集锦》

高树中《针灸治疗学》

梁繁荣《针灸学》

孙学全《孙学全针灸临证经验集》《孙学全针灸治疗手册》

C.1.3 现代文献

C.1.3.1 中文现代文献

中文期刊全文数据库（CNKI，1979~2016）、中文科技期刊数据库（VIP，1989~2016）、万方数据库（1998~2016）、中国生物医学文献数据库（CBM，1979~2016）。

C.1.3.2 英文现代文献

PubMed（1966~2016）、EMbase（1980~2016）和Cochrane Library（1979~2016）数据库。

C.2 检索策略

C.2.1 古代文献

以电子检索方式为主，手工查阅为辅，参照指南方法学工作组意见，在《中华医典》中分别以“齿痛”“牙痛”“牙疼”“龋”为关键词进行检索。在《中国中医科学院图书馆馆藏古籍书目》中对相关古籍进行检索，参考文献专家意见对其版本进行选择和记录。

C. 2. 2　近现代名家经验

由 2 名起草组人员采用手工检索的方法对每个书目进行检索，查找符合纳入标准的条目。以电子检索方式为主，手工查阅为辅，逐本阅读。

C. 2. 3　现代文献

C. 2. 3. 1　概述

本课题的现代文献检索词分病名和干预措施两部分，总检索式为：“病名” AND “干预措施”，每部分又因语种不同、数据库的不同而有所差别，具体如下。

C. 2. 3. 2　中文现代文献检索

病名：牙、牙痛。

干预措施：针刺、刺法、针法、针灸、电针、针刀、穴位注射、穴位埋线、穴位贴敷、穴位按压、灸法、艾灸、温针灸、刮痧、拔罐、头皮针、头针、耳针、芒针、三棱针、皮肤针、皮内针、火针、腹针、梅花针、腕踝针、眼针、浮针、针药并用、激光针。

C. 2. 3. 3　英文现代文献检索

病名：麦氏词：“Toothache” [Mesh] OR “Tooth Diseases” [Mesh] OR “Tooth, Impacted” [Mesh] OR “Molar, Third” [Mesh] OR “Pulpitis” [Mesh] OR “Periodont-itis” [Mesh] OR “Pericoronitis” [Mesh] OR “Periapical Periodontitis” [Mesh] OR “Dentin Sensitivity” [Mesh] OR “Gingival Recession” [Mesh] OR “Periodontal Diseases” [Mesh] OR “Tooth Extraction” [Mesh]。非麦氏词：teeth OR Dental OR toothache OR Odontalgia OR aerodontalgia OR “orofacial pain” OR Odontia OR “Tooth disease” OR “dental caries” OR “Tooth, Impacted” OR “Molar, Third” OR “third molar” OR “wisdom tooth” OR “wisdom teeth” OR Pulpitis OR Periodontitis OR Pericoronitis OR “periapical periodontitis” OR “periapical inflammation” OR “Dentin sensitivity” OR “tooth sensitivity” OR “GingivalRecession” OR “Gingival Atrophy” OR “periodontal disease” OR “tooth extraction” OR exodontias。

干预措施：麦氏词：“Acupuncture” [Mesh] OR “Acupuncture therapy” [Mesh] OR “Acupuncture, Ear” [Mesh] OR “Electroacupuncture” [Mesh] OR “Meridians” [Mesh] OR “Acupuncture Points” [Mesh] OR “Moxibustion” [Mesh] OR “acupressure” [Mesh] OR “Bloodletting” [Mesh] OR “Transcutaneous Electric Nerve Stimulation” [Mesh]。非麦氏词：Acupuncture OR Electroacupuncture OR Meridians OR Moxibustion OR Needling OR Acupoint OR Acupoints OR “dry needle” OR “knife needle” OR acupotomy OR acupotome OR acupotomology OR acupressure OR Electro-acupuncture OR “catgut implantation” OR “catgut Embedding” OR “Elongated needle” OR “three-edged needle” OR “Intradermal needle” OR “Fire Needle” OR PyonexOR “plumblossom needle” OR percussopunctator OR “cutaneous needle” OR eye-acupuncture OR Cupping ORBloodletting OR “blood letting therapy” OR “guasha” OR “scraping therapy” OR “scraping method” OR “Transcutaneous Electric Nerve Stimulation”。

C. 3　纳排标准

C. 3. 1　纳入标准

C. 3. 1. 1　研究类型

针灸疗法治疗牙痛的随机对照试验、非随机同期对照试验以及病例序列研究。

C. 3. 1. 2　研究对象

牙源性疾病导致的牙痛。

C. 3. 1. 3　干预措施

试验组采取针灸疗法（体针、耳针、放血、艾灸）或配合药物（中药或西药）；对照组采用空白对照、假针灸、与试验组不同的针灸疗法或中西药物。

C.3.2 排除标准

C.3.2.1 研究类型

重复发表者。

C.3.2.2 研究对象

其他非牙源性疾病导致的牙痛。

C.3.2.3 干预措施

试验组使用2种及以上针灸疗法；试验组使用的方法较少见，检索到的文献只有1篇；评价指标为连续性变量，只有均数，没有标准差。

C.4 检索结果

C.4.1 古代文献

检索到有相关记录的古代文献共47部，结果如下：

表C.1 古代文献检索结果

编号	朝代	书名	作者
1	先秦	《黄帝内经》	不详
2	先秦	《难经》	不详
3	晋	《针灸甲乙经》	皇甫谧
4	隋	《黄帝内经太素》	杨上善
5	唐	《备急千金要方》	孙思邈
6	宋	《圣济总录》	赵佶
7	宋	《针灸神书》	琼瑶真人
8	宋	《针灸资生经》	王执中
9	元	《西方子明堂灸经》	西方子
10	元	《扁鹊神应针灸玉龙经》	王国瑞
11	金	《子午流注针经》	阎明广
12	明	《针灸大成》	杨继洲
13	明	《神应经》	陈会
14	明	《症因脉治》	秦景明
15	明	《医学入门》	李梴
16	明	《医学纲目》	楼英
17	明	《类经》	张介宾
18	明	《针灸大全》	徐凤
19	明	《杨敬斋针灸全书》	陈言
20	明	《普济方·针灸》	朱棣
21	明	《针灸聚英》	高武
22	明	《刺灸心法要诀》	吴谦
23	明	《针方六集》	吴昆
24	明	《黄帝内经灵枢注证发微》	马莳

续 表

编号	朝代	书名	作者
25	明	《针经节要》	高武
26	明	《古今医统大全》	徐春甫
27	明	《景岳全书》	张景岳
28	明	《济阳纲目》	武之望
29	明	《类经图翼》	张介宾
30	明	《医学正传》	虞抟
31	明	《经络考》	张三锡
32	清	《考正周身穴法歌》	廖润鸿
33	清	《医学妙谛》	何书田
34	清	《素问经注节解》	姚绍虞
35	清	《黄帝内经灵枢集注》	张隐庵
36	清	《针灸集成》	廖润鸿
37	清	《经络全书》	沈承之
38	清	《针灸易学》	李守光
39	清	《经脉图考》	陈惠畴
40	清	《勉学堂针灸集成》	廖润鸿
41	清	《神灸经纶》	吴亦鼎
42	清	《灵枢悬解》	黄元御
43	清	《望诊遵经》	汪宏
44	清	《灸法秘传》	刘国光
45	清	《针灸逢源》	李学川
46	清	《凌门传授铜人指穴》	不详
47	清	《疡医大全》	顾世澄

C.4.2 近现代名家经验

共检索到医著24本，4本未找到，其中有牙痛记载的医家13人，医著18部：

表C.2 近现代名家经验检索结果

编号	作者	书名
1	承淡安	《中国针灸学》《针灸薪传集》《中国针灸治疗学》
2	朱琏	《新针灸学》
3	鲁之俊	《新编针灸》
4	程莘农	《中国针灸学》
5	贺普仁	《针灸三通法临床应用》《针灸治痛》
6	韩济生	《针刺镇痛原理》
7	石学敏	《当代针灸治疗学》

续 表

编号	作者	书名
8	田从豁	《百病针灸治疗经验集》《针灸医学验集》
9	王乐亭	《金针王乐亭经验集》
10	黄琴峰	《名医针灸集锦》
11	高树中	《针灸治疗学》
12	梁繁荣	《针灸学》
13	孙学全	《孙学全针灸临证经验集》《孙学全针灸治疗手册》

C.4.3 现代文献

中文题录下载

CNKI 613 篇题录；CBM 728 篇题录；万方 2006 篇题录；维普 71 篇题录。

合并后查重 3203 篇题录。

根据题目及摘要删除不相关的文章，然后下载全文，分类；阅读全文，结合文献质量鉴定情况，确定纳入文献。

表 C.3 中文文献纳入情况

研究类型	总数	纳入
随机对照试验	42	12
非随机同期对照试验	9	3
病例序列研究	168	14

英文题录下载

Embase 1249 条题录；Cochrane Library 358 条题录；Pubmed 835 条题录。

合并后查重 1830 条题录。

根据题目及摘要删除不相关的文章，然后下载全文，分类；阅读全文，确定纳入文献。

表 C.4 英文文献纳入情况

研究类型	总数	纳入
系统评价	1	0
随机对照试验	6	0
非随机同期对照试验	0	0
病例序列研究	0	0

附　录　D

（资料性）

疗效评价指标汇总及分级

经文献检索，有关针灸治疗牙痛的疗效评价指标如下，并通过会议的形式确立了这些疗效评价指标的分级，其中1~3分为不重要，4~6分为重要，7~9分为非常重要。结果如下：

表D.1　疗效评价指标汇总及分级

评价方法及来源	指标等级	评价方法与标准
《中医病证诊断疗效标准》《现代中医耳鼻咽喉口齿科学》：有效率	7	治愈：牙痛症状消失，咀嚼功能正常，冷热刺激痛消失 显效：牙痛症状明显减轻，咀嚼功能基本正常，有轻度冷热刺激痛 无效：牙痛症状存在，咀嚼受限，冷热刺激痛仍明显
《疼痛诊断治疗学》：六点行为评分法	7	1. 无痛；2. 有疼痛但易被忽视；3. 有疼痛，无法忽视，但不干扰日常生活；4. 有疼痛，无法忽视，干扰注意力；5. 有疼痛，无法忽视，所有日常生活均受影响，但能完成基本生活需求如进食和排便等；6. 存在剧烈疼痛，无法忽视，需休息或卧床休息 1级（临床痊愈）：经治疗疼痛由任一程度达到无痛；2级（显效）：经治疗疼痛由任一程度下降2级；3级（有效）：经治疗疼痛由任一程度降1级；4级（无效）：治疗后疼痛程度无变化，仍为治疗前疼痛分级
《临床疼痛治疗学》：疗效指数	7	首先对疼痛程度进行评分。无痛，计0分；有疼痛但可忽视，计1分；有疼痛无法忽视，但不干扰日常生活，计2分；有疼痛，无法忽视，所有日常生活均受影响，但尚能进食，计3分；剧烈疼痛，无法忽视，影响进食，需休息或卧床休息，计4分 疗效指数=（治疗前积分-治疗后积分）/治疗前积分×100%。痊愈：疗效指数100%；显效：疗效指数60%~99%；有效：疗效指数30%~59%；无效：疗效指数小于30%
视觉模拟评分（visual analogue scale，VAS）	8	在纸上画一条长线或使用测量尺（长为10cm），一端代表无痛，另一端代表剧痛。由患者在其中画出与自己疼痛程度相匹配的指数。指数0~3为轻度疼痛，4~7为中度疼痛，7~10为重度疼痛
语言评价量表（Verbal description scales，VDS）	8	由医生进行询问，根据患者的语言描述，将疼痛分为4级。0级：无疼痛；Ⅰ级（轻度）：有疼痛但可忍受，生活正常，睡眠无干扰；Ⅱ级（中度）：疼痛明显，不能忍受，要求服用镇静药物，睡眠受干扰；Ⅲ级（重度）：疼痛剧烈，不能忍受，需用镇痛药物，睡眠受严重干扰，可伴自主神经紊乱或被动体位

附　录　E

（资料性）

文献质量评估结论

E.1　证据概要表（Evidence Profile，EP）

E.1.1　毫针刺法

Question： Should 电针合谷 vs 电针承山 be used for 牙痛？

Quality assessment							No of patients		Effect		Quality	Importance
No of studies	Design	Risk of bias	Inconsistency	Indirectness	Imprecision	Other considerations	电针合谷	电针承山	Relative (95.0% CI)	Absolute		
针刺第1日起针后10分钟（follow-up mean 14 days；assessed with：六点行为评分法）												
1	randomised trials	serious[1]	no serious inconsistency	no serious indirectness	very serious[2]	none	14/137 (10.2%)	0/139 (0%)	OR 32.76 (1.93 to 554.85)	-	⊕○○○ VERY LOW	CRITICAL
								0%		-		
针刺第2日起针后10分钟（follow-up mean 14 days；assessed with：六点行为评分法）												
1	randomised trials	serious[1]	no serious inconsistency	no serious indirectness	very serious[3]	none	36/137 (26.3%)	3/139 (2.2%)	RR 12.18 (3.84 to 38.6)	241 more per 1000 (from 61 more to 812 more)	⊕○○○ VERY LOW	CRITICAL
								2.2%		246 more per 1000 (from 62 more to 827 more)		
针刺第3日起针后10分钟（follow-up mean 14 days；assessed with：六点行为评分法）												
1	randomised trials	serious[1]	no serious inconsistency	no serious indirectness	very serious[4]	none	101/137 (73.7%)	9/139 (6.5%)	RR 11.39 (6.01 to 21.59)	673 more per 1000 (from 324 more to 1000 more)	⊕○○○ VERY LOW	CRITICAL
								6.5%		675 more per 1000 (from 326 more to 1000 more)		
针刺14日后（follow-up mean 14 days；assessed with：六点行为评分法）												
1	randomised trials	serious[1]	no serious inconsistency	no serious indirectness	serious[5]	none	115/137 (83.9%)	21/139 (15.1%)	RR 5.56 (3.72 to 8.3)	689 more per 1000 (from 411 more to 1000 more)	⊕⊕○○ LOW	CRITICAL
								15.1%		689 more per 1000 (from 411 more to 1000 more)		

[1]数据有脱落，未进行 ITT、PP 分析

[2]可信区间过宽：OR = 32.76，95.0% CI（1.93，554.85）

[3]可信区间过宽：RR = 12.18，95.0% CI（3.84，38.60）

[4]可信区间过宽：RR = 11.39，95.0% CI（6.01，21.59）

[5]可信区间较宽：RR = 5.56，95.0% CI（3.72，8.30）

Question：Should 近端取穴 vs 远端取穴 be used for 牙痛？

Quality assessment							No of patients		Effect		Quality	Importance
No of studies	Design	Risk of bias	Inconsistency	Indirectness	Imprecision	Other considerations	近端取穴	远端取穴	Relative（95.0% CI）	Absolute		
VAS 评分（follow-up mean 14 days；measured with：视觉模拟评分法；Better indicated by lower values）												
1	randomised trials	no serious risk of bias	no serious inconsistency	no serious indirectness	no serious imprecision	none	38	35	-	MD 1.55 lower（0 higher to 1.44 lower）	⊕⊕⊕⊕ HIGH	CRITICAL
痊愈率（follow-up mean 14 days）												
1	randomised trials	no serious risk of bias	no serious inconsistency	no serious indirectness	very serious[1]	none	10/38（26.3%）	4/35（11.4%）	RR 2.30（0.79 to 6.68）	149 more per 1000（from 24 fewer to 649 more）	⊕⊕○○ LOW	CRITICAL
								11.4%		148 more per 1000（from 24 fewer to 648 more）		
总有效率（follow-up mean 14 days）												
1	randomised trials	no serious risk of bias	no serious inconsistency	no serious indirectness	serious[2]	none	36/38（94.7%）	31/35（88.6%）	RR 1.07（0.93 to 1.23）	62 more per 1000（from 62 fewer to 204 more）	⊕⊕⊕○ MODERATE	CRITICAL
								88.6%		62 more per 1000（from 62 fewer to 204 more）		

[1]可信区间过宽：RR =2.30，95.0% CI（0.79，6.68）
[2]可信区间较宽：RR =1.07，95.0% CI（0.93，1.23）

Question：Should 牙痛点+辨证取穴 vs 常规针刺 be used for 牙痛？

Quality assessment							No of patients		Effect		Quality	Importance
No of studies	Design	Risk of bias	Inconsistency	Indirectness	Imprecision	Other considerations	牙痛点+辨证取穴	常规针刺	Relative (95.0% CI)	Absolute		
总有效率（follow-up mean 15 days）												
1	randomised trials	no serious risk of bias	no serious inconsistency	no serious indirectness	serious[1]	none	32/34 (94.1%)	25/34 (73.5%)	RR 1.28 (1.03 to 1.59)	206 more per 1000 (from 22 more to 434 more)	⊕⊕⊕○ MODERATE	CRITICAL
								73.5%		206 more per 1000 (from 22 more to 434 more)		
[1]可信区间较宽												

Question：Should 输荥配穴 vs 常规针刺 be used for 牙痛？

Quality assessment							No of patients		Effect		Quality	Importance
No of studies	Design	Risk of bias	Inconsistency	Indirectness	Imprecision	Other considerations	输荥配穴	常规针刺	Relative (95.0% CI)	Absolute		
总有效率（follow-up mean 6 months）												
1	randomised trials	no serious risk of bias	no serious inconsistency	no serious indirectness	no serious imprecision	none	42/43 (97.7%)	42/42 (100%)	RR 0.98 (0.92 to 1.04)	20 fewer per 1000 (from 80 fewer to 40 more)	⊕⊕⊕⊕ HIGH	CRITICAL
								100%		20 fewer per 1000 (from 80 fewer to 40 more)		
半年复发率（follow-up mean 6 months）												
1	randomised trials	serious[1]	no serious inconsistency	no serious indirectness	serious[2]	strong association	9/38 (23.7%)	16/29 (55.2%)	RR 0.43 (0.22 to 0.83)	314 fewer per 1000 (from 94 fewer to 430 fewer)	⊕⊕⊕○ MODERATE	IMPORTANT
								55.2%		315 fewer per 1000 (from 94 fewer to 431 fewer)		
[1]随访脱落数量较大，未行 ITT 分析 [2]可信区间过宽：RR＝0.43，95.0%CI（0.22，0.83）												

Question：Should 电针下关、颊车为主 vs 黄连解毒丸 be used for 牙咬痈胃火牙痛？

Quality assessment							No of patients		Effect		Quality	Importance
No of studies	Design	Risk of bias	Inconsistency	Indirectness	Imprecision	Other considerations	电针下关、颊车为主	黄连解毒丸	Relative (95.0% CI)	Absolute		
总有效率												
1	randomised trials	serious[1]	no serious inconsistency	no serious indirectness	serious[2]	none	60/63 (95.2%)	52/63 (82.5%)	RR 1.15 (1.02 to 1.31)	124 more per 1000 (from 17 more to 256 more)	⊕⊕○○ LOW	CRITICAL
								82.5%		124 more per 1000 (from 16 more to 256 more)		
显愈率												
1	randomised trials	serious[1]	no serious inconsistency	no serious indirectness	serious[3]	none	55/63 (87.3%)	35/63 (55.6%)	RR 1.57 (1.24 to 2)	317 more per 1000 (from 133 more to 556 more)	⊕⊕○○ LOW	CRITICAL
								55.6%		317 more per 1000 (from 133 more to 556 more)		

[1]随机方法不严谨
[2]可信区间略宽：RR = 1.15，95.0% CI（1.02，1.31）
[3]可信区间较宽：RR = 1.57，95.0% CI（1.24，2.00）

Question：Should 针刺 vs 西药 be used for 牙髓炎性牙痛？

Quality assessment							No of patients		Effect		Quality	Importance
No of studies	Design	Risk of bias	Inconsistency	Indirectness	Imprecision	Other considerations	针刺	西药	Relative (95.0% CI)	Absolute		
治愈率												
1	randomised trials	serious[1]	no serious inconsistency	no serious indirectness	very serious[2]	none	24/62 (38.7%)	13/62 (21.0%)	RR 1.85 (1.04 to 3.28)	178 more per 1000 (from 8 more to 478 more)	⊕○○○ VERY LOW	CRITICAL
								21.0%		178 more per 1000 (from 8 more to 479 more)		
总有效率												
1	randomised trials	serious[1]	no serious inconsistency	no serious indirectness	serious[3]	none	55/62 (88.7%)	37/62 (59.7%)	RR 1.49 (1.19 to 1.86)	292 more per 1000 (from 113 more to 513 more)	⊕⊕○○ LOW	CRITICAL
								59.7%		293 more per 1000 (from 113 more to 513 more)		

[1]随机方法不严谨
[2]可信区间过宽
[3]可信区间较宽

Question：Should 牙痛分区辨证配穴 + 常规针刺 vs 常规针刺 be used for 牙痛？

Quality assessment							No of patients		Effect		Quality	Importance
No of studies	Design	Risk of bias	Inconsistency	Indirectness	Imprecision	Other considerations	牙痛分区辨证配穴 + 常规针刺	常规针刺	Relative (95.0% CI)	Absolute		
治愈率（follow-up mean 15 days）												
1	randomised trials	serious[1]	no serious inconsistency	no serious indirectness	serious[2]	none	79/90 (87.8%)	67/90 (74.4%)	RR 1.18 (1.02 to 1.36)	134 more per 1000 (from 15 more to 268 more)	⊕⊕○○ LOW	CRITICAL
								74.4%		134 more per 1000 (from 15 more to 268 more)		
1 个疗程（5 次）治愈率（follow-up mean 15 days）												
1	randomised trials	serious[1]	no serious inconsistency	no serious indirectness	serious[3]	none	74/90 (82.2%)	55/90 (61.1%)	RR 1.35 (1.11 to 1.63)	214 more per 1000 (from 67 more to 385 more)	⊕⊕○○ LOW	CRITICAL
								61.1%		214 more per 1000 (from 67 more to 385 more)		
总有效率（follow-up mean 15 days）												
1	randomised trials	serious[1]	no serious inconsistency	no serious indirectness	no serious imprecision	none	88/90 (97.8%)	84/90 (93.3%)	RR 1.05 (0.98 to 1.12)	47 more per 1000 (from 19 fewer to 112 more)	⊕⊕⊕○ MODERATE	CRITICAL
								93.3%		47 more per 1000 (from 19 fewer to 112 more)		

[1]随机方法不严谨
[2]可信区间较宽：RR = 1.18，95.0% CI（1.02，1.36）
[3]可信区间较宽：RR = 1.35，95.0% CI（1.11，1.63）

Question：Should 同名经配穴针法 vs 西药治疗（青霉素 V 钾片 + 甲硝唑片） be used for 胃火牙痛？

Quality assessment							No of patients		Effect		Quality	Importance
No of studies	Design	Risk of bias	Inconsistency	Indirectness	Imprecision	Other considerations	同名经配穴针法	西药（青霉素 V 钾片 + 甲硝唑片）	Relative (95.0% CI)	Absolute		
总有效率（assessed with：疗效指数）												
1	randomised trials	serious[1]	no serious inconsistency	no serious indirectness	no serious imprecision	none	19/20 (95.0%)	18/20 (90.0%)	RR 1.06 (0.88 to 1.26)	54 more per 1000 (from 108 fewer to 234 more)	⊕⊕⊕○ MODERATE	CRITICAL
								90.0%		54 more per 1000 (from 108 fewer to 234 more)		
总有效率（assessed with：总疗效比较分析）												
1	randomised trials	serious[1]	no serious inconsistency	no serious indirectness	no serious imprecision	none	19/20 (95.0%)	18/20 (90.0%)	RR 1.06 (0.88 to 1.26)	54 more per 1000 (from 108 fewer to 234 more)	⊕⊕⊕○ MODERATE	CRITICAL
								90.0%		54 more per 1000 (from 108 fewer to 234 more)		

[1]样本量较小；未行 ITT、PP 分析

Question：Should 针刺配合中药内服 vs 牙痛安 be used for 牙痛

Quality assessment							No of patients		Effect		Quality	Importance
No of studies	Design	Risk of bias	Inconsistency	Indirectness	Imprecision	Other considerations	针刺配合中药内服	牙痛安	Relative (95.0% CI)	Absolute		
总有效率												
1	randomised trials	no serious risk of bias	no serious inconsistency	no serious indirectness	serious[1]	none	86/90 (95.6%)	20/30 (66.7%)	RR 1.43 (1.11 to 1.85)	287 more per 1000 (from 73 more to 567 more)	⊕⊕⊕○ MODERATE	CRITICAL
								66.70%		287 more per 1000 (from 73 more to 567 more)		

[1] No explanation was provided

Question：Should 近端取穴 vs 远端取穴 be used for 牙痛？

Quality assessment							No of patients		Effect		Quality	Importance
No of studies	Design	Risk of bias	Inconsistency	Indirectness	Imprecision	Other considerations	近端取穴	远端取穴	Relative (95.0% CI)	Absolute		
VAS 评分（follow-up mean 14 days；measured with：视觉模拟评分法；Better indicated by lower values）												
1	randomised trials	no serious risk of bias	no serious inconsistency	no serious indirectness	no serious imprecision	none	38	35	–	MD 1.55 lower (0 higher to 1.44 lower)	⊕⊕⊕⊕ HIGH	CRITICAL
痊愈率（follow-up mean 14 days）												
1	randomised trials	no serious risk of bias	no serious inconsistency	no serious indirectness	very serious[1]	none	10/38 (26.3%)	4/35 (11.4%)	RR 2.30 (0.79 to 6.68)	149 more per 1000 (from 24 fewer to 649 more)	⊕⊕○○ LOW	CRITICAL
								11.4%		148 more per 1000 (from 24 fewer to 648 more)		
总有效率（follow-up mean 14 days）												
1	randomised trials	no serious risk of bias	no serious inconsistency	no serious indirectness	serious[2]	none	36/38 (94.7%)	31/35 (88.6%)	RR 1.07 (0.93 to 1.23)	62 more per 1000 (from 62 fewer to 204 more)	⊕⊕⊕○ MODERATE	CRITICAL
								88.6%		62 more per 1000 (from 62 fewer to 204 more)		

[1]可信区间过宽：RR＝2.30，95.0% CI（0.79，6.68）
[2]可信区间较宽：RR＝1.07，95.0% CI（0.93，1.23）

E. 1. 2 刺络放血疗法

Question：Should 刺络放血配合拔罐 vs 常规针刺 be used for 牙痛？

Quality assessment							No of patients		Effect		Quality	Importance
No of studies	Design	Risk of bias	Inconsistency	Indirectness	Imprecision	Other considerations	刺络拔罐	常规针刺	Relative (95.0% CI)	Absolute		
总有效率（assessed with：患者症状）												
1	randomised trials	serious[1]	no serious inconsistency	no serious indirectness	no serious imprecision	none	202/204 (99.0%)	194/203 (95.6%)	RR 1.04 (1 to 1.07)	38 more per 1000 (from 0 more to 67 more)	⊕⊕⊕○ MODERATE	CRITICAL
								95.6%		38 more per 1000 (from 0 more to 67 more)		
痊愈率（assessed with：患者症状）												
1	randomised trials	serious[1]	no serious inconsistency	no serious indirectness	no serious imprecision	none	197/204 (96.6%)	181/203 (89.2%)	RR 1.32 (1.21 to 1.45)	285 more per 1000 (from 187 more to 401 more)	⊕⊕⊕○ MODERATE	CRITICAL
								89.2%		285 more per 1000 (from 187 more to 401 more)		
一次治愈率（assessed with：患者症状）												
1	randomised trials	serious[1]	no serious inconsistency	no serious indirectness	serious[2]	none	184/204 (90.2%)	98/203 (48.3%)	RR 1.87 (1.61 to 2.17)	420 more per 1000 (from 294 more to 565 more)	⊕⊕○○ LOW	CRITICAL
								48.3%		420 more per 1000 (from 295 more to 565 more)		

[1]未明确描述随机方法

[2]可信区间较宽：RR = 1.87，95.0% CI（1.61，2.17）

Question：Should 刺络放血配合拔罐 vs 甲硝唑 be used for 牙痛？

Quality assessment							No of patients		Effect		Quality	Importance
No of studies	Design	Risk of bias	Inconsistency	Indirectness	Imprecision	Other considerations	刺络拔罐	甲硝唑	Relative (95.0% CI)	Absolute		
总有效率												
1	randomised trials	very serious[1]	no serious inconsistency	no serious indirectness	serious[2]	none	13/15 (86.7%)	9/15 (60.0%)	RR 1.44 (0.91 to 2.28)	264 more per 1000 (from 54 fewer to 768 more)	⊕○○○ VERY LOW	CRITICAL
								60.0%		264 more per 1000 (from 54 fewer to 768 more)		
New Outcome												
0	No evidence available					none	-	-	-	-		
								0.0%		-		

[1]样本量小；随机方法不严谨

[2]可信区间较宽：RR = 1.44，95.0% CI（0.91，2.28）

E.2 结果汇总表 Summary of Findings table

E.2.1 毫针刺法

E.2.1.1 电针合谷 compared to 电针承山 for 牙痛

Patient or population：patients with 牙痛
Settings：上海（龙华医院、嘉定区中医医院、天山中医医院）
Intervention：电针合谷
Comparison：电针承山

Outcomes	Illustrative comparative risks* （95.0% CI） Assumed risk 电针承山	Corresponding risk 电针合谷	Relative effect （95.0% CI）	No of Participants （studies）	Quality of the evidence （GRADE）	Comments
针刺第1日起针后10分钟六点行为评分法 Follow-up：mean 14 days	Study population		OR 32.76 （1.93 to 554.85）	276 （1 study）	⊕⊖⊖⊖ very low[1,2]	
	Moderate					
针刺第2日起针后10分钟六点行为评分法 Follow-up：mean 14 days	Study population		RR 12.18 （3.84 to 38.6）	276 （1 study）	⊕⊖⊖⊖ very low[1,3]	
	22 per 1000	263 per 1000 （83 to 833）				
	Moderate					
	22 per 1000	268 per 1000 （84 to 849）				
针刺第3日起针后10分钟六点行为评分法 Follow-up：mean 14 days	Study population		RR 11.39 （6.01 to 21.59）	276 （1 study）	⊕⊖⊖⊖ very low[1,4]	
	65 per 1000	737 per 1000 （389 to 1000）				
	Moderate					
	65 per 1000	740 per 1000 （391 to 1000）				

续 表

Outcomes	Illustrative comparative risks* (95.0% CI)		Relative effect (95.0% CI)	No of Participants (studies)	Quality of the evidence (GRADE)	Comments
	Assumed risk	Corresponding risk				
	电针承山	电针合谷				
针刺 14 日后 六点行为评分法 Follow-up：mean 14 days	Study population		RR 5.56 (3.72 to 8.3)	276 (1 study)	⊕⊕⊖⊖ low[1,5]	
	151 per 1000	840 per 1000 (562 to 1000)				
	Moderate					
	151 per 1000	840 per 1000 (562 to 1000)				

* The basis for the assumed risk (e. g. the median control group risk across studies) is provided in footnotes. The corresponding risk (and its 95.0% confidence interval) is based on the assumed risk in the comparison group and the relative effect of the intervention (and its 95.0% CI).
CI：Confidence interval；RR：Risk ratio；OR：Odds ratio

GRADE Working Group grades of evidence
High quality：Further research is very unlikely to change our confidence in the estimate of effect.
Moderate quality：Further research is likely to have an important impact on our confidence in the estimate of effect and may change the estimate.
Low quality：Further research is very likely to have an important impact on our confidence in the estimate of effect and is likely to change the estimate.
Very low quality：We are very uncertain about the estimate.

[1] 数据有脱落，未进行 ITT、PP 分析
[2] 可信区间过宽：OR = 32.76，95.0% CI（1.93，554.85）
[3] 可信区间过宽：RR = 12.18，95.0% CI（3.84，38.60）
[4] 可信区间过宽：RR = 11.39，95.0% CI（6.01，21.59）
[5] 可信区间较宽：RR = 5.56，95.0% CI（3.72，8.30）

E. 2. 1. 2　近端取穴 compared to 远端取穴 for 牙痛

Patient or population：patients with 牙痛
Settings：河北联合大学口腔门诊
Intervention：近端取穴
Comparison：远端取穴

Outcomes	Illustrative comparative risks* (95. 0% CI) Assumed risk 远端取穴	Corresponding risk 近端取穴	Relative effect (95. 0% CI)	No of Participants (studies)	Quality of the evidence (GRADE)	Comments
VAS 评分 视觉模拟评分法 Follow-up：mean 14 days	The mean vas 评分 in the control groups was 3. 88 points	The mean vas 评分 in the intervention groups was 1. 55 lower (0 higher to 1. 44 lower)		73 (1 study)	⊕⊕⊕⊕ high	
痊愈率 Follow-up：mean 14 days	Study population		RR 2. 30 (0. 79 to 6. 68)	73 (1 study)	⊕⊕⊖⊖ low[1]	
	114 per 1000	263 per 1000 (90 to 763)				
	Moderate					
	114 per 1000	262 per 1000 (90 to 762)				
总有效率 Follow-up：mean 14 days	Study population		RR 1. 07 (0. 93 to 1. 23)	73 (1 study)	⊕⊕⊕⊖ moderate[2]	
	886 per 1000	948 per 1000 (824 to 1000)				
	Moderate					
	886 per 1000	948 per 1000 (824 to 1000)				

* The basis for the assumed risk (e. g. the median control group risk across studies) is provided in footnotes. The corresponding risk (and its 95. 0% confidence interval) is based on the assumed risk in the comparison group and the relative effect of the intervention (and its 95. 0% CI).
CI：Confidence interval；RR：Risk ratio

GRADE Working Group grades of evidence
High quality：Further research is very unlikely to change our confidence in the estimate of effect.
Moderate quality：Further research is likely to have an important impact on our confidence in the estimate of effect and may change the estimate.
Low quality：Further research is very likely to have an important impact on our confidence in the estimate of effect and is likely to change the estimate.
Very low quality：We are very uncertain about the estimate.

[1] 可信区间过宽：RR = 2. 30，95. 0% CI（0. 79，6. 68）
[2] 可信区间较宽：RR = 1. 07，95. 0% CI（0. 93，1. 23）

E. 2. 1. 3 牙痛点+辨证取穴 compared to 常规针刺 for 牙痛

Patient or population：patients with 牙痛
Settings：殷克敬教授工作室和陕西中医学院门诊部
Intervention：牙痛点+辨证取穴
Comparison：常规针刺

Outcomes	Illustrative comparative risks*（95.0% CI）		Relative effect（95.0% CI）	No of Participants（studies）	Quality of the evidence（GRADE）	Comments
	Assumed risk	Corresponding risk				
	常规针刺	牙痛点+辨证取穴				
总有效率 Follow-up：mean 15 days	Study population		RR 1.28 （1.03 to 1.59）	68 （1 study）	⊕⊕⊕⊖ moderate[1]	
	735 per 1000	941 per 1000 （757 to 1000）				
	Moderate					
	735 per 1000	941 per 1000 （757 to 1000）				

* The basis for the assumed risk（e. g. the median control group risk across studies）is provided in footnotes. The corresponding risk（and its 95.0% confidence interval）is based on the assumed risk in the comparison group and the relative effect of the intervention（and its 95.0% CI）.
CI：Confidence interval；RR：Risk ratio

GRADE Working Group grades of evidence
High quality：Further research is very unlikely to change our confidence in the estimate of effect.
Moderate quality：Further research is likely to have an important impact on our confidence in the estimate of effect and may change the estimate.
Low quality：Further research is very likely to have an important impact on our confidence in the estimate of effect and is likely to change the estimate.
Very low quality：We are very uncertain about the estimate.

[1] 可信区间较宽

E. 2. 1. 4 输荥配穴 compared to 常规针刺 for 牙痛

Patient or population：patients with 牙痛
Settings：桂林市人民医院
Intervention：输荥配穴
Comparison：常规针刺

Outcomes	Illustrative comparative risks* （95. 0% CI） Assumed risk 常规针刺	Corresponding risk 输荥配穴	Relative effect (95. 0% CI)	No of Participants (studies)	Quality of the evidence (GRADE)	Comments
总有效率 Follow-up：mean 6 months	Study population		RR 0. 98 (0. 92 to 1. 04)	85 (1 study)	⊕⊕⊕⊕ high	
	1000 per 1000	980 per 1000 (920 to 1000)				
	Moderate					
	1000 per 1000	980 per 1000 (920 to 1000)				
半年复发率 Follow-up：mean 6 months	Study population		RR 0. 43 (0. 22 to 0. 83)	67 (1 study)	⊕⊕⊕⊖ moderate[1,2]	
	552 per 1000	237 per 1000 (121 to 458)				
	Moderate					
	552 per 1000	237 per 1000 (121 to 458)				

* The basis for the assumed risk（e. g. the median control group risk across studies）is provided in footnotes. The corresponding risk（and its 95. 0% confidence interval）is based on the assumed risk in the comparison group and the relative effect of the intervention（and its 95. 0% CI）.
CI：Confidence interval；RR：Risk ratio

GRADE Working Group grades of evidence
High quality：Further research is very unlikely to change our confidence in the estimate of effect.
Moderate quality：Further research is likely to have an important impact on our confidence in the estimate of effect and may change the estimate.
Low quality：Further research is very likely to have an important impact on our confidence in the estimate of effect and is likely to change the estimate.
Very low quality：We are very uncertain about the estimate.

[1]随访脱落数量较大，未行 ITT 分析
[2]可信区间过宽：RR = 0. 43，95. 0% CI（0. 22，0. 83）

E. 2. 1. 5 电针下关、颊车为主 compared to 黄连解毒丸 for 牙咬痛胃火牙痛

Patient or population：patients with 牙咬痛胃火牙痛
Settings：北京市中医医院口腔科
Intervention：电针下关、颊车为主
Comparison：黄连解毒丸

Outcomes	Illustrative comparative risks* (95.0% CI)		Relative effect (95.0% CI)	No of Participants (studies)	Quality of the evidence (GRADE)	Comments
	Assumed risk	Corresponding risk				
	黄连解毒丸	电针下关、颊车为主				
总有效率	Study population		RR 1.15 (1.02 to 1.31)	126 (1 study)	⊕⊕⊖⊖ low[1,2]	
	825 per 1000	949 per 1000 (842 to 1000)				
	Moderate					
	825 per 1000	949 per 1000 (841 to 1000)				
显愈率	Study population		RR 1.57 (1.24 to 2)	126 (1 study)	⊕⊕⊖⊖ low[1,3]	
	556 per 1000	872 per 1000 (689 to 1000)				
	Moderate					
	556 per 1000	873 per 1000 (689 to 1000)				

* The basis for the assumed risk (e. g. the median control group risk across studies) is provided in footnotes. The corresponding risk (and its 95.0% confidence interval) is based on the assumed risk in the comparison group and the relative effect of the intervention (and its 95.0% CI).
CI：Confidence interval；RR：Risk ratio

GRADE Working Group grades of evidence
High quality：Further research is very unlikely to change our confidence in the estimate of effect.
Moderate quality：Further research is likely to have an important impact on our confidence in the estimate of effect and may change the estimate.
Low quality：Further research is very likely to have an important impact on our confidence in the estimate of effect and is likely to change the estimate.
Very low quality：We are very uncertain about the estimate.

[1] 随机方法不严谨
[2] 可信区间略宽：RR = 1.15，95.0% CI（1.02，1.31）
[3] 可信区间较宽：RR = 1.57，95.0% CI（1.24，2.00）

E. 2. 1. 6 针刺 compared to 西药 for 牙髓炎性牙痛

Patient or population：patients with 牙髓炎性牙痛
Settings：安徽中医学院第二附属医院
Intervention：针刺
Comparison：西药

Outcomes	Illustrative comparative risks* (95. 0% CI)		Relative effect (95. 0% CI)	No of Participants (studies)	Quality of the evidence (GRADE)	Comments
	Assumed risk 西药	Corresponding risk 针刺				
治愈率	Study population		RR 1. 85 (1. 04 to 3. 28)	124 (1 study)	⊕⊖⊖⊖ very low[1,2]	
	210 per 1000	388 per 1000 (218 to 688)				
	Moderate					
	210 per 1000	389 per 1000 (218 to 689)				
总有效率	Study population		RR 1. 49 (1. 19 to 1. 86)	124 (1 study)	⊕⊕⊖⊖ low[1,3]	
	597 per 1000	889 per 1000 (710 to 1000)				
	Moderate					
	597 per 1000	890 per 1000 (710 to 1000)				

* The basis for the assumed risk (e. g. the median control group risk across studies) is provided in footnotes. The corresponding risk (and its 95. 0% confidence interval) is based on the assumed risk in the comparison group and the relative effect of the intervention (and its 95. 0% CI).
CI：Confidence interval；RR：Risk ratio

GRADE Working Group grades of evidence
High quality：Further research is very unlikely to change our confidence in the estimate of effect.
Moderate quality：Further research is likely to have an important impact on our confidence in the estimate of effect and may change the estimate.
Low quality：Further research is very likely to have an important impact on our confidence in the estimate of effect and is likely to change the estimate.
Very low quality：We are very uncertain about the estimate.

[1] 随机方法不严谨
[2] 可信区间过宽
[3] 可信区间较宽

E. 2. 1. 7　牙痛分区辨证配穴 + 常规针刺 compared to 常规针刺 for 牙痛

Patient or population：patients with 牙痛
Settings：金川集团公司医院（甘肃，金昌）
Intervention：牙痛分区辨证配穴 + 常规针刺
Comparison：常规针刺

Outcomes	Illustrative comparative risks*（95.0% CI） Assumed risk 常规针刺	Corresponding risk 牙痛分区辨证配穴 + 常规针刺	Relative effect (95.0% CI)	No of Participants (studies)	Quality of the evidence (GRADE)	Comments
治愈率 Follow-up：mean 15 days	Study population		RR 1.18 (1.02 to 1.36)	180 (1 study)	⊕⊕⊖⊖ low[1,2]	
	744 per 1000	878 per 1000 (759 to 1000)				
	Moderate					
	744 per 1000	878 per 1000 (759 to 1000)				
1 个疗程（5 次）治愈率 Follow-up：mean 15 days	Study population		RR 1.35 (1.11 to 1.63)	180 (1 study)	⊕⊕⊖⊖ low[1,3]	
	611 per 1000	825 per 1000 (678 to 996)				
	Moderate					
	611 per 1000	825 per 1000 (678 to 996)				
总有效率 Follow-up：mean 15 days	Study population		RR 1.05 (0.98 to 1.12)	180 (1 study)	⊕⊕⊕⊖ moderate[1]	
	933 per 1000	980 per 1000 (915 to 1000)				
	Moderate					
	933 per 1000	980 per 1000 (914 to 1000)				

* The basis for the assumed risk（e. g. the median control group risk across studies）is provided in footnotes. The corresponding risk（and its 95.0% confidence interval）is based on the assumed risk in the comparison group and the relative effect of the intervention（and its 95.0% CI）.
CI：Confidence interval；RR：Risk ratio

GRADE Working Group grades of evidence
High quality：Further research is very unlikely to change our confidence in the estimate of effect.
Moderate quality：Further research is likely to have an important impact on our confidence in the estimate of effect and may change the estimate.
Low quality：Further research is very likely to have an important impact on our confidence in the estimate of effect and is likely to change the estimate.
Very low quality：We are very uncertain about the estimate.

[1] 随机方法不严谨
[2] 可信区间较宽：RR = 1.18，95.0% CI（1.02，1.36）
[3] 可信区间较宽：RR = 1.35，95.0% CI（1.11，1.63）

E. 2. 1. 8 同名经配穴针法 compared to 西药（青霉素 V 钾片 + 甲硝唑片）for 胃火牙痛

Patient or population：patients with 胃火牙痛
Settings：吉林省人民医院、长春中医药大学第一临床学院
Intervention：同名经配穴针法
Comparison：西药（青霉素 V 钾片 + 甲硝唑片）

Outcomes	Illustrative comparative risks*（95. 0% CI） Assumed risk 西药（青霉素 V 钾片 + 甲硝唑片）	Corresponding risk 同名经配穴针法	Relative effect（95. 0% CI）	No of Participants（studies）	Quality of the evidence（GRADE）	Comments
总有效率 疗效指数	Study population		RR 1. 06 （0. 88 to 1. 26）	40 （1 study）	⊕⊕⊕⊖ moderate[1]	
	900 per 1000	954 per 1000 （792 to 1000）				
	Moderate					
	900 per 1000	954 per 1000 （792 to 1000）				
总有效率 总疗效比较分析	Study population		RR 1. 06 （0. 88 to 1. 26）	40 （1 study）	⊕⊕⊕⊖ moderate[1]	
	900 per 1000	954 per 1000 （792 to 1000）				
	Moderate					
	900 per 1000	954 per 1000 （792 to 1000）				

* The basis for the assumed risk（e. g. the median control group risk across studies）is provided in footnotes. The corresponding risk（and its 95. 0% confidence interval）is based on the assumed risk in the comparison group and the relative effect of the intervention（and its 95. 0% CI）.
CI：Confidence interval；RR：Risk ratio

GRADE Working Group grades of evidence
High quality：Further research is very unlikely to change our confidence in the estimate of effect.
Moderate quality：Further research is likely to have an important impact on our confidence in the estimate of effect and may change the estimate.
Low quality：Further research is very likely to have an important impact on our confidence in the estimate of effect and is likely to change the estimate.
Very low quality：We are very uncertain about the estimate.

[1] 样本量较小；未行 ITT、PP 分析

E. 2. 1. 9 针刺配合中药内服 compared to 牙痛安 for 牙痛

Patient or population：patients with 牙痛
Settings：河北师范大学西区职工医院
Intervention：针刺配合中药内服
Comparison：牙痛安

Outcomes	Illustrative comparative risks*（95. 0% CI）		Relative effect（95. 0% CI）	No of Participants（studies）	Quality of the evidence（GRADE）	Comments
	Assumed risk	Corresponding risk				
	牙痛安	针刺配合中药内服				
总有效率	Study population		RR 1. 43（1. 11 to 1. 85）	120（1 study）	⊕⊕⊕⊖ moderate[1]	
	667 per 1000	953 per 1000（740 to 1000）				
	Moderate					
	667 per 1000	954 per 1000（740 to 1000）				

* The basis for the assumed risk（e. g. the median control group risk across studies）is provided in footnotes. The corresponding risk（and its 95. 0% confidence interval）is based on the assumed risk in the comparison group and the relative effect of the intervention（and its 95. 0% CI）.
CI：Confidence interval；RR：Risk ratio

GRADE Working Group grades of evidence
High quality：Further research is very unlikely to change our confidence in the estimate of effect.
Moderate quality：Further research is likely to have an important impact on our confidence in the estimate of effect and may change the estimate.
Low quality：Further research is very likely to have an important impact on our confidence in the estimate of effect and is likely to change the estimate.
Very low quality：We are very uncertain about the estimate.

[1] No explanation was provided

E. 2. 1. 10 近端取穴 compared to 远端取穴 for 牙痛

Patient or population：patients with 牙痛
Settings：河北联合大学口腔门诊
Intervention：近端取穴
Comparison：远端取穴

Outcomes	Illustrative comparative risks*（95. 0% CI） Assumed risk 远端取穴	 Corresponding risk 近端取穴	Relative effect （95. 0% CI）	No of Participants （studies）	Quality of the evidence （GRADE）	Comments
VAS 评分 视觉模拟评分法 Follow-up：mean 14 days	The mean vas 评分 in the control groups was	The mean vas 评分 in the intervention groups was		73 （1 study）	⊕⊕⊕⊕ high	
	3. 88 points	1. 55 lower （0 higher to 1. 44 lower）				
痊愈率 Follow-up：mean 14 days	Study population		RR 2. 30 （0. 79 to 6. 68）	73 （1 study）	⊕⊕⊖⊖ low[1]	
	114 per 1000	263 per 1000 （90 to 763）				
	Moderate					
	114 per 1000	262 per 1000 （90 to 762）				
总有效率 Follow-up：mean 14 days	Study population		RR 1. 07 （0. 93 to 1. 23）	73 （1 study）	⊕⊕⊕⊖ moderate[2]	
	886 per 1000	948 per 1000 （824 to 1000）				
	Moderate					
	886 per 1000	948 per 1000 （824 to 1000）				

* The basis for the assumed risk（e. g. the median control group risk across studies）is provided in footnotes. The corresponding risk（and its 95. 0% confidence interval）is based on the assumed risk in the comparison group and the relative effect of the intervention（and its 95. 0% CI）.
CI：Confidence interval；RR：Risk ratio

GRADE Working Group grades of evidence
High quality：Further research is very unlikely to change our confidence in the estimate of effect.
Moderate quality：Further research is likely to have an important impact on our confidence in the estimate of effect and may change the estimate.
Low quality：Further research is very likely to have an important impact on our confidence in the estimate of effect and is likely to change the estimate.
Very low quality：We are very uncertain about the estimate.

[1] 可信区间过宽：RR = 2. 30，95. 0% CI（0. 79，6. 68）
[2] 可信区间较宽：RR = 1. 07，95. 0% CI（0. 93，1. 23）

E. 2. 2 刺络放血疗法

E. 2. 2. 1 刺络放血配合拔罐 compared to 常规针刺 for 牙痛

Patient or population：patients with 牙痛
Settings：吉林省通化市中医院
Intervention：刺络拔罐
Comparison：常规针刺

Outcomes	Illustrative comparative risks* (95.0% CI) Assumed risk 常规针刺	 Corresponding risk 刺络拔罐	Relative effect (95.0% CI)	No of Participants (studies)	Quality of the evidence (GRADE)	Comments
总有效率 患者症状	Study population		RR 1.04 (1 to 1.07)	407 (1 study)	⊕⊕⊕⊖ moderate[1]	
	956 per 1000	994 per 1000 (956 to 1000)				
	Moderate					
	956 per 1000	994 per 1000 (956 to 1000)				
痊愈率 患者症状	Study population		RR 1.32 (1.21 to 1.45)	407 (1 study)	⊕⊕⊕⊖ moderate[1]	
	892 per 1000	1000 per 1000 (1000 to 1000)				
	Moderate					
	892 per 1000	1000 per 1000 (1000 to 1000)				
一次治愈率 患者症状	Study population		RR 1.87 (1.61 to 2.17)	407 (1 study)	⊕⊕⊖⊖ low[1,2]	
	483 per 1000	903 per 1000 (777 to 1000)				
	Moderate					
	483 per 1000	903 per 1000 (778 to 1000)				

* The basis for the assumed risk (e. g. the median control group risk across studies) is provided in footnotes. The corresponding risk (and its 95.0% confidence interval) is based on the assumed risk in the comparison group and the relative effect of the intervention (and its 95.0% CI).
CI：Confidence interval；RR：Risk ratio

GRADE Working Group grades of evidence
High quality：Further research is very unlikely to change our confidence in the estimate of effect.
Moderate quality：Further research is likely to have an important impact on our confidence in the estimate of effect and may change the estimate.
Low quality：Further research is very likely to have an important impact on our confidence in the estimate of effect and is likely to change the estimate.
Very low quality：We are very uncertain about the estimate.

[1] 未明确描述随机方法
[2] 可信区间较宽：RR = 1.87，95.0%CI (1.61，2.17)

E. 2. 2. 2 刺络放血配合拔罐 compared to 甲硝唑 for 牙痛

Patient or population：patients with 牙痛
Settings：浙江省中医药大学第一附属医院
Intervention：刺络拔罐
Comparison：甲硝唑

Outcomes	Illustrative comparative risks* (95.0% CI)		Relative effect (95.0% CI)	No of Participants (studies)	Quality of the evidence (GRADE)	Comments
	Assumed risk	Corresponding risk				
	甲硝唑	刺络拔罐				
总有效率	Study population		RR 1.44 (0.91 to 2.28)	30 (1 study)	⊕⊖⊖⊖ very low[1,2]	
	600 per 1000	864 per 1000 (546 to 1000)				
	Moderate					
	600 per 1000	864 per 1000 (546 to 1000)				
New Outcome	Study population		Not estimable	0 (0)	See comment	
	See comment	See comment				
	Moderate					

* The basis for the assumed risk (e. g. the median control group risk across studies) is provided in footnotes. The corresponding risk (and its 95.0% confidence interval) is based on the assumed risk in the comparison group and the relative effect of the intervention (and its 95.0% CI).
CI：Confidence interval；RR：Risk ratio

GRADE Working Group grades of evidence
High quality：Further research is very unlikely to change our confidence in the estimate of effect.
Moderate quality：Further research is likely to have an important impact on our confidence in the estimate of effect and may change the estimate.
Low quality：Further research is very likely to have an important impact on our confidence in the estimate of effect and is likely to change the estimate.
Very low quality：We are very uncertain about the estimate.

1 样本量小；随机方法不严谨
2 可信区间较宽：RR = 1.44，95.0% CI（0.91，2.28）

附 录 F

（资料性）

本指南推荐方案的形成过程

F.1 推荐意见的制定方法

根据GRADE系统从证据到推荐的形成方法，本课题组根据前期产生的临床问题，在已形成的证据体基础上，确立推荐框架，形成工作组草案，并与专家组讨论，不断修改完善形成征求意见稿，进一步搜集专家的具体建议及处理意见形成本指南推荐意见。

F.2 专家共识和推荐方案的形成过程

F.2.1 指南推荐框架的确立

根据检索到的文献证据，结合临床实际，形成指南的推荐框架是指南初稿的关键。对于推荐框架，可从急性与慢性、牙周病与牙体牙髓病、不同疗法、不同证型、近端取穴和远端取穴等方面来考虑，但作为指南，课题组及专家讨论一致认为本框架应在结合临床的基础上，做到疗效可靠，易于推广。2016-08-09形成的主体框架分为“常规治疗”及“针灸在口腔科治疗中的辅助作用”，而“常规治疗”则以疗法来进一步分类，具体如图F.1所示：

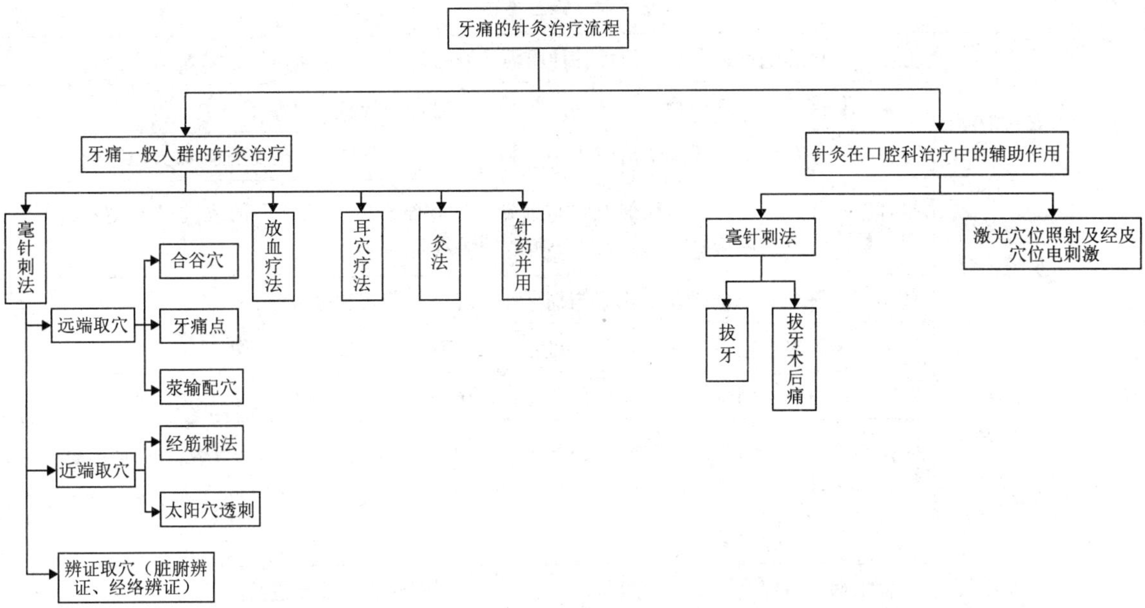

图F.1 本指南推荐框架2016-08-09版

2016-08-13框架在前述基础上，主要考虑点：a）突出合谷穴等效应穴，与临床实践相符合；b）结合西医，将牙病分为牙体牙髓病和牙周疾病导致的牙痛，辨病治疗；c）突出虚实辨证和经络辨证；d）将口腔科治疗中的拔牙术中和拔牙术后痛合并。具体如图F.2所示：

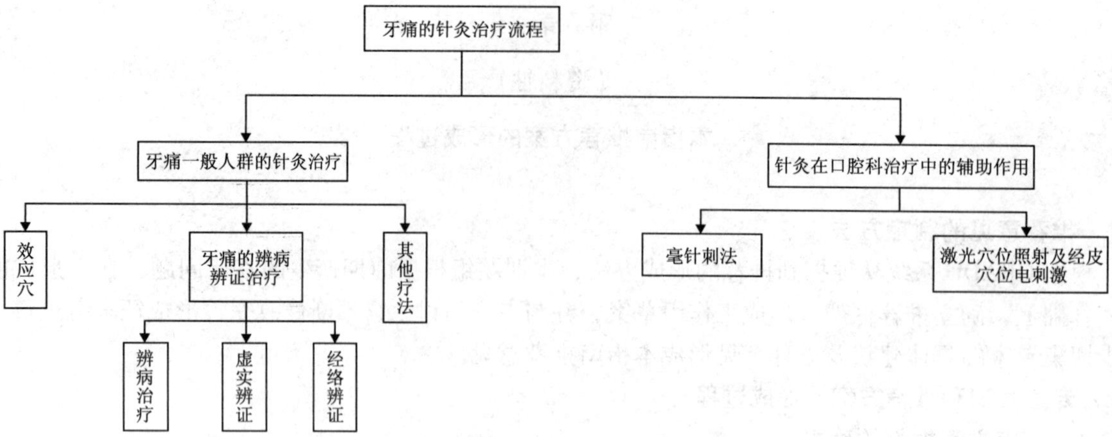

图 F.2　本指南推荐框架 2016 - 08 - 13 版

经与专家咨询，综合专家意见，主要考虑点：a）进一步突出合谷等经验效穴在本指南中的地位；b）在辨病辨证治疗部分，经络辨证与虚实辨证分开陈述；c）激光穴位照射在国内用于治疗牙痛较少采用，故不再推荐。形成征求意见稿的主要推荐意见如表 F.1 所示：

表 F.1　征求意见稿的主要推荐意见

分类	推荐意见		
常规针灸治疗	推荐经验效穴治疗		方案一：推荐毫针刺合谷穴治疗各种原因导致的牙痛，行强刺激手法或配合电针
			方案二：推荐毫针刺经验穴"牙痛点"治疗各种原因导致的牙痛
			方案三：推荐太阳穴透刺法治疗牙痛，上牙痛取太阳透刺下关，下牙痛取太阳透刺颊车
	推荐经络辨证治疗		推荐根据经络辨证，采用局部取穴与远端取穴相结合的方法，局部取穴以下关、颊车、太阳、翳风为主，远端取穴以五腧穴中荥穴和输穴为主
			依据"牙脏相合"的理论，选取与痛牙相关经络的荥穴和输穴治疗
	推荐虚实辨证治疗	实火牙痛	推荐根据经络辨证取穴的基础上，采用手法治疗加电针，用泻法
			推荐采用刺血疗法，取穴大椎穴及夹脊、二间、厉兑；耳穴：耳尖、牙
		虚火牙痛	推荐在经络辨证局部取穴的基础上，可选太溪等远端配穴，手法治疗加电针，太溪用补法，余穴用泻法
	其他疗法		推荐使用耳穴疗法治疗
			推荐依据经筋理论，在患侧颊车、下关、耳门周围寻找筋节点进行针刺治疗
			推荐艾灸肩髃穴治疗，尤适用于牙周疾病
针灸辅助治疗	推荐辨病治疗		推荐在口腔科开髓减压术及拔牙术的术前、术中及术后应用毫针刺法以镇痛，部分或完全替代治疗术中的局部药物麻醉，并减轻术后疼痛，尤其适用于对局部麻醉药物过敏的患者
			急性牙髓炎和根尖周炎患者在开髓或扩根术等牙科治疗术后仍存在疼痛推荐予以经皮穴位电刺激治疗

F.2.2　指南修改稿

指南初稿推荐方案形成后，我们分别进行了电子问卷和会议讨论，征集专家意见。结果显示专家对初稿的认可度较高，反馈意见主要有：牙脏相合的理念普遍接受度比较小，是否需要推荐；辨病辨证论治部分比较烦琐，不符合指南简明扼要的要求，需进一步凝练；对太冲穴、艾灸肩髃穴、口腔科辅助治疗、经皮电刺激疗法等细节内容是否推荐存在不同意见，经过专家电子问卷和专家讨论，修正了部分内容。

F.2.3 指南定稿

课题组对全国范围的专家征集意见，对指南进行修订和完善，完成送审稿。根据专家提出的修改建议及总课题组的统一标准进行完善，并形成指南的定稿。

附 录 G

（资料性）

专家意见征集过程、结果汇总及处理

表 G.1 本指南获取意见汇总处理表

阶段	序号	章条编号	意见内容	提出单位	处理意见	处理结果
提案立项阶段	1	1 摘要	怎样制定推荐意见的整体框架	山东中医药大学、日照市中医医院	对于框架的制定未形成统一的意见	对于框架的制定未形成统一的意见
	2	1 摘要	牙痛的鉴别诊断，指南适合哪种类型的牙痛？对于非牙源性疾病引起的牙痛是否纳入指南中	山东中医药大学、日照市中医医院	专家组决定本指南适用于牙源性疾病导致的牙痛及口腔科治疗术中及术后的牙痛	采纳专家意见
工作组草案阶段	1	1 摘要	主要针对推荐意见框架的制定进行细致的研究讨论	山东中医药大学、日照市中医医院	起草推荐框架	将推荐分一般人群的针灸治疗和口腔科治疗中的辅助作用两方面，然后再分毫针刺法及其他疗法
征求意见阶段	1	3 概述	与本指南无关的内容不宜详列，比如牙宣	山东中医药大学	建议删除	采纳专家意见删除
	2	3 概述	知识性内容宜准确，不宜模糊，如肾主骨生髓，由此提出肾经与牙齿相关是没有道理的	山东中医药大学	建议修改	采纳专家意见并修改
	3	5 诊断标准	中医分型混乱	山东中医药大学	建议根据虚实辨证分型	采纳专家意见并修改完善
	4	7 针灸治疗与推荐方案	推荐方案形式格式不一致	山东中医药大学	建议所有的推荐方案形式应统一	采纳专家意见并修改完善
	5	7 针灸治疗与推荐方案	专业术语要准确，语言宜简练	山东中医药大学	建议进一步精练语言	采纳专家意见并修改完善
	6	7 针灸治疗与推荐方案	辨证选穴推荐意见过于单一，没有与前面的辨证分型相结合	山东中医药大学	建议前后结合，逻辑通顺	采纳专家意见并修改完善

续 表

阶段	序号	章条编号	意见内容	提出单位	处理意见	处理结果
征求意见阶段	7	7 针灸治疗与推荐方案	灸法应该在什么情况下应用，刺激量轻重，艾灸时间长短等有证据支持吗	山东中医药大学	建议查询资料	采纳专家意见并修改
	8	7 针灸治疗与推荐方案	艾灸肩髃穴文献有记载且证据质量较高但临床应用较少，临床疗效待进一步验证不建议推荐	山东中医药大学	建议删除	采纳专家意见并删除
送审阶段	1	1 摘要	本治则中没有“止痛”字样，是否合适	中国中医科学院针灸研究所	治则中加入“止痛”的描述	咨询专家组暂不修改
	2	1 摘要	用“耳穴贴压”一词更准确，覆盖面较广，不光是用丸	中国中医科学院针灸研究所	建议用“耳穴贴压”一词	采用“耳穴压丸法”一词
	3	1 摘要	经筋刺法，其使用的工具仍然是毫针，因此应该归入毫针刺法里面	中国中医科学院针灸研究所	建议归入毫针刺法里面	采纳专家意见并修改
	4	2 简介	护理人员是否可以使用针刺方法？如不可，则不能包括护理人员	中国中医科学院针灸研究所	建议删除护理人员	咨询专家组暂不修改
	5	5 诊断标准	实验室检查、影像学检查缺乏具体内容	中国中医科学院针灸研究所	建议指标具体到变化	采纳专家意见并修改
	6	7 针灸治疗与推荐方案	毫针刺法是刺激方式，不应该列在选穴处方的条目下	中国中医科学院针灸研究所	建议并入刺激方式中去	采纳专家意见并修改
	7	1 摘要	口腔科中辅助治疗	中国中医科学院针灸医院	建议把这一条推荐意见单独拿出来，放到全部推荐意见的最后	采纳专家意见并修改
	8	3 概述	这里的发病率主要讲的是龋齿。应该重点论述牙痛在全部人群中的发病率	中国中医科学院针灸医院	建议改为牙痛是牙源性疾病中的主要症状，占第一位	采纳专家意见并修改
	9	7 针灸治疗与推荐方案	针刺手法后面内容属于电针的刺激参数，也不能算针刺手法	中国中医科学院针灸医院	建议可以删掉，或者放在后面电针刺激参数里	采纳专家意见并删除

续 表

阶段	序号	章条编号	意见内容	提出单位	处理意见	处理结果
送审阶段	10	7 针灸治疗与推荐方案	短促行针的说法，并不普遍，建议用通俗的表达方法表述，不能完全拘泥于文献	中国中医科学院针灸医院	建议完善语言	采纳专家意见删除“短促行针”表达方式
	11	7 针灸治疗与推荐方案	针刺太阳穴这个方案征求过专家意见吗	中国中医科学院针灸医院	建议修改	征求专家组意见，暂保留
	12	7 针灸治疗与推荐方案	刺络放血疗法处操作描述不清晰	中国中医科学院广安门医院	建议重新组织语言	采纳专家意见并修改
报批阶段	1	7 针灸治疗与推荐方案	上牙痛取太阳透刺下关穴，下牙痛取太阳透刺颊车穴。针刺深度是否能达到？能否进行补泻操作	南京中医药大学	建议验证	咨询专家组暂保留
	2	7 针灸治疗与推荐方案	治疗方案逻辑划分明细化，方案一、二、三中先选哪一个方案再选哪一个方案	中国中医科学院	建议临床遵从取穴少减轻病人痛苦为原则	采纳专家意见
	3	7 针灸治疗与推荐方案	结局指标在文章中太烦琐没意义	中国中医科学院广安门医院	建议结局指标简单写为参见什么标准即可	采纳专家意见并修改
	4	7 针灸治疗与推荐方案	护理工作具体怎么护理	天津中医药大学	建议具体描述	咨询专家组暂不修改
	5	1 摘要	细节术语要规范，治则治法有待商榷	北京中医药大学	建议修改治则治法	咨询专家组暂不修改

附　录　H

（资料性）

本指南编制过程中召开的历次会议

H.1　针灸团体标准项目《循证针灸临床实践指南》课题启动及培训会

时间：2016 年 4 月 21 日。

地点：中国中医科学院针灸研究所会议室。

参加人员：刘保延院长、景向红副所长、武晓冬秘书长、吴泰相教授、刘雅丽副教授、高楠、冉维正、总课题组及各分课题组成员。

会议内容：

中国针灸学会标准化工作委员会对于针灸团体标准的总体要求；

介绍本指南的编制特点和关键技术；

介绍本指南编写的文献评估和证据合并方法；

介绍前两批循证针灸临床实践指南的研制经验与体会。

H.2　针灸团体标准研制方法培训会结业暨针灸指南文本框架研讨会

时间：2016 年 5 月 18 日。

地点：中国中医科学院针灸研究所会议室。

参加人员：刘保延院长、喻晓春所长、景向红副所长、赵宏副院长、武晓冬秘书长、吴泰相教授、刘雅丽副教授、冉维正医师、总课题组及各分课题组成员。

会议内容：

本指南制定方法探讨；

本指南推荐方案框架；

团体标准针灸实践指南内容的规范与细化；

《循证针灸临床实践指南》编写经验与体会交流。

H.3　针灸团体标准研制方法培训班

时间：2016 年 4 月 21 日 ~5 月 18 日。

地点：中国中医科学院针灸研究所会议室。

参加人员：中国临床试验注册中心创始人吴泰相教授、兰州大学循证医学中心刘雅丽副教授、本课题组冉维正医师、总课题组及各分课题组成员。

会议内容：

系统学习用于证据评价的 GRADE 评价体系，并应用其指导指南的证据评估；

期间召开多次小组会议就指南编制的各个环节系统学习并讨论。

H.4　《循证针灸临床实践指南　牙痛》编写启动会

时间：2016 年 5 月 25 日。

地点：日照市中医医院会议室。

参加人员：孙学全、高楠、丁立钧、马良志、冉维正、夏德鹏、冯雯雯、李岩涛、费洪钧、牟磊、陈成华。

会议内容：

牙痛指南编写进度安排；

确立人员分工。

H.5 《循证针灸临床实践指南　牙痛》指南框架及疗效确定标准的确定讨论会

时间：2016年8月9日。

地点：日照市中医医院会议室。

参加人员：孙学全、高楠、丁立钧、马良志、冉维正、夏德鹏、冯雯雯、李岩涛、费洪钧、牟磊、陈成华。

会议内容：

确定牙痛类型及针灸治疗现状概括；

初步确定牙痛指南编写框架。

H.6 《循证针灸临床实践指南　牙痛》指南框架及疗效确定标准的确定讨论会

时间：2016年11月20日。

地点：日照市中医医院会议室。

参加人员：赵宏、孙学全、高楠、丁立钧、马良志、冉维正、夏德鹏、冯雯雯、李岩涛、费洪钧、牟磊、陈成华。

会议内容：

对指南中的问题进行讨论；

修订牙痛指南编写框架；

完成专家意见的调查问卷设计。

H.7 中国针灸学会标准化工作委员会2016年学术会议（指南课题汇报会）

时间：2016年12月22~23日。

地点：北京京东宾馆。

参加人员：刘保延院长、喻晓春所长、景向红副所长、武晓冬秘书长、本课题组高楠、夏德鹏、冉维正、总课题组及各分课题组成员。

会议内容：

16项循证针灸临床实践指南中期汇报工作进度；

专家指出各指南课题组目前存在的问题及共性问题；

专家及各课题组研讨提出进一步工作建议。

H.8 《循证针灸临床实践指南　牙痛》征求意见稿讨论会

时间：2017年5月19日。

地点：日照市中医医院会议室。

参加人员：孙学全、高楠、丁立钧、马良志、冉维正、夏德鹏、张鹏、冯雯雯、李岩涛、费洪钧、牟磊、陈成华。

会议内容：

本指南征求意见稿汇报；

对指南存在问题进行讨论：框架的整体设计；针药并用与口腔科辅助治疗是否继续留用；

修改完成后再次请专家审阅。

H.9 《循证针灸临床实践指南　牙痛》征求意见稿第二次讨论会

时间：2017年8月20日。

地点：日照市中医医院会议室。

参加人员：孙学全、高楠、丁立钧、马良志、冉维正、夏德鹏、张鹏、冯雯雯、李岩涛、费洪钧、牟磊、陈成华。

会议内容：确定指南征求意见稿。

H.10 中国针灸学会2017年年会（循证针灸临床实践指南专家论证会）

时间：2017年12月2日。

地点：北京龙城丽宫国际酒店一层会议室。

参加人员：刘保延院长、武晓冬秘书长、本课题组高楠、夏德鹏、冉维正、总课题组及各分课题组成员。

会议内容：

16项循证针灸临床实践指南研究进展及推荐方案汇报；

再次针对各课题组指南制定过程中存在的问题进行讨论。

H.11 《循证针灸临床实践指南　牙痛》送审稿讨论会

时间：2018年9月7日。

地点：日照市中医医院会议室。

参加人员：孙学全、高楠、丁立钧、马良志、冉维正、夏德鹏、张鹏、冯雯雯、李岩涛、费洪钧、牟磊、陈成华。

会议内容：根据专家意见修改指南，确定指南送审稿。

H.12 《循证针灸临床实践指南　牙痛》报批稿讨论会

时间：2019年6月27日。

地点：北京中国中医研究所二楼会议室。

参加人员：喻晓春所长、景向红副所长、武晓冬秘书长、本课题组高楠、夏德鹏。

会议内容：根据专家意见修改指南，确定指南报批稿。

H.13 《循证针灸临床实践指南　牙痛》报批稿讨论会

时间：2020年3月24日。

地点：日照市中医医院脑病二科会议室。

参加人员：本课题组高楠、夏德鹏、张鹏、马良志、冯雯雯等课题组成员。

会议内容：根据各项目组意见确定统稿意见，修改报批稿准备出版。

参 考 文 献

[1] 樊明文．牙体牙髓病学［M］．4 版．北京：人民卫生出版社，2016：50 - 51，207 - 212，221 - 227.

[2] 张志愿．口腔颌面外科学［M］．7 版．北京：人民卫生出版社，2016：184 - 185.

[3] 孟焕新．牙周病学［M］．4 版．北京：人民卫生出版社，2014：150 - 153.

[4] 王华，杜元灏．针灸学［M］．北京：中国中医药出版社，2012：319.

[5] 唐华生，胡涛．输荥配穴治疗牙痛对照观察［J］．中国针灸，2012，32（9）：794 - 797.

[6] 蔡敏华，张红霞．指针穴位按压治疗龋齿牙痛 2 例体会［J］．中医外治杂志，2008，17（2）：17.

[7] 张封媛，蔡岩松，赵敏越．针灸治疗胃火炽盛型牙周疾病 43 例［J］．中国中医药科技，2009，16（2）：106.

[8] 李珣，相顺利，赵斌．针灸镇痛治疗急性牙髓炎 100 例［J］．陕西中医，2002，23（6）：544 - 545.

[9] 赵彤彤．中药联合针灸治疗牙痛 136 例疗效观察［J］．世界中西医结合杂志，2011，6（1）：48 - 49.

[10] 林茜，竺海玮．针灸治疗牙齿痛症概况［J］．针灸临床杂志，2001，17（12）：48 - 50.

[11] 孙红兵，石少伟，朱法永，等．孙学全教授针灸补泻经验总结［J］．世界中西医结合杂志，2012，7（8）：652 - 653.

[12] 王兵，张翠英，张军岐，等．针刺合谷穴治疗牙痛的临床研究［J］．上海针灸杂志，2006，25（8）：6 - 9.

[13] 谢潇侠．单刺合谷穴与辨证取穴治疗牙痛的临床对比观察［J］．甘肃中医学院学报，1996（8）：72 - 73.

[14] 田健来，李旗，王大力，等．针刺远端和近端腧穴治疗牙痛疗效的对比观察［J］．上海针灸杂志，2012，31（4）：250 - 251.

[15] 陈蓉，吴国强，王瑞辉．殷克敬教授运用针刺治疗牙痛 68 例［J］．现代中医药，2015，35（4）：4 - 5.

[16] 牟惠云，王迪．太阳穴透刺治疗牙痛 20 例［J］．长春中医药大学学报，2008，24（4）：460.

[17] 刘继明．太阳穴长针透刺治牙痛［J］．中国针灸，1994（S1）：334.

[18] 黄丽萍，刘国强，马小军．长针透刺太阳穴加耳穴刺络治疗牙痛 74 例［J］．陕西中医，2006（4）：479 - 480.

[19] 罗冬青，孙英霞．电针下关、颊车为主治疗牙龈痈胃火牙痛 63 例临床观察［J］．江苏中医药，2008（5）：58 - 59.

[20] 周建霞．针刺治疗牙髓炎性牙痛 62 例疗效观察［J］．新中医，2006（9）：59 - 60.

[21] 王玉峰，彭素梅．牙痛分区辨证配穴治疗的临床观察［J］．湖北中医杂志，2009，31（6）：48 - 49.

[22] 董玉杰．“同名经配穴针法”治疗牙痛（胃火炽盛型）的临床研究［D］．长春：长春中医药大

学，2011.
[23] 刘丽，李文丽．针刺配合中药内服治疗牙痛 90 例 [J]. 江西中医药，2006（5）：46 - 47.
[24] 陈锦宏．经筋针刺治疗牙痛 [J]. 中国针灸，2008（9）：641.
[25] 韩碧英，叶成鹄，谢兰，等．探棒按压耳区阳性反应点治疗牙痛 72 例 [J]. 中国针灸，1992（3）：17 - 18.
[26] 李和，张风霞．耳穴贴压治疗牙痛 72 例临床观察 [J]. 中国针灸，1997（9）：534.
[27] 台杰，郭建中，矫燕．针刺配合耳穴贴压治疗牙痛 30 例 [J]. 中国针灸，2001（8）：24.
[28] 马玲，魏群．耳压治疗牙痛 36 例临床总结 [J]. 针灸学报，1992（6）：21.
[29] 吴蕴，王殿玲，赵宗仙．针刺加耳穴贴压治疗牙痛 48 例 [J]. 实用中医药杂志，2001（6）：31.
[30] 周丽．耳穴三焦治牙痛 30 例小结 [J]. 江西中医药，1989（2）：39.
[31] 王刚勇，孙飞翔．耳穴压迫治疗牙痛 200 例体会 [J]. 现代中西医结合杂志，1998（4）：612.
[32] 杨惠．耳压粘贴治疗牙痛 [J]. 四川中医，1989（6）：60.
[33] 戴凤芝．耳穴盖压止牙痛法的临床观察 [J]. 北京口腔医学，1996（2）：91 - 92.
[34] 潘洪飞，任大鹏．平衡针配合刺络放血治疗牙痛实证 60 例 [J]. 河北中医，2011，33（11）：1689 - 1690.
[35] 吴家淑．刺络拔罐治疗牙痛及其机理探讨 [A]. 世界针灸学会联合会成立暨第一届世界针灸学术大会论文摘要选编 [C]. 北京：中国中医科学院针灸研究所，1987：63 - 64.
[36] 程丽琼，唐娅琴．刺络拔罐治疗牙痛 15 例 [J]. 上海针灸杂志，2014，33（1）：87.
[37] 零月丽，谢雍宁．择时穴位刺血治疗胃（肠）火牙痛的疗效观察 [J]. 中国当代医药，2012，19（9）：106，108.
[38] 乔玉玲，田丰．耳尖放血并耳穴贴苏子治疗牙痛 57 例临床观察 [J]. 中国社区医师，2005（16）：32.
[39] 王艳英．耳穴放血治疗牙痛 10 例 [J]. 上海针灸杂志，1995（2）：95.

ICS 11.020
C 05

团 体 标 准

T/CAAM 0019—2019

针灸临床实践标准制定及其评估规范

Directives of formulation and evaluation on the guideline for clinical practices of acupuncture and moxibustion

2019-11-13 发布　　2019-12-31 实施

中 国 针 灸 学 会 发布

前　言

本文件按照 GB/T 1.1—2009 给出的规则起草。

本文件的附录 A、附录 B、附录 C、附录 D、附录 E、附录 F、附录 G、附录 H、附录 I、附录 J 为规范性附录。

本文件由中国针灸学会提出。

本文件由中国针灸学会标准化工作委员会归口。

本文件起草单位：中国中医科学院、中国中医科学院针灸研究所、中国中医科学院广安门医院、四川大学、成都中医药大学、中国中医科学院西苑医院、北京大学公共卫生学院、北京中医药大学东直门医院。

本文件主要起草人：刘保延、赵宏、武晓冬、房繄恭、彭唯娜、吴泰相、梁繁荣、李瑛、訾明杰、詹思延、谢利民、董国锋、刘志顺、赵吉平、吴中朝、杨金洪。

本文件审议专家：喻晓春、麻颖、贾春生、景向红、赵百孝、刘存志、刘清国、郭义、赵京生、王麟鹏、杨骏、唐勇、储浩然、徐斌、陈泽林、孙建华。

请注意本文件的某些内容可能涉及专利。本文件的发布机构不承担识别这些专利的责任。

针灸临床实践标准的制定及其评估规范

1 范围

本标准规定了针灸临床实践标准制定和评估的原则、方法、流程及要求。

本标准适用于针灸临床实践标准的制定和针灸临床实践标准质量与适用性的评估。

2 规范性引用文件

下列文件对于本文件的应用是必不可少的。凡是注日期的引用文件，仅注日期的版本适用于本文件。凡是不注日期的引用文件，其最新版本（包括所有的修改单）适用于本文件。

GB/T 30232—2013 针灸学通用术语

GB/T 21709 针灸技术操作规范

GB/T 1.1 标准化工作导则 第1部分：标准的结构和编写

GB/T 16733—1997 国家标准制定程序的阶段划分及代码

3 术语和定义

下列术语和定义适用于本标准。

3.1

针灸临床实践标准 Clinical practice guidelines of acupuncture and moxibustion

针对特定针灸临床问题，体现针灸临床诊疗特色优势，依据现代最佳临床研究证据，参照古代文献、名医家经验，结合患者价值观和意愿，系统研制的帮助临床医生和患者恰当选择针灸干预措施的指导性意见或推荐性建议。

3.2

针灸临床问题 Clinical problem of acupuncture and moxibustion

针对特定疾病，体现针灸临床诊疗特色优势的临床情况，包括医生与患者在疾病诊疗处理中关注的干预与预后、病因、诊断以及医疗成本等问题，如目标人群、针灸干预方法、针灸疗效与结局、针灸与其他疗法比较的优势等。

3.3

文献质量评估 Evaluation of literature quality

对临床研究文献的科学性、合理性、真实性及实用性的综合分级评价，是形成临床研究证据的依据。

3.4

证据 Evidence

经过严格质量评估，用于支持疾病病因、诊断、治疗和预后的文献。与医学实践和决策相关的证据是多层次的。

3.5

证据群 Evidence group

通过对现代文献、古代文献及名家经验等文献严格进行质量评估和筛选所形成的一组相互关联或印证的证据文献集合。

3.6

文献检索策略 Literature retrieval strategy

为实现检索目标而制订的指导整个检索过程的全盘计划或方案，包括检索系统、检索文档、检索途径和检索词等。

3.7

GRADE the Grading of Recommendations Assessment, Development and Evaluation

卫生系统中证据推荐分级的评估、制订与评价系统。

3.8

推荐方案 Recommendation

针对特定的问题，依据研究证据、利弊关系以及特定资源、价值取向和专家共识所形成的指导性意见。

3.9

推荐强度 Recommended strength

对推荐方案中每项指导性意见的利弊关系、实用性、可靠性以及真实性程度的综合性、分级化描述。

注：在不同的评价系统中推荐强度的分级方法不同。GRADE 将推荐强度分为强推荐、弱推荐、弱不推荐与强不推荐四个等级。

4 标准项目组

4.1 项目组组长

1 名，由中医针灸临床专家担任，负责标准项目申报、项目的组织实施、进度管理以及其他应由项目组组长负责的工作。

4.2 专家组

由中医针灸临床专家、西医临床专家、临床流行病学专家、古代文献专家、标准化专家等相关领域专家 7 ~9 人组成，负责确定标准的框架和适用范围、文献检索策略，帮助确定推荐意见，负责培训起草组人员，指导起草组人员完成标准撰写工作。

4.3 起草组

由项目组组长邀请或指定的 3 ~5 名成员组成，负责标准的研制、编写工作。

4.4 项目组秘书

由项目组组长指定 1 ~2 名人员担任，负责协助项目组组长进行沟通协调与文档管理等工作。

5 标准制定的程序

5.1 标准适用的疾病范围和临床问题的确定

5.1.1 标准适用的疾病范围

是标准适用的疾病范畴与具体目标人群。

5.1.2 标准临床问题的确定

是标准研制工作的起点，通常由专家组确定具体疾病与针灸诊疗优势特点后，起草组按照专家组的意见，形成具体的临床问题；或者由起草组从针灸临床医生及患者中，征集、筛选和整理他们关注的针灸临床问题后，再由专家组对标准临床问题进行确认。标准临床问题的具体确定步骤见附录 A。

5.2 标准证据的收集、筛选与评估

5.2.1 标准证据的范围

标准制定过程中所涉及的证据应包括来自现代文献、古代文献、名医经验和临床工作的实际数据等。

5.2.2 标准文献检索策略的制定

由起草组根据标准临床问题分别确定现代文献、古代文献和名医经验检索策略。文献检索策略包括检索工具、检索范围、检索词、检索式和文献纳入标准、排除标准等，文献检索策略详见附录 B。

5.2.3 标准文献收集与筛选

根据文献检索策略，由起草组负责收集所有相关的现代文献、古代文献和名医经验的相关记载条

目，根据文献纳入标准、排除标准筛选出符合条件的文献。

5.2.4 标准文献质量评估

现代文献采用GRADE系统进行质量评估。首先由起草组成员针对疾病临床结局指标的重要程度，将疾病临床结局指标进行分级，筛选出相关文献，根据疾病临床结局将有关信息录入GRADE软件，并进行质量评估。文献证据质量分为高、中、低、极低四个等级，分别用大写英文字母ABCD表示，详见附录C。

古代文献和名医经验的质量评估，首先由专家组依据文献的完整性、可靠性、一致性、来源的可获得性等评价原则、评价标准及提取内容。起草组筛选出相关文献，录入数据库，根据古代文献证据标准，确定古代文献和名医经验证据的质量等级。古代文献和名医经验的质量分为高、中、低三个等级。详见附录C。

5.3 标准推荐方案的形成

5.3.1 针灸治疗原则与标准推荐方案框架的确定

5.3.1.1 针灸治疗原则的确定

由项目组组长和专家组成员根据针灸治疗具体疾病的特点，提炼并确定针灸治疗该病的原则。针灸治疗原则应反映出针灸治疗具体疾病的辨治思路，如采用分期治疗、脏腑辨证治疗、经络辨证治疗等。

在确定针灸治疗原则的基础上，结合疾病的具体情况，进一步明确针灸作用特点、选穴处方原则，以及疗程、频次、干预时机等影响针灸疗效的关键因素。

5.3.1.2 标准推荐方案框架的确定与分类

项目组组长和专家组成员根据标准的适用范围、临床问题与治疗原则制定标准推荐方案的框架。标准推荐方案框架宜根据目标人群进行分类。在每一类目标人群中，按照干预措施或结局指标进行细化分类。关于标准推荐方案框架的确定与分类，详见附录D。

5.3.2 标准证据的合成

标准证据的合成由起草组根据标准方案框架，分别依据目标人群、治疗原则与针灸疗法、结局指标等，将现代文献、古代文献及名医经验证据进行合并，最终形成标准推荐方案的证据体。

5.3.3 标准推荐方案初稿的形成

5.3.3.1 推荐意见的提出

起草组根据推荐方案框架，将治疗方案及其相关证据体等综合，形成初步的推荐意见。推荐意见的形成应在现代文献证据、古代文献证据及名医经验证据体的基础上产生。对于临床应用广泛，疗效明显但缺乏现代文献证据，可以在名医经验和古代文献的基础上，依据临床工作的实际，通过专家共识的方法，形成推荐意见。

5.3.3.2 推荐意见的内容

a）推荐意见必须明确，且具有可操作性，应包括推荐的针灸治疗方案、推荐强度、支撑证据与说明。

b）针灸治疗方案应包括针灸干预的适用人群、介入时机、干预原则、取穴、刺灸方法、注意事项和结局指标等。

c）推荐强度可分为强推荐和弱推荐。

d）支撑证据包括现代文献证据、古代文献证据、名医经验证据或专家共识。

e）说明部分应包括证据质量、干预措施利弊关系的权衡、患者价值观和意愿的分析或直接和间接成本情况。

5.3.3.3 推荐意见的形成方法

由专家组参照GRADE系统推荐意见形成的方法，通过专家会议的形式，形成治疗方案的推荐意见。在专家会议前应明确会议表决的程序和规则。推荐意见的形成应充分考虑治疗方案的疗效、实用性和安全性。

5.3.3.4 不提出推荐意见的情况

当一项针灸干预措施有效性的证据不足，或者专家对该干预措施存在利弊关系，患者价值观和意愿、干预成本等方面争议较大时，可以不提出推荐意见。但对于针灸治疗原则和某些针灸干预措施，即使证据很少或没有，因其已被广泛应用，需尽可能提出推荐意见，但需要明确指出其证据的缺乏，且应该详细罗列其现有证据情况；对于一些特殊的针灸治疗方法，应对施术者和施术环境提出明确的要求。

5.3.3.5 提出进一步研究的推荐意见

当证据缺乏时，应提出进一步研究的推荐意见。

由起草组综合以上工作内容，形成标准推荐方案初稿。具体内容见附录 E。

5.3.4 标准推荐方案修改稿的形成

推荐方案初稿将采用会议、函审等多种形式进行专家咨询。起草组对专家意见进行汇总整理，通过专家组会议，提出修改意见，并形成推荐方案修改稿。关于标准推荐方案修改稿的内容见附录 F。

5.3.5 标准推荐方案终稿的形成

5.3.5.1 专家会议的组织

标准推荐方案修改稿形成后，由项目组组长负责组织召开专家会议。

5.3.5.2 专家会议人员的组成

在项目专家组成员的基础上，标准项目组邀请国内外知名的、有代表性的中医针灸临床专家、相关疾病西医临床专家、流行病学专家、患者代表、护理人员代表等人员参会。专家人员以 9～15 人为宜，至少包括 2 名针灸临床专家、2 名西医临床专家和 1 名流行病学专家。

5.3.5.3 专家会议流程

起草组对标准推荐方案进行逐项介绍，包括推荐方案的内容，相关证据质量，推荐意见的确定过程以及反馈意见的处理等。对标准推荐方案进行逐项表决，必要时说明理由。

5.3.5.4 标准推荐方案终稿的确定

按照绝对多数原则来确定推荐方案并形成推荐方案终稿。

注：标准推荐方案终稿的形成遵循罗伯特议事规则（Robert's rules of order）确定标准推荐方案终稿。

5.4 标准的形成

5.4.1 标准征求意见稿的形成

a）由起草组根据标准推荐方案终稿与标准送审稿的内容和体例要求撰写标准初稿。

b）由专家组对标准初稿进行审核，形成标准征求意见稿。

c）标准征求意见稿形成后，在规定范围内征求意见。

5.4.2 标准送审稿的形成

5.4.2.1 标准送审稿的内容和体例

5.4.2.1.1 标准送审稿的内容

a）封面；

b）目录；

c）前言；

d）引言；

e）摘要；

f）简介；

g）概述；

h）临床特点；

i）诊断标准；

j）针灸治疗概况；

k）针灸治疗与推荐方案；

l）参考文献；

m）编写说明与相关附录［推荐方案应包括概述（简介、作用特点、疗效）、取穴、操作、疗程、注意事项等］。

5.4.2.1.2 标准送审稿体例

标准送审稿体例详见附录H。

5.4.2.2 标准送审稿的文本规定

标准送审稿文本包括标准题目、各级标题、正文以及参考文献中的字体和格式。标准送审稿中单位、字母、标点符号等的表述方式按照相关国家标准的要求。标准送审稿的文本规定详见附录H。

5.4.2.3 标准送审稿的确定

起草组整理、汇总广泛征求的意见，形成征求意见汇总表，提交会议审定。

由项目组召开专家会议，以会审的形式对征求意见汇总表中的意见逐项审议，起草组按照会审结论修改标准征求意见稿，形成标准送审稿。

5.4.3 标准报批稿的形成

5.4.3.1 标准送审稿的报送

标准送审稿形成后，由标准项目组报送至中国针灸学会标准化委员会审查。

5.4.3.2 标准送审稿的审查

中国针灸学会标准化委员会收到标准送审稿后，应及时择期采取会审的形式组织专家审查，形成审查意见。

5.4.3.3 标准报批稿的确定

起草组应按照审查意见，逐条修改并形成标准报批稿。

5.4.4 标准出版稿的形成

5.4.4.1 标准报批稿的报送

标准报批稿形成后，由标准项目组报送至相关管理机构。级别为团体标准和行业标准的标准报批稿报送至中国针灸学会标准化工作委员会秘书处等相关管理机构；级别为国家标准的标准报批稿报送至全国针灸标准化技术委员会秘书处等相关管理机构。

5.4.4.2 标准报批稿的审查

相关管理机构收到标准报批稿后，应及时择期审查。级别为团体标准和行业标准的标准报批稿由中国针灸学会标准化工作委员会等相关管理机构组织专家审查；级别为国家标准的标准报批稿由全国针灸标准化技术委员会等相关管理机构组织专家审查。

5.4.4.3 对标准报批稿的会审处理

a）相关管理机构应采取会审的形式组织专家审查标准报批稿，会审应形成审查意见；

b）对审查通过的标准报批稿，起草组应按照会审形成的审查意见，逐条修改标准报批稿，形成标准出版稿，上报相关管理机构；

c）对审查没通过的标准报批稿，由项目组继续研究修善后上报相关管理机构，接受相关管理机构的择期重新审查。

5.5 标准的发布与备案

不同等级标准的发布程序不同：

a）国家标准级别的标准发布，由全国针灸标准化技术委员会提请国家中医药管理局报送国务院标准化管理部门批准发布；

b）行业标准级别的标准发布，由中国针灸学会标准化工作委员会提请中国针灸学会报送国家中医药管理局批准发布，并报国务院标准化管理部门备案；

c）团体标准级别的标准发布，由中国针灸学会标准化工作委员会报送中国针灸学会批准发布，并报国家中医药管理局备案。

5.6 标准的版本、修订与更新

5.6.1 标准的版本

根据使用的人群不同，标准可有针对针灸医师、非针灸医师以及患者使用的不同版本。

5.6.2 标准的修订

相关管理机构根据针灸临床实际需求与发展情况，对现行标准组织复审，复审周期一般不超过5年。经复审决议确定复审的标准如被管理部门列入标准修订计划，其修订程序与制定程序相同。

5.6.3 标准的更新

a）产生了新的高质量干预方法；

b）产生了证明现有干预方法有利/有弊的新的证据；

c）产生了新的重要结论；

d）产生了证明现有方法是最佳方法的新的证据；

e）结论带来了新的意义和价值；

f）在治疗方面产生了新的医疗资源。

出现本条上述情况，相关管理机构将责成项目组重新对文献进行再搜集评价，更新标准。更新后的标准的发布与备案程序见本标准5.5。

5.7 标准制定的流程和时间

标准制定的流程包括项目组的成立、标准适用范围的确定、证据的收集与评估、推荐方案的形成、标准送审稿的完成等。

从项目组成立到标准送审稿完成以1年左右为宜，具体内容见附录I。

6 针灸临床实践标准的评估方法

6.1 评估针灸临床实践标准的工具

采用《临床标准研究与评价系统Ⅱ》（Appraisal of guidelines for research and evaluation Ⅱ，AGREE Ⅱ）进行标准的评估。

6.2 针灸临床实践标准域和条目的评估

评估针灸临床实践标准包括范围和目的、参与人员、制定的严谨性、清晰性、应用性、编辑的独立性六个领域共23个条目，具体内容见附录J。

6.3 针灸临床实践标准制定程序的评估

6.3.1 评估专家组成员组成

由评估专家组负责针灸临床实践标准的评估工作。评估专家组由2～4名指南方法学专家组成。

6.3.2 评分等级的确定

每个条目均以7分表评价（1：很不同意；7：很同意）。如果没有与条目相关的信息或者报道的非常差，则为1分；如果报道的质量很高，有完整的标准和清楚的理由，则为7分；当条目报道不能满足全部标准或理由，则根据不同情况给予2～6分。分值分配取决于信息的完整性和质量。

6.3.3 各领域得分的计算

对每个质量领域的评分分别进行计算，6个领域评分是独立的，不能合并为一个单一的质量评分。每个领域得分等于该领域中每一个条目分数的总和，并标准化为该领域可能的最高分数的百分比。

6.3.4 标准的总体评价

标准的总体评价包括对标准总体质量评分和是否将推荐使用这个标准，也可以针对标准提出具体的修正意见。

附 录 A
（规范性）
标准临床问题的确定

A.1 临床问题的筛选与初步确定

A.1.1 临床问题的形成方法

在明确标准的适用范围基础上，可采用自上而下的方法，由专家组会同其他针灸专家，首先确定具体疾病的针灸疗效优势与特点后，起草组根据该优势与特点，分别在具体针灸疗法及其疗效、目标人群与比较优势等方面筛选临床问题；也可以采用自下而上的方法，首先由起草组从针灸临床医生、患者中，征集、筛选和整理他们关注的针灸临床问题后，再由专家组会同其他针灸专家从针灸疗效优势与特点的角度，对标准临床问题进行确认。初步确立的标准临床问题以30～40个为宜。

A.1.2 目标人群

对标准的目标人群进一步细分，将表现为不同疾病特点或影响具体针灸疗法疗效的目标人群进行分类，如疾病的分期、轻重程度、中医辨证分型、特定的临床表现等，以整理提炼出具体针灸疗法对于具体目标人群产生疗效的情况。

A.1.3 针灸治疗方法

根据疾病特点，整理出可能产生疗效的针灸治疗方法（如针刺、电针、艾灸、穴位贴敷、穴位注射、刺络放血拔罐、火针、推拿等）及其优势与特点。

A.1.4 疗效

根据疾病特点，整理出针灸疗法可能产生的疗效与具体反映该疗法疗效的评价指标，如症状性指标、功能性指标、实验室检查指标、综合疗效评价指标等。

A.1.5 针灸疗法与其他疗法的比较

整理出针灸疗法相对于目前公认的其他有效疗法的疗效与作用特点、各针灸疗法之间的疗效差别等。

A.2 临床问题的最终确定

由专家组对初步的临床问题进行研讨，围绕针灸疗法优势与特点，提炼出临床共性问题与个性问题，最终确定临床问题8～15个。

附　录　B

（规范性）

文献检索策略

根据疾病特点和文献特点由起草组确定标准文献检索的纳入标准和排除标准。由起草组根据标准临床问题分别确定现代文献、古代文献和名医经验检索策略。检索策略包括检索工具、检索范围、检索词、检索式等，检索策略应由专家组审核通过。

B.1　现代文献检索策略和方法

由起草组确定现代文献检索词、检索式和检索范围。现代文献检索范围包括中文文献、英文文献及日文文献。检索数据库如 Cochrane library、Medline、EMBase、中国期刊全文数据库（CNKI）、中文生物医学期刊数据库（CMCC）等。现代文献检索策略还应包括检索文献的年限。

起草组根据确定的现代文献检索策略，采用电子检索和手工检索相结合的形式进行检索。

B.2　古代文献检索策略和方法

由起草组根据疾病特点确定古代文献检索词、古代文献检索书目及版本。由 2 名起草组人员采用手工检索的方法对每个书目进行检索，查找符合纳入标准的条目。

B.3　名医经验检索策略和方法

由专家组确定应纳入的名医范围，由起草组根据疾病特点确定名医经验检索词和检索书目。由 2 名起草组人员采用手工检索的方法对每个书目进行检索，查找符合纳入标准的条目。

附 录 C

（规范性）

文献质量评估

C.1 现代文献质量评估

C.1.1 现代文献质量评估工具

对现代文献质量的评估采用 GRADE 软件系统。

C.1.2 结局指标的重要程度分级

项目起草组成员根据所有结局对患者的重要程度，将结局区分为关键结局和重要但非关键结局。判断结局的重要程度可采用 9 级分级法。7 ~9 级代表关键重要结局；4 ~6 级代表重要但非关键结局；1 ~3 级代表不太重要的结局。

C.1.3 GRADE 软件数据录入

由起草组将现代文献中的信息录入 GRADE 软件，包括研究类型、观察病例数、结局指标、随访时间等项目信息。

C.1.4 用 GRADE 软件评价现代文献质量

由起草组对现代文献评定出 5 个降低质量因素和 3 个升高质量因素。现代文献质量因素评定好后，现代文献证据质量的级别将会自动出现。为达到透明和简化的目标，GRADE 软件将现代文献证据质量分为高、中、低、极低 4 级。GRADE 为现代文献证据质量提供了符号描述法、数字描述法和字母描述法。本标准建议采用字母描述法，用大写英文字母 ABCD 分别表示高、中、低、极低 4 个文献证据质量等级。

C.2 古代文献质量评估

C.2.1 古代文献质量分级

高：大样本且长时间广泛应用的临床经验的系统总结；

中：个体经验的系统总结；

低：民间验方。

注：凡属抄录、改编的间接文献不用作临床证据。

C.2.2 证据升级的标准

C.2.2.1 带有国家标准、行业标准、技术规范性质的文献，如《黄帝内经》的标准专篇、《黄帝明堂经》、《太平圣惠方・针经》、《铜人腧穴针灸图经》、《刺灸心法要诀》等。

C.2.2.2 对针灸部位、针刺操作方法、诊疗过程等方面，古代文献里有详细描述者，如甄权《针经》、《窦太师针经》、凌氏针法（见《循经考穴编》）、《儒门事亲》、《卫生宝鉴》、《针灸要诀与按摩十法》等书籍及医案。

C.2.3 证据降级的标准

C.2.3.1 原始文献版本质量差且无校勘版本者

C.2.3.2 原始文献与转引文献混杂且难以鉴别者

C.2.3.3 临床诊疗的基本信息太少，价值无法判断者

附 录 D

（规范性）

标准推荐方案框架的确定与分类

D.1 标准推荐方案框架的确定

由项目组组长和专家组成员根据标准的适用范围、临床问题和治疗原则确定标准推荐方案框架。标准推荐方案的框架应按照具体疾病特点制订，并要充分反映针灸临床诊治思路。

D.2 标准推荐方案框架的一级分类

标准推荐方案框架宜根据目标人群进行分类，如疾病的分期、病情轻重程度、中医辨证分型、特定的临床表现等。

D.3 标准推荐方案框架的二级分类

标准推荐方案框架根据目标人群进行分类后，在每一类目标人群中按照干预措施或结局指标进行细化分类，如可按照单纯采用针灸疗法或采用针灸联合其他疗法以及症状性指标、功能性指标等因素对标准推荐方案框架进行再次分类。

附 录 E
（规范性）
标准推荐方案初稿的产生

E.1 推荐意见的提出

起草组根据推荐方案框架，将治疗方案及其相关证据体等进行综合，形成初步的推荐意见。

推荐意见应包括针灸治疗原则和具体推荐方案两方面内容。针灸治疗原则包括针灸诊治具体疾病的总体思路、取穴规律、针刺方法规律、干预时机、疗效特点以及其他影响针灸疗效的关键因素。具体推荐方案应包括普适性的治疗方案和针对特殊疾病人群的治疗方案两种。

推荐意见的形成应在现代文献证据、古代文献证据及名医经验证据体的基础上产生。对于临床应用广泛，疗效明显但缺乏现代文献证据的，可以在名医经验和古代文献的基础上，通过专家共识的方法，形成推荐意见。初步的推荐意见宜在10～30个。

E.2 推荐意见的内容

推荐意见应包括推荐的针灸治疗方案、推荐强度、支撑证据与说明。

针灸治疗方案应包括针灸干预的适用人群、介入时机、干预原则、取穴、刺灸方法、注意事项和结局指标等。

每一条推荐意见都应有相对应的推荐强度和支撑证据。推荐意见的强度可分为强推荐、弱推荐两个层次。推荐意见的支撑证据包括现代文献证据、古代文献证据、名医经验和专家共识四个方面。现代文献证据应标明其质量等级。

说明部分应包括证据质量、干预措施利弊关系的权衡、患者价值观和意愿的分析或直接和间接成本情况。

E.3 推荐意见的形成方法

E.3.1 推荐意见的形成步骤

由专家组参照GRADE系统推荐意见形成的方法，通过专家会议的形式，形成治疗方案的推荐意见。

E.3.2 推荐强度的确定

推荐强度反映了一项干预措施利大于弊的确定程度。项目组用“强推荐”表示干预措施利大于弊，或干预措施在大多数情况下可以使用，或干预措施在同行业中的共识度较高。用“弱推荐”表示干预措施有可能利大于弊，但把握不大；或干预措施可以“有条件”地使用；或干预措施在同行业中的共识度不高，但在某些情况下应该做出推荐。

决定推荐强度的关键因素有四个：一是证据质量，证据质量越高，越可能做出强推荐；二是患者价值观和意愿的不确定或多变性，当没有明显的可变性和不确定性时，可以做出强推荐；三是充分权衡不同治疗方案的利弊关系，利弊差别越大，越可能形成强推荐；四是资源利用，成本比其他因素更易受时间、地理区域影响而变化。干预的成本越高，即资源使用越多，越可能做出弱推荐。

GRADE推荐强度提供了符号描述法、数字描述法和字母描述法。本标准建议采用数字描述法，用阿拉伯数字1、2、3、4分别表示强、中、弱、极弱四个推荐强度等级。

E.3.3 推荐意见的形成范式

推荐意见应紧密围绕针灸干预措施治疗疾病的作用特点形成。

专家组在产生推荐意见时，应充分考虑治疗方案的疗效、实用性和安全性。每一条推荐意见都应根据治疗方案及其原则产生。

E. 3. 4 专家会议的方法

由项目组确定出席专家会议的专家组成员，专家会议的主要任务是确定循证的推荐意见。出席专家会议的专家组成员以10～20人为宜，包括方法学专家、中西医临床专家、患者及护理人员。专家会议的形式以面对面的会议为宜。

专家组对每一个推荐意见，分别就其证据、患者价值观和意愿、针灸干预措施的利弊关系、针灸干预成本等方面进行评审与讨论。专家填写推荐意见表决表，采用德尔菲法（Delphi method）进行表决，筛选推荐意见，最终确定推荐意见。

E. 4 不提出推荐意见的情况

当一项针灸干预措施有效性的证据不足，或者专家对该干预措施存在利弊关系、患者价值观和意愿、干预成本等方面的争议较大时，可以不提出推荐意见。但对于针灸治疗原则和某些针灸干预措施，即使证据很少或没有，因其已被广泛应用，需尽可能提出推荐意见，但需要明确指出其证据的缺乏，且应该详细罗列其现有证据情况；对于一些特殊的针灸治疗方法，应对施术者和施术环境提出明确的要求。

E. 5 提出进一步研究的推荐意见

当证据缺乏时，应提出进一步研究的推荐意见。

由起草组综合以上工作内容，形成标准推荐方案初稿。

附　录　F

（规范性）

标准推荐方案修改稿的形成

F.1　确定征询意见专家范围

标准项目组在全国范围内遴选治疗相关疾病具有丰富经验的中医针灸临床专家，职称要求为副主任医师或副教授以上，数量宜在20～50名。遴选专家应能代表所在地区的针灸临床水平和特点。

F.2　专家咨询的形式和内容

标准项目组将标准推荐方案初稿通过电子邮件、会议等形式，向遴选专家进行多轮意见咨询、征集，请专家根据临床具体情况，对标准推荐方案初稿中的问题进行筛选和排序，并分别注明筛选和排序的原因。

F.3　标准推荐方案修改稿的确定

起草组对专家反馈的意见进行汇总整理，通过专家组会议，提出修改意见，并形成推荐方案修改稿。

附 录 G

（规范性）

标准的内容和体例

G.1 封面

G.1.1 题目

XX 疾病针灸临床实践标准（疾病名应为标准疾病名）。

G.1.2 版本

第 X 版。

G.1.3 发布日期

XXXX 年 XX 月 XX 日。

G.1.4 实施日期

XXXX 年 XX 月 XX 日。

G.2 目录

目录用自动生成的形式，一般显示二级或者三级目录。

G.3 前言

按 GB/T 1.1 中的规定。

G.4 引言

按 GB/T 1.1 中的规定。

G.5 摘要

G.5.1 标准方法学说明

证据质量等级标准与推荐强度等级标准。

G.5.2 推荐方案摘要

包括治疗原则与推荐意见。一般在 1000 字以内。

治疗原则不需要写推荐强度等级；推荐意见以表格形式列出推荐方案和推荐强度等级。

G.6 简介

G.6.1 标准制定的目标

G.6.2 标准制定的目的

G.6.3 标准的适用人群

包括标准针对的应用人群、标准应用的目标环境和条件等。

G.6.4 标准适用的疾病范围

包括标准适用的疾病/病症范畴、特定的患者人群。

G.7 疾病概述

G.7.1 定义

包括该疾病的西医、中医概念定义。

G.7.2 发病率与患病人群特点

介绍具体疾病的发病率与患病人群特点等，要简明扼要。

G.8 临床特点

包括病史、症状及体征。

G.9 诊断标准

包括西医诊断标准与分型、中医诊断标准与分型。中医分型标准应采用标准推荐方案中涉及的证候分型标准。

G.10 针灸治疗概况

包括现代文献、古代文献和名医经验三部分。可按照以下思路进行总结归纳：

a）针灸治疗具体疾病的优势特色与疗效特点；

b）针灸治疗具体疾病的常用分类方法，如分期治疗、中医脏腑辨证分型治疗、经络辨证治疗等；

c）针灸治疗具体疾病的常用疗法及其疗效特色；

d）针灸治疗具体疾病的选穴处方特点与规律，常用的穴方及其疗效特色；

e）针灸治疗具体疾病的常用手法及其对疗效的影响；

f）其他影响疗效的关键因素，如疗程、频次、针刺深度等。

G.11 针灸治疗与推荐方案

G.11.1 针灸治疗的原则与特点

包括针灸治疗具体疾病的原则、选穴处方特点、刺灸手法特点，以及临床共性问题，如针刺介入时机、疗程等。

G.11.2 主要结局指标

G.11.3 注意事项

G.11.4 患者的自我护理

包括与疾病相关的饮食、情绪、劳动保护、运动锻炼等。

G.11.5 推荐方案

包括具体治疗方案的概述（简要介绍、作用特点、疗效）、取穴、操作、疗程、注意事项等。每项推荐方案下面均应有对形成该推荐意见的解释和说明，包括该针灸方案对不同结局指标的作用及其证据质量，利弊关系的权衡，患者价值观和意愿的分析，直接成本和间接成本情况。

推荐方案中有关针灸专业术语及操作方法的描述应参照 GB/T 30232—2013、GB/T 21709。

G.12 参考文献

G.13 编写说明（附录）

G.13.1 标准专家组成员与编写组成员

G.13.2 临床问题

G.13.3 疗效评价指标的分级

G.13.4 检索范围、检索策略及结果

G.13.5 文献质量评估结论

包括证据概要表（Evidence profile，EP）与结果汇总表（the Summary of findings table，SoFs table）。

G.13.6 标准推荐方案的形成过程

G.13.7 标准征求意见稿

G.13.8 专家意见征集过程、结果汇总及处理

G.13.9 会议纪要

G.13.10 标准编制过程中的文件清单

附 录 H

（规范性）

标准送审稿的文本规定

H.1 题目格式

黑体，二号，居中，1.5 倍行距。采用 A4 幅面，页边距上下各 2.54cm，左右各 3.17cm。

H.2 标题格式

文中各个大标题，如“介绍”“背景”等用黑体，三号，居中。大标题下的相关内容若需要二级标题时，应按照：1.

1.1

1.1.1

H.3 正文格式

正文采用宋体，五号。无序号的正文首行缩进 2 字符，有序号的正文左对齐。

正文中引用参考文献时，要在相关内容后以上标形式进行标注，如：xxxxxx[1]。

附 录 I

(规范性)

标准制定的流程图

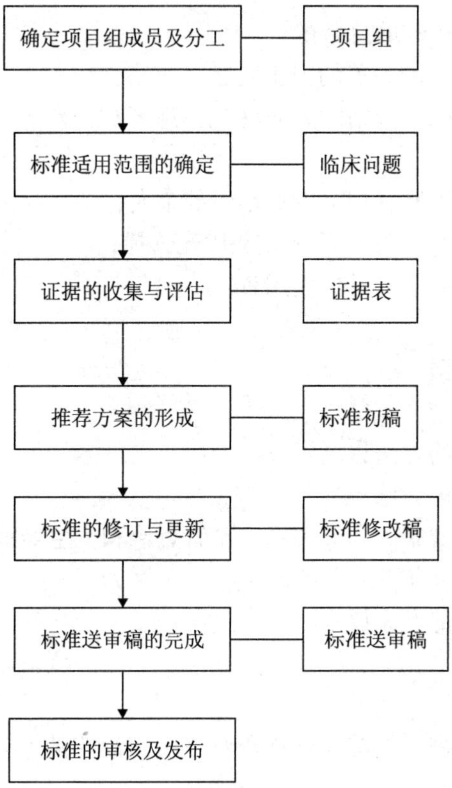

图 I.1 标准制定的流程图

附 录 J

(规范性)

针灸临床实践标准域和条目的评估

J.1 领域1. 范围和目的

a) 明确描述针灸临床实践标准的总目的;

b) 明确描述针灸临床实践标准涵盖的卫生问题;

c) 明确描述针灸临床实践标准应用的人群(包括患者和公众等)。

J.2 领域2. 参与人员

a) 标准制定小组包括来自于所有相关专业小组的个人;

b) 收集目标人群(患者和公众等)的观点和优先选择;

c) 明确界定针灸临床实践标准的目标使用者。

J.3 领域3. 制定的严谨性

a) 应用系统方法学检索证据;

b) 清楚描述检索证据的标准;

c) 清楚描述证据质量评价的方法;

d) 清楚描述形成推荐建议的方法;

e) 形成推荐建议时考虑对健康的利弊关系、患者意愿和卫生经济学;

f) 推荐建议和支持证据之间有明确联系;

g) 标准发表前已经通过外部专家评审;

h) 提供标准更新的步骤。

J.4 领域4. 清晰性

a) 推荐建议明确,且不含糊,能够体现针灸对该疾病治疗的疗效特点,明确针灸治疗能够解决哪些临床问题;

b) 明确列出不同的选择或临床问题;

c) 重要的推荐建议容易识别。

J.5 领域5. 应用性

a) 在标准中描述应用过程中的促进和阻碍因素;

b) 在标准中提供如何应用于实践的推荐建议和(或)工具;

c) 考虑推荐建议应用中可能需要的相关资源和技术的可行性;

d) 标准提供监测和(或)稽查标准。

J.6 领域6. 编辑的独立性

a) 赞助单位(针灸临床实践标准主要指标准立项、资助部门和单位、有别于西医和中医等资助标准制定的厂家)的观点不影响标准的内容;

b) 记录并公开标准制定小组成员的利益冲突。

参 考 文 献

[1] AGREE 网址：http：//www. agreetrust. org/http：//www. agreetrust. org/resource – centre/agree – ii – translations/.

[2] GRADE 网址：http：//www. gradeworkinggroup. org/.